ACE
건강사정
Health Assessment

군자출판사

ACE 건강사정

ACE Health Assessment

첫째판 1쇄 인쇄 | 2005년 2월 19일
첫째판 1쇄 발행 | 2005년 3월 2일
둘째판 1쇄 발행 | 2008년 9월 1일
셋째판 1쇄 발행 | 2011년 3월 7일
셋째판 2쇄 발행 | 2015년 8월 25일

지 은 이 김금순 · 임난영 · 서순림 · 김종임 · 한혜숙 · 권소희
발 행 인 장주연
편집디자인 김희진
표지디자인 이지선
발 행 처 군자출판사
등록 제 4-139호(1991. 6. 24)
본사 (110-717) 서울특별시 종로구 창경궁로 117 (인의동 112-1)동원회관 BD 6층
전화 (02) 762-9194/5 팩스 (02) 764-0209
홈페이지 | www.koonja.co.kr

ISBN 978-89-6278-360-5

정가 20,000원

ACE 저자소개

김금순	서울대학교 간호대학 교수
임난영	한양대학교 간호학과 교수
서순림	경북대학교 간호대학 교수
김종임	충남대학교 간호대학 교수
한혜숙	충주대학교 간호학과 교수
권소희	경북대학교 간호대학 교수

ACE 머리말

'ACE 건강사정' 의 개정 3판을 출판하게 된 것을 매우 기쁘게 생각하며, 독자 여러분들의 관심과 성원에 깊은 감사를 드립니다.

건강사정은 대상자로부터 수집된 간호력과 신체검진을 기반으로 대상자의 기능적 능력에 대한 기포를 제공하며, 간호진단 및 간호계획을 수립하고 간호중재를 선정하는데 필수적인 도구입니다.

건강사정교과목은 간호대학부터 대학원과정까지 꼭 익혀야 하는 필수실습영역이므로 본 실습지침서는 간호대학 학생, 임상간호사 및 대학원 학생까지 기법을 익히고 지식을 습득하는데 큰 도움이 될 것으로 기대합니다.

따라서 본 교재는 건강사정에 대한 지식과 기술을 익히는데 있어서 쉽게 습득할 수 있도록 핵심내용과 요약정리를 중점적으로 개발하고, 개정판에서는 일러스트를 새롭게 삽입하여 어려운 건강사정을 손쉽게 익히도록 하는데 주력하였습니다.

본 교재의 특징들은 독자들이 중요하면서도 복잡한 내용을 기억하기 쉽도록 안내래 주고, 최상의 사정기술을 위함 묘책을 제공합니다. 또한, 간호사들이 특수 상황에서 어떻게 사정해야 할지 그 방법을 보여주고, 실무현장에서 일어나는 복잡한 문제들을 쉽게 해결할 수 있도록 설명을 제공하며, 각 장의 내용을 신속하게 검토할 수 있도록 한 것입니다.

교재의 전체적인 목차에서는 사정에 들어가기에 앞서 선행되어야 할 건강력, 기본 신체검 기법, 영양사정, 정신건강에 대한 내용을 다루었으며, 모든 신체 계통을 구조와 기능을 시작으로 각 계통에 따른 건강력수집, 신체검진기법 그리고 비정상적인 결과와 그 해석을 다루었고, 주요 내용에 대한 상세한 사진과 일러스트를 삽입하여 신속한 이해를 돕게 하였습니다.

ACE 건강사정에 대한 독자 여러분의 계속적인 조언을 부탁드리며, 본 교재의 출판을 맡아 수고해 주신 군자출판사 임직원 여러분께 진심으로 감사드립니다.

2011년 3월

저자일동

ACE 목차

CHAPTER 1

건강력

- 건강력 수집
- 면담의 시작
- 전반적 건강조사
- 구조와 계통별 조사

1. 건강력 수집

건강력 조사에서부터 신체검진을 시행하기까지의 완전하고 정확한 사정방법을 알면 의미 있는 문제를 밝혀내고 적절한 간호계획을 수립하는 데 도움이 된다.

어떤 사정에서든지 두 가지 형태의 자료를 수집하게 된다. 즉 객관적 자료와 주관적 자료이다. 객관적 자료는 관찰을 통해 얻어지며 검증될 수 있는 자료이다. 예를 들면, 팔 통증을 호소하는 대상자의 빨갛게 부어오른 팔은 대상자보다 다른 사람이 더 쉽게 발견하고 확인할 수 있는 자료이다. 주관적 자료는 대상자 이외의 다른 사람이 확인할 수 없는 자료이다. 이 자료는 대상자 스스로의 설명을 통해서만 얻어질 수 있다. 예를 들면, "머리가 아프다" 라든가 "밤에 잠자기 힘들다" 등이다.

(1) 과거와 현재 병력조사

건강력은 대상자에 대한 주관적인 자료를 모으고, 과거와 현재의 문제를 조사하는 것이다. 먼저, 전반적인 신체적·정서적 건강에 대해 대상자에게 질문한 후 구체적인 신체계통과 구조에 대하여 질문한다.

(2) 자료 모으는 기술

대상자의 답변이 얼마나 정확하고 완벽한지는 면담자의 기술에 달려 있다. 그러므로 질문을 시작하기 전, 다음의 의사소통 지침을 참고한다.

2. 면담의 시작

대상자와 면담을 시작하기 전에 대상자가 편안함을 느낄 수 있는 환경을 조성 할 필요가 있다. 면담자는 면담하는 동안 효과적인 의사소통이 이루어지고 있는지를 확인하기 위하여 다양한 의사소통전략을 사용하고자 할 것이다.

1) 적절한 환경 조성

첫 번째 질문을 하기에 앞서, 면담동안 무엇을 다룰지를 설명하고 대상자와의 친밀감을 확립한다. 면담 장소를 선정할 때 다음의 지침을 고려한다.

(1) 준비 단계

- 조용하고 프라이버시가 유지되며 빛이 잘 드는 환경을 선택한다. 그러한 환경은 대상자와의 상호작용을 좀 더 용이하게 하며, 대상자가 좀 더 편안하게 느끼도록 해준다.
- 대상자가 편안한가 확인한다. 1~1.5m 정도 떨어져서 대상자를 향하여 마주보고 앉는다.
- 자신을 소개하고 건강력과 사정의 목적과 대상자의 주요문제를 확인하고, 간호를 계획하는데 도움이 되는 정보를 수집하는 것임을 설명한다.
- 대상자가 말하는 모든 것은 비밀이 보장될 것이라고 안심시킨다.
- 면담이 얼마동안 지속될 것인지를 대상자에게 알려 주고 면담에 대해 무엇을 기대하고 있는지를 질문한다.
- 신체적 접촉은 삼가한다. 많은 사람들은 낯선 사람이 포옹하고 어루만지는 것을 불편해 한다.

(2) 말하는 것에 신중하기

- 언어장벽이 존재하는지 알기 위해 대상자를 사정한다. 예를 들면 대상자가 우리말을 할 수 있고 이해하는지? 면담자의 말을 들을 수 있는지?(**면담시 장애 극복** 참조)
- 이해하기 쉬운 언어를 사용하고 천천히 분명하게 말한다. 의학용어와 은어 사용은 피한다.

면담시 장애 극복

다소 독창적으로 면담시의 장애물을 극복할 수 있다. 예를 들면, 대상자가 우리말을 할 수 없다면, 도움을 요청할 수 있는 통역자 목록이 그 기관에 비치되어 있을 수 있다. 훈련된 의료인통역자 즉 의학용어에 친숙하고 통역기술을 알며 대상자의 권리를 이해하는 사람이 이상적이다. 통역자에게 대상자의 언어방식을 있는 그대로 해석하도록 주지한다. 통역자로 대상자 가족이나 친구를 이용하는 것은 피한다. 이는 대상자의 비밀유지의 권리를 침해하게 된다.

청각 장애 극복

대상자가 청각에 장애가 있는가? 이 장애 또한 극복할 수 있다. 첫째, 대상자가 면담자의 입술 움직임을 충분히 볼 수 있도록 불빛을 밝게 한다. 그리고 나서 대상자를 향하여 천천히 그리고 명확하게 말한다. 만일 보청기(hearing aid)나 증폭기 같은 보조장비가 필요하다면 사용할 수 있도록 한다. 또한 종이에 질문을 쓰고 말이나 종이에 답을 쓰도록 할 수 있다. 또한, 대상자가 수화(sign language)를 사용한다면 수화 통역자가 있는지 알아본다.

- 대상자가 요청하지 않는 한, 성으로 부르지 말고 '김철수님' 과 같이 공식적인 명칭으로 대상자를 부른다. 대상자를 존중함으로서 면담자는 신뢰받게 되고, 좀 더 정확하고 완전한 정보를 얻게 된다.

2) 효과적인 의사소통하기

면담자와 대상자는 언어적인 방법과 마찬가지로 비언어적으로 의사소통하게 됨을 인식하게 된다. 이러한 형태의 의사소통이 면담과정에 도움이 됨을 인지한다.

(1) 비언어적 의사소통 전략

대부분의 비언어적 의사소통을 위해 다음의 지침을 따른다.

- 경청하고 자주 시선을 마주치도록 한다.
- 대상자가 계속 말하도록, 고개를 끄덕이는 등의 위안을 주는 제스처를 사용한다.
- 대상자가 질문에 어떻게 답변해야 할지 불편해 하거나, 확신이 서지 않음을 나타내는 비언어적인 단서에 유의한다. 예를 들면, 목소리를 낮춘다거나 주변을 불안하게 둘러보는 것 등이다.
- 대상자가 이야기를 중단하거나 방어적이게 하는 면담자 자신의 비언어적인 행동에 유의한다. 예를 들어, 팔짱을 끼고 있으면 대상자와 친밀하지 않음을 나타내는 것이다. 또한 대상자는 앉아 있는데 면담자는 서 있다면, 면담자가 더 우월해 보인다. 대상자를 힐끗 본다면, 대상자가 답변을 끝까지 계속하는 것을 지루해 하거나 재촉하는 것으로 보인다.
- 대상자가 각각의 질문을 이해하는지를 알아보기 위해 세심하게 대상자를 관찰한다. 이해하지 못한 것으로 보이면, 다른 용어나 친숙한 예를 사용하여 질문을 반복한다. 예를 들면, "운동 후에 호흡이 힘든가요?" 라고 질문하는 대신에 "한 블록쯤 걷고 나면 자리에 앉고 싶은가요?" 라고 질문한다.

(2) 언어적 의사소통 전략

언어적 의사소통 전략은 침묵, 격려, 확인, 검토와 반영, 명료화, 요약 및 종결과 같은 기술을 적용하기 위하여 개방적 질문과 폐쇄적 질문을 번갈아 사용하는 것이다.

① 개방형 질문: 말문 열기

"어떻게 쓰러졌나요?" 와 같은 개방형 질문은 대상자가 좀 더 자유롭게 대답할 수 있도록 한다. 대상자의 반응이 많은 다른 질문에 대한 답변이 될 수도 있다. 실예로, 대상자의 답변으로 그가 전에도 쓰러졌었는지, 쓰러지기 전에 발이 휘청거렸는지, 저녁식사 바로 전에 쓰러졌는지 등을 알게 된다. 이러한 정보로 그가 저혈당으로 실신한 경험이 있는지를 추론하게 된다.

② 폐쇄형 질문

폐쇄형 질문을 사용할 수도 있는데, 그것은 추가정보를 제공해주기보다는 명확하고 간결한 피드백을 주어 대상자를 격려한다(**두 가지 형태의 질문** 참조).

두 가지 형태의 질문

두 가지 형태의 질문을 대상자에게 할 수 있다; 개방형 질문과 폐쇄형 질문

1. 개방형 질문

개방형 질문은 대상자가 느낌, 의견, 생각을 표현할 수 있도록 한다. 그래서 폐쇄형 질문보다 좀 더 많은 정보를 얻을 수 있다. 개방형 질문은 대상자가 무엇을 이야기하는지에 관심이 있다는 것을 보여줘야 하므로 대상자-간호사의 신뢰 관계를 증진시킨다. 그러한 질문의 예는 다음과 같다.

- 오늘밤 병원을 방문한 문제는 무엇인가요?
- 당신은 호흡문제를 어떻게 설명했나요?
- 어떤 폐 문제를 가지고 있나요? 있다면 당신의 다른 가족구성원도 폐와 관련된 문제가 있나요?

2. 폐쇄형 질문

폐쇄형 질문은 예나 아니오로 대답하거나 한 두 단어 정도로 대답을 유도한다. 이는 대상자-간호사의 신뢰성 있는 관계를 저해한다. 폐쇄형 질문은 특정한 부분에 초점을 맞출 수는 있으나, 대상자가 상세하게 설명할 수 있는 기회를 주지 않는다. 폐쇄형 질문의 예는 다음과 같다.

- 전에도 숨이 찼었나요?
- 폐 문제가 있는 사람은 가족 중에 혼자뿐인가요 ?

③ 침묵

또 다른 의사소통 기술로는 면담동안 침묵의 순간을 허용하는 것이다. 면담하는 동안 침묵의 순간은 대상자가 계속 말할 수 있도록 하고, 생각을 조직화하는 대상자의 능력을 사정할 수 있도록 해준다. 이러한 기술이 어렵다고 생각하겠지만(많은 사람들은 침묵을 불편해 한다), 자주 사용할수록 좀 더 편안해 질 것이다.

④ 격려

격려는 "계속 해 주세요", "계속 하세요", 그리고 심지어는 "음-"과 같은 표현은 대상자가 이야기를 계속할 수 있도록 격려해준다. 촉진으로 알려진 이러한 의사소통기술은 대상자가 말하고 있는 것에 면담자가 관심을 가지고 있다는 것을 보여준다.

⑤ 확인

확인은 대상자와 면담자가 같은 생각이라는 것을 명확하게 해준다. "내가 당신을 정확하게 이해했다면, 당신은 ...라고 말한 것이지요?" 라고 하면서 대상자가 제공한 정보를 반복한다. 이것은 면담자나 대상자가 가질 수 있는 오해를 명확하게 해준다.

⑥ 검토와 반영

반영은 대상자가 말한 것을 되풀이 하는 것으로 좀 더 자세한 정보를 얻을 수 있도록 한다. 예를 들면, 위통(stomach ache)이 있는 대상자가 "나는 궤양을 앓은 적이 있어요." 라고 말하면, 면담자는 "궤양을 앓은 적이 있었다구요?" 라고 반복 할 수 있다. 그러면 대상자는 "예, 전에 앓았었는데 그때와 통증이 같아요" 라고 말할 것이다.

⑦ 명료화

명료화는 정보가 막연하거나 혼동될 때 필요하다. 예를 들면, 대상자가 "나는 이것을 견딜 수 없어요" 라고 한다면, "무엇을 견딜 수 없는데요?" 라든지 " '이것을 견딜 수 없어요' 라는 말은 어떤 의미인가요?" 라고 반응한다. 이것은 대상자가 자신의 진술을 설명할 기회를 제공한다.

⑧ 요약

대상자가 제공한 진술을 요약하는 습관을 갖는 것은 중요하다. 이것은 수집된 자료가 정확하고 완전한 것인지를 확실하게 해준다. 요약은 면담이 끝난다는 신호이기도 하다.

⑨ 종결

면담 종결을 준비해야 함을 대상자에게 알려주는 것은 대상자가 자신의 생각을 모으고 최후의 진술을 적절하게 할 수 있도록 기회를 제공한다. 면담자는 "지금 필요한 정보는 모두 얻은 것 같은데요. 그밖에 더 하실 말씀이 있으신가요?" 라고 말한다.

3. 전반적 건강조사

지금까지 질문하는 방법을 알아보았다. 이제부터는 대상자의 전반적인 신체적·정서적 건강을 조사할 때 묻는 올바른 질문을 알아보기로 한다. 또한 이러한 과정동안 계속 전문적인 태도를 유지하는 것이 중요하다.

1) 올바른 질문하기

완전한 건강력은 다음의 각 카테고리의 각각으로부터 정보를 수집하게 된다. 다음의 순서대로 얻는 것이 좋다.

a. 개인의 일대기적 자료(biographic data)
b. 주호소
c. 병력
d. 가족력
e. 심리사회력
f. 일상생활활동(ADL)

많은 기관들이 필요한 특정 정보를 신속하게 모으기 위해 건강력 형식이나 컴퓨터 프로그램을 갖추고 있다(**완전한 건강력의 요소들** 참조).

(1) 개인의 일대기적 자료

대상자에게 생태학적 자료를 얻는 것으로 건강력을 시작한다. 대상자의 세부 건강문제에 초점이 맞춰진 후에도 이 첫번째 정보를 잊지 말아야 한다. 대상자에게 이름, 주소, 전화번호, 성별, 연령, 종교, 국적을 물어본다. 응급상황에서는 누구와 함께 살고 있는지 알아보고 연락할 사람의 이름과 전화번호를 얻는다.

또한 주치의가 누구인지, 어떻게 진료 받게 되었는지를 포함하여 대상자의 건강관리에 대해서 물어본다. 예전부터 현재의 문제로 치료받아 왔는지에 대해서 물어보고 만일 그렇다면 언제 치료 받았는지를 묻는다. 끝으로 사전의사결정서를 소지하고 있는지 묻고, 그렇다면 챠트에 붙이기 위해 복사본을 요청한다(**사전의사결정서** 참조).

• 단서 얻기

기본적인 질문에 대한 대상자의 답변은 대상자의 성격, 의료 문제, 신뢰성에 대한 중요

완전한 건강력의 요소들

대상자의 건강력 정보를 수집할 때의 지침으로 이 건강력 형식을 사용할 수 있다.

일대기적 자료

이름 ________________

주소 ________________

출생일 ________________

사전의사결정서 설명: □ 예 □ 아니오

챠트에 생전유서 부착 □ 예 □ 아니오

필요시 연락할 두 사람의 이름과 전화번호

이름	관계	전화번호

주호소

현 질병력

____

____

현재 사용약물

약물과 용량	빈도	마지막 용량

처방약, 비처방약, 한약, 비타민과 보충제 포함하여 확인할 것

병력

알레르기

□ 테이프 □ 요드 □ 라텍스 □ 알 수 없는 알레르기

□ 약물:

□ 음식물:

□ 환경:

□ 혈액 반응:

□ 기타

아동기 질병

____

____

입원 경험

(질병, 사고 또는 손상, 수술, 수혈) 날짜

____

____

건강 문제

	유	무		유	무
관절염	□	□	고혈압	□	□
혈액 문제			신장 문제	□	□
(빈혈, 겸상적혈구,			간 문제	□	□
응고, 출혈)	□	□	폐 문제		
암	□	□	(천식, 기관지염,		
당뇨	□	□	폐기종, 폐염,		
눈 문제			결핵, 숨참)	□	□
(백내장, 녹내장)	□	□	뇌졸중	□	□
심장질환(심부전, 심근			갑상선 문제	□	□
경색, 판막 질환)	□	□	궤양		
열공탈장	□	□	(십이지장, 소화성)	□	□
HIV/AIDS	□	□	정신장애	□	□

산과력(여성)

마지막 월경시기 ________________

임신부 _____ 출산부 _____

폐경 □ 예 □ 아니오

심리사회력

대처기전

____

안전의 감정

____

신체적, 정신적, 정서적, 성적 남용 문제 알아내기 위해 안전의 감정에 대하여 질문할 것

사회력

흡연 □ 아니오 □ 예(갑/일______갑/년______)

음주 □ 아니오 □ 예(종류______양/일______)

불법적 약물사용 □ 아니오 □ 예(종류______)

종교 및 문화적 관찰

____

일상생활활동

식이와 운동 ________________

수면 양상 ________________

직장과 여가 활동 ________________

안전 방법 사용

(좌석벨트, 오토바이 헬멧, 햇볕가리개)______

당뇨나 심장질환의 과거력을 포함하여 가족병력에 대하여 질문할 것

건강유지력 *날짜*

대장 내시경 ________________

치과검진 ________________

눈검진 ________________

예방접종 ________________

유방조영술 ________________

가족병력

	유	무	누구(부모, 손자녀, 형제)
관절염	□	□	
암	□	□	
당뇨	□	□	
심장 질환 (심부전, 심근경색, 판막질환)	□	□	
고혈압	□	□	
뇌졸중	□	□	

사전의사결정서

대상자의 자기결정권은 대상자로 하여금 사전의사결정서(advance directives) 즉, 대상자가 무능력하거나 결정을 할 수 없는 사건에 처했을 때 건강관리에 대한 그의 소망을 진술하는 문서를 준비하도록 허용한다. 특히 노인은 그들의 말년에 대하여 근심이 많으므로 사전의사결정서에 관심을 갖는다.

의사결정서 지침

대상자가 사전의사결정서를 소지하고 있지 않다면, 건강관리기관은 어떻게 그것을 작성할 것인지를 포함하여 대상자에게 정보를 제공해야 한다.

사전의사결정서에는 다음을 포함한다.

- 대상자가 더 이상 의사결정능력이 없을 때, 의료에 대한 결정을 내릴 수 있는 권한이 부여된 건강관리 대리인의 능력
- 대상자가 원하거나 원하지 않는 특정 의학적 처치
- 통증 약물과 안위에 관한 지시 - 특히 비록 처치가 죽음을 촉진시킬지라도 대상자가 어떤 처치를 받고자 원하는지
- 대상자가 자신이 사랑하는 사람에게 전하고 싶은 정보
- 대상자의 일차건강관리 제공자의 이름
- 기타 소망

한 단서를 제공한다. 대상자가 정확한 정보를 제공할 수 없다면, 정보제공이 가능한 친구나 친척의 이름을 물어본다. 또한, 정보의 출처와 통역자가 정보를 얻는데 이용되었는지를 기록한다.

(2) 주호소

대상자가 병원을 찾게된 이유 또는 주호소를 정확하게 알아야 한다. 이것은 오해를 피하기 위해 대상자가 표현하는 정확한 용어로 기록한다. 언제 어떠한 증상이 나타났는지, 무엇 때문에 의학적 치료를 구하게 되었는지, 그 문제가 대상자 생활과 기능에 어떤 영향을 미치는지를 물어본다.

- 알파벳 방법

  타당한 자료를 빠뜨리지 않기 위해 기억을 돕는 PQRSTU 도구를 사용한다. 이 도구는 얻어진 정보에 대한 체계적인 접근을 제공한다(**PQRSTU: 어떤 이야기인가? 참조**).

(3) 병력

고혈압, 당뇨, 요통과 같은 과거와 현재의 의료적인 문제에 대해 물어본다. 대표적인 질문은 다음과 같다.

- 전에 입원한 적이 있는가? 그렇다면, 언제, 왜?
- 아동기때 어떤 질병을 앓았던 경험이 있는가?
- 어떤 문제로 치료받고 있는가? 그렇다면, 어떤 이유인가, 의사는 누구인가?
- 수술을 받은 적이 있는가? 그렇다면, 언제, 왜?
- 환경이나 다른 어떤 약이나 음식물에 알레르기가 있는가? 그렇다면, 어떤 종류의 알레르기 반응이 일어나는가?
- 아스피린, 비타민, 기침약과 같은 일반의약품을 포함하여 복용하고 있는 약물이 있는가? 그렇다면, 얼마나 많이, 얼마나 자주 복용하고 있는가? 집에서 만든 연고 같은 가정

PQRSTU: 어떤 이야기인가?

대상자의 주호소를 정확하게 조사하기 위하여 기억을 돕는 PQRSTU 도구를 사용한다.
면담자가 아래의 질문을 하면, 좀 더 상세하게 증상을 설명하도록 대상자를 격려하게 된다.

P

P(Precipitating 또는 palliative: 촉진적 또는 완화적)
대상자에게 다음을 질문한다.
- 무엇이 증상을 촉진시키거나 완화시키는가?
- 스트레스, 분노, 어떤 체위나 증상을 자극하는 다른 요인 또는 악화 요인이 있는가?
- 증상을 완화시키거나 가라 앉히는 것은 무엇인가?

Q

Q(Quality or quantity: 질 또는 양)
대상자에게 다음을 질문한다.
- 증상이 어떻게 느껴지고, 보이고, 들리는가?
- 현재 증상이 있는가? 그렇다면, 평상시보다 더한가, 덜 한가?
- 어느 정도로 정상활동에 영향을 미치는가?

R

R(Region or radiation: 부위 또는 방사)
대상자에게 다음을 질문한다.
- 증상이 신체 어느 부위에서 나타나는가?
- 다른 부위에서도 증상이 나타나는가? 그렇다면 어디에서?

S

S(Severity: 중증도)
대상자에게 다음을 질문한다.
- 증상이 얼마나 심한가?
- 가장 심한 것을 10으로 할 때 1에서 10중 어느 정도인가?
- 증상이 나아지는가, 심해지는가, 비슷하게 지속되는가?

T

T(Timing 또는 temporal: 시기 또는 시간)
- 언제 증상이 시작되었는가?
- 갑자기 또는 서서히 시작되었는가?
- 증상이 얼마나 자주 발생하는가?
- 증상이 얼마나 오래 지속되는가?

U

U(Understanding: 이해)
대상자에게 다음을 질문한다.
- 증상을 일으킨 원인이 무엇이라고 생각하는가?
- 그 증상에 대하여 어떻게 느끼는가? 그 증상으로 공포감을 갖는가?
- 그 증상이 당신의 생활에 어떤 영향을 미치는가?
- 건강관리팀에 대한 기대는 무엇인가?

치료약을 사용하는가? 한약이나 식이보조제를 사용하는가? 침, 치료적 마사지나 척추 지압법과 같은 다른 보완·대체요법 치료를 받고 있는가? 불법적 약물을 사용하는가? 그렇다면 얼마나 많이, 얼마나 자주 사용하는가?

(4) 가족력

가족의 건강에 대한 질문은 특정 질병에 대한 대상자의 위험을 알아낼 수 있는 좋은 방법이다. 대표적인 질문은 다음과 같다.

- 부모 형제는 생존해 있는가? 그렇지 않다면 몇 살에, 무엇 때문에 사망하였는가?

- 부모 형제가 생존해 있다면 당뇨, 고혈압, 심장질환, 천식, 암(있다면 어떤 종류?), 겸상 적혈구성 빈혈, 혈우병, 백내장, 녹내장 또는 다른 질병이 있는가?

(5) 심리사회력

대상자가 자신과 자신의 사회적 위치 그리고 타인과의 관계에 대해 어떻게 느끼고 있는지를 알아본다. 대상자의 직업(과거와 현재), 학력, 경제 상태 그리고 책임에 대하여 물어본다. 대표적인 질문은 다음과 같다.

- 과거에 의료적 또는 정서적 위기에 어떻게 대처했는가?(**남용에 대한 질문** 참조)
- 최근 대상자의 생활에 변화가 있는가? 있다면 어떤 식으로? 성격이나 행동의 어떤 변화들이 당신의 관심을 끄는가?

① 기타 확인사항

- 가족과 친구들로부터 받는 정서적 지지는 얼마나 적절한가?
- 건강관리시설은 대상자가 살고 있는 곳에서 얼마나 가까운가? 그 시설을 쉽게 이용할 수 있는가?
- 건강보험에 가입되어 있는가?
- 재정적 곤란이 있는가?

(6) 일상생활활동

대상자에게 평소의 활동을 기술하도록 하여 그가 정상인지를 알아낸다. 다음의 영역을 사정한다.

① 식이와 배설

대상자에게 식욕, 특정 식이와 음식 알레르기에 대해 상세히 물어본다. 과거 48시간 동안 먹은 음식을 기술하도록 한다. 평소 마시는 물의 양과 종류를 알아보고 누가 요리하고 시장을 보는가? 배변과 하제 사용 빈도를 물어본다. 그가 배설과 관련된 문제를 가졌는지?

② 운동과 수면

매일 수행하는 운동에 대해 물어본다. 특별한 운동프로그램이 있는가, 그렇다면, 왜 하

남용에 대한 질문

남용(abuse)은 다루기 힘든 문제이다. 남자친구나 여자친구, 배우자, 노인 대상자, 어린이나 부모 등 어느 누구라도 남용의 희생자가 될 수 있다: 남용은 여러 종류로 분류된다: 물질적, 정신적, 정서적 그리고 성적인 남용. 그러므로 건강력을 얻을 때는 두 가지 개방형 질문을 한다: 집에서 언제 안정감을 느끼는가? 언제 안정감을 느끼지 못하는가?

반응관찰

남용 상황이 의심되지 않을 때라도 대상자가 개방형 질문에 어떻게 반응하는가를 알아본다. 대상자가 방어적인지, 적의가 있는지, 어리둥절 하는지, 또는 흠칫 놀라는지? 대상자가 면담자나 타인과 어떻게 상호작용 하는가를 사정한다. 대상자가 위축되어 보이거나 놀라거나 다른 부적절한 행동을 보이는가? 신체사정을 시행할 때 대상자 반응을 염두에 둔다. 대상자가 남용의 어떤 유형에 대하여 이야기 한다면 그것을 보고해야 할 의무가 있다. 또한 관련부처에 사건을 보고해야 함을 대상자에게 알린다.

는가 물어본다. 대상자가 그것을 기술하도록 한다. 밤에 수면은 몇시간 취하는지, 수면 양상은 어떤지, 그리고 수면 후에 평안함을 느끼는가를 물어본다. 잠드는데 어려움이 있는지 물어본다.

③ 일과 여가

생계를 위해 무슨 일을 하고 여가에는 무엇을 하는가 물어본다. 취미는 있는가?

④ 담배, 알코올, 기타 약물의 사용

담배를 피우는지 물어본다. 그렇다면, 매일 어느 정도의 양을 피우는가? 현재 피우지 않는다면 피운적이 있는지 물어본다. '네' 라고 답한다면 언제 끊었는지 묻는다. 술을 마시는가? 그렇다면, 어떤 종류를 매일 얼마나 많이 마시는지? 마리화나나 코카인 같은 불법적 약물을 사용하는지? 그렇다면 어떤 종류를, 얼마나 자주?

- 사실 숨기기

대상자가 난처하여 음주 양을 적게 말할 수도 있다. 질문에 대한 답변을 믿기 곤란하다면 그 양을 과장해서 말한다. 예를 들면, "맥주를 마신다고 했는데 하루에 한 6병 정도 마시나요?" 라고 말하면 대상자는 "아니오, 그 반 정도 마시는데요" 라고 할 것이다.

⑤ 종교적 계율

대상자에게 식이나 의복 또는 건강수행에 영향을 주는 종교적 신념이 있는가를 물어본다. 면담자가 그런 점들을 이해한다는 것을 분명하게 했을 때 대상자는 안심한다.

2) 전문가적 태도 유지하기

면담자의 사적인 의견이 사정의 이러한 부분을 방해하지 않도록 하는 것이 중요하다. 전문가적이며 중립적 접근을 유지하고 충고를 하지 않는다. 예를 들면, 대상자에게 약물 재활 프로그램에 등록하도록 제안하지 않는다. 대상자의 반응형태를 방어적으로 만들게 되면, 대상자는 계속되는 질문에 정직하게 답변하지 않게 된다.

또 다음과 같은 말은 피해야 한다. "의사는 당신한테 무엇이 최선인가를 알고 있다." 이러한 말은 대상자로 하여금 열등하게 느끼도록 하여 의사소통을 단절시킨다. 마지막으로 면담자가 바라는 대답을 듣기 위해 "당신은 약물을 하지 않지요? 그렇죠?" 와 같은 유도질문을 하지 않는다. 면담자 자신의 가치체계에 근거한 이러한 유형의 질문은 대상자를 방어적으로 만들어 정직한 답변을 하지 못하게 한다.

4. 구조와 계통별 조사

건강력의 마지막 부분은 대상자의 신체구조와 계통에 대한 체계적인 사정이며, 전반적인 사정은 특정 질문을 묻는 과정을 따를 것을 요한다.

1) 과정 따르기

항상 머리부터 시작하여 신체 하부를 향하여 사정한다. 이것은 어떤 부분을 빠뜨리지 않고 사정할 수 있도록 도와준다. 노인 대상자에게 질문할 때는 대상자가 청각이나 의사소통에 어려움이 있다는 것을 기억한다(**노인에서의 의사소통 문제 극복하기** 참조).

2) 구체적 질문하기

건강력에서 얻은 정보는 간호계획의 토대를 이루며 신체변화를 판별할 수 있도록 하고, 치료에 있어서 전인적인 접근을 도모할 수 있도록 한다. 다른 간호술과 같이, 면담술을 향상시킬 수 있는 유일한 방법은 실습, 실습, 또 실습이다(**증상 평가** 참조). 각각의 신체구조와 계통에 관하여 대상자에게 물어볼 주요 질문은 다음과 같다.

(1) 머리

두통이 있는가? 그렇다면, 어디가, 얼마나 아픈가? 얼마나 자주, 그리고 오래 지속되는가? 두통을 유발하는 것이 있는가? 그것을 어떻게 완화시키는가? 전에 두부 손상을 받은 적이 있는가? 머리에 혹이나 융기 된 곳이 있는가?

(2) 시력

마지막으로 눈을 검사한 것은 언제인가? 안경을 착용하는가? 녹내장이나 백내장이 있는가, 또는 색맹인가? 빛이 눈을 불편하게 하는가? 과도한 눈물이나 분비물이 있는가? 눈이 침침한가? 복시인가? 또는 건조하고 가렵고, 화끈거리고, 충혈되거나 부어올랐는가? 눈 수술을 받은 적이 있는가? 있다면 어떤 종류의 수술을 언제 받았는가?

(3) 귀

평형감각이 소실되었는가? 귀가 울리는가? 청각소실 또는 난청인가? 그렇다면 언제 시작됐는가? 전에 귀 수술을 받은 적이 있는가? 그렇다면, 왜, 언제? 보청기를 착용하고 있는가? 귀에 통증이나 종창이 있는가, 또는 분비물이 있는가? 그렇다면, 이런 문제가 전에도 있었는가, 그리고 얼마나 자주 있었는가?

(4) 코

코 수술을 받은 적이 있는가? 있다면, 왜, 언제 받았는가? 부비동염이나 코피가 났었는가? 났었다면, 언제 일어났으며, 어떻게 치료를 받았는가? 호흡에 어려움을 주거나 냄새 맡는 것을 저해하는 코의 문제 또는 잦은 재채기나 분비물이 있는가?

> **노인에서의 의사소통 문제 극복하기**
>
> 노인 대상자는 감각이나 기억손상이 있거나 주의집중 시간이 감소되어 있다. 대상자가 혼미하거나 의사소통에 문제가 있다면, 건강력의 일부나 전체를 가족구성원에게 의존할 필요가 있다.

증상 평가

대상자는 주호소를 막연하게 설명할 것이다. 그의 문제가 복부 팽만과 관련됨을 발견할 수도 있다. 이 때 어떻게 해야 할까? 이 순서도(flow chart)는 복부팽만이 대상자의 주호소임을 예로 다음에 무엇을 해야할지를 결정하는 데 도움을 준다.

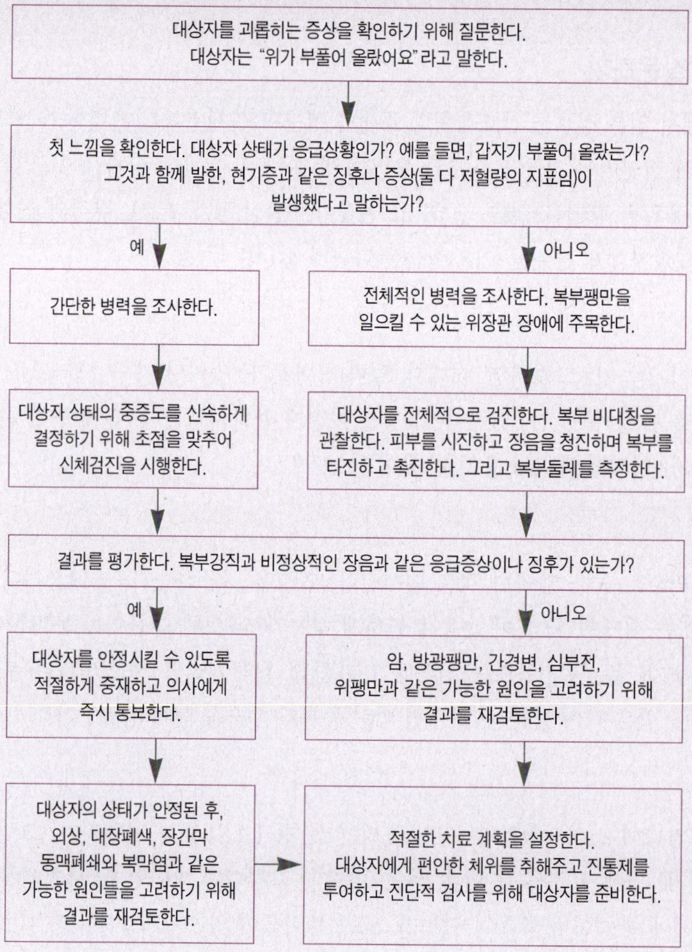

(5) 입술에서 잇몸을 넘어서

구강통증, 구강건조, 미각상실, 치통, 잇몸출혈이 있는가? 그렇다면 언제 시작됐는가? 의치를 끼고 있는가? 그렇다면, 의치가 잘 맞는가? 인후통이나 열 또는 오한이 있는가, 있다면 얼마나 자주 있고, 이 문제로 치료를 받은 적이 있는가?

삼키기 어려운가? 그렇다면, 고형식과 유동식 중 어느 것인가? 연하곤란이 계속되는 문제인가, 또는 인후통이나 다른 문제와 동반되는가? 만일 다른 것이라면 무엇이 연하곤란을 가라앉게 하는가? 이 문제가 얼마나 오랫동안 지속되는가?

(6) 목

목에 종창, 통증, 운동장애 또는 강직이나 통증이 있는가? 그렇다면, 과격한 운동과 같이 무엇인가 특별한 경우에 발생하는가? 이러한 증상이 얼마나 오래 지속되는가? 그것을 완화시키거나 악화시키는 것이 있는가?

(7) 호흡

호흡에 어려움을 겪은 적이 있는가? 언제? 무엇이 그것을 완화시키거나 악화시키는가? 밤에 잘때 얼마나 많은 베개를 사용하는가? 호흡시 통증이나 천명음이 발생하는가? 기침을 하는가? 그렇다면, 객담을 뱉어내는가? 색깔은 어떤가? 객담양은 얼마나 되는가? 밤에 땀을 흘리는가?

폐렴, 천식, 폐기종이나 빈번한 호흡기계 감염으로 치료받은 적이 있는가? 그렇다면 언제 어떤 치료를 받았는가? 흉부 x-ray나 투베르쿨린 반응 검사를 받은 적이 있는가? 그렇다면, 언제, 그리고 그 결과는? 산소를 사용하는가? 얼마나 많이 그리고 얼마나 자주? 폐문제로 수술을 받은 적이 있는가? 그렇다면 수술의 이유는 무엇인가? 어떤 종류의 수술이며 언제인가? 흡입기를 사용한 적이 있는가? 언제, 어떤 이유 때문인가?

(8) 심장

흉통, 심계항진, 불규칙한 심박동, 빠르거나 느린 심박동, 숨가쁨 또는 지속적인 기침이 있는가? 그렇다면 언제 시작됐는가? 어떤 것이 그 증상을 완화 또는 악화시키는가?

전에 심전도를 찍었는가? 그렇다면, 언제? 그 결과는 어떠한가? 박동조율기나 체내 제세동기를 가졌는가? 그렇다면 언제 그것을 달았으며, 그 이유는 무엇인가? 어떤 다른 종류의 심장수술을 받은 적이 있는가? 그렇다면 언제, 왜? 그것은 어떤 종류의 수술인가?

고혈압, 말초혈관질환, 발목과 손의 종창, 정맥류, 차가운 사지나 간헐적인 다리 통증이 있는가? 그렇다면 언제 시작됐는가? 어떻게 치료받았나?

(9) 유방

여성에게는 이러한 질문을 한다.

매월 유방자가검진을 하는가? 덩어리, 유방윤곽의 변화, 또는 유두 분비물이 있었는가? 유방암에 걸린 적이 있는가? 그렇다면 언제, 어떻게 치료 받았는가? 그렇지 않다면 가족 중에 걸린 사람이 있었는가? 유방 조영술을 받은 적이 있는가? 언제, 그 결과는?

남성에게는 이러한 질문을 한다.

유방조직에 통증이 있는가? 덩어리나 윤곽의 변화가 있는가?

(10) 위

오심, 구토, 식욕상실, 가슴앓이(heartburn), 복통, 잦은 트림이나 가스배출이 있었는가? 있었다면 얼마나 자주 그리고 언제? 무엇이 그 증상을 완화시키거나 악화시키는가? 최근 체중이 감소되거나 증가되었는가? 얼마나 많이 그리고 어떤 기간에? 배변은 얼마나 자주 하는가, 색깔, 냄새, 굳기는 어떠한가? 규칙적인 배변양상에 변화가 있는가? 자주 하제를 사용하는가? 치질, 직장출혈, 탈장, 담낭질환이나 간질환이 있는가? 있다면 언제, 어떻게 치료 받았는가? 위수술을 받은 적이 있는가? 있다면 언제, 왜, 그리고 어떤 종류의 수술인가?

(11) 배뇨

배뇨시 작열감, 실금, 긴박뇨(urgency), 저류, 요류 감소 그리고 적하뇨(dribbling)와 같은 요로계 문제가 있는가? 있다면 언제 시작되었는가? 무엇이 그 증상을 완화 또는 악화시키는가? 밤에 배뇨하려고 일어나는가? 그렇다면, 몇번이나? 소변 색깔은? 전에 소변에서 혈액이 나왔는가? 신결석으로 치료받은 적이 있는가? 그렇다면 언제, 어떻게 치료 받았는가?

(12) 생식기

여성에게는 이러한 질문을 한다.

생리를 시작한 연령은? 얼마나 자주 그리고 보통 얼마동안 지속되는가? 통증이 있거나 혈괴가 있는가? 폐경이라면, 생리가 멈춘 나이는? 만일 폐경기로의 이행단계라면, 어떤 폐경 증상을 경험했는가? 임신한 적이 있는가? 그렇다면, 몇번? 분만 형태는? 임신이 몇번의 출생으로 이어졌는가? 얼마나 많이 유산했는가? 얼마나 조산했는가? 출산조절 방법은 무엇인가? 장기간 일부일처 관계를 유지했는가? 질염이나 성병이 있었는가? 부인과 검사와 자궁암 선별검사는 언제 받았는가? 그 결과는? 부인과 문제로 수술 받은 적이 있는가? 그렇다면 언제, 왜?

남성에게는 이러한 질문을 한다.

매월 고환자가검진을 하는가? 전립선 검사를 받은 적이 있는가? 그렇다면, 언제? 음경통증이나 분비물, 병소 또는 고환에 덩어리가 있었는가? 현재 사용하고 있는 출산조절 방법은 무엇인가? 정관절제술을 받았는가? 성병이 있었는가? 장기간 일부일처 관계를 유지했는가?

(13) 근육

걷거나 앉거나 서 있는데 어려움이 있는가? 있다면 언제 시작됐는가? 악화요인이나 완화요인은 있었는가? 서있을 때 안정적인가? 또는 쉽게 균형을 잃는가? 관절염, 통풍, 허리손상, 근육 허약이나 마비가 있었는가?

(14) 뼈

골절이 있는가? 있다면 언제, 어떻게 치료를 받았는가? 관절통증이 있는가? 있다면 어느 관절이 언제 시작되었는가? 악화요인이나 완화요인은 있었는가?

(15) 중추신경계

발작을 경험한 적이 있는가? 있다면 언제? 발작의 어떤 유형을 경험했는지 아는가? 특별히 발작을 자극했던 요인이 있는가? 신체 일부에 진전, 경련, 무감각, 따끔거림이나 감각 상실을 경험한 적이 있었는가? 기억에 문제가 있음을 알아차린 적이 있는가? 그렇다면 언제 시작됐는가?(**중환자 사정 비결** 참조)

중환자 사정 비결

대상자 상태가 전반적인 사정을 하기 어려울 때 예를 들면, 대상자가 심한 통증이 있을 때, 다른 자료로부터 가능한 한 많은 정보를 얻는다. 중환자에서는 이러한 요점을 명심해야 한다.

- 대상자와 그 가족에게 자신을 소개한다.
- 대상자의 신뢰를 얻고 불안을 완화시키기 위하여 조용하게 머문다.
- 중요한 정보를 찾기 위해 계속 머문다. 예를 들어, 대상자가 귀가 울리는 것에 대해 도움을 구한다면, "주기적으로 경주하고 있는 심장 박동 같아요."라는 대상자가 무심결에 하는 말을 간과하지 않아야 한다.
- 서둘러서 결론을 내리는 것을 피한다. 대상자의 호소가 입원시 진단과 관계있다고 추측하지 않는다. 체계적인 접근을 하고 적절한 정보를 수집한다. 그리고 나서 결론을 이끌어 낸다.

(16) 내분비선

최근에 평상시와 달리 피곤한 적이 있었는가? 그것이 언제 시작됐는가? 악화요인이나 완화요인은? 평상시보다 자주 배고픔이나 갈증을 느끼는가? 이유없이 체중이 감소했는가? 열이나 더위 또는 추위에 얼마나 잘 견딜 수 있는가? 머릿결이나 색깔에 변화가 있는가? 머리카락이 빠지는가?

(17) 순환계

빈혈이나 혈액이상을 진단 받은 적이 있는가? 그렇다면 언제, 어떤 진단을 받았는가? 어떻게 치료했나? 쉽게 멍이 들거나 쉽게 피곤한가? 수혈받은 적이 있는가? 그렇다면 이유는 무엇이었나? 어떤 부작용이 있었는가?

(18) 심리상태 조사

기분변화를 경험한 적이 있는가? 불안, 우울을 경험하거나 집중하기 어려운 적이 있었는가? 얼마나 자주 일어나는가? 전에 없이 스트레스를 받고 있다고 느끼는가? 대처할 수 없다고 느껴본 적이 있는가? 언제? 악화요인이나 완화요인은?

요점정리

건강력 검토

사정자료 얻기

- 객관적 자료(관찰을 통해 얻고, 검증가능한 자료)를 수집한다.
- 주관적 자료(대상자에 의해서만 검증될 수 있는 자료)를 수집한다.

대상자 면담

- 조용하고 사적인 환경을 선정한다.
- 용어를 주의깊게 선정하고 의학용어 사용을 피한다.
- 적절한 바디 랭귀지를 사용한다.
- 오해를 피하기 위해 환자 진술을 확인한다.
- 가능하면 개방형 질문을 사용한다.

효과적인 의사소통

- 침묵을 효과적으로 사용한다.
- 반응을 격려한다.
- 의미를 확인하기 위해 반복이나 반영을 사용한다.
- 요약하고 그밖에 할 말이 있는지 묻고 결론을 내린다.

완전한 건강력의 요소

- 대상자 이름, 주소, 생년월일 그리고 응급시 접촉 가능한 정보 같은 일대기적 자료
- 주호소
- 과거와 현재의 건강관리
- 대상자 가족의 건강
- 심리력(자신, 사회적 위치, 다른 사람과의 관계에 대한 느낌)
- 일상생활 활동

구조와 체계의 검토

머리

- 두통
- 과거와 현재의 두부손상

눈

- 시력
- 안경이나 콘택트렌즈 사용
- 녹내장, 백내장, 색맹의 과거력
- 눈물이나 분비물; 흐린 시야; 복시; 건조, 가려움, 타는 듯한 또는 염증 있는 눈
- 눈 수술의 과거력

귀

- 청력과 균형
- 귀수술의 과거력
- 보청기 사용
- 귀 통증이나 종창
- 귀 분비물

코

- 코수술의 과거력
- 호흡이나 냄새맡기의 어려움
- 부비동염이나 비출혈의 과거력

입과 목

- 틀니
- 구강통증이나 건조
- 미각소실
- 치통이나 잇몸출혈
- 목의 통증이나 언어곤란

목

- 종창
- 통증
- 움직임 장애, 경직 또는 통증

호흡

- 숨참
- 호흡시 통증이나 쌕쌕거림
- 기침(삼출성 또는 비삼출성)과 객담 묘사
- 폐렴, 천식, 폐기종 또는 잦은 호흡기 감염의 과거력
- 결핵 피부 반응 검사나 흉부 x-ray 결과
- 폐수술의 과거력

심맥관

- 흉통, 심계항진, 불규칙적 또는 빠른 심박동, 숨참, 지속적 기침
- 심전도 결과
- 고혈압, 말초혈관질환, 사지부종, 정맥류 또는 간헐적 다리 통증
- 박동조율기 또는 체내 제세동기의 과거력

유방

- 여성
  - 매달 유방 자가 검진
  - 덩어리, 유방이나 유두 윤곽의 변화, 통증, 유두 분비물
  - 유방암의 과거력(개인과 가족)
  - 유방조영술의 결과
- 남성
  - 통증
  - 덩어리
  - 윤곽의 변화

위장관

- 최근 체중 변화
- 배변 빈도와 특성
- 하제 사용
- 오심, 구토, 식욕상실, 속쓰림, 복통, 잦은 트림, 가스 배출
- 치질, 직장출혈, 탈장, 담낭질환, 간질환
- 복부수술의 과거력

신장

- 소변색깔
- 야뇨
- 작열감, 실금, 긴박뇨, 요정체, 요류 감소, 요점적
- 신장결석의 과거력

생식기

- 여성
  - 월경과 폐경
  - 임신

요점정리(계속)

- 출산 조절
- 자궁암 선별 검사 결과
- 질염
- 성병
- 부인과 수술의 과거력

• 남성

- 매달 고환 자가 검진
- 전립선 검사 결과
- 성병
- 출산조절 또는 정관절제
- 음낭 통증, 분비물 또는 병소
- 고환 종괴

근골격계

• 균형

• 걷기, 앉기, 서기의 어려움

• 관절염, 통풍, 요부 손상, 근육 쇠약, 마비 또는 관절통증의 과거력

• 골절의 과거력

신경계

• 진전, 근육단일수축, 무감각, 저림, 감각상실

• 발작의 과거력

• 기억상실의 과거력

내분비계

• 평소와 다른 피로나 지침

• 배고픔이나 갈증

• 설명할 수 없는 체중 감소나 증가

• 열과 냉의 내성

• 모발 상실이나 색 또는 결의 변화

혈액학적

• 빈혈, 혈액 비정상 또는 수혈의 과거력

• 피로, 멍 또는 출혈

심리적

• 기분 변화

• 불안, 우울 또는 집중의 어려움

• 스트레스와 대처기전

CHAPTER 2

기본 신체검진 기법

- 검진에 필요한 기구와 사용방법
- 초기 관찰 수행기법
- 검진을 위한 대상자 준비방법
- 시진, 촉진, 타진, 청진 수행기법

1. 신체검진 개요

신체검진동안 대상자 건강에 대한 정보수집을 위해 모든 감각을 사용하고 체계적으로 접근한다. 신체검진을 통해 대상자에게 그의 신체에 관해 교육할 수도 있다. 예를 들면, 고환 자가검진법이나 모반의 양상을 관찰해야 하는 이유 등이다. 무엇보다도, 성공적인 사정을 위해서는 비판적인 사고가 필요하다. 커다란 그림에 어떻게 한 가지의 검진결과를 끼워 맞출 것인가? 초기 검진은 개별적 간호제공을 위한 전체적인 간호계획에 지침이 된다.

2. 도구 준비

신체검진을 시작하기 전에 면봉, 장갑, 검안경, 이경, 펜라이트, 타진 해머, 안전핀, 청진기 등을 포함한 필요한 도구를 모아야 한다(**검진도구** 참조).

- 한 쪽 보다는 양 쪽을 사용하는 것이 더 좋다.
  청진기는 원판형과 종형 모두를 사용한다. 원판형은 평평하고 얇고 유연한 표면으로 되어 있으며 호흡음과 같은 고음을 듣는다. 종형은 좀 더 작고, 끝부분이 열려 있는데 제 3, 4심음과 같은 저음을 듣는다.

- 여러 도구를 함께 사용하여 조사하는 것이 더 낫다.
  펜라이트는 대상자의 코와 입의 내면을 밝게 비추고, 병소에 빛을 비추고 동공반응을 평가하는데 필요하다. 검안경으로는 안구의 내부구조를 검사한다. 이경은 외이도와 고막을 검사한다.

검진도구

검진에 사용되는 도구는 다음을 포함한다.

- 혈압 커프
- 투명한 m자
- 이경
- 안전핀
- 검경(비경과 질경)
- 체온계
- 면봉
- 근시와 시력표
- 펜라이트
- 신장기
- 청진기
- 음차
- 장갑
- 검안경
- 타진해머
- 피부 두께 계측기
- 줄자(헝겊 또는 종이)
- 나무 설압자

손쉬운 기억법

청진기의 종형은 저음의 소리를 듣는데 사용하고, 원판형은 고음의 소리를 쉽게 듣기 위해 사용한다는 것을 기억한다: bell과 low 모두 'l' 자가 있다.

그 외 도구로는 감각과 통증의 차이를 검사하기 위한 면봉과 안전핀, 심부건 반사를 평가하기 위한 타진 해머, 대상자와 간호사를 보호하기 위한 장갑 등이 포함된다.

3. 전반적 조사

필요한 도구를 모은 후에 신체사정의 첫번째 부분으로 진행한다: 대상자에게 간호사의 첫 인상을 심어 주고 키, 체중, 활력징후를 포함한 기초 자료를 얻는다. 이 자료는 나머지 사정의 방향을 제시해 준다.

1) 대상자 관찰

대상자의 행동과 외관은 포착하기 힘든 건강에 대한 단서를 제공할 수 있다. 이상 행동이나 스트레스 또는 질병의 징후를 면밀히 관찰한다.

손쉬운 기억법

대상자를 관찰할 때 무엇을 찾아내야 하는가를 기억할 수 있도록 도와주는 다음의 점검표를 이용한다.
- SOME TEAMS -

Symmetry(대칭성) - 대상자의 안면과 신체가 좌·우 대칭인가?
Old(연령) - 대상자는 제 나이로 보이는가?
Mental acuity(정신적 민감성) - 대상자는 기민한가, 혼미한가, 흥분 상태인가 또는 주의 산만한가?
Expression(표정) - 대상자는 병들어 보이는가, 통증이 있어 보이는가 또는 불안해 보이는가?
Trunk(몸통) - 대상자는 야위었는가, 땅딸막한가, 비만한가 또는 술통모양의 가슴인가?
Extremities(사지) - 손가락이 곤봉모양인가? 관절 이상이나 관절 부종이 있는가?
Appearance(외모) - 청결하고 적합한 옷차림인가?
Movement(운동) - 자세와 걸음걸이 그리고 협응은 정상인가?
Speech(말) - 말이 편안하고 명확하고 크고 이해할 수 있고, 적절한가? 말소리에 억양이 있는가?

성공적인 사정비결

신체검진을 시작하기 전에 다음의 점검표를 확인한다.

- 가능한 한 주의산만함과 혼란을 없앤다.
- 신체검진을 시작하기 전에 대상자의 방광을 비우도록 한다.
- 대상자가 있는 자리에서 되도록이면 검진 전·후에 손을 씻는다.
- 검진 순서대로 필요한 모든 장비를 가까이에 둔다
- 검진하는 방이 빛이 잘 들고 따뜻한가를 확인한다.
- 손과 기구는 대상자에게 닿기 전에 따뜻하게 해 둔다.
- 간호사의 비언어적인 의사소통과 대상자에게서 나타날 수 있는 부정적인 반응에 주의한다.

2) 대상자 준비

가능하면, 사정하기 전에 대상자에게 자신을 소개한다. 대상자가 의복을 입고 있을 때가 더 좋다. 덜 위협적인 상황에서 대면하면 실제로 사정을 시행할 때 대상자의 불안감이 감소 될 수 있다(**성공적인 사정비결** 참조).

대상자는 간호사가 문제를 발견할 것에 대해 걱정하고 있다는 것을 명심해야 한다. 대상자는 또한 간호사가 민감하고 사적이고 고통스러운 신체부분을 관찰하고 만져보는 것 때문에 사정을 프라이버시의 침해로 생각하게 된다.

(1) 편안함을 위한 설명

검진을 시작하기 전에 무엇을 하려고 계획하고 있는지, 그것을 왜 하는지, 어느정도 걸리는지, 어떤 체위가 필요한지, 어떤 기구가 사용되는지를 간략하게 설명한다. 사정을 시행하면서 각 단계를 자세하게 설명한다. 준비가 잘 된 대상자는 놀라거나 예상치 못한 불편감을 느끼지 않으며, 간호사를 좀 더 신뢰하고 협조하게 된다.

대상자를 편안하게 해주어야 하지만 어느 정도 선에서 편안하게 해주어야 하는지를 알아야 한다. 검진하는 동안 전문가다운 면모를 유지한다. 유머는 대상자를 편하게 해 줄 수 있으나 빈정거림은 피하고 좋은 의미의 농담 정도로 유지한다.

(2) 결과기록

검진결과를 간결한 단락으로 요점있게 기록한다. 대상자에 대한 전반적인 인상을 분명히 알 수 있도록 필수적인 정보만을 포함한다. 예를 들면, 대상자가 병소를 가지고 있다면, 즉시 그것을 간략하게 기록한다. 신체검진이 끝났을 때 그 병소를 상세하게 기술한다.

3) 활력징후와 측정치 기록

대상자의 키, 체중과 활력징후의 정확한 측정은 신체기능에 대한 중요한 정보를 제공한다.

사정의 첫번째로 대상자의 기본 활력징후와 통계치를 기록한다. 그 후에 대상자 상태와 기관의 방침에 따라 규칙적인 간격으로 측정한다. 일련의 판정은 대개 하나의 단편적인 판정보다는 좀 더 가치있는 정보를 제공한다(**활력징후 해석 비결** 참조).

(1) 키와 체중

키와 체중은 영양상태를 평가하고, 약물 용량을 계산하고, 수분상실이나 증가를 사정하는데 중요한 요소이다. 대상자의 키와 체중을 얻는 것은 앞으로의 체중변화를 평가하거나 응급상황시 약물용량을 계산하는데 도움을 준다. 이러한 정보는 필요시 빠르게 참고할 수 있도록 가까이에 둔다. 이들 측정은 소아 대상자와 다름을 주목한다(**소아측정 얻기** 참조).

(2) 체온

체온은 섭씨 온도와 화씨 온도로 측정된다. 정상 체온 범위는 측정에 사용되는 방법에 따라, 섭씨 35.9~ 38.1° 이다. 열은 구강체온이 섭씨 37℃이상 오를 때를 말하지만 대체로 38℃이상 될 때까지는 의미를 두지 않는다.

활력징후 해석 비결

둘 이상의 비정상적인 수치가 대상자 문제에 대한 중요한 단서를 제공하므로 항상 활력징후를 동시에 분석한다. 예를 들면, 저혈압과 동반되는 빠르고 약한 맥박은 쇽의 징후일 수 있다.

1) 정확성

비정상적인 수치를 얻는다면, 정확성을 확인하기 위하여 다시 활력징후를 측정한다. 대상자 연령에 따라 정상 범위가 다르다는 것을 기억한다. 예를 들면, 체온은 연령이 많아질수록 감소하며 호흡수는 연령이 많아지거나 선행하는 질병에 따라 증가한다.

2) 개인적 특성

어떤 대상자에게 비정상적인 측정치가 다른 대상자에서는 정상 수치일 수 있다는 것 또한 기억한다. 각 대상자는 자신의 기본 수치를 가지고 있으므로 초기 사정동안 기록한 활력징후는 이를 알아내는데 매우 중요하다.

소아측정 얻기

영아나 어린아이의 키와 체중은 성인과 다르게 측정된다. 키와 체중측정에 더하여 소아의 머리둘레 측정이 포함된다.

키

2~3세까지는 누워서 머리끝에서 발꿈치의 발바닥까지의 키를 잰다. 이 방법으로 측정할 때 키는 흔히 길이로 일컫는다.

영아는 굴곡되고 굽어 있으므로 길이를 쉽고 정확하게 측정하는데는 세 단계가 있다.

① 영아의 머리를 중앙에 위치하게 한다.

② 무릎을 다른 손으로 함께 모으고 완전히 펴질 때까지 테이블을 향해 아래로 부드럽게 누른다.

③ 길이를 측정한다.

체중

길이를 측정해야 할 정도로 어린 소아의 체중은 영아용 저울로 측정하게 된다. 영아용 저울은 숫자나 평형화살을 사용한다. 체중측정을 위해 영아나 어린 아이는 바구니 가장 자리가 막힌 용기 속에 앉거나 누워 있는다.

손상을 막기 위해 저울 위의 어린이로부터 눈을 돌리거나 혼자 남겨지지 않도록 한다. 2, 3세보다 큰 어린이의 체중을 재는 데는 성인용을 사용할 수 있다.

머리둘레

어린이는 세 살이 될 때가지 머리둘레를 측정해야 한다. 이는 두개골과 그 내용물의 성장을 반영한다. 머리둘레를 측정하기 위해 부드러운 측정테이프를 이마의 전두골에서 머리 뒤의 후두 돌출 부위 주위 가장 넓은 지점에 놓는다.

고체온은 구강체온으로 섭씨 41.1°(화씨 106°)이상을 말한다; 저체온은 직장체온으로 섭씨 35°(화씨 95°)이하를 나타낸다.

• 섭씨를 화씨로 환산하기

섭씨를 화씨로 환산하려면, 섭씨 온도에 1.8을 곱하고 32를 더한다. 화씨에서 섭씨로 환산하려면 화씨 온도에서 32를 빼고 1.8로 나눈다(**체온결과 비교 방법** 참조).

(3) 맥박

대상자의 맥박은 각각의 심장박동으로 분출되는 혈액량을 반영한다. 맥박사정을 위해, 대상자 동맥의 박동점중 한 부분을 촉진하여 맥박 수, 리듬과 진폭 등을 알아낸다. 성인의 정상맥박은 흔히 60~100/분이다.

요골맥박이 가장 이용하기 쉽다. 그러나, 심혈관계 응급상황에는 대퇴동맥이나 경동맥의 맥박을 촉진해야 한다. 이 혈관들이 가장 크고 심장에 근접해 있으며 심장활동을 좀 더 정확하게 반영해 준다(**정확한 맥박 위치** 참조).

① 박동 느끼기

맥박을 촉진하기 위하여 검지와 중지 끝을 사용한다. 맥박을 느낄 때까지 동맥부위를 누른다. 리듬이 규칙적이면, 30초 동안 박동을 세고 나서 2를 곱하여 분당 맥박수를 구한다. 리듬이 불규칙하거나 대상자가 심박 조율기(pacemaker)를 가지고 있다면 1분 동안 맥박수를 센다.

처음으로 대상자의 맥박을 잴 때는(기초 자료를 얻을 때는) 1분 동안 맥박수를 센다.

② 촉진 지침

엄지는 자신의 강한 맥박을 갖고 있기 때문에 맥박을 잴 때는 엄지손가락 사용을 피한다. 경동맥을 촉진할 필요가 있다면, 미주신경을 자극하

정확한 맥박 위치

대상자의 맥박수는 아래의 그림에 제시된 여러부위에서 사정할 수 있다.

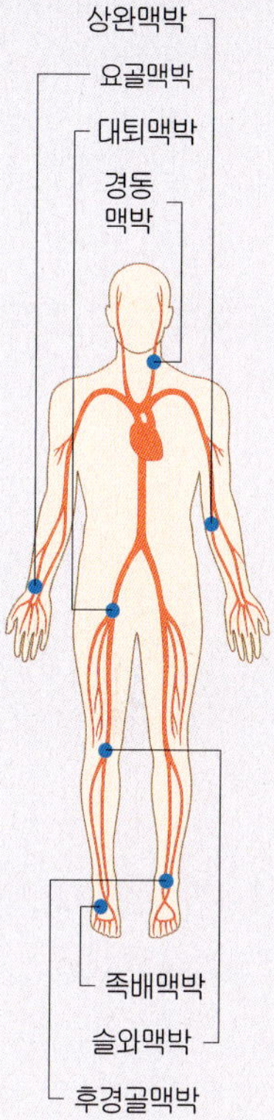

체온결과 비교 방법

대상자의 체온은 네가지 방법으로 얻을 수 있다. 아래표는 각각의 방법을 설명한다.

방법	정상체온	적용대상
구강	섭씨 36.5~37.5° 화씨 97.7~99.5°	깨어있고 기민하고 지남력이 있고 협조적인 성인과 연령이 많은 어린이
액와	섭씨 35.9~36.9° 화씨 96.7~98.5°	영아, 어린아이, 감염이 우려되는 면역계가 손상된 대상자
직장	섭씨 37.1~38.1° 화씨 98.7~100.5°	영아나 어린아이 그리고 혼미하거나 의식이 없는 대상자
고막	섭씨 36.8~37.8° 화씨 98.2~100°	성인과 어린이, 의식이 있고 협조적인 대상자 그리고 혼미하거나 의식이 없는 대상자

고 반사적인 서맥을 야기할 수 있으므로 많은 압력을 주어서는 안된다. 또한 동시에 양쪽 경동맥을 촉진하지 않는다. 대상자 목의 양쪽면에 대한 압력은 대뇌혈류와 기능을 손상시킬 수 있다.

③ 박동 소실

다음과 같은 불규칙한 맥박에 주의한다.

- 불규칙성이 어떤 양상을 따르는지를 평가한다(예: 매 세 번 박동마다 한 번의 정지와 같은 규칙적인 불규칙 양상이 나타나는지).
- 요골맥박을 촉진하면서 심첨맥박을 청진할 때. 심박동이 들릴 때마다 맥박이 느껴져야 한다.
- 심첨 맥박수와 요골 맥박수간에 차이를 측정할 때, 그 측정치를 맥박결손이라고 한다. 맥박결손은 말초순환내로 충분한 혈액을 분출시키기 위한 각각의 심장 수축력을 간접적으로 평가할 수 있도록 해준다.

④ 도약과 반동

맥박의 진폭 또한 사정할 필요가 있다. 이것을 사정하려면, 숫자 척도나 수치를 용어로 기술하거나 강도의 등급이나 특성을 기술할 수 있는 용어를 사용해야 한다. 숫자 척도는 기관마다 약간의 차이가 있으나 다음의 척도가 흔히 사용된다.

- 맥박 없음 - 촉진할 수 없음, '0' 으로 측정
- 실낱같은, 약한 맥박 - 느끼기 힘들고, 약한 손가락압에 의해 쉽게 소실됨, '+1' 로 측정
- 정상맥박 - 쉽게 촉진 할 수 있고, 강한 손가락압에 의해 소실됨, '+2' 로 측정
- 튀는 맥박 - 쉽게 촉진할 수 있고 강하며, 손가락압에 의해 쉽게 소실되지 않음, '+3' 으로 측정

(4) 호흡

호흡 측정시 각 호흡의 깊이와 수에 주목한다. 호흡율을 측정하기 위해 호흡수를 60초 동안 측정한다. 16~20회/분이 성인에서 정상범위이다. 대상자가 호흡수를 재고 있다는 것을 안다면 무의식적으로 호흡수를 변화시킬 수 있다. 이것을 피하기 위해 맥박수를 재는 동안 호흡수를 측정한다.

대상자의 호흡깊이는 대상자 가슴의 오르내림을 관찰함으로써 알 수 있다. 대상자 호흡이 얕은지, 보통인지, 깊은지? 대상자 흉부가 리듬감 있고 대칭적인가를 관찰한다. 흉부는 흡기시 팽창하고 호기시 이완된다. 골격변형, 늑골골절, 폐소식 허탈이 균등하지 않은 흉부 팽창을 야기할 수 있음을 인지한다.

① 호흡에서의 부속근 사용

부속근의 사용은 산소화가 저하되었을 때 폐확장을 증가시킨다. COPD환자나 호흡기계 문제가 있는 대상자는 호흡시 흉쇄유돌근과 복근을 포함한 목근육을 사용하게 된다. 정상 호흡동안의 대상자 체위는 COPD와 같은 문제를 암시하기도 한다. 정상 호흡은 조용하고 편안하다, 그러므로 천명음이나 협착음과 같은 어떤 비정상적인 호흡음을 주목해야 한다.

(5) 혈압

혈압측정은 심장 박출량, 체액과 순환상태, 그리고 동맥저항 평가에 도움을 준다. 혈압측정은 수축기압과 이완기압으로 구성된다. 수축기압은 최고 좌심실 수축기동안 동맥벽에 부딪히는 최대 압력을 반영한다. 정상 수축기압은 100~119mmHg이다.

이완기압은 이완기동안 좌심실의 동맥벽에 부딪히는 최소의 압력을 반영한다. 이 결과는 대개 심장 휴식기 때의 동맥압을 평가하는 것이기 때문에 수축기압보다 좀 더 의미가 있다. 정상 이완기압의 범위는 60~79mmHg이다(**혈압변화** 참조).

• 측정방법

혈압기는 공기팽창식의 커프, 압력계, 그리고 밸브가 있는 진공관으로 구성된 혈압측정에 사용되는 도구이다. 혈압을 기록하기 위해, 커프로 동맥을 덮고, 팽창시킨 후 공기를 뺀다(**혈압기 사용방법** 참조).

커프에 공기를 빼면서, 수축기압과 이완기압을 나타내는 Korotkoff음을 청진기로 듣는다. 혈압은 대부분의 사지의 박동점에서 측정될 수 있다. 상완동맥은 접근이 용이하므로 대부분의 대상자에서 사용된다(**Korotkoff음 듣는 비결** 참조).

혈압변화

혈압은 종족이나 성에 따라 다양하다. 예를 들면 흑인 여성은 나이에 관계없이 백인 여성보다 수축기압이 높다. 더욱이 45세 이후에는 흑인 여성의 평균 혈압이 같은 연령군의 백인여성보다 거의 16mmHg 높다. 이를 염두에 두고 흑인여성 대상자의 혈압을 주의 깊게 감시하며 고혈압 징후에 유의해야 한다. 생활양상 변화와 함께 조기 발견과 치료는 뇌졸중이나 신장질환 같은 합병증을 막을 수 있다.

혈압기 사용방법

혈압기를 적절하게 사용하는 방법은 다음과 같다.

- 정확성과 일관성을 위해, 대상자의 상완을 심장 높이로 두고 손바닥을 위로 향하게 놓는다.
- 커프는 상완맥박 2.5cm 정도 위로, 편안하게 감는다.
- 압력계는 측정자의 눈높이에 놓도록 한다.
- 커프에 공기를 팽창시키면서 손가락으로 상완맥박이나 요골맥박을 촉진한다.
- 대상자의 맥박이 사라지는 지점에서 30mmHg 정도 위까지 커프를 더 팽창시킨다.
- 옆의 사진에서처럼, 맥박이 느껴졌던 부위에 청진기의 종형을 놓는다. 종형을 사용 하면 맥박을 나타내는 Korotkoff음을 좀 더 잘 들을 수 있다.
- 밸브를 천천히 풀면서, Korotkoff음이 다시 나타나는 점을 관찰한다. 맥박음의 시작은 수축기압을 의미한다.
- 소리가 둔탁해지기 시작하면서 사라질 것이다. 그 마지막 Korotkoff 음이 이완기압이다.

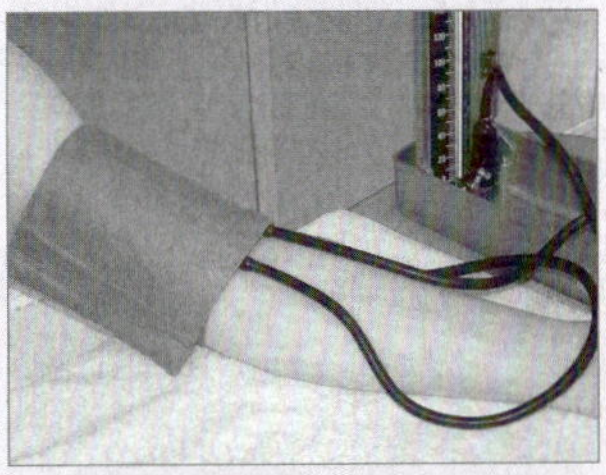

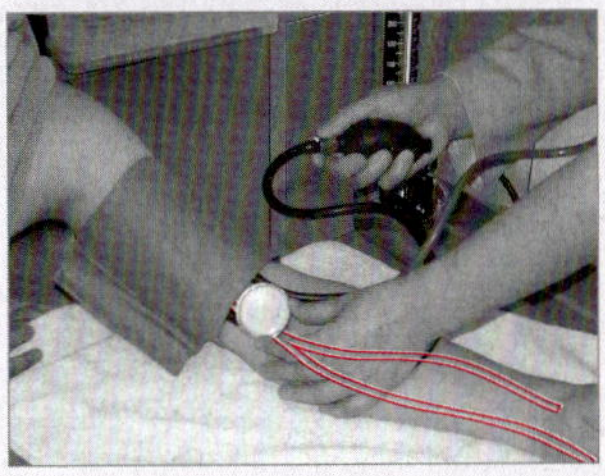

> **Korotkoff음 듣는 비결**
>
> Korotkoff음을 듣기 어려우면, 커프아래의 혈관압력을 증가시킴으로써 그 소리를 강화시킬 수 있는데 2가지 기술이 있다.
>
> **1) 대상자가 팔을 들어올리게 한다.**
> 상완맥박을 촉진하고 맥박점이 사라지는 것을 피하기 위해 펜으로 그 위치를 표시한다. 커프를 적용하고 대상자 머리위로 팔을 올리도록 한다. 그리고 나서 대상자의 수축기압보다 약 30mmHg 정도 더 높게 커프를 팽창시킨다. 커프가 심장 높이에 도달할 때까지 팔을 내리면서 커프의 공기를 빼면서 수치를 얻는다.
>
> **2) 대상자가 주먹을 쥐게 한다.**
> 대상자 팔을 심장높이로 두도록 한다. 커프를 대상자의 수축기압 보다 30mmHg 이상 팽창시키고 대상자가 주먹을 쥐도록 한다. 대상자가 손을 재빨리 폈다 쥐었다를 10회 정도 반복하도록 한다. 그리고 나서 커프 공기를 빼면서 수치를 얻는다.

4. 신체검진 기법

신체검진동안 검진하고 있는 부위만 노출되도록 덮개를 사용한다. 같은 신체 계통에서 시작하고 같은 순서로 진행하면서 검진기법을 발전시킨다. 대상자가 체위를 변경해야 하는 횟수를 최소화하기 위해 단계를 체계화한다. 체계적 접근을 함으로써 어떤 부위도 빠뜨리지 않게 된다.

• 네 가지 기술

어디서부터 신체검진을 시작하든지 네 가지 기술을 사용하게 된다: 시진, 촉진, 타진과 청진이다. 이 기술은 복부사정을 제외하고는 순서대로 사용한다. 촉진과 타진은 장음을 변경시킬 수 있기 때문에, 복부는 시진, 청진, 타진, 촉진의 순서로 검진한다. 각 단계를 순서대로 살펴 보기로 한다.

1) 시진

정상과 비정상 상태를 관찰하기 위해 시각, 후각, 청각을 사용하여 대상자를 시진한다. 시진은 다른 기술보다 더 많은 것을 밝혀낼 수 있으므로 정확하게 시행한다.

시진은 처음으로 대상자를 대면할 때 시작하여 건강력과 신체사정 전반에 걸쳐 계속한다. 각 신체 계통을 사정하면서 색깔, 크기, 위치, 움직임, 결, 대칭성, 냄새, 소리를 관찰한다.

2) 촉진

압력정도를 다르게 사용하여 손의 다른 부분으로 대상자를 촉진한다. 촉진을 위해 손톱을 짧게 깍고 손을 따뜻하게 준비한다. 항상 아픈 부위는 마지막에 촉진한다. 대상자에게 촉진목적을 말하고 간호사 손으로 무엇이 느껴지는가를 말한다(**촉진의 유형** 참조).

점막이나 체액과 접촉하는 부위 촉진 시 반드시 장갑을 착용해야 한다.

촉진의 유형

촉진의 2가지 유형은 가벼운 촉진법과 심부 촉진법으로 다른 형태의 사정 정보를 제공한다.

1) 가벼운 촉진법

표면의 이상을 느끼기 위해 가벼운 촉진법을 시행한다. 손가락의 내면으로 피부를 1~2cm 정도 가능한 가장 가볍게 누른다. 결, 압통, 온도, 습기, 탄력성, 박동, 표피장기 그리고 덩어리 등을 사정한다.

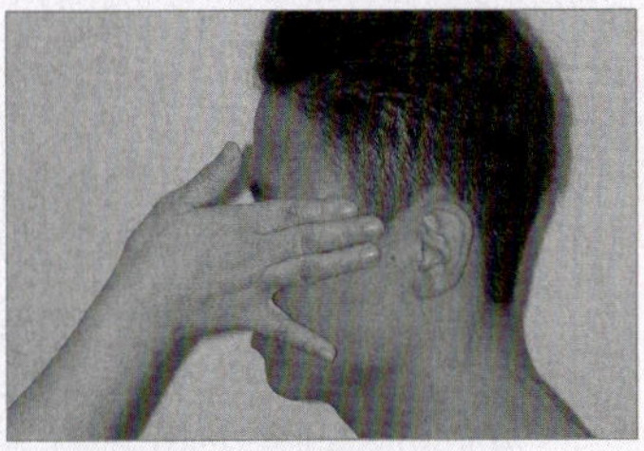

2) 심부 촉진법

심부촉진은 내부장기와 덩어리의 크기, 모양, 압통, 대칭과 운동성을 느끼기 위해 사용한다. 4~5cm 정도 힘을 주어 깊게 피부를 누른다. 필요 시, 좀 더 단단한 힘으로 다른 손위에 한 손을 올려 사용한다.

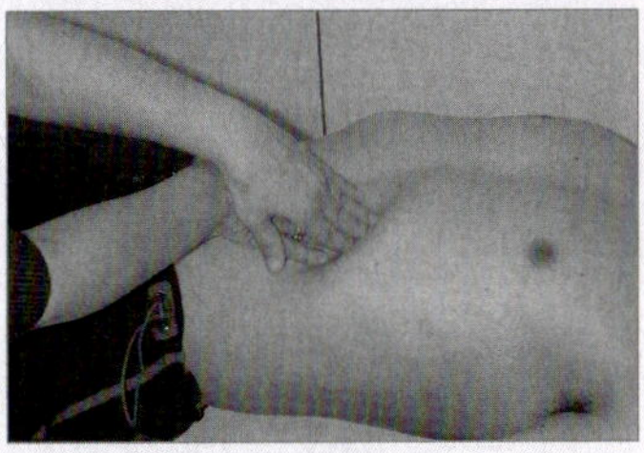

▶ 다음의 양상을 조사한다.

각 신체 계통을 촉진하면서, 다음 양상을 평가한다.

- 결 - 거치른가 매끄러운가?
- 온도 - 따뜻한가, 뜨거운가 또는 차가운가?
- 습기 - 건조한가, 젖었는가 또는 습한가?
- 움직임 - 움직이지 않는가 또는 진동하는가?
- 굳기 - 부드러운가, 단단한가?
- 구조의 견고성 - 단단한가 또는 수분으로 가득 차 있는가?
- 환자 반응 - 통증인가? 압통인가?

3) 타진

타진은 손가락이나 손으로 대상자 신체 부위, 대개 가슴이나 복부를 빠르고 예리하게 두드리는 것이다. 이 기술은 장기의 경계를 알아내고 장기의 모양과 위치를 확인하고, 장기가 단단한지 또는 물이나 가스로 가득 찼는지를 사정하는데 도움을 준다(**타진의 유형** 참조).

▶ 미묘한 소리

타진은 숙련된 촉각과 소리의 경미한 변화를 발견할 수 있도록 훈련된 청각이 필요하다. 장기와 조직은 그 밀도에 따라 다양한 크기의 소리, 고저 그리고 길이가 다르게 나타난다. 예를 들면, 폐와 같이 공기가 가득찬 동(cavities)은 간과 다른 밀도 높은 조직과는 현저하게 다른 소리를 낸다(**소리와 소리의 근원** 참조).

타진할 때, 공명음 부위에서 둔탁음 부위로 점차 이동하면서 소리를 비교한다. 또한 신체 한쪽 면과 다른 쪽 면의 소리를 비교한다.

타진의 유형

직접 또는 간접 타진법을 사용하여 타진을 시행한다.

1) 직접 타진법

직접 타진은 압통을 밝혀낸다. 한 두개 손가락을 이용하여 신체부분을 직접적으로 가볍게 두드린다. 대상자에게 어느 부분이 아픈지 말하게 하고 대상자 안면에 불편감의 징후가 있는지를 관찰한다. 이 기술은 보통 성인 대상자의 부비동 압통을 사정하기 위해 사용된다.

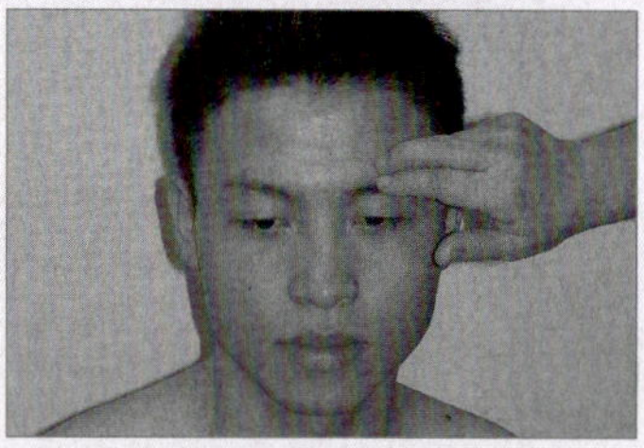

2) 간접 타진법

간접타진은 하부의 조직구성에 대한 단서를 주는 소리를 이끌어 낸다. 신체 부위를 왼손의 중지 끝부분으로 단단하게 누른다. 나머지 손가락은 신체표면에서 뗀다. 오른손의 손목은 굴곡시키고 오른손의 중지를 이용하여 대상자 피부에 왼손의 중지가 닿아 있는 부위를 재빨리 직접 두드린다. 이때 생기는 소리를 듣는다.

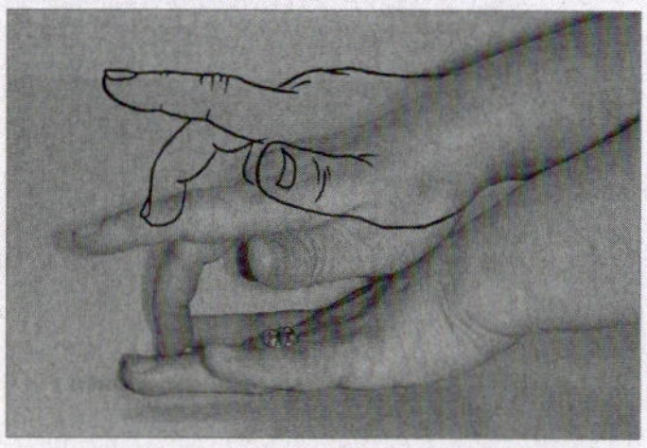

소리와 소리의 근원

타진할때, 소리의 차이를 알아야 한다. 각각의 소리는 하부구조와 관련이 있다. 다음 표는 타진소리와 소리의 근원에 대한 빠른 지침을 제공한다.

타진음	소리의 특성	소리가 들리는 부위	기관
고(창)음(tympany)	북소리와 비슷	공기가 차 있는 기관	위나 장에 공기가 차 있음
공명음(resonance)	속이 빈듯한 소리	공기가 찬 부분과 단단한 부분 위	정상폐
과공명음(hyperresonance)	북이 울리는 듯한 소리	공기가 차 있는 위	폐기종이 있는 폐
둔탁음(dullness)	퍽하는 소리	단단한 조직 위	간, 비장, 심장
편평음(flatness)	평평한 소리	치밀 조직 위	근육, 뼈

4) 청진

청진은 보통 마지막 단계로, 청진기로 다양한 호흡음, 심음, 장음을 듣는다. 신체계통을 사정하는 동안 다른 소리를 일아내면서 각 소리의 강도와 위치를 확인한다. 대상자간 감염전파를 막기 위하여 사용전에 알코올이나 소독제로 청진기의 귀 꽂이 부위를 청결하게 한다(**청진기 사용법** 참조).

5. 검진 결과 기록

대상자의 연령, 종족, 성별, 전체적인 외모, 키, 체중, 체질량, 활력징후, 의사소통 기술, 행동, 지각, 지남력, 협응 정도를 포함한 일반적인 정보를 기록한다. 다음에 네가지 신체검진기법을 이용하여 얻은 모든 정보를 정확히 기록한다(**검진 결과 기록** 참조).

청진기 사용법

청진기 사용은 간호사에게 이차적인 업무이지만 이는 아직도 기술을 연마하기 위한 좋은 아이디어가 될 수 있다. 먼저, 청진기의 구성은 다음과 같다.

- 귀 꽂이
- 내경이 0.3cm 보다 적고 길이가 38cm 보다 짧은 관
- 원판형
- 종형

1) 청진 방법

뒤로 약간 둥글게 하여, 대상자의 피부를 향해 원판형을 단단하게 잡는다. 충분히 밀봉될 정도로만 가볍게 대상자의 피부에 종형을 댄다. 종형을 너무 단단하게 대면 피부가 원판형과 같이 작용하기 때문에 저음을 들을 수 없다. 대상자의 가슴에 있는 체모는 끝이 마찰을 일으켜 악설음과 같은 비정상적 호흡음과 비슷하게 들린다. 청진하기 전에 체모를 가볍게 적셔줌으로써 이러한 문제를 최소화 할 수 있다.

2) 몇 가지 비결

다음을 명심한다.

- 조용한 환경을 제공한다.
- 청진 부위가 노출되었는지 확인한다. 소리가 상쇄되므로 가운 위나 침대보 위에서 청진하지 않는다.
- 대상자에게 놓기 전에 측정자의 손과 청진기를 따뜻하게 한다.
- 주의 집중을 위하여 눈을 감는다.
- 한 번에 한가지 소리의 특성을 확인하기 위해 노력하며 듣는다.

검진 결과 기록

입원환자의 초기검진을 기록하는 것인지 아니면 가정 방문후 통상적인 검진 노트를 기록하는 것이든지 간에, 적절한 양식을 사용해야 한다. 아래 그림은 초기 검진 양식의 일부분이다.

일반 정보

이름: 김명식	날짜: '11/1/18		
연령: 55	성별: 남	키: 163cm	체중: 57kg
체온: 37℃	맥박: 76	호흡: 14	혈압(R): 150/90(좌위) (L):

병실: 328　대상자가 진술한 입원이유: 호흡곤란과 심한 기침
알레르기: 페니실린, 코데인　최근 투약: 없음
입원 시간: 08: 00
입원 일시: 2011. 9. 18
의사: 김기남
입원시 진단명: 폐렴

전반적인 조사

대상
병실: 328　대상자가 진술한 입원이유　알레르기: 페니실린, 코데인
대상자가 말한 나이보다 더 젊어 보이고 급성 문제는 없고 가냘프다. 기민하고 단정하다. 의사소통 잘함.
시선을 마주치며 검진 전반에 대해 적절한 관심을 표현한다.

이 명희, RN

대상자 사정 검토

신체검진 수행
- 간호사가 소개하여 대상자의 불안을 경감시킨다.
- 예상되는 기간을 포함한 전반적인 절차를 설명한다.
- 필수정보를 간략하게 기록한다.

체온
- 정상 체온은 35.9~38.1°C임을 기억한다.
- 섭씨에서 화씨로 섭씨온도×1.8+32
- 화씨에서 섭씨로 (화씨온도-32)÷1.8

맥박
- 정상 맥박은 60~100/분 임을 기억한다.
- 맥박 사정시 엄지를 사용하지 않으며 경동맥 양쪽을 동시에 촉진하지 않는다.
- 맥박을 촉진하기 위해 박동을 느낄때까지 검지와 중지의 내면으로 동맥위를 누른다.

호흡
- 16~20분이 정상이다.
- 맥박을 재는 동안 호흡을 사정한다.
- 호흡 수와 리듬, 흉부의 대칭성, 호흡의 깊이를 관찰한다.
- 부속근의 사용, 악설음, 쌕쌕거림, 협착음을 관찰한다.

혈압
- 정상 수축압이 100~119mmHg이며, 정상이완압은 60~79mmHg임을 기억한다.
- 정상에서는 상완동맥을 사용한다.
- 필요할 때는 Korotkoff음을 강화시킬 수 있는 방법을 사용한다.

신체사정기법
- 검사할 부위만을 노출시키며 나머지 부위는 가려준다.
- 잘 조직화된 방법으로 수행한다.
- 대부분의 신체체계에서 시진, 촉진, 타진, 청진의 순으로 시행한다. 그러나 복부검진시는 시진, 청진, 타진, 촉진의 순으로 시행한다.

시진
- 대상자를 시진하기 위해 시각, 후각, 청각을 사용한다.
- 색깔, 크기, 위치, 운동, 결, 대칭성, 냄새, 소리에 대하여 대상자를 관찰한다.

촉진
- 항상 언제, 왜 촉진할 것인지를 대상자에게 말한다.
- 대상자를 촉진하기 위해 손의 다른 부분을 사용한다. 항상 압통부위는 마지막에 촉진한다.
- 표면, 결, 압통, 온도, 습도, 박동과 덩어리에 대하여 사정하기 위해 가벼운 촉진을 사용한다.
- 내부의 기관과 덩어리를 느끼기 위하여 심부촉진을 사용한다.

타진
- 기관모양과 위치, 단단함을 알기 위해, 기관의 가장자리의 위치를 알기 위해 대상자의 신체부위를 향해 검진자의 손가락이나 손을 빠르고 날카롭게 두드린다.
- 생성된 소리를 듣는다: 소리의 크기, 고저, 기간을 관찰한다.
- 압통을 알기 위해 직접 타진법을 사용한다.
- 해당 조직의 성질을 알기 위해서는 간접 타진법을 사용한다.

청진
- 호흡, 심장 잡음을 듣기 위해 청진기를 사용한다.
- 고음을 듣기 위해 대상자의 피부에 대항하여 견고하게 청진기의 막형 부위를 댄다.
- 저음을 듣기 위해 대상자의 피부에 가볍게 청진기의 종형부위를 댄다.
- 가운 위에서 청진하지 않는다. 방해를 막기 위해 대상자의 흉부 위의 과잉의 체모를 적신다.
- 청진 동안 집중하기 위해 눈을 감는다.
- 청진 음의 강도와 위치에 주목한다.

결과 기록
- 전반적 정보 기록에서 시작한다.
- 다음으로, 사정동안 관찰된 정보를 기록한다. 정보를 조직화하기 위해 신체계통에 따라 결과를 기록한다.
- 기술할 때 해부학적 경계표를 사용한다.

검진시 체계적인 순서를 지키고, 검진 결과 기록에서도 체계적 형식을 따른다. 하나의 신체 계통에 대한 모든 정보는 다른 계통으로 진행하기 전에 기록한다.

- 경계표 정하기

  대상자를 간호하는 다른 사람들이 간호사 측정결과와 결과를 비교할 수 있도록 기록지에 해부적인 경계표를 이용한다. 예를 들면, 쇄골선에서 제와 아래 6.25cm에 위치한 3.75cm ×6.25cm 크기의 상처로 기술한다.

  고막이나 유방과 같은 일부 구조는 시계방향으로 그것의 위치를 정확히 지적할 수 있다. 예를 들면, "유방의 덩어리가 3시 방향에 있다." 라고 기술한다. 그러나 이 방법을 사용할 때는 다른 사람들이 12시 방향의 준거지점에 대하여 같은 경계표로 인식할 수 있어야 한다.

CHAPTER 3

영양사정

- 건강에 대한 영양의 중요성
- 건강력 사정시 대상자에게 물어야 할 영양관련 질문
- 영양 사정의 일부로서 신체 계통 사정방법
- 신체계측 측정법
- 영양문제 진단에 필요한 임상검사
- 영양사정 동안 발견할 수 있는 비정상적인 특성

1. 영양사정이 지니는 의미

대상자의 영양은 개인의 질병과 치료에 대한 반응에 영향을 미칠 수 있다. 대상자의 전반적인 상태와 관계없이 영양에 대한 건강평가는 전체 사정의 중요한 부분이다. 대상자의 영양상태를 보다 잘 이해함으로써 대상자를 위해 좀더 효과적인 간호계획을 세울 수 있다. 영양사정은 건강력, 신체계통사정, 신체계측, 임상검사의 네 가지 부분으로 구성된다.

1) 정상적인 영양

영양은 살아있는 유기체가 영양을 섭취, 소화, 흡수, 이동, 사용, 배설하는 과정을 총칭한다. 적절한 영양이 이루어지기 위해서 인간은 단백질, 지방, 탄수화물, 수분, 비타민, 무기질 등의 영양소를 적절히 공급받아야 한다. 또한 인간의 소화기계는 인체가 영양소를 이용할 수 있도록 적절하게 기능하여야 한다.

(1) 분해

체내에서 영양소는 물리적·화학적 과정을 통해 위와 장내에서 흡수될 수 있도록 좀더 단순한 구조로 분해된다. 음식물을 씹음으로써 물리적인 분해과정은 시작되며 위와 장 등의 소화기관에서 음식물은 섞인다. 화학적인 과정은 입안의 타액효소와 함께 시작되며 위장관의 나머지 부분을 통하여 산과 효소 작용으로 이어진다.

(2) 신체이용과 저장

영양소는 신체의 즉각적인 요구에 의해 사용될 수 있거나 또는 다음 이용을 위해 저

> **동화작용과 이화작용**
>
> 동화작용은 영양소 같은 단순한 성분이 조직, 성장, 유지, 복구에 쓰일 수 있도록 좀 더 복잡한 성분으로 전환될 때 일어나는 건설과정이다. 이화작용은 복잡한 성분들이 단순한 성분으로 전환되어 에너지원으로 저장되거나 사용될 때 일어나는 분해과정이다.

장될 수도 있다. 예를 들어, 포도당과 탄수화물은 근육과 간에 저장되어 신체가 에너지를 요구할 때 빠르게 전환될 수 있다. 만약 포도당 사용이 불가능하다면 인체는 저장된 지방을 분해하여 굶주림 동안에 에너지원으로 사용할 수 있다(**동화작용과 이화작용** 참조).

(3) 단백질

인체는 정상적인 성장과 기능 그리고 신체조직을 유지하기 위하여 단백질을 필요로 한다. 단백질은 근육, 골격, 혈액, 피부, 연골, 림프 속에 저장되어 있다. 신체는 보통 신체기능을 유지하기 위해 단백질을 보유하기 때문에 단백질은 탄수화물과 지방의 공급이 부적절할 때만이 인체 에너지원으로 분해되어 사용된다. 비타민, 무기질 그리고 수분 또한 신체의 정상기능에 필수적이다.

(4) 유리 지질

지질과 다른 지방성분 또한 신체의 정상기능에 필수적이다. 신체 구석구석에 전달되기 위해서 이 성분들은 혈장단백과 결합하여 지단백을 형성한다. 유리지방산은 알부민과 결합하는 반면 콜레스테롤, 트리글리세라이드, 인지질은 글로블린과 결합한다.

2. 영양건강력 수집

대상자는 체중증가 혹은 감소; 에너지 수준, 식욕 또는 미각의 변화; 연하곤란과 같은 다양한 영양관련 호소, 오심, 구토, 설사와 같은 위장관 문제나 피부와 손톱의 비정상 같은 기타 신체계통 변화와 관련된다. 대상자의 주호소를 수집한 후에 대상자의 영양 건강력을 얻음으로서 영양사정을 시작한다.

1) 과거력 조사

면담동안 대상자에게 과거병력, 수술경험, 현재투약상태(일반의약품, 비타민, 한약제를 포함한), 불법적 약물 사용, 특별한 신체활동, 체중감소 혹은 증가, 알레르기, 흡연, 식습관, 음주나 흡연, 식이양상, 음식선정, 식이 제한에 관하여 질문한다. 또한 비만, 당뇨, 과콜레스테롤혈증 등의 대사장애, 위장관 장애에 대하여 질문한다. 이런 문제들은 일반적으로 가족력을 가지고 있다.

2) 일상활동

대상자에게 자신의 일상활동을 기술하도록 하여 대상자의 일상적인 활동수준과 식습관에 대한 중요한 정보를 얻을 수 있다.

음식섭취에 관한 견해 차이

대상자의 식습관은 다양한 문화적 경제적 영향을 받는다. 이런 영향요인에 대한 이해를 통해 대상자의 영양상태에 관한 통찰이 가능하다.

- 사회 경제적 상태는 대상자의 적절한 건강상태를 유지하는데 필요한 양의 식품구입능력에 영향을 미친다. 낮은 사회경제적 상태는 영양문제를 일으킬 수 있는데 특히 소아와 임산부는 저체중아를 낳을 수 있고 분만과정에서 합병증을 경험할 수 있다.
- 작업스케쥴은 대상자가 섭취하는 음식의 양과 형태에 영향을 준다. 특히 특정시간에 상근으로 일하는 대상자일 경우 그렇다.
- 종교는 음식선택을 제한할 수 있다. 예를 들어 유태인과 이슬람교인들은 돼지고기로 만든 음식을 먹지 않고 천주교인들은 재의 수요일과 사순절 금요일에는 금육한다.
- 민족적 배경 역시 음식선택에 영향을 준다. 예를 들어 서양인은 빵을 주식으로 하고 어류와 쌀은 많은 동양인들에게 주식이 된다.

대상자에게 어제 먹은 음식물의 종류와 양을 기록하고, 조리방법, 조리한 사람이 누구인지를 자세히 이야기하도록 한다. 이것은 대상자의 일반적인 섭취뿐만 아니라 음식기호, 섭취방법 그리고 심지어 대상자의 기억력과 정신상태에 대한 단서를 제공한다(**음식섭취에 관한 견해 차이** 참조).

3. 사정

건강력 조사를 마친 후 영양에 대한 신체사정을 두 부분으로 나누어 수행한다. 하나는 주요 신체계통을 사정하는 것이다. 두 번째는 신체계측을 실시한다. 그리고 임상검사를 평가할 필요가 있다. 영양문제는 다양한 장애 혹은 요인과 연관되어 있다는 점을 기억해야 한다(**영양문제 조사방법** 참조).

- 외양적 건강상태 사정

  대상자의 신체 사정을 실시함에 앞서 대상자의 전반적인 외모를 신속하게 평가한다. 대상자가 평안해 보이는지, 자세가 바른지, 키와 몸무게가 신체에 맞게 적정비율을 이루는지, 신체움직임이 뚜렷한 쇠약없이 부드러운지, 골격기형은 없는지를 사정한다.

1) 신체계통별 사정

대상자의 전반적인 외모를 사정한 후 대상자의 주요 신체 계통을 머리에서 발끝까지 사정한다. 대상자의 신체구조 관찰 뿐 아니라, 다음의 부위들을 사정한다.

(1) 피부, 모발, 조갑

대상자의 피부, 모발, 조갑을 사정할 때는 다음을 질문한다: 머리숱이 없는지, 많은지, 피부에 흉터와 발적은 없는지, 정상 피부색과 함께 피부가 따뜻하고 건조한지, 긴장도는 정상인지? 조갑은 분홍색의 조상과 함께 단단한지를 질문한다.

영양문제 조사방법

영양문제는 신체 상태, 약물, 식이 혹은 생활양식 관련요인으로부터 발생한다. 아래 점검표는 특별히 영양문제에 영향받기 쉬운 대상자를 사정하는데 유용하다.

신체상태

- 당뇨, 신경계, 심장 또는 갑상선 질환 등의 만성질환
- 당뇨 또는 심질환 가족력
- 상처배액 또는 누공
- 비만 또는 정상체중의 20%를 초과하는 체중
- 정상체중에 미달하는 20%의 갑작스러운 체중상실
- 낭성 섬유증
- 위장관 장애의 과거력
- 식욕부진 또는 게걸증
- 우울 또는 불안
- 심한 외상
- 최근 받은 화학요법, 방사선 치료 또는 골수이식
- 부전 또는 마비 같은 신체활동제한
- 연하문제
- 최근 받은 큰 수술
- 임신 특히 십대임신 또는 다산
- 화상
- 구강, 치아, 틀니 문제

약물과 식이

- 식도락
- 스테로이드제, 이뇨제, 제산제 사용
- 과다한 알콜 섭취
- 엄격한 채식주의 식이
- 유동식이 또는 3일 이상의 단식
- 하제 남용

생활양식관련 요인

- 가족 또는 친구의 지지 부족
- 경제적 문제
- 운동손상
- 이동문제

(2) 눈, 코, 인후, 경부

대상자의 눈이 맑고 빛나는지, 콘택트나 안경을 사용하는지? 비강 점막은 촉촉하며 분홍색인지, 혀는 유두가 존재하며 분홍색인지, 잇몸은 촉촉하며 분홍색인지, 구강에 궤양이나 병변은 없는지, 목에 연하를 방해하는 종양은 없는지를 사정한다.

(3) 신경계

대상자는 민첩하며 반응은 정상인지? 반사는 정상인지? 행동은 적절한지?

(4) 심맥관계

대상자의 심장리듬은 규칙적인지, 심박동수와 혈압은 나이에 맞게 정상범위를 유지하는지, 사지에 종창은 없는지를 사정한다.

(5) 호흡기계

대상자의 폐는 깨끗한지? 노력없이 정상비율로 호흡하는지? 호흡시 흉부 팽창은 정상인지?

(6) 위장관계

대상자의 장음은 정상인지? 복부에 흉터는 없는지? 복부 촉진시 비정상적인 종양덩어리가 없는지? 촉진시 움칠하거나 찡그리는지?

(7) 신장계

대상자는 배뇨에 곤란이 있는지? 매일 수분을 얼마나 많이 섭취하는지? 자주 배뇨하는지? 배뇨를 위해 밤에 일어나는지?

(8) 근골격계

대상자는 근육소모의 증거가 있는지? 사지에 정상 관절범위 운동을 수행할 수 있는지? 걷는데 어려움이 있는지? 뚜렷한 관절기형이 눈에 띄는지?

2) 신체계측

신체사정의 두 번째 방법은 신체계측이다. 이러한 측정은 특히 심각한 체중증가 또는 체중미달 대상자의 영양문제를 확인하는데 도움이 될 수 있다. 언제나 모든 측정을 할 필요는 없지만 신장과 체중은 대부분 필요하다. 대상자의 건강력 결과가 도움이 될 것이다.

(1) 신장과 체중측정

대상자가 도움 없이 바로 설 수 있을 경우 눈금있는 평형저울로 체중을 재고 신장계측기를 사용하여 키를 잰다. 허약하거나 침상에 누워서 생활하는 대상자일 경우 신장은 측정막대와 줄자를 사용하고 체중은 침대용 체중계로 측정한다(**신장측정 문제 극복하기** 참조).

① 이상적체중 구하기

이상적 체중이란 참조 테이블에 제시된 바와 같이 다양한 키에 대한 표준체중을 말한다. 이상적 체중비율에 따른 표준체중은 대상자의 실제체중을 이상적 체중(테이블에서 찾은 수치)으로 나누고 이에 100을 곱한다(**신장과 체중표** 참조).

신장측정 문제 극복하기

대상자가 휠체어를 타고 있는가? 척추측만증 때문에 똑바로 설 수 없는가? 이런 문제가 있음에도 불구하고 "날개길이(wingspan)" 방법을 사용하여 대상자의 신장을 대략적으로 측정할 수 있다.

대상자에게 팔을 들어 양옆으로 쭉 뻗게 한다. 아동인 경우에는 "새가 나는 것처럼" 자신의 팔을 뻗는다. 그리고 나서 한쪽 가운데 손가락의 끝에서부터 다른 쪽 손가락 끝까지 측정한다. 이 길이가 대상자 신장의 근사치가 된다.

신장과 체중표

신장이 같은 사람들도 근육, 골격구성은 서로 다를 수 있으므로 아래표에서는 각 신장별 체중을 제시하고 있다. 각 범주에서 여자보다는 남자가 특히, 근육과 골격이 좀더 풍부하여 체중이 많이 나간다. 신장을 측정할 때 대상자는 신발을 벗은 상태이고, 체중측정은 옷을 입지 않은 상태이다.

연령	신장 (cm)	체중 (kg)	연령 (남)	신장 (cm)	체중 (kg)	연령 (여)	신장 (cm)	체중 (kg)
0~3개월	58.5	5.5	10~12세	144.0	36.0	10~12세	145.0	37.0
4~6개월	67.5	8.4	13~15세	161.0	51.0	13~15세	155.0	48.0
7~9개월	76.0	9.5	16~19세	169.0	59.0	16~19세	158.0	52.0
10~12개월	79.0	10.4	20~29세	170.5	64.0	20~29세	159.5	52.5
1~3세	87.0	12.6	30~39세	169.0	65.0	30~39세	158.0	54.5
4~6세	110.0	19.0	40~49세	168.5	65.0	30~39세	158.0	54.5
7~9세	130.0	26.0	50~64세	168.0	63.0	50~64세	156.0	54.0
			65세 이상	167.0	61.0	65세 이상	156.0	53.0

체중이 이상적 체중의 120% 이상인 경우는 비만, 90% 미만인 경우는 체중미달을 의미한다.

② 체중관련 용어

몇 가지 체중관련 용어는 다음과 같다.

- 정상체중 - 권장체중의 10% 이내일 때
- 과체중 - 권장체중의 10~20% 일 때
- 비만 - 권장체중의 20% 이상일 때
- 체중미달 - 권장체중의 10~20% 미만일 때
- 심각한 체중미달 - 권장체중의 20% 이하일 때

③ 체질량 지수 산출공식

대상자의 체중을 평가하는 다른 방법으로는 체질량 지수(body mass index: BMI)를 사용하는 것이다. BMI는 키와 체중을 기초로 한 체지방의 측정이다. 대상자의 BMI를 측정하기 위해서는 BMI챠트를 보거나 아래공식을 사용한다.

$$\text{BMI} = \text{체중(kg)}/\text{키(m)} \times \text{키(m)} = \text{kg/m}^2$$

이를 파운드와 인치로 환산하면,

$$\text{BMI} = \text{체중(ib)}/\text{키(in)} \times \text{키(in)} \times 703$$

BMI를 기초로 한 체중의 정의는 가장 인정받은 체중상태 분류이다(**체질량지수(BMI) 해석** 참조).

④ 기타 신체계측법

기타 신체계측방법으로는 팔 중간부위 둘레 측정, 팔 중간부위 근육둘레와 피부두께 측정법이 있다. 이 방법은 영양상태와 관련 있는 근육의 부피와 피하지방을 측정하는데 사용된다(**팔 신체계측법** 참조).

체질량지수(BMI) 해석

현재 널리 인정된 체중상태 분류는 체질량 지수 즉 BMI이다. BMI는 건강위험의 지표뿐 아니라 비만과 단백질 - 칼로리 영양결핍의 척도로 사용될 수 있다. 정상과 다른 모든 측정들은 대상자를 보다 높은 건강위험에 처하게 하므로 이때 영양요구를 반드시 사정해야 한다.

분류	BMI
과소체중	≤18.5
정상	18.5~24.9
과다체중	25~29.9
1급 비만	30~34.9
2급 비만	35~39.9
3급 비만	≥40

팔 신체계측법

삼두근 피부두께, 상박 중간부위 둘레, 상박 중간부위 근육둘레 측정법은 다음과 같다.

▶ 삼두근 피부두께 측정법

1. 액와와 팔꿈치 사이의 중간 부위에 줄자를 놓고 팔의 중간 부위 둘레를 찾는다. 그 다음에 검진자의 엄지와 집게손가락으로 아래에서 보듯이 대략 중간부위의 1cm 위에 있는 대상자의 피부를 잡는다.
2. 캘리퍼스(calipers)를 중간 지점에 놓은 후 3초 동안 조인다.
3. 가장 근사치 mm로 측정하여 기록한다.
4. 2회 이상 측정하여 평균치를 구한다.

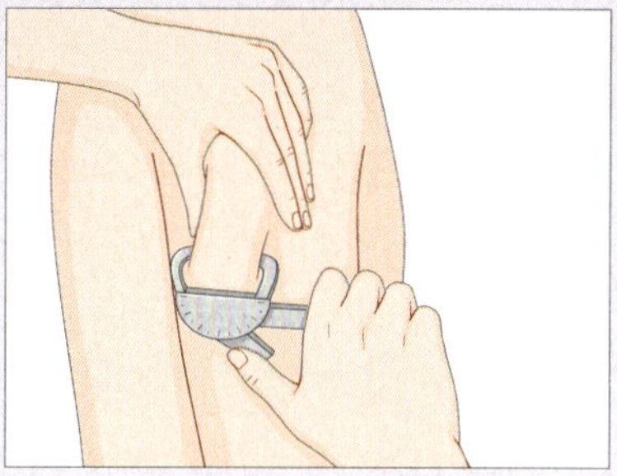

▶ 상박 중간부위 둘레 및 상박 중간부위 근육둘레 측정법

1. 아래와 같이 상박 중간부위의 가운데 부분을 측정하여 cm로 기록한다.
2. mm로 측정한 삼두근 피부 두께에 3.14를 곱하여 상박 중간부위 근육 둘레를 계산한다.
3. 상박 중간부위 둘레에서 위의 계산한 측정치를 뺀다.

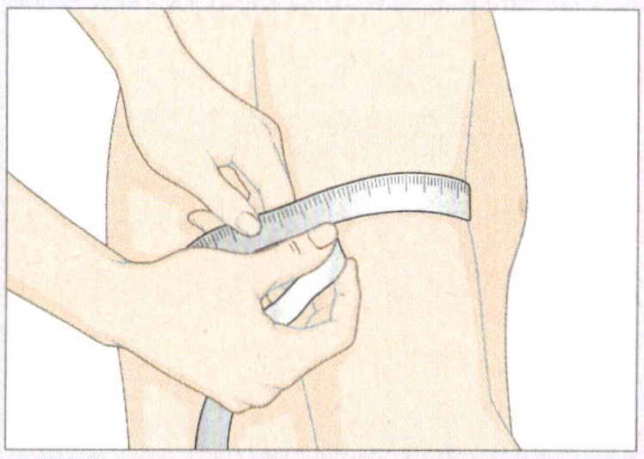

▶ 측정치 기록

이 공식을 사용하여 아래 표와 같이 표준측정의 비율로서 3개 측정치 모두를 기록한다.

실제 측정치/표준 측정치 × 100 = %

모든 측정 후 다음 규칙을 적용한다.

- 표준치 90% 이하는 열량 부족을 나타낸다
- 90% 이상은 에너지저장이 적절하거나 많은 경우이다.

측정	표준	90%
삼두근 피부두께	남자: 12.5mm	남자: 11.3mm
	여자: 16.5mm	여자: 14.9mm
상박 중간부위 둘레	남자: 29.3cm	남자: 26.4cm
	여자: 28.5cm	여자: 25.7cm
상박 중간부위 근육둘레	남자: 25.3cm	남자: 22.8cm
	여자: 23.3cm	여자: 20.9cm

3) 임상검사

영양사정의 마지막은 대상자의 임상검사결과에 대한 평가이다. 다음은 결과산출 및 해석이 가능하며 영양사정의 일부로 실시하는 일반생화학적 검사이다. 또한 기타검사로 갑상선 기능검사, 혈청 전해질, 비타민 수치검사 등을 시행하기도 한다.

(1) 알부민

혈청알부민 수치로 체내 단백질 수준을 사정한다. 혈청 중에 총 알부민은 50% 이상이며, 혈장 삼투압유지를 돕기 때문에 심혈관계에 영향을 준다. 그것은 또한 철분과 같은 영양적 건강에 중요한 여러물질들을 위한 운반 단백질로 기능한다. 기억해야 할 것은 알부민

생성을 위해서는 간세포가 기능적이어야하고 단백질 결합체인 아미노산의 적절한 공급이 필요하다.

혈청알부민 수치는 심각한 단백질 결핍과 화상, 영양실조, 간 또는 신장질환, 심부전, 큰 수술, 감염 혹은 암으로 인한 혈청단백질 상실로 감소한다.

(2) 헤모글로빈

헤모글로빈은 적혈구(RBC)의 주성분으로 산소를 운반한다. 헤모글로빈이 형성되기 위해서는 아미노산 형태로 적절한 단백질 공급이 이루어져야 한다. 헤모글로빈 수치는 혈액의 산소운반능력을 사정하는데 중요하며 빈혈, 단백질결핍 그리고 수화상태 진단에 유용하다.

헤모글로빈 수준의 감소는 철분결핍성 빈혈, 단백질 결핍, 과다혈액손실 혹은 과수화상태를 나타내고 헤모글로빈 수준 증가는 탈수 또는 다혈구혈증을 의미한다.

(3) 적혈구 용적율 검사

적혈구 용적율(hematocrit)은 전혈내 적혈구 비율을 나타낸다. 이 검사는 빈혈과 탈수를 진단하는데 도움이 된다. 적혈구 용적율 감소는 철분결핍성 빈혈, 수액공급과다 또는 혈액손실을 의미한다. 증가는 심각한 탈수 또는 다혈구혈증을 나타낸다.

(4) 트랜스페린

트랜스페린은 철분을 운반하는 운반단백질(carrier)이다. 트랜스페린 분자는 주로 간에서 합성된다. 혈청 트랜스페린 수준은 혈청알부민 수준보다 더 정확하게 대상자의 단백질 수준을 나타낸다.

감소는 간 손상, 신장질환으로 인한 단백질 손실, 급·만성간염 또는 암으로 인한 부적절한 단백질 생산을 의미한다. 증가는 심각한 철분결핍을 나타낸다.

(5) 질소 균형 검사

질소 균형 검사는 24시간동안 소변을 수집하여 대상자의 단백질 섭취의 적절성을 검사하는 것이다. 단백질은 질소를 함유하고 있다. 단백질이 아미노산으로 분해될 때 소변 중에 요소로 배설된다.

질소 섭취와 배설은 균형을 유지해야 한다. 질소 균형은 질소 섭취(24시간 소변수집과 동일한 시간틀 동안 행해진 열량 계산에 의해 결정된)와 배설 간의 차이로 이는 공식을 사용하여 계산하며 대상자가 적절한 양의 단백질을 공급받았는지에 대한 평가방법이다. 화상이나 감염 상태의 대상자에게서 결과는 다양하게 나타난다.

(6) 트리글리세라이드

트리글리세라이드는 지질의 주된 저장형태이다. 트리글리세라이드 수준 측정은 초기 고지혈증을 진단하는데 유용하다. 그러나 트리글리세라이드 수준 한가지만으로 진단하지는 않는다; 콜레스테롤 검사 같은 추후 검사가 필요하다. 다량의 설탕, 소다, 정제된 탄수화물을 섭취하는 대상자는 흔히 트리글리세라이드 수준이 올라간다. 트리글리세라이드 수준 감소는 일반적으로 영양결핍 대상자에서 흔하다.

(7) 콜레스테롤 검사

총 콜레스테롤 검사는 유리콜레스테롤 및 콜레스테롤 에스테르의 순환량을 측정한다. 포화지방산이 많이 함유된 식이는 지방흡수를 자극하여 콜레스테롤 수준을 증가시킨다. 수준의 증가는 관상동맥질환의 위험성이 증가되었음을 나타내고 감소는 일반적으로 영양결핍과 관련된다.

4. 영양장애

영양장애를 가진 대상자는 일반적으로 과도한 체중소실이나 증가, 식욕부진 또는 근육소모를 경험한다. 영양결핍의 임상적 징후는 뒤늦게 나타남을 기억한다. 입원한지 2주가 지난 대상자는 영양장애의 위험성을 갖게됨을 숙지해야 한다(**영양사정 결과** 참조).

영양사정 결과

이 차트는 영양사정 결과를 해석하는데 도움이 된다.

신체계통 또는 부위	징후 또는 증상	적응증
전체적 외형	허약함과 피로	빈혈 또는 전해질 불균형
	체중 감소 또는 부적절한 영양소 섭취 또는 흡수	열량섭취 감소 또는 열량이용 증가
피부, 모발, 조갑	건조, 피부박리	비타민 A, 비타민 B 복합체, 리놀산 결핍
	피부의 긴장도가 감소한 건조한 피부	탈수
	융기를 동반한 거칠고 비늘모양의 피부	비타민 A 또는 필수 지방산 결핍
	점상출혈 또는 반상출혈	비타민 C, K 결핍
	잘 낫지 않는 욕창	단백질, 비타민 C, 아연 결핍
	가늘고 건조한 모발	단백질 결핍, 아연 결핍
	스푼 모양의 부서지기 쉽고 융기된 손톱	철분 결핍
눈	야맹증; 각막 종창, 연화, 건조; 비토반점 (결막의 회색빛의 삼각형 침착물)	비타민 A 결핍
적색결막	리보플라빈 결핍	
인후와 구강	입 가장자리의 갈라짐	리보플라빈 또는 니아신 결핍
	자홍색의 혀	리보플라빈 결핍
	쇠고기 같이 붉은 혀	비타민 B_{12} 결핍
	부드러우며, 해면모양의 출혈이 있는 잇몸	비타민 C 결핍
	부어 오른 목(갑상선종)	요오드 결핍
심혈관	부종	단백질 결핍
	빈맥과 저혈압	수액량 부족
위장관	복수	단백질 결핍
근골격	뼈 통증과 내반슬	비타민 D 또는 칼슘 결핍
	근육소모	단백질, 탄수화물, 지방결핍
	장딴지와 대퇴의 통증	티아민의 결핍
신경계	정신상태변화	탈수와 티아민 또는 비타민 B_{12} 결핍
	지각이상	비타민 B_{12}, 피리독신 또는 티아민 결핍

1) 과도한 체중소실

영양결핍 대상자는 대개 체중감소를 경험한다. 체중감소는 음식섭취 부족, 음식흡수 장애, 대사요구량 증가 또는 세 요소의 결합으로 일어날 수 있다. 다른 가능한 원인으로는 내분비, 종양, 위장관, 정신과적 장애, 만성질환, 감염 그리고 마비나 연하곤란을 일으키는 신경학적 병변들이 있다.

과잉의 체중감소는 대상자가 통증있는 구강병변, 잘 맞지 않는 틀니, 치아상실과 같은 충분한 양의 음식 섭취를 막는 상태를 가졌을 때 일어날 수 있다. 더욱이 빈곤, 유행식이, 과도한 운동 또는 어떤 약물은 과잉의 체중감소를 일으킬 수 있다.

2) 과도한 체중증가

신체의 에너지 요구량보다 더 많은 칼로리를 섭취했다면 신체는 잉여 지방조직을 저장하게 되어 체중증가를 초래하게 된다. 사회적 요인뿐 아니라 불안, 죄의식, 우울과 같은 정서적 요인도 과도한 체중증가를 일으키는 과식을 자극한다. 과도한 체중증가는 또한 여러 내분비 장애의 일차적 징후이다. 뿐만 아니라 심맥관계나 호흡기 장애 같은 활동을 제한하는 상태를 가진 대상자는 과도한 체중증가를 경험할 수 있다(**과체충 소아** 참조).

3) 식욕부진

이는 음식에 대한 신체적 요구에도 불구하고 식욕이 저하된 것을 말하며 흔히 위장관계와 내분비계 장애로 일어난다. 이는 또한 불안, 만성통증, 구강위생불량 그리고 정상적인 노화에서 일어나는 미각이나 후각 변화로 일어날 수 있다. 단기간의 식욕부진은 건강을 위협하는 일이 드물지만 만성 식욕부진은 생명을 위협하는 영양불량을 초래할 수 있다. 신경성 식욕부진은 대상자가 심각하게 음식섭취를 억제하여 과도한 체중상실을 일으키는 심리적 상태이다.

과체중 소아

성인과 같이 과다 체중 어린이의 수는 최근 몇 년간 극적으로 증가되었다. 소아와 10대들의 약 15%가 과체중(체질량 지수에 의해 측정된)이며, 다른 15%는 과체중 위험군이었다. 대부분의 과체중 소아는 향후 과체중 또는 비만 성인으로 된다.

체중이 증가할수록 위험도 높다. 과체중 소아는 제 2형 당뇨병 뿐 아니라 고콜스테롤 혈증과 고혈압(심장질환의 위험요인)으로 발전될 가능성이 크다. 그들은 체중 때문에 자아존중감 저하와 우울로 고통받는 경향이 있다.

원인추적

신체사정동안 소아의 과다 체중의 흔한 원인을 조사한다.

- 운동부족
- 좌식생활양식(과도한 TV시청, 컴퓨터 사용 또는 비디오 게임 등)
- 불건강한 식습관

건강한 습관

- 소아에게 운동계획을 세우도록 돕고 체중증가를 막고 건강한 생활양식을 증진할 수 있는 영양식이 선택을 하도록 격려한다.

4) 근육소모

만성적인 단백질 결핍의 결과로 발생하는 근육 소모 또는 위축은 근섬유의 부피와 길이가 감소될 때 일어난다. 근육은 쇠약해지거나 기형이 되기도 하면서 정상적인 외형이 수축되거나 잃게 된다. 관련 증상은 만성 피로, 무감동, 피부건조, 말초부종 그리고 푸석거리고 빠지고 건조한 체모가 나타난다.

요점정리

영양사정 검토

영양사정 평가

- 영양은 유기체가 영양소를 섭취, 소화, 흡수, 이동, 이용하고 배설하는 과정의 총합이다.
- 영양은 단백질, 지방, 탄수화물, 물, 비타민, 무기질의 적절한 섭취를 말한다.
- 영양은 신체의 즉각적 요구에 사용될 수 있으며 후에 사용하도록 저장된다.
- 단백질은 정상적인 성장과 기능을 책임지며 신체조직을 유지한다.

영양 건강력 조사

- 주호소를 알아본다.
- 과거병력, 가족력, 현재의 투약목록(비타민이나 한약재 포함)을 알아본다.
- 일상적 활동수준과 식이습관을 묻는다.
- 어제 먹은 음식에 대하여 질문한다.

영양관련 신체사정 수행

- 전반적 시진을 수행한다.
- 주요 신체계통을 사정한다: 피부, 모발, 손톱; 눈, 코, 목; 신경계, 심맥관계, 호흡기계, 위장관계, 비뇨기계 및 근골격계통
- 신체계측을 수행한다: 키, 체중, 체지량 지수; 필요하면 팔 중간부위 둘레, 팔중간부위 근육 둘레, 피부 두겹 두께

검사실 결과 평가

- 알부민 - 감소는 단백질 결핍, 간이나 신장질환, 심부전, 수술, 감염 또는 암.
- 헤모글로빈 - 감소는 철결핍성 빈혈, 과다수화, 과잉실혈
- 헤마트크릿 - 감소는 빈혈을 나타내며, 증가는 탈수
- 트랜스페린 - 단백질 저장을 반영
- 질소 - 섭취와 배설이 동일해야 함
- 중성지방 - 지질 저장을 반영함
- 콜레스테롤 - 증가는 관상동맥 질환의 위험 증가

비정상적 영양 결과

- 체중감소는 음식섭취부족, 음식흡수부족, 대사요구량 증가 또는 세 요소의 결합.
- 체중증가는 섭취된 열량이 에너지를 위한 신체요구량을 초과할 때이며 이는 지방조직 저장을 증가시킴
- 식욕부진은 음식의 생리적 요구에도 불구하고 식욕이 저하된 것.
- 근육소모는 근섬유가 부피와 길이를 잃었을 때 일어나며 근육크기와 외형의 뚜렷한 상실을 일으킴

ACE Health Assessment

CHAPTER 4

정신건강

- 대상자와 치료적 관계를 형성하는 방법
- 대상자 면담시 의미 있는 정보를 얻는 방법
- 정신건강을 사정하는 방법
- 정신건강을 사정하는 동안 발견할 수 있는 비정상적인 결과
- 정신건강장애를 확인하는 방법

1. 정신건강이 지니는 의미

효과적인 대상자 간호를 위해서는 신체적 건강 뿐 아니라 정신적 건강에 대한 고려도 필요하다. 예를 들어 흉통을 완화하기 위해 의학적 도움을 찾는 대상자에게 불안과 우울에 대한 사정도 함께 이루어져야 한다. 뇌의 기본적인 구조와 기능을 앎으로써 포괄적인 정신건강 사정을 수행하고 비정상을 인식하도록 도울 것이다(16장 참조).

2. 건강력 수집

먼저 건강력에 대한 사정이 이루어져야 한다. 이를 효과적으로 수행하기 위해서는 대상자와 신뢰를 바탕으로 한 치료적인 관계가 형성되어야 한다.

간호사는 대상자에게 그의 사고와 행동이 중요하다는 것을 전달해야 한다. 효과적인 의사소통은 언어적 의사소통 뿐 아니라 눈 맞춤, 자세, 얼굴표정, 제스처, 옷차림, 감정 그리고 침묵 등의 비언어적 의사소통을 포함한다. 대상자의 모든 것이 강한 메세지를 전달한다(**치료적 의사소통기술** 참조).

(1) 온화함과 침묵

사정을 위한 면담을 위해 조용하고 프라이버시가 유지되는 환경을 마련한다. 중단과 주위산만은 기밀성을 위협하고 효과적인 경청을 방해한다. 대상자와 처음 대면하게 되는 경우에는 자신을 먼저 소개하고 면접의 목적을 설명한다. 대상자와 편안한 거리에 앉은 후 집중적인 관심을 기울인다. 만일 인지나 기억이 상실된 대상자와 면담한다면 면담 시작 전에 대상자를 재주지시킬 필요가 있다.

치료적 의사소통기술

치료적 의사소통기술은 좋은 간호사 - 대상자 관계형성에 기본이 된다. 관계발전을 위한 몇 가지 효과적인 기술을 소개하면 다음과 같다.

자아 제공

이 방법은 정서적 지지를 제공하기 위해 사용된다. 예를 들면, "나는 당신의 가족이 도착할 때까지 당신과 함께 앉아 있을 것입니다." 이다.

경청

경청은 대상자가 말하는 모든 것을 의도적으로 듣고 분석하게 하며 대상자의 의사소통 양상에 주의를 기울이도록 한다.

재진술

대상자 진술의 요점을 간략하게 재진술함으로써 간호사는 대상자가 말하고자 하는 요점을 이해하고 강조할 수 있다. 예를 들면, 간호사가 다음과 같이 말하는 것이다.

"당신은 분노를 느끼고 있군요. 그리고 그 분노는 어제 당신을 대하는 친구의 태도 때문이라고 말하고 있군요."

개방적 태도 그리고 일반적인 진술

개방적인 태도와 일반적인 진술로 대화를 시작함으로써 대상자로 하여금 마음 속에 있는 모든 것에 대하여 이야기하도록 격려할 수 있다. 이런 개방적인 태도는 대상자가 대화에 집중할 수 있게 하며 상호작용하려는 간호사의 자발성을 보여준다. 이런 기술을 예를 들면, "뭐 말씀하고 싶으신 것 있으세요?" 이다.

탐색

이 기술은 대상자로 하여금 자유롭게 말하도록 느끼고 깊이 있는 주제를 알아내도록 한다. 예를 들면, 간호사는 "그 날 무슨 일이 있었는지 나에게 말해 보세요." 라고 말한다.

명료화

혼돈스럽거나 모호한 말을 명료화 하도록 요청함으로써 대상자가 무엇을 말하려고 하는지 이해하고자 하는 간호사의 바램을 드러낼 수 있다. 또한 대상자 회복에 중요한 정확한 정보를 이끌어 낼 수 있다. 설명을 예를 들면, "나는 당신이 말한 것을 내가 이해했는지 확신할 수가 없다." 이다.

수용

이 방법은 간호사가 대상자의 생각이나 느낌을 이해했는지를 대상자가 알게 하는 것이다. 예를 들면 간호사는 "나는 당신이 어떻게 느꼈는지를 추측할 수 있을 뿐입니다." 이다.

초점모으기

초점모으기를 통해 간호사는 대상자가 어떤 특정한 구체적인 목표를 향해 관심을 기울이도록 대화의 방향을 바로 잡아 준다. 이는 대상자의 자기통제성을 길러주고 모호한 일반화를 피하도록 도와주어 대상자는 당면한 문제에 대한 책임감을 받아들일 수 있다. "우리가 말하고자 했던 내용으로 돌아갑시다." 는 초점 모으기의 한 예이다.

침묵

침묵은 다음의 몇 가지 이익을 준다. 우선 대상자에게 말하고, 생각하고, 문제에 대해 통찰력을 가질 시간을 준다. 또한 간호사는 더 많은 정보를 수집할 수 있다. 간호사는 적절하게 판단하여 침묵을 사용하여야 하지만 무관심이나 비판의 인상을 주는 것은 피해야 한다.

협조제안

협조제안이 올바르게 사용될 때 대상자는 제안된 방법의 앞뒤를 탐색할 기회를 갖게된다. 대상자에게 지시하는 것을 피하도록 조심해서 사용해야 한다. 예를 들면, "우리는 문제를 의논하기 위하여 당신의 부모와 만날 수 있을 거예요." 이다.

요약

이 기술을 사용하면 간호사는 대상자와의 면담동안 논의된 중요 아이디어를 체계적으로 합성하게 된다. 예를 들면, "이제까지 우리는 갈등을 감소시키기 위한 당신의 요구와 당신의 결혼 문제에 대하여 논의하였습니다." 이다.

인지 확인

이 기술은 대상자에게 의사소통했던 내용에 대한 간호사의 이해를 바로 잡기 위한 기회를 제공한다. 예를 들면, 간호사가 다음과 같이 말하는 것이다. "당신이 말한 것에 대한 나의 느낌에 동의하는지를 말해주세요"

(2) 태도

면접동안에는 전문적이면서도 다정한 태도로 대하며 눈맞춤을 유지한다. 침착하면서 위협적이지 않은 어조는 대상자가 더 솔직하게 말하도록 격려한다. 면접을 서두르지 않는다. 신뢰롭고 치료적인 관계를 형성하는데는 시간이 걸린다(**횡문화적 의사소통** 참조).

1) 대상자 면접

대상자 면접은 기초를 수립하며 대상자로 하여금 현재 처한 문제의 근본원인이나 촉진시키는 원인에 대한 단서를 제공한다. 대상자가 믿을만한 정보의 출처가 아닐 수도 있다는 사실을 기억해야 하며 특히 정신질환 또는 기타 정신적 손상을 입은 경우에 그렇다. 가능한 가족 구성원, 친구, 의료진과 함께 대상자의 반응을 확인한다. 또한 이전 병원기록을 검토하고 가능한 한 대상자의 과거와 현재의 행동, 증상, 상황을 비교한다(**효과적인 정신건강 면담을 위한 지침** 참조).

횡문화적 의사소통

의사소통 유형은 문화에 따라 다양하다. 우리 문화에서 바람직한 특성이 다른 문화에서는 적절치 않을 수 있다. 예를 들면,

- 직접적인 눈맞춤은 서양에서와 달리 우리나라를 비롯한 아시아권 사람들에게는 부적절하고, 무례한 것으로 고려된다.
- 아시아권 사람들은 조화로운 대인 관계를 중시하므로 진실된 감정이나 느낌을 표현하기 보다 원만한 관계를 유지하기 위해 기대되는 답을 하며 끄덕이고 미소를 짓기도 한다.
- 아프리카나 미국 원주민 등은 직접적인 질문을 하는 것을 예의 없다고 생각하기도 한다. 그러므로 대상자의 행위나 의사소통 유형에 관한 가정을 해서는 안된다. 개인의 문화적 배경은 부적절하거나 비정상으로 여겨지는 의사소통 유형을 이해하는데 도움이 될 것이다.

효과적인 정신건강 면담을 위한 지침

정신 건강 면담을 좀 더 생산적으로 만들도록 돕기 위하여 다음의 지침을 따른다.

- 광범위하고 감정이입적인 진술로 면담을 시작한다:
  당신은 괴로워하고 있군요: "오늘 당신을 괴롭히고 있는 것이 무엇인지 말씀해 보시겠어요?"
- 비정상적인 것을 논의하기 전에 정상적인 행위를 탐색한다. 당신은 당신의 직업에 대한 압박에 대처할 수 있게 하는 것이 무엇이라고 생각하십니까?
- 대상자의 불안을 경감시키기 위해 민감하게 질문할 수 있는 표현을 이용한다.:
  "집에서 일들이 순조로웠는데도 우울해졌어요. 라고 했는데 그것에 관하여 나에게 말씀해 보세요."
- 모호한 진술을 명확하게 하기 위해 대상자에게 질문한다:
  "그들은 모두 나 다음이에요 라고 말씀하셨는데 그것이 무슨 의미인지 설명해 보세요."
- 가장 긴급한 문제에 초점을 맞추기 위해 두서없이 이야기하는 대상자를 돕는다:
  "당신은 여러 문제에 대해 이야기 하셨습니다. 이 중 어떤 한 가지가 당신을 가장 괴롭힙니까?"
- 가능한한 요령 있게 끊임없이 이야기하는 대상자를 중단시킨다: "당신의 말씀에 감사드립니다. 자 다음 주제로 넘어가지요."와 같은 진술을 사용한다.
- 자신의 문제를 기술하는데 어려움이 있는 울거나, 침묵하거나, 혼돈이 있는 환자를 향하여 감정이입을 표현한다: "나는 당신이 이 문제를 이야기하는데 어려움이 있다는 것을 이해합니다."

(1) 주호소

대상자에게 주호소를 직접적으로 물어서는 안된다. 대신 간호사나 주위사람들은 대상자가 대처에 어려움을 겪고 있거나 특이적인 행동을 보이고 있음을 인식해야 한다. 이런 경우 대상자가 문제를 인지하고 있는지를 알아낸다. 대상자의 반응을 문서로 작성할 때는 인용부호 안에 단어 그대로 옮긴다.

- 최근증상

  현재 나타난 증상이 언제부터 일어났는지를 알아보고 어느 정도 심한지, 얼마나 지속되는지 그리고 갑자기 발생했는지, 시간을 두고 진행되었는지를 조사한다.

(2) 정신질환을 앓은 과거력

망상, 폭력, 자살시도, 약물 혹은 알콜남용, 우울증상 등 과거 앓았던 정신장애 그리고 예전에 받았던 정신장애 치료도 논의하고 만일 있다면 정신질환이나 약물남용의 가족력에 대하여 질문한다.

(3) 인구학적 자료

대상자의 연령, 인종, 모국어, 출생지, 종교, 직업 그리고 결혼상태 등의 자료를 수집하여 기초를 수립하고 대상자에 대한 기록의 정확성을 확인한다.

(4) 사회경제적 자료

고난을 겪고 있는 대상자는 질병 동안 고통의 증상을 더욱 많이 보일 것이다. 대상자의 교육수준, 가족, 주거상태, 수입, 고용상태에 대한 자료를 수집함으로써 현재 처한 문제에 대한 단서를 얻을 수 있다.

(5) 문화와 종교

대상자의 배경과 가치는 자신의 질병에 대한 반응과 치료에 대한 적응에 영향을 미칠 수 있다. 어떤 문화속에서 수용되는 문제와 행동들이 또 다른 문화에서는 부적절하게 여겨질 수 있다.

(6) 약물력

어떤 약물들은 정신질환의 증상을 야기할 수 있다. 일반의약품, 한약제 투여 등 대상자가 복용한 모든 약물을 검토하고 약물간 상호작용도 확인한다. 만약 대상자가 정신과 약물을 복용하는 경우에는 증상이 좋아졌는지, 처방대로 복용하고 있는지, 부작용은 있는지를 묻는다. 또한 대상자가 불법적인 약물을 사용하는 것을 알게 되었다면 그것이 무엇이며 얼마나 자주 사용하는지 질문한다.

(7) 신체질환

대상자가 사고과정의 왜곡, 지남력 상실, 우울 혹은 다른 정신과적 증상을 초래하는 내과적 질환을 앓고 있는지를 확인한다. 예를 들면, 신부전, 간기능 부전, 감염, 갑상선질환, 신경퇴행성 장애 혹은 대사장애 등이 해당된다.

3. 정신상태 사정

정신상태 사정의 대부분은 대상자와의 면담동안에 이루어질 수 있다. 대상자의 외모, 행동, 기분, 사고과정 및 인지기능, 대처기전, 자기유해행동의 잠재성 등을 사정하여 그 결과를 기록한다.

1) 초기 관찰

대상자의 정신상태 사정의 대부분은 단순히 대상자의 외모 그리고 자신의 존재 안에서 스스로를 어떻게 다루는지를 관찰함으로써 결정된다.

(1) 외모

대상자의 외모는 자신의 감정과 정신상태를 나타낸다. 특히 옷차림과 몸치장에 주목한다. 외모는 청결하며, 나이, 성별, 지위에 적절한지를 관찰한다. 대상자의 자세는 똑바른지, 구부정한지, 머리를 낮추는지, 걸음걸이는 활기가 넘치는지, 느릿느릿한지, 질질 끄는지, 불안정한지, 정상적으로 걷는지를 사정한다. 대상자의 얼굴표정에 주목한다. 경계를 보이는지 혹은 멍하게 응시하고 있지는 않은지, 슬프거나 화가 났는지, 눈 맞춤을 유지하려고 하는지, 오랫동안 면담자를 응시하는지, 팔장을 끼고 있는지, 말하는 동안 마주보고 있는지, 멀리 돌아보고 있는지?

(2) 행동

현재 함께 있지 않은 사람과 이야기하는 등의 비정상적인 행동뿐만 아니라 대상자의 품행과 전체적인 태도에 주목한다. 또한 대상자의 버릇을 기록한다. 손톱을 물어뜯는지, 안절부절못하는지 혹은 왔다 갔다 하는지, 경련 혹은 진전을 보이는지, 면담자에 어떻게 반응하는지, 협조적인지, 우호적인지, 적대감을 보이는지, 무관심한지를 사정한다.

(3) 기분

대상자가 걱정하고 있는지, 우울에 빠져 있는지, 울고 있는지, 땀을 흘리고 있는지, 크게 숨을 쉬는지, 떨고 있는지 등을 사정한다. 대상자에게 자신의 현재 느낌을 구체적인 용어로 표현하도록 하며 그런 느낌을 갖는 이유를 설명하도록 제안한다. 화를 내야 할 상황에서 미소를 짓고 있는 등의 바디랭귀지와 기분이 일치하지 않음을 기록한다.

(4) 사고과정과 인지기능

대상자의 시간, 장소, 사람에 대한 지남력을 평가하고 혼돈, 지남력 상실을 기록한다. 망상, 환각, 강박증, 충동, 몽상, 백일몽의 어떤 징후에 대하여 경청한다.

① 집중력

대상자의 집중력과 오래된 과거 뿐 아니라 최근의 사실도 회상할 수 있는 능력이 있는지를 사정한다. 예를 들어 일련의 5가지 혹은 6가지 물체이름을 반복하도록 하고 이를 즉시 회상해 내는지를 사정한다.

② 인지기능

수를 연속적으로 더하도록 하여 대상자의 인지기능을 사정하며 간단한 그림을 모방하여 그리도록 하여 감각인지와 조정력을 검사한다. "당신이 복권에 당첨이 되면 무엇을 할 겁니까?" 와 같은 가정적인 상황에 대한 부적절한 반응은 판단력이 손상됐음을 말해준다. 대상자의 문화적 배경이 그의 대답에 영향을 줄 수 있음을 명심해야 한다.

③ 언어

단음으로 응답, 질문에 대한 부적절하며 비논리적인 응답, 매우 복잡하거나 지나치게 세부적인 언어, 불분명한 언어, 되풀이되는 언어형태, 사고의 비약, 분명한 이유 없이 갑작스런 침묵 등은 사고과정의 변화를 암시하므로 대상자의 모든 언어 특징에 주목한다.

④ 병식

대상자가 자신의 질병이 갖는 의미, 치료계획, 질병이 삶에 미치는 영향을 이해하고 있는지에 관한 질문을 하여 대상자의 병식을 사정한다.

(5) 대처기전

대상자가 심한 스트레스 상황에 처한 경우에는 자아를 보호하기 위한 무의식적인 작동행위인 대처 또는 방어기전을 사용할 것이다. 부정, 전환, 공상, 동일시, 투사, 억제 등이 포함된다. 이런 대처기전에 지나치게 의존하고 있는지를 경청한다(**대처기전탐색** 참조).

(6) 유해행동 잠재성

정신적으로 건강한 사람들은 위협적인 운동경기 참여 등의 죽음을 무릅 쓴 위험한 상황을 일부러 택할 수 있다. 그러나 자기파괴의 위험성을 가진 대상자는 죽음을 이겨내려고 하는 것이 아니라 죽음을 추구한다.

① 무자비한 절단

모든 자기유해행동 속에 자살의 의도가 숨어있는 것은 아니다. 어떤 대상자들은 그것이 살아 있다고 느끼게 하기 때문에 자기유해행동을 하기도 한다. 현실성을 잃어버린

대처기전탐색

대처 또는 방어기전을 사용하여 불안을 완화할 수 있다. 일반적인 대처기전을 보면:

- 부정 - 진실 혹은 사실을 인정하기를 거부함
- 전환 - 본래의 대상에서 다른 대상으로 감정이 옮겨짐
- 공상 - 매일의 압력과 책임으로부터 회피할 수 있는 비현실적이거나 있음직하지 않은 상을 만듦
- 동일시 - 다른 사람의 성격특성, 태도, 가치, 행동을 무의식적으로 채택함
- 투사 - 부정적인 느낌을 다른 사람에게 전환시킴
- 합리화 - 행위를 자극하는 사실적이거나 현실적인 이유를 수용 가능한 이유로 대치함
- 반동형성 - 사람들이 느끼는 방식과 반대되는 행동을 함
- 퇴행 - 어린 시절 편안한 때의 행동으로 돌아감
- 억제 - 의식 상태에서 받아들여질 수 없는 생각과 느낌을 몰아내고 잠재의식 안에서 작동하게 함

대상자는 신체적 고통에 집중하여 신체 일부를 절단하거나 훼손시키기도 하는데 이것이 정서적 고통을 경감시키는 것은 아니다.

② 우울한 상태에서 위험성이 더 높음

특별히 대상자가 우울 증상을 보일 때는 자살성향이나 의도를 사정해야 한다. 하지만 그와 같은 모든 대상자가 죽기를 원하는 것은 아니다.

그러나 자살 발생률은 다른 병을 앓고 있는 대상자보다는 우울증을 앓고 있는 대상자에게서 더 높다. 대상자가 만일 적극적으로 자살을 계획하고 있다면 발생을 막을 즉각적 행동을 취할 준비를 해야한다(**자살 대상자의 인식과 반응** 참조).

2) 정신심리 상태 검사

비록 많은 정신상태사정이 면담기간동안 이루어질 수 있지만 대상자의 정신건강상태를 다른

자살 대상자의 인식과 반응

사정 과정을 통하여 아래의 절박한 자살의 경고 징후를 주목할 필요가 있다.

- 은둔생활
- 사회적 상황의 회피
- 변비, 울음, 피로, 무력감, 절망감, 집중력 감소, 성이나 다른 활동의 흥미 감소, 슬픔, 체중 소실 등을 포함한 우울 증상
- 친구나 가족에게 작별 고함
- 일상의 업무를 정리함
- 값진 소유물을 남에게 줌
- 자살 메시지나 죽음 소망을 나타내는 표현을 함
- 나는 죽는 편이 낫다는 등의 명백한 자살 메시지를 이야기함

자살 위협에 대한 대답

대상자가 절박한 자살 징후를 보이면 의도의 심각성과 위험의 즉각성을 사정할 필요가 있다. 예를 들면, 자살방법을 선택한 대상자와 48~72시간에 자살을 실행하고자 계획한 대상자는 고위험 대상자이다. 첫째, 직원이 그를 도울 기회를 가질 때까지 자기파괴적 행위를 피하도록 그에게 염려되고 자극되는 것을 말하도록 한다.

다음은 정신과 입원을 주선하거나 집에서 대상자를 지켜볼 수 있는 누군가가 있는지 등의 안전한 상황에 관하여 전문 치료팀과 상담한다. 자살 고위험 대상자에 대한 다음의 안전주의를 시도한다.

- 안전한 환경을 제공한다. 대상자에게 위험할 수 있는 상태를 점검하고 교정한다. 노출된 파이프, 안전 유리 없는 창문 그리고 지붕에 접근하거나 열려진 발코니 등이 있는지 찾아본다.
- 벨트, 면도날, 바지멜빵, 전기줄, 유리, 칼, 손톱 다듬는 줄 그리고 손톱 깎이를 포함한 위험한 물건을 치운다.
- 직원들에게 대상자의 특정 억제에 대하여 분명하게 설명한다. 대상자의 관찰에 대하여 계획하고 낮과 밤근무 직원의 책임을 분명하게 한다.
- 대상자는 간호사에게 자신의 자살 생각에 대하여 비밀을 유지할 것을 요청할 수 있다. 그러한 요구가 양가감정임을 기억한다. 삶의 고통에서 도망치고 싶지만 살고 싶기도 하다. 그의 일부는 그가 계속 삶을 유지하도록 다른 직원에게 말해주기를 원한다. 대상자에게 그의 삶을 위협하거나 치료에 위배되는 비밀은 유지할 수 없음을 말한다. 간호사는 대상자를 안전하게 지키고 최선의 치료를 받는 것을 확신할 의무를 갖는다. 대상자가 면도하고 약을 복용하거나 욕실을 사용할 때 주목해야 한다. 이들 정상적인 활동이 자살 대상자에게는 위험할 수 있다. 대상자 관찰에 더하여 그와 개인적 접촉을 유지한다. 건강 관리 제공자가 치료의 연속성과 일관성을 갖도록 격려한다. 대상자와 타인과의 정서적 연대를 갖도록 돕는 것은 자살 예방의 궁극적인 기술이다.

노인 대상자 검사

노인 대상자가 전반적인 정신 건강 검사를 잘 받을지라도 그들은 나이가 듦에 따라 기능적인 손상을 나타낼 수 있다.

노인 대상자들은 자료를 좀 더 느리게 생성하고 처리하는 경향이 있다. 그리고 새로운 것을 배우는데 더 많은 시간이 걸린다. 그들은 또한 더 느린 운동 반응을 보이며 복잡한 일을 수행하는데 손상된 능력을 갖는다. 노화의 결과를 이해함으로써 정신 질환과 이들 노인 관련 손상을 혼돈하지 않도록 돕는다.

면에서 평가할 필요가 있다. 이는 정신심리 상태 검사를 통하여 사정할 수 있다(**노인 대상자 검사** 참조). 일반적으로 사용되는 검사는 다음과 같다.

- **약식 정신상태 검사** - 지남력, 등록(registraion), 회상, 계산능력, 언어, 그림운동기능(graphomotor function)을 측정한다.
- **인지능력 검사** - 지남력, 기억력, 계산능력, 언어를 측정한다.
- **인지력 사정 척도** - 지남력, 일반상식, 정신능력, 정신운동기능(psychomotor function)을 측정한다.
- **벡크우울 검사** - 우울 진단을 돕고 우울의 심한 정도를 결정하며 치료동안에 대상자의 반응을 측정한다.
- **총체적 황폐척도** - 지남력, 기억력, 신경계기능을 기초로 일차적인 퇴행성치매를 사정하고 계획한다.
- **미네소타 다인성 검사** - 청소년과 성인을 대상으로 성격특성과 자아기능의 사정을 돕는다. 검사결과는 대처전략, 방어, 자아강도, 성적동일시, 자아존중감에 대한 정보를 제공한다. 검사를 통해 진단의 범주 및 자살위험성 또는 잠재적인 난폭성을 알 수도 있다.
- **로르샤하(Rorshach) 검사** - 성격평가에 도움을 주기 위해 잉크 얼룩에 대하여 기술하도록 하여 평가한다(**로르샤하 검사** 참조).

로르샤하 검사

이 그림은 로르샤하 검사에서 대상자에게 보여주는 10개의 잉크 얼룩 중 2종류를 그린 것이다. 대상자는 각각의 잉크 얼룩에 대한 자신의 생각을 설명하며 심리학자는 그 반응의 내용을 분석하여 성격 평가의 보조 자료로 이용한다.

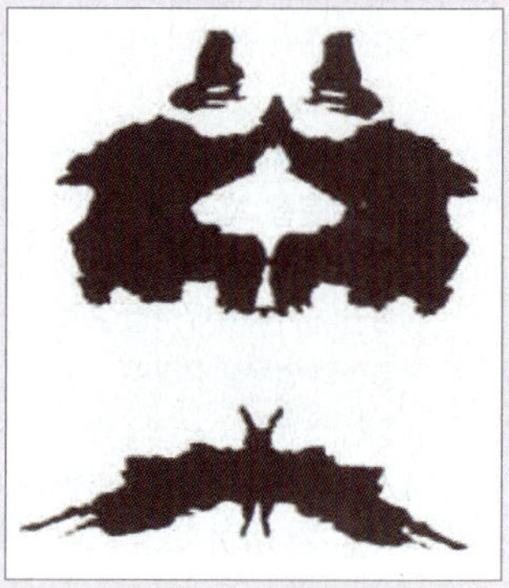

3) 정신장애 분류

정신상태장애는 미국정신협회의 정신장애의 진단적, 통계적 매뉴얼 4판, 원문개정(DSM-IV-TR)에 따라 분류된다. 이 매뉴얼은 사용하고자 하는 모든 정신건강 팀 멤버들을 위한 표준화된 다학제간 체계를 제공한다. 이것의 분류체계는 관찰자료를 강조하며 주관적이고 이론적인 인상은 중요시하지 않는다. DSM-IV-TR은 정신과적 장애와 기타 상태의 완전한 서술을 포함하며 각 진단에 대하여 충족되어야 할 준거를 총괄한다(**DSM-IV-TR 이해** 참조).

DSM-IV-TR의 이해

정신과적 문제가 있는 대상자를 평가할 때 생활 스트레스나 신체 질환과 같은 그의 상태에 영향을 줄 수 있는 요인을 고려하는 것은 진단에 도달하는데 중요한 부분이다. 건강관리제공자가 이를 성취하도록 돕기 위해 미국 정신과 협회의 정신 장애의 진단 및 통계 매뉴얼, 4판, 원문 개정(DSM-IV-TR)은 대상자의 진단에 좀 더 유연한 접근과 대상자에게 좀 더 현실적인 그림을 제공하며 이는 치료를 증진시킬 수 있다. DSM-IV-TR 효율성의 열쇠는 모든 대상자를 다음의 5개 축의 각각에 대하여 사정하게 하는 다각적인 평가에 있다.

축 I

임상증상: 처치나 치료의 초점이 되는 정신 장애에 기인되지 않는 상태;
또는 임상적 처치의 초점이 될 수 있는 임상적 장애나 기타 상태

축 II

성격장애, 정신적 퇴행

축 III

전반적 질병 상태

축 IV

정신 사회적·환경적 문제

축 V

전반적 사정과 기능: 과거의 적응 기능의 가장 높은 수준

예를 들어, 위의 다각적 평가를 사용하면 대상자의 진단은 다음과 같이 나타날 수 있다.

- 축 I : 불안한 정서와 함께 적응 장애
- 축 II : 강박장애 성격
- 축 III : 크론병, 급성출혈병력
- 축 IV : 5~6(중등도), 최근의 재혼, 부친 사망
- 축 V : 매우 좋음

4. 비정상 결과

정신건강을 사정하는 동안 대상자의 사고과정, 사고의 내용 그리고 인지의 비정상을 알아 낼 수 있다(**정신건강 사정 결과** 참조).

1) 사고과정의 비정상

면담동안에 대상자의 사고과정가운데 다음의 비정상적인 몇 가지 특징을 확인할 수 있다.

- **일탈**(derailment)- 하나의 주제를 이야기하는 도중에 다른 주제를 이야기함
  (이야기 주제와 전혀 무관함; 생각이 이야기 항목을 벗어남)
- **사고의 비약**(flight of ideas)- 하나의 주제에서 다른 주제로 급격하게 바꾸며 쉴새없이 말을 함
- **신어조작증**(neologisms)- 단어를 왜곡하거나 창작함
- **차단**(blocking)- 말을 갑자기 중단함
- **우원증**(circumstantiality)- 회화의 주제와 무관한 사건을 불필요하고 상세하게 회화에 끌어들임
- **보속증**(perseveration)- 단어나 생각을 지속적으로 반복함
- **작화**(confabulation)- 기억상실을 메우기 위해 사실이나 사건을 조작함

정신건강 사정 결과

정신건강 사정에서 얻은 결과는 정신장애를 유추하도록 해준다. 이 차트는 흔한 정신장애와 관련된 사정 결과를 나타낸다.

장애	사정결과
정신분열증	망상 환각 무질서한 언어 산만하거나 긴장증 행위 무미건조한 정서 담화 불능 눈접촉 감퇴 무반응적인 얼굴 표정 제한된 바디랭귀지
주요 우울 장애	심각한 피로 집중력이나 의사결정능력 불능 슬픔, 무가치감 또는 극도의 죄의식 체중 상실이나 증가와 동반된 식욕 변화 수면장애 성욕감퇴
양극성 장애	주우울장애의 증상과 징후 병적쾌감이나 망상, 사고비약, 쉽게 산만해짐, 무분별한 금전 소비와 같은 조증 발현

- **복합음**(clanging)- 의미보다는 소리에 치중한 단어를 선택함
- **메아리증(반향언어증)**(echolalia)- 다른 사람이 말한 단어나 구를 반복함
- **사고 산란**(incoherence)- 이해하기 불가능한 말을 함

2) 사고내용의 비정상

주의 깊게 질문을 던지면서 면담기간동안 사고내용의 비정상적인 특징을 확인할 수 있다. 대상자가 이끄는 대로 따르도록 한다. 예를 들면, "당신은 몇 분전에 당신의 질병에 대한 책임이 당신 어머니에게 있다고 말하였어요" "더 자세하게 말해줄래요?" 이런 형태의 질문으로 사고내용의 비정상을 발견할 수 있다. 다음이 포함될 수 있다.

- **편집증** - 되풀이되고 통제할 수 없는 사고, 모습 또는 대상자가 수용하기 어렵다고 생각하는 충동
- **강박증** - 편집증을 완화하기 위하여 시도되는 반복적인 행동
- **공포** - 대상과 상황에 대한 비합리적이며 적합하지 않은 두려움
- **이인증** - 정신과 육체에서 분리된 감정 또는 자신의 정체성을 상실했다고 느끼는 마음
- **망상** - 다른 사람이 공유할 수 없는 그릇되고, 고착된 신념
- **내용의 빈곤** - 모호함, 무의미한 반복, 불명료한 진술로 인한 정보가 담기지 않은 생각

3) 인지기능의 비정상

대상자의 사고내용을 사정하는 동시에 인지기능의 비정상도 사정한다. 인지기능에 대한 직접적인 질문을 하는데 "당신이 말한 목소리를 들었을 때 그것은 당신에게 무엇을 말한건가요?" 만약 대상자가 비정상적인 인지에 대하여 말하지 않는다면 대상자에게 괴상하거나 흠칫 놀라게 하는 소리를 들었는지를 질문할 수 있다. 인지기능의 비정상은 다음을 포함한다.

- **착각**(illusion)- 외부의 자극을 그릇되게 해석함
- **환각** - 외부자극이 없는데 청각, 시각, 촉각, 신체(somatic)감각, 미각 등의 감각을 인지함

요점정리

정신건강사정 검토

정신건강력 얻기

- 신뢰롭고 치료적인 관계 수립
- 조용하고 프라이버시가 유지되는 환경 선정
- 개방적인 의사소통을 격려하기 위한 조용하고 비위협적인 목소리 유지
- 대상자의 주호소 검토, 대개 대상자 자신의 말로 기록
- 만일 있다면 과거 정신장애와 정신과적 치료 논의
- 대상자의 인구학적 및 사회경제적 자료 수집
- 대상자의 문화적·종교적 신념 논의
- 약물사용 과거력 수집
- 내과적 장애의 과거력에 관한 질문: 몇몇 상태는 대상자의 정신건강에 나쁜 영향을 미칠 수 있다.

정신상태 체크리스트

- 외모
- 품행과 전반적 태도
- 특이한 행동
- 바디랭귀지와 정서의 불일치
- 시간, 장소, 사람에 대한 지남력
- 혼돈이나 지남력 상실
- 사건에 대한 회상 능력
- 지적 기능
- 변화된 사고과정을 나타내는 언어적 특징
- 통찰력
- 대처 또는 방어기전
- 자기파괴행위
- 정신, 심리 상태 검사 결과

비정상적인 정신 건강결과

- 비정상적인 사고과정 - 일탈, 사고비약, 신어조작증, 작화증, 복합음, 메아리증(반향언어증), 사고산란
- 비정상적 사고내용 - 강박적사고, 강박행위, 공포증, 이인증, 망상, 내용의 빈곤
- 비정상적 인지기능 - 착각, 환각

ACE Health Assessment

CHAPTER 5

피부, 모발, 조갑

- 구조와 기능
- 건강력
- 신체검진
- 비정상적인 결과

피부는 신체의 내부구조들을 덮고 있고 외계로부터 그 구조들을 보호한다. 모발, 조갑과 더불어 피부는 신체 내부에서 발생하는 변화를 관찰할 수 있는 창문으로서의 역할을 한다. 대상자의 피부, 모발, 조갑을 정기적으로 관찰함으로서 대상자의 비정상적인 상태를 가장 먼저 발견할 수 있다. 간호사의 예리한 사정기술은 신뢰할만한 전반적인 건강상태를 기술하는데 도움이 될 것이다.

1. 구조와 기능

정확한 신체사정을 수행하기 위해서는 피부, 모발, 조갑의 구조와 기능을 이해하는 것이 필요하다.

1) 피부

외피계(integumentary system)로도 불리는 피부는 신체의 가장 큰 기관이며 다음과 같은 중요한 기능을 갖고 있다:

- 외상과 세균으로부터 조직을 보호한다.
- 신체로부터 수분과 전해질의 상실을 예방한다.
- 온도, 통증, 접촉, 압력 등의 감각 자극을 지각한다.
- 땀 생산과 증발을 통하여 체온을 조절한다.
- 비타민 D를 합성한다.
- 상처 표면은 세포교체를 통하여 상처치유(wound repair)를 촉진한다.

(1) 피부의 구조

피부(skin)는 외부로부터 표피, 진피 및 피하조직의 독특한 3개 층으로 구성되어 있다.

① 표피

가장 외층인 표피(epidermis)는 얇은 편평상피조직으로 구성되어 있고 혈관이 분포되어 있지 않다. 세포의 형태적 특징에 따라 가장 바깥층에 위치한 각질층(stratum corneum)과 보다 안쪽 깊이 위치해 있는 기저세포층(basal cell layer)으로 세분된다(그림 5-1).

기저세포층에서는 세포분열을 함으로서 늘 새로운 세포를 만들어 피부 표면으로 이동하며, 피부 표면에 도달한 세포는 각질로 변해있는 죽은 세포이다. 그러나 표피의 재생은 지속되기 때문에 신생세포들이 계속해서 생성되고 있다.

기저세포층에는 멜라닌을 합성해서 피부색을 만들어 내는 멜라닌세포(melanocyte)가 존재한다. 멜라닌세포 합성은 호르몬, 환경, 유전의 영향을 받기 때문에 피부색이 사람마다 다르게 나타날 수 있다.

② 진피

진피(dermis)는 결체조직과 기질(matrix)이라 부르는 세포외 물질로 이루어져서 피부의 강도와 유연성을 제공한다. 그 속에 혈관, 림프관, 신경, 모낭, 한선, 피지선을 내포하고 있다. 진피에는 모세혈관이 풍부하게 분포되어 있어 표피로 영양을 공급한다. 또한, 상처 치유와 감염 억제도 진피에서 담당한다.

③ 피지선과 한선

피지선(sebaceous glands)은 주로 두피, 얼굴, 상체, 생식기 등의 피부에 분포한다. 피지

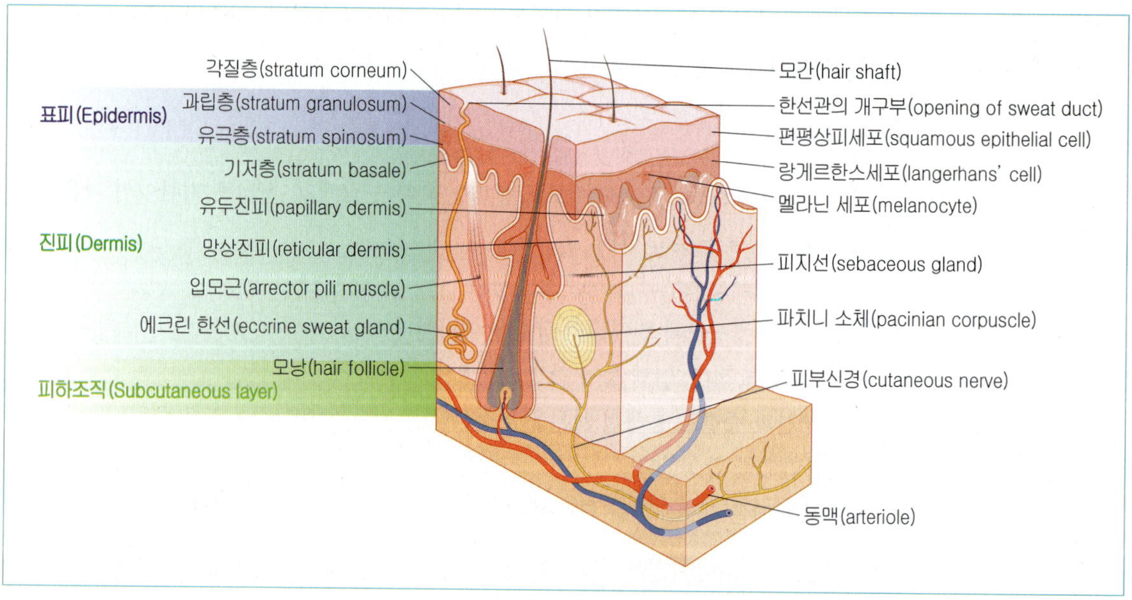

그림 5-1. 피부의 구조

표 5-1	피부 노화
변화	노인에게 나타나는 소견
색깔	창백한 피부색
두께	특히 얼굴, 팔, 다리에 주름이 생김 뼈 돌출부위와 손, 발, 팔, 다리의 배측 표면이 양피지처럼 보임
습도	건조하고 비늘처럼 벗겨지며 거칠어짐
탄력성	피부에 주름을 잡았을 때 서 있는 "텐트" 모양을 나타냄
피부결	수많은 주름과 선이 생김

선은 모낭과 연관되어 발생하므로 대부분의 피지선은 모낭과 연결되어 있다. 피지선의 주 기능은 모낭을 통해 피부 표면으로 피지(sebum)를 분비하여 피부를 보호한다.

한선(sweat glands)은 에크린 한선과 아포크린 한선의 두 형태가 있다.

- 에크린 한선(eccrine glands)은 신체에 넓게 분포해 있으며 체온조절을 돕는다.
- 아포크린 한선(apocrine glands)은 우유 같은 물질을 분비하며 모낭으로 열려있다. 아포크린 한선은 주로 액와와 생식기 부위에 분포되어 있다.

▶ 피부 노화

연령이 증가함에 따라 피부 기능은 저하되고 정상적인 변화가 초래된다. 결과적으로 노인들에게는 피부질환, 감염, 상처치유지연, 조직위축이 발생할 가능성이 증가한다(표 5-1). 피지선과 한선의 활성도가 감소하며, 그 결과 피부가 건조하게 되고 땀 분비가 감소한다.

2) 모발

모발은 케라틴 섬유로 된 구조물이며 진피층의 기질 세포에 의해 형성된다. 모구(hair bulb)의 모기질 세포(hair matrix cell)가 활발히 분열하여 성장 모발을 형성하는데, 이는 모구 쪽으로 돌출된 유두의 모세혈관으로부터 영양분을 공급받기 때문이다. 모구에 있는 모기질 세포 사이에는 멜라닌세포가 존재하는데, 멜라닌의 양에 따라 모발의 색깔이 결정된다(그림 5-2).

모발은 입모근이라 불리는 평활근 기저부에 부착되어 있다. 이 근육은 정서적 스트레스나 추위에 노출될 때 수축하여 모발이 일어남으로서 소름을 돋게 한다.

성인은 두 종류의 체모를 갖는다. 연모(vellus hair)는 손바닥, 발바닥, 귀두, 내음순을 제외한 전신의 대부분을 덮고 있고 짧고 가늘다. 성모(terminal hair)는 두피, 수염, 눈썹, 액와, 회음부에 위치하며 거칠고 길고 굵으며 대개 착색되어 있다.

▶ 모발의 변화

모발은 성장과정에서 많은 변화를 가져온다. 신생아의 피부는 가늘고 연한 색의 모발로 덮여 있는데 이런 모발을 솜털(lanugo)이라 한다. 솜털은 몸 전체에 분포되어 있지만 특히 어깨와 등에 많이 나 있으며, 보통 2주 이내에 탈락된다. 신생아 머리카락의 양은 개인에 따라 다양하며 태아기의 머리카락(original hair)은 출생 수 주 후에 모두 빠진다. 신생아의 머리카락은 성장속도가 느리며, 다른 색깔을 띠기도 한다.

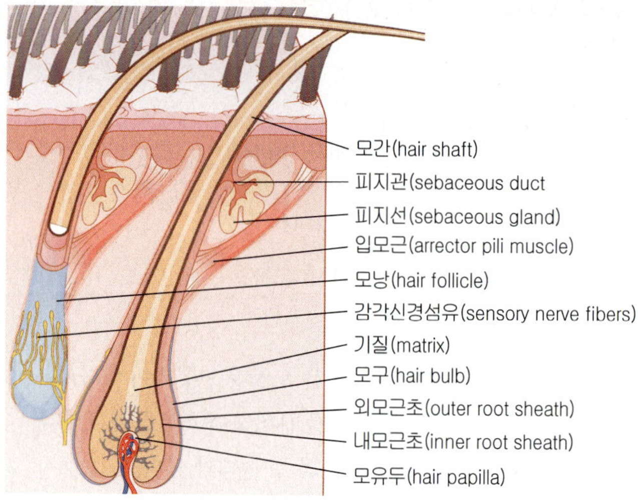

그림 5-2. 모발의 구조

연령이 증가함에 따라 멜라닌세포의 기능 저하로 모발의 색은 흰색이나 회색을 띄게 되고, 피지선 기능이 감소함에 따라 모낭은 더욱 건조하게 된다. 모발 성장이 저하됨으로서 체모의 양이 감소된다. 젊은 사람들에게서 발견되는 탈모는 유전적 소인이 원인이지만 정상적인 노화의 결과로 많은 사람들에게서 발생한다.

3) 조갑

조갑(nails)은 표피세포가 단단한 각질판으로 변화되어 형성된 것이다. 조갑은 조갑기질(nail matrix), 조갑판(nail plate), 조갑상(nail bed), 조반월(lunular), 조갑주름(nail folds), 조갑상막(cuticle)으로 구성되어 있다(그림 5-3).

조갑판은 손가락 말단부를 덮고있는 단단한 층으로, 투명하며 세로로 미세한 융기선이 나 있다. 조갑판이 분홍색을 띄는 것은 상피세포 밑에 분포해 있는 혈관들에 기인한 것이다.

조갑기질은 조갑을 생성시키는 부분이며 조갑상막에 의해 보호된다. 조갑기질 끝에는 반월형의 하얀 경계면이 있고 조반월이라고 부른다.

▶ 조갑의 변화

연령증가와 함께 조갑은 성장이 둔화되고 두께가 얇아지며 잘 부서진다. 조갑판의 결이 뚜렷해져서 조갑이 갈라질 수도 있다. 또한 조갑은 광택이 사라지고 노란색으로 변색된다.

2. 건강력

피부, 모발, 조갑과 관련된 문제를 사정할 때 대상자가 치료를 받으려는 이유, 내과적 병력, 가족력, 정신심리적 병력, 일상생활방식 등을 철저히 조사한다. 비정상적인 피부, 모발, 조갑의 상태는 대상자가 치료를 받으려는 이유와 관련이 있는 내과적 문제에서 발생할 수도 있지만 대상자는 이러한 증상들을 간과하고 무시할 수 있다는 것을 유념해야 한다.

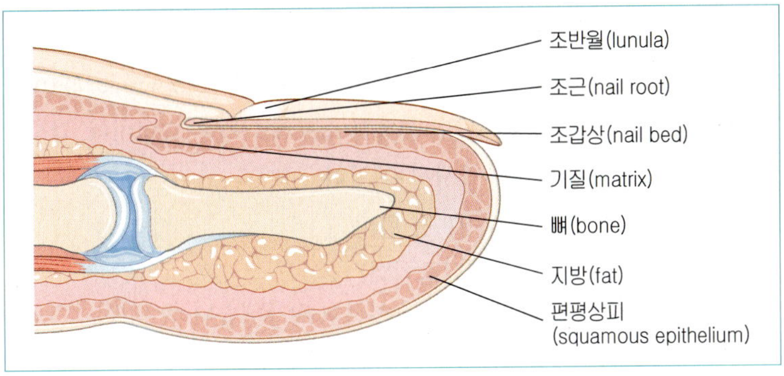

그림 5-2. 조갑의 구조

1) 피부에 관한 문진

피부에 대한 주된 호소들은 소양감, 발진, 병변, 비정상적인 색소침착 또는 기존 병변의 변화 등이다(**유아 및 아동의 건강력 수집시 추가내용** 참조).

대상자의 피부변화에 대해 질문해야 할 내용은 다음과 같다.

- 피부변화가 언제, 어떻게 발생했습니까?
- 피부발진이나 병변의 형태에 변화가 있습니까?
- 피부변화가 한 부분에 국한되어 있습니까, 아니면 넓게 퍼져 있습니까?
- 발진이나 병변 부위에 출혈이나 삼출물이 있습니까?
- 발진이나 병변 부위에 소양감이 있습니까?
- 피부가 태양 광선에 얼마동안 노출되었고, 자외선으로부터 어떻게 피부를 보호하십니까?
- 알레르기가 있습니까?
- 피부암이나 다른 관련 질환에 대한 가족력이 있습니까?
- 발열, 관절통, 혹은 체중감소가 있습니까?
- 최근에 곤충에 물린 적이 있습니까?
- 약물이나 약초를 복용한 경험이 있습니까, 있다면 어떤 것입니까?
- 과거 몇 년 동안 관찰된 피부변화가 있습니까?
- 어떤 피부제품을 사용합니까?
- 최근 비누, 세제를 바꿨습니까?

유아 및 아동의 건강력 수집시 추가내용

유아 및 아동의 건강력을 수집할 때 다음과 같은 내용을 부모에게 반드시 질문한다.

- 아이에게 출생 모반(birthmarks)이 있습니까?
- 아이가 신생아였을 때 피부색의 어떠한 변화(예: 청색증, 황달)가 있었는가?
- 발진, 화상, 멍(bruise)이 있었는가, 만약 있었다면 언제 어느 부위에 발생했으며 원인은 무엇이었는가?
- 아이가 옴, 이, 농가진 같은 전염성 질환에 노출된 경험이 있습니까?

2) 모발에 관한 문진

모발에 대한 문제는 대부분 모발소실 혹은 체모성장과 분포가 증가되는 조모증(hirsutism)이다. 이러한 문제들은 피부감염, 난소나 부신의 종양, 증가된 스트레스 같은 요인이나, 갑상선 기능저하증, 악성종양과 같은 전신질환에 의해 발생될 수 있다.

모발문제의 원인을 확인하기 위해 다음과 같은 질문을 한다.

- 언제 처음 모발이 소실(또는 증가)되는 것을 알았습니까?
  모발감소나 증가는 갑작스럽게 발생했습니까 아니면 서서히 발생했습니까?
- 모발변화가 단지 몇 부분에서만 일어났습니까, 아니면 몸 전체에서 일어났습니까?
- 문제가 발생했을 때 당신의 삶에 어떤 변화가 있었습니까?
- 약물이나 약초를 복용하고 있습니까? 있다면 어떤 것입니까?
- 소양감, 통증, 분비물, 발열, 체중감소가 있습니까?
- 중병(serious illnesses)을 앓은 적이 있습니까?
- 가발을 착용한 적이 있습니까?
- 전에 모발 소실(또는 증가)을 경험한 적이 있습니까?
- 머리 염색제를 사용합니까? 얼마나 자주?

3) 조갑에 대한 문진

조갑에 대한 주된 호소는 성장 및 색의 변화에 대한 것이다. 이러한 문제들은 감염, 영양결핍, 전신질환 및 스트레스에 의해 발생될 수 있다.

조갑 변화에 대한 질문내용은 다음과 같다.

- 조갑의 변화를 언제 처음 알았습니까?
- 어떤 형태의 변화(조갑의 모양, 색깔, 부서짐)를 알았습니까?
- 변화는 갑작스럽게 발생했습니까, 서서히 발생했습니까?
- 출혈, 통증, 소양감, 분비물 같은 증상이나 징후가 있습니까?
- 정상적인 조갑의 상태는 어떻습니까?
- 중병을 앓았던 병력이 있습니까?
- 조갑 문제에 대한 병력이 있습니까?
- 조갑을 물어뜯습니까?
- 손톱 끝이 잘 붙어 있습니까?

3. 신체검진

피부, 모발, 조갑을 사정하기 위해 시진과 촉진할 수 있다. 검진을 시작하기 전에 검진실이 충분히 밝은지, 따뜻한지 확인하여야 하며 검진하는 동안 장갑을 착용한다.

1) 피부

피부사정을 시작하기 전에 기구를 준비한다: mm와 cm가 표시되어 있는 자, 설압자, 펜라이트, Wood 등(lamp), 확대경. 이 기구들은 피부 병변과 기타 비정상적인 상태를 측정하고 자세히 시진하는데 도움을 줄 수 있다.

먼저 피부의 전반적인 외형을 관찰함으로서 사정을 시작한다. 이러한 관찰은 상세하게 사정해야 할 부분들을 확인하는데 도움을 준다. 색깔, 혈관변화, 살결, 탄력성, 습도, 온도에 중점을 두면서 피부의 각 부분을 시진하고 촉진한다.

(1) 피부색

피부에 국소적으로 멍, 청색증, 창백, 홍반이 있는지 관찰한다. 피부색의 균일성과 과색소침착 부위 및 저색소침착 부위를 확인한다. 태양 광선에 노출된 부분들은 다른 부분들보다 더 검은 색소침착을 나타낼 수 있다. 피부색의 변화는 피부 색소침착에 따라 다양하게 나타난다(표 5-2) (**피부색이 검은 사람의 피부색 사정** 참조).

표 5-2 피부색의 변화

피부색	분포	가능한 원인
없음	경계가 분명한 작은 부위	백반증(vitiligo)
	전신적	백색증(albinism)
청색	입술주위, 구강점막 또는 전신	청색증(주의: 피부색이 검은 사람의 잇몸이 청색은 정상)
진한 적색	전신적	진성다혈구증(적혈구 수 증가)
분홍색	국소적 또는 전신적	홍반(표재성 모세혈관의 확장과 울혈)
황갈색~갈색	안면의 반점	임신시 갈색반: 홍반성 낭창의 나비모양 발진
황갈색~청동갈색	전신적	Addison' s disease
황색~황갈색	공막 또는 전신적	간 기능장애로 인한 황달(주의: 피부색이 검은 사람에서 황갈색의 공막은 정상)
노란 오렌지색	손바닥, 발바닥, 얼굴(공막은 제외)	카로틴혈증

피부색이 검은 사람의 피부색 사정

- 청색증(cyanosis): 결막, 손바닥, 발바닥, 구강점막, 혀를 검진하고, 색이 거무스름한지 관찰한다.
- 홍반(erythema): 홍반 부위가 따뜻한지 촉진한다.
- 황달(jaundice): 가능하면 형광등빛이 아닌 자연 채광에서 공막과 경구개를 검진하고, 황색인지 관찰한다.
- 창백(pallor): 공막, 결막, 구강점막, 혀, 입술, 조갑상, 손바닥, 발바닥을 검진하고, 회색인지 관찰한다.
- 점상출혈(petechiae): 복부같이 피부색이 엷은 부위를 검진하고, 자줏빛을 띤 적색의 작은 점이 있는지 관찰한다.
- 발진(rashes): 발진 부위에 피부결의 변화가 있는지 촉진한다.

(2) 혈관변화

혈관변화로 발생되는 발적된 병변에는 혈관종, 모세혈관확장, 점상출혈, 자반, 반상출혈 등이 있고, 이것이 질병의 지표가 될 수 있다(그림 5-4).

(3) 피부결과 탄력성

피부의 두께와 운동성을 주목하면서 피부결(skin's texture)을 시진하고 촉진한다. 피부결은 매끄럽게 보이고 손상이 없어야 한다. 거칠고 건조한 피부는 갑상선기능저하증, 건선, 심한 각질화 대상자에게 흔히 나타나며, 손상된 피부는 국소적 자극이나 외상을 나타낸다.

촉진은 대상자의 수분상태(hydration status)를 평가하는데 도움을 준다. 탈수와 부종은 비정상적인 피부 탄력성을 나타낸다. 그러나 노화에 의해서도 피부 탄력성은 저하될 수 있기 때문에 노인의 수분상태에 대한 신뢰할만한 지표는 되지 못한다. 수분과잉(overhydration)은 피부에 부종을 초래하고 스폰지처럼 보이게 한다. 국소부종 또한 외상이나 전신질환으로부터 발생할 수 있다(**피부 탄력성 검사** 참조).

(4) 습도

피부의 수분 함유 정도를 관찰한다. 피부는 적은 양의 발한 양을 갖고 있으면서 비교적 건조한 상태여야 한다. 피부주름이 있는 부분 또한 건조한 상태여야 한다. 지나치게 건조한 피부는 붉게 보이고 비늘이 일어날 수 있다. 지나치게 습한 피부는 불안, 비만, 더운 환경에 의해 발생될 수 있다. 과도한 발한은 종종 발열; 과도한 활동; 심폐질환과 기타질환; 대

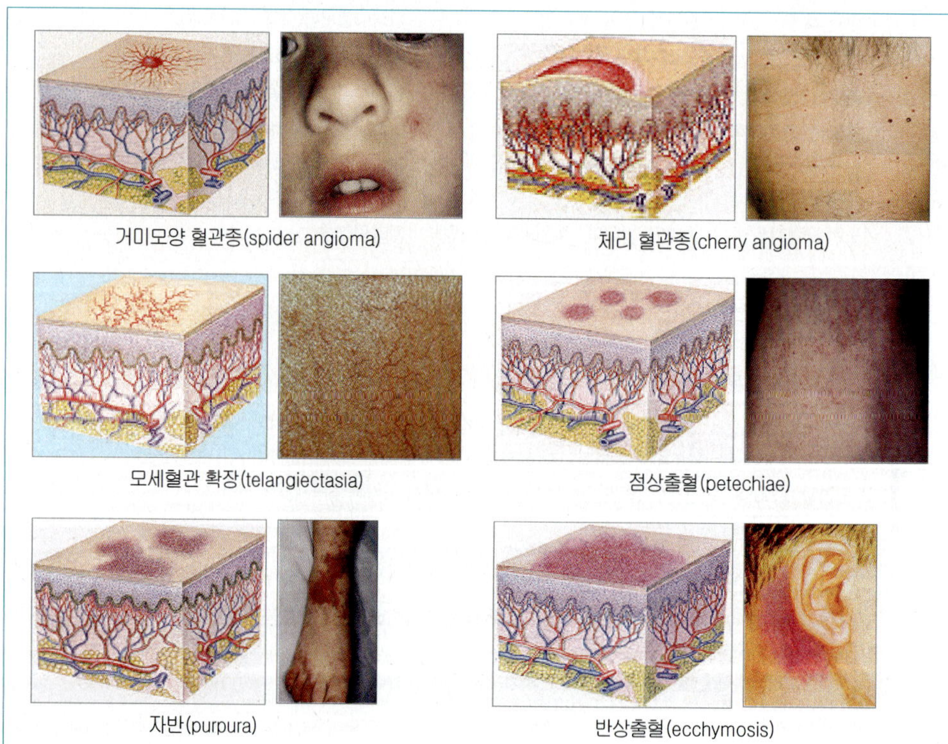

그림 5-4. 혈관변화

피부 탄력성 검사

피부탄력성을 사정하기 위해 성인은 전완이나 흉골 부위의 피부를, 유아는 복부의 피부를 엄지와 시지로 부드럽게 잡아 당겼다가 이완시킨다.

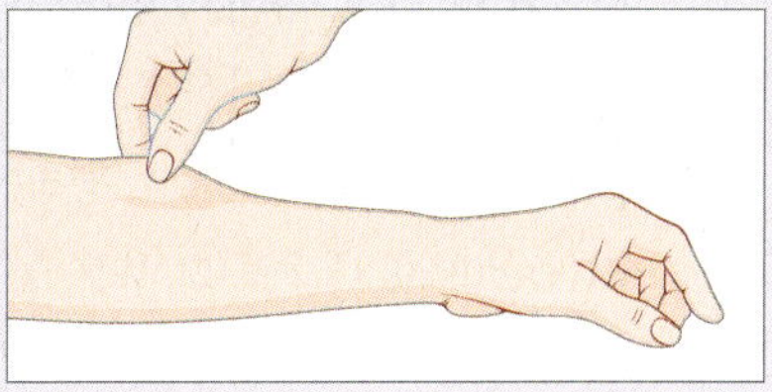

피부가 빠르게 원상태로 돌아갈 경우 대상자는 정상적인 피부 탄력성을 갖고 있는 것으로 평가된다. 피부가 원상태로 돌아가는데 30초 이상 걸리거나 그림과 같이 텐트모양처럼 남아있을 경우 대상자는 피부 탄력성이 저하된 것으로 평가된다.

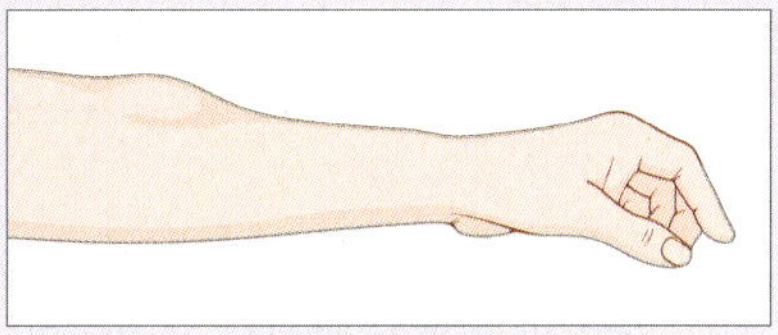

피부온도 사정법

신체의 한 부분과 다른 부분과의 미세한 온도 차이를 비교하려고 할 때 손이나 손가락의 배면(손등)을 이용한다. 손등은 온도변화에 매우 민감한 부분이다.

사율이 증가되는 활동 및 질병 등에 동반된다.

(5) 온도

피부 온도는 양측에서 촉진해야 한다. 따뜻한 피부는 정상적인 혈액순환을 의미하는 반면 차가운 피부는 질환의 가능성을 암시해 준다. 냉감과 온감이 전신적인지 국소적인지를 구별한다. 국소적인 피부 냉감은 추운 환경과 관련된 혈관수축 및 사지로의 불충분한 동맥순환의 결과로 나타날 수 있다. 전신적인 냉감은 쇼크나 갑상선기능저하증 등에서 나타날 수 있다(**피부온도 사정법** 참조).

국소적인 온감은 감염, 염증, 화상이 있는 부위에서 나타나며, 전신적인 온감은 발열, 갑상선기능항진증 같은 전신질환에서 발생한다. 피부온도는 양측에서 체크하는 것이 중요하다.

(6) 피부병변

시진하는 동안 피부결과 색소침착의 정상적인 변화들이 관찰될 수 있다. 출생모반(birthmark), 주근깨(freckles), 모반(nevi), 검은 점(mole) 등은 정상적인 피부변화에 포함된다. 출생모반은 편평하며 황갈색, 적색 또는 갈색을 띄며, 신체의 모든 부분에서 발견될 수 있다. 주근깨는 작고 편평한 반점(macule)이며 주로 얼굴, 팔, 등에 발생한다. 주근깨는 적갈색 또는 갈색을 띤다. 모반은 편평하거나 융기되어 있으며 분홍색, 황갈색, 짙은 갈색을 띤다. 출생모반과 마찬가지로 모반도 신체의 모든 부분에서 발견될 수 있다.

- 병변의 유형

  병변을 관찰할 때 가장 먼저 고려할 것은 그 병변이 원발성인지, 속발성인지를 분류하는 것이다. 질환의 초기 병변을 원발성 피부병변(primary lesion)이라 하며, 원발성 피부병변이 변화되어 속발성 피부병변(secondary lesion)이 나타난다. 속발성 피부병변에는 균열, 인설, 가피, 반흔, 찰상 등이 있다(그림 5-5).

피부 병변이 단단한지, 액체가 함유되어 있는지 촉진한다. 반점(macules), 구진(papules), 결절(nodules), 팽진(wheals), 담마진(hives)은 단단한 피부병변이며, 소수포(vesicules), 대수포(bullae), 농포(pustules), 낭종(cysts)은 액체가 차 있는 피부병변이다. 펜라이트를 이용하면 병변이 단단한지, 액체가 찼는지를 관찰하는데 도움이 된다(**병변의 사정방법** 참조). 검진실을 어둡게 하고, Wood 등으로 병소를 비추어 병변부가 형광을 발하는지 확인한다. 만약 병변이 청녹색으로 보이면 진균 감염이 있는 것이다.

- 병변의 분포와 형태학적 특징

병변의 유형을 확인한 후 병변의 특징, 배열, 위치, 분포 등을 기술해야 한다. 상세한 기술은 병변이 정상적인 피부변화인지 병적 피부변화인지 결정하는데 도움이 될 것이다.

① 대칭성과 경계

병변이 양측에 대칭적으로 발생했는지를 검진한다. 또한 경계가 규칙적인지, 불규칙적인지 관찰한다. 불규칙적인 경계를 가지면서 비대칭적인 병변은 악성종양일 수 있다.

② 색깔과 배열형태

병변은 다양한 색으로 나타나며 시간이 지나면서 색이 변화할 수 있다. 그러므로 대상자에게서 나타나는 이런 변화에 주목한다. 예를 들면, 병변이 황갈색 또는 갈색에서 다양한 색조의 황갈색, 진한 갈색, 검은색, 또는 적색, 흰색, 청색이 혼합된 색으로 변화했다면 그 병변은 악성일 가능성이 있다.

병변의 배열형태를 주의 깊게 관찰한다. 많은 피부질환들은 전형적인 배열패턴을 갖고 있다. 이러한 배열패턴을 확인하는 것은 문제의 원인을 찾는데 도움을 줄 수 있다.

병변의 사정방법

병변을 투시해 보는 것은 병변의 특징을 보다 잘 관찰할 수 있다. 여기에는 두 가지 방법이 있다.

- **반점 또는 구진?**

  병변이 반점(macule)인지 구진(papule)인지를 구별하기 위해 펜라이트를 이용한다. 병변 위에서 빛을 비추는 것 보다는 옆에서 비춘다. 빛에 그림자가 드리우면 구진이고 그림자가 없으면 반점이다.

- **단단한가 또는 액체가 차 있는가?**

  병변이 단단한지 또는 액체가 차 있는지 구별하기 위해 펜라이트의 끝 부분을 병변의 측면에 놓고 비춘다. 단단한 병변은 빛이 투과되지 못하지만, 액체가 차 있는 병변은 붉은 빛으로 투시된다.

손쉬운 기억법

병변을 평가하려고 할 때 사정해야할 내용을 ABCDE 알파벳으로 기억하자.

Asymmetry(대칭 여부)	Border(경계)	Color(색깔)
Configuration(배열형태)	Diameter(크기)	Drainage(분비물)
Distribution(분포)	Evolution(병변의 진전 혹은 경과)	

원발성 병변

경계가 확실, 편평, 촉지 불가능, 피부색 변화

- macule(반점, 피진) : 1cm 미만
- patch(반) : 1cm 이상

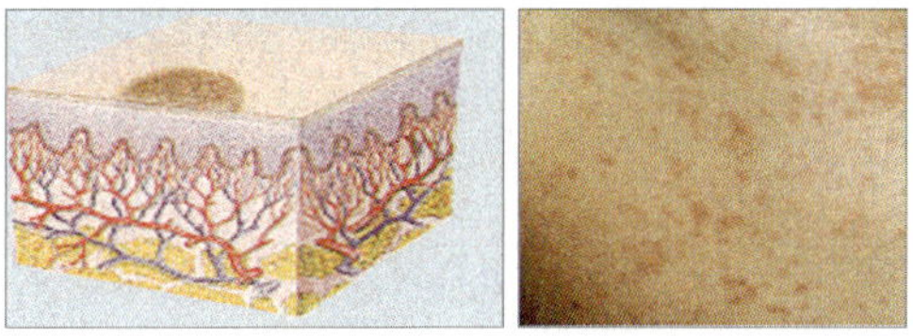

반점

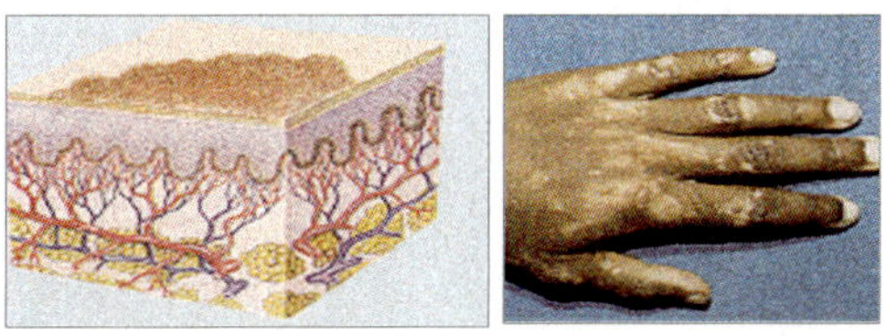

반

촉지 가능, 융기된 고형 mass

- 구진(papule): 1cm 미만
- 판(plaque): 1cm 이상
- 결절(nodule): 1~2cm
- 종양(tumor): 2cm 이상
- 팽진(wheal): 다양

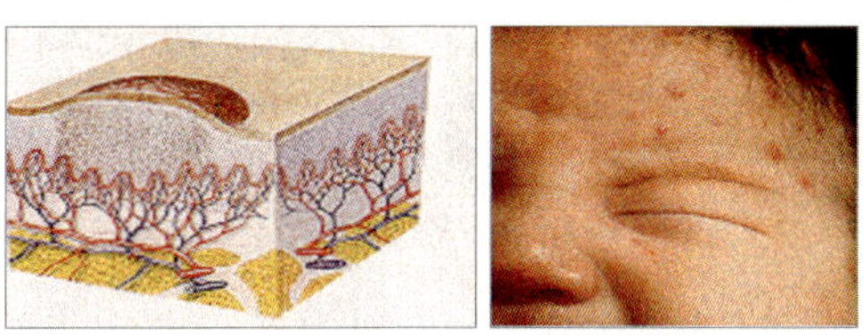

구진

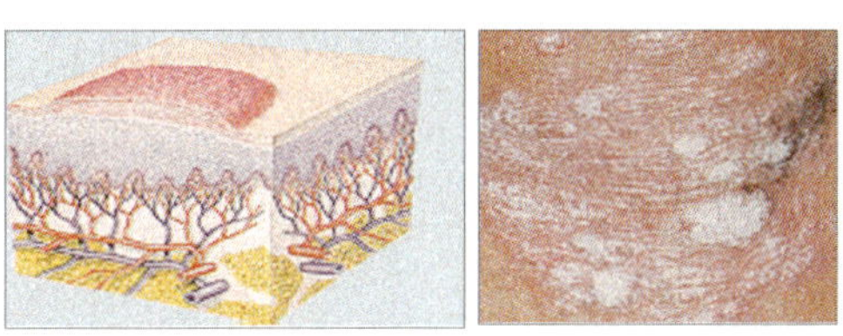

판

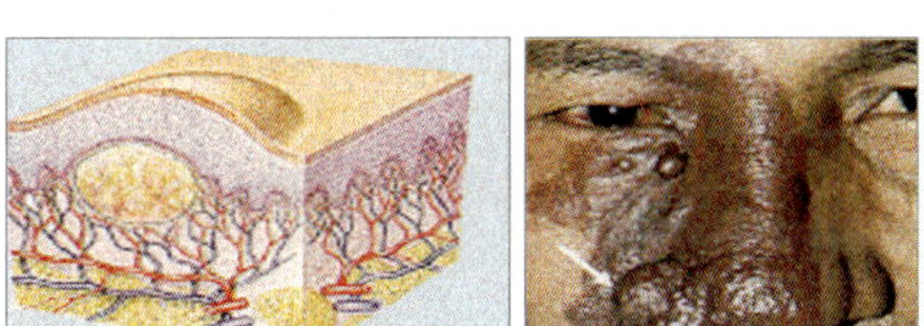

결절

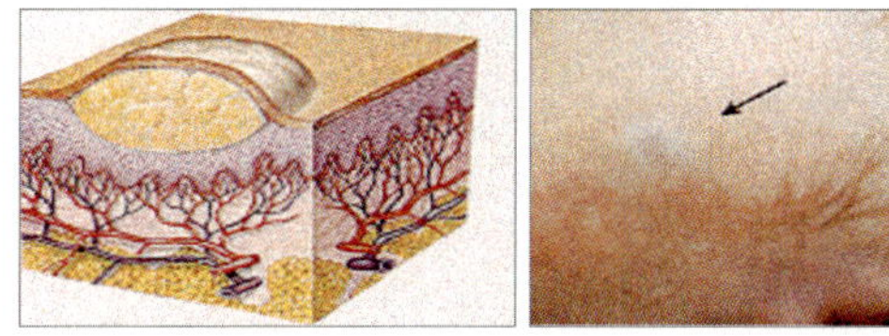

종양

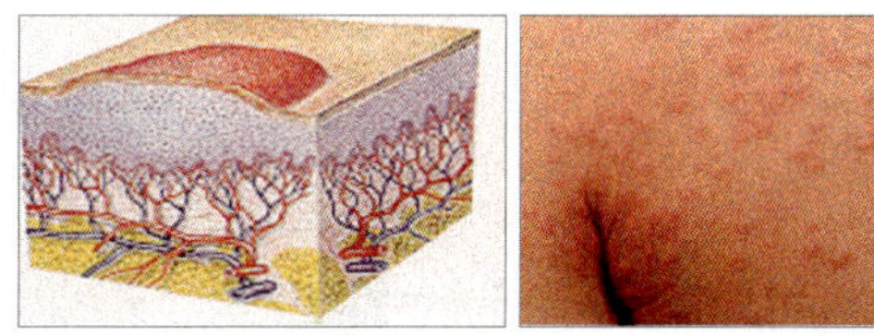

팽진

경계, 액체가 차서 융기

- 소수포(vesicle): 1cm 미만
- 대수포(bulla): 1cm 이상
- 농포(pustule)

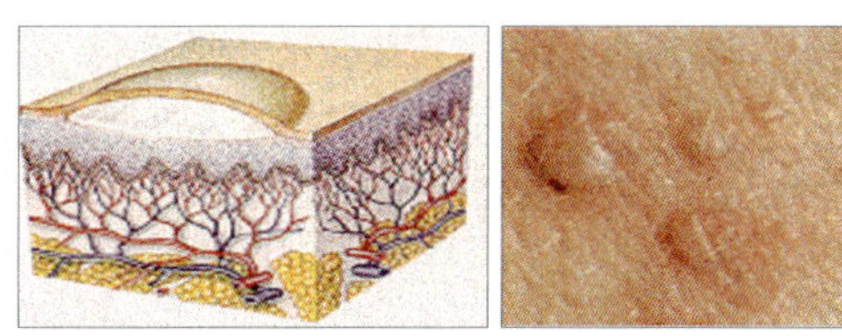

소수포

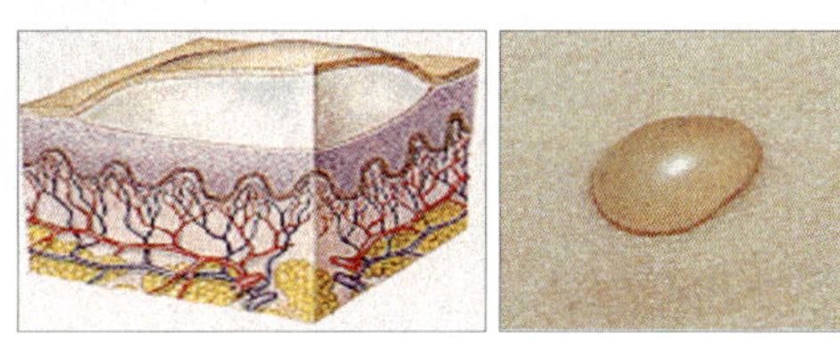

대수포

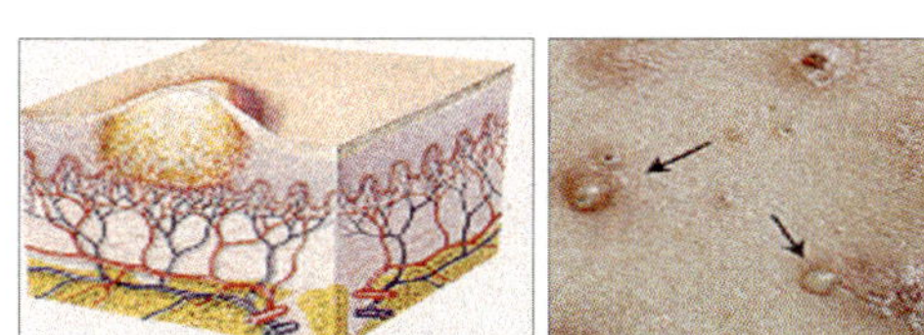

농포

그림 5-5. 피부병변의 기본 형태

속발성 병변

피부 표면의 소실

- 미란(erosion)
- 궤양(ulcer)
- 균열(fissure)

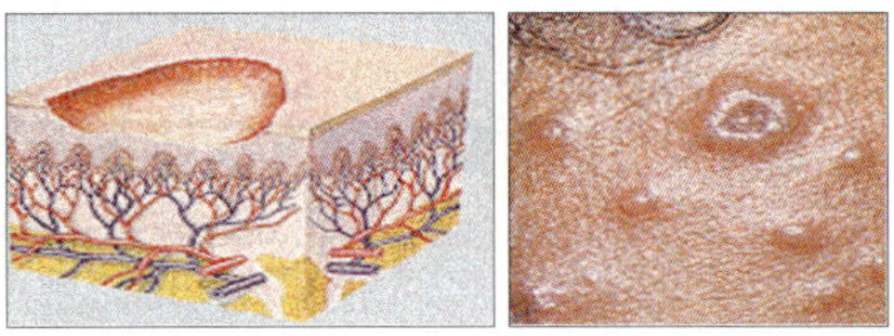

미란

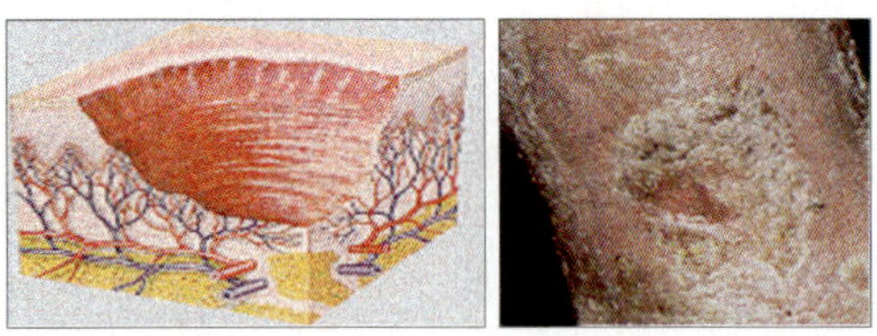

궤양

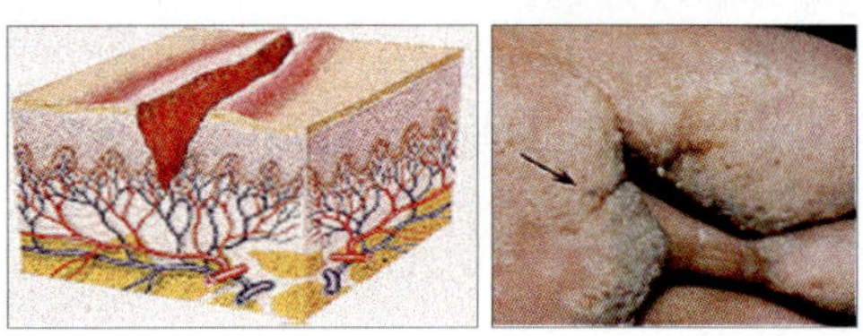

균열

피부 표면에 물질 존재

- crust(가피)
- scale(인설)

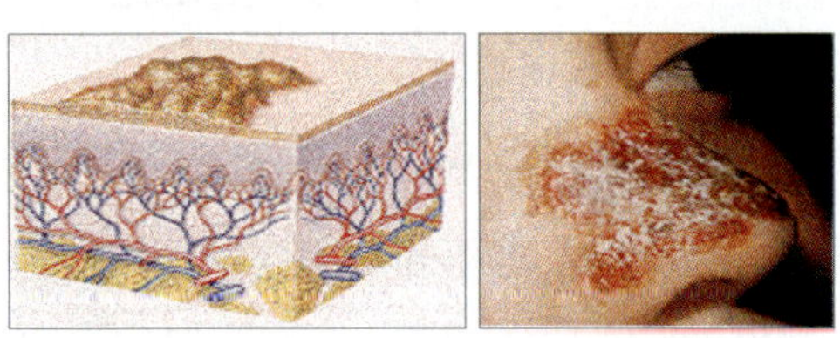

가피

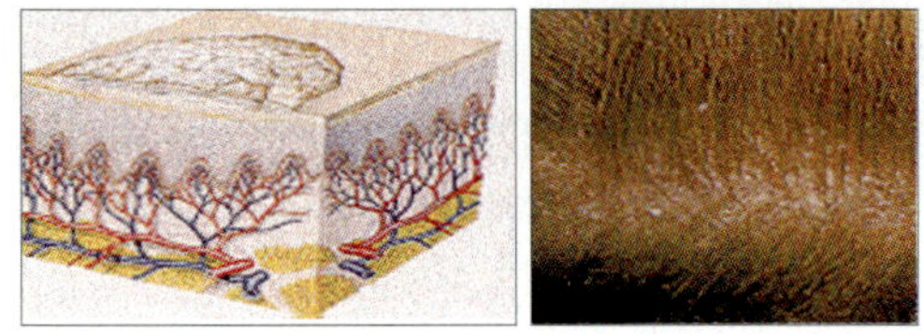

인설

기타

- 태선화(lichenification)
- 찰상(excoriation)
- 반흔(scar)

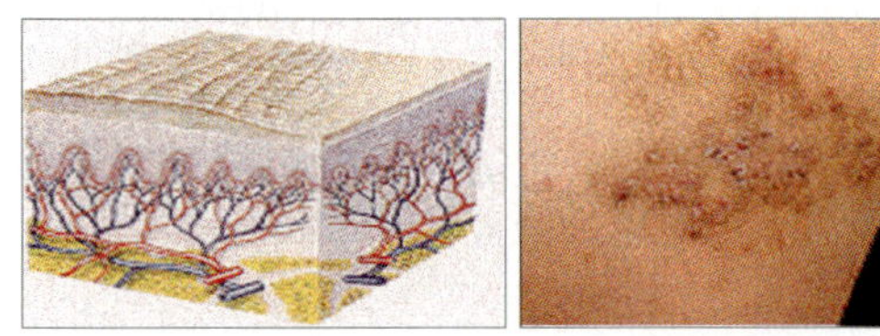

태선화

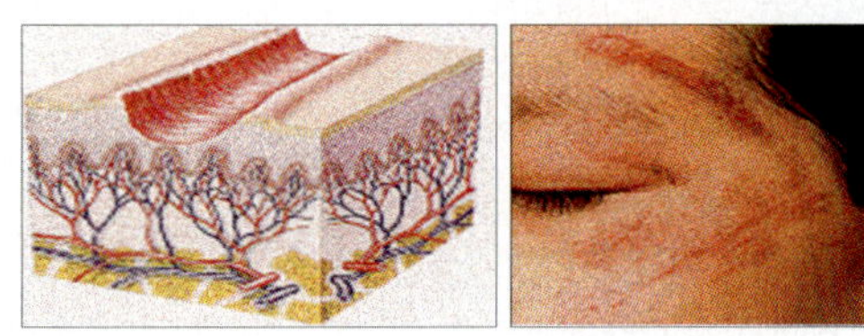

찰상

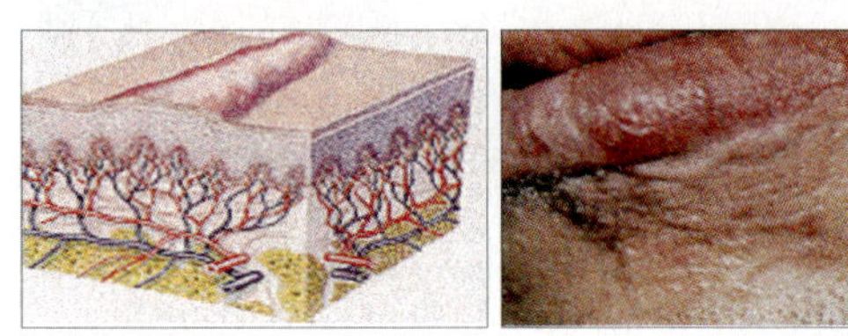

반흔

그림 5-5. 피부병변의 기본 형태(계속)

③ 크기, 분비물 및 분포

자를 이용하여 병변의 직경을 측정한다. 병변의 직경을 추정한다면 미세한 크기의 변화를 발견하지 못할 수도 있다. 검은 점(mole)이 몇 년에 걸쳐 커지고 융기되어 가는 것은 일반적이며 정상일 수 있으나, 크기가 빠르게 성장한다면 주목해야 한다.

병변에 분비물이 있다면 유형, 색, 양을 기록한다. 병변에서 악취가 나는지 관찰하며, 악취는 이차감염을 의미한다(그림 5-6).

병변의 분포도 진단에 도움을 주며, 분포의 사정에는 침습의 양상과 범위를 포함한다. 피부 병변의 부위가 전신적 또는 국소적인지, 햇빛 노출부위 또는 옷으로 가린 부위인지, 사지의 굴근 부위 또는 신근 부위인지, 피부절, 서로 접촉하고 마찰하는 부위인지 또는 일정치 않게 나타나는지를 관찰한다(그림 5-7).

2) 모발

머리뿐만 아니라 전신에 분포되어 있는 모발을 시진하고 촉진한다. 모발의 분포, 양, 결, 색에 주목하면서 사정한다. 머리카락 및 체모의 양과 분포는 대상자에 따라 다양하지만 모발은 전신에 고루 분포되어 있어야 한다.

(1) 모발의 양

모발의 소실과 성장패턴을 확인한다. 탈모반(patchy hair loss) 내에서 다시 자라고 있는 모발이 있는지 관찰한다. 두피에 홍반, 인설, 가피가 있는지 검사한다. 두피에 가피를 동반한 과다한 탈모는 두부백선을 의미한다. 두피의 가피형성을 사정하기 위해 Wood 등을 이용한다. 또한 모발의 과도한 성장도 사정한다. 과도한 모발성장은 호르몬 불균형이나 쿠싱증후군 같은 전신질환에 의해 발생할 수 있다.

(2) 머리결

머리결은 대상자마다 다르다. 대체로 머리카락은 빛이 나고 매끄러워야 하며 건조하거나 부서지지 않아야 한다. 머리손질법과 헤어스타일의 차이는 머리결과 머리숱에 영향을 준다. 모발건조나 부서짐은 지나친 모발관리제품을 사용하였거나 전신질환에 의해 나타날 수 있다. 모발의 과도한 기름기는 과도한 피지생산이나 불결한 위생습관과 관계된다.

3) 조갑

조갑(nails)의 사정 결과는 전신질환의 중요한 지표가 될 수 있고, 대상자의 몸치장 습관과 자가간호 능력을 확인할 수 있기 때문에 중요하다. 색, 모양, 두께, 경도, 윤곽에 중점을 두면서 사정한다.

(1) 조갑의 색

먼저 조갑의 색을 사정한다. 일반적으로 피부색이 옅은 사람의 조갑은 분홍색이며, 피부색이 검은 사람의 조갑은 갈색이다. 조갑상(nail beds)에 나타나는 갈색의 띠는 피부색이 검은 사람에게는 정상이지만 피부색이 옅은 사람에게는 비정상이다. 흡연자의 손톱은 니코틴의 착색으로 인해 노란색을 띤다.

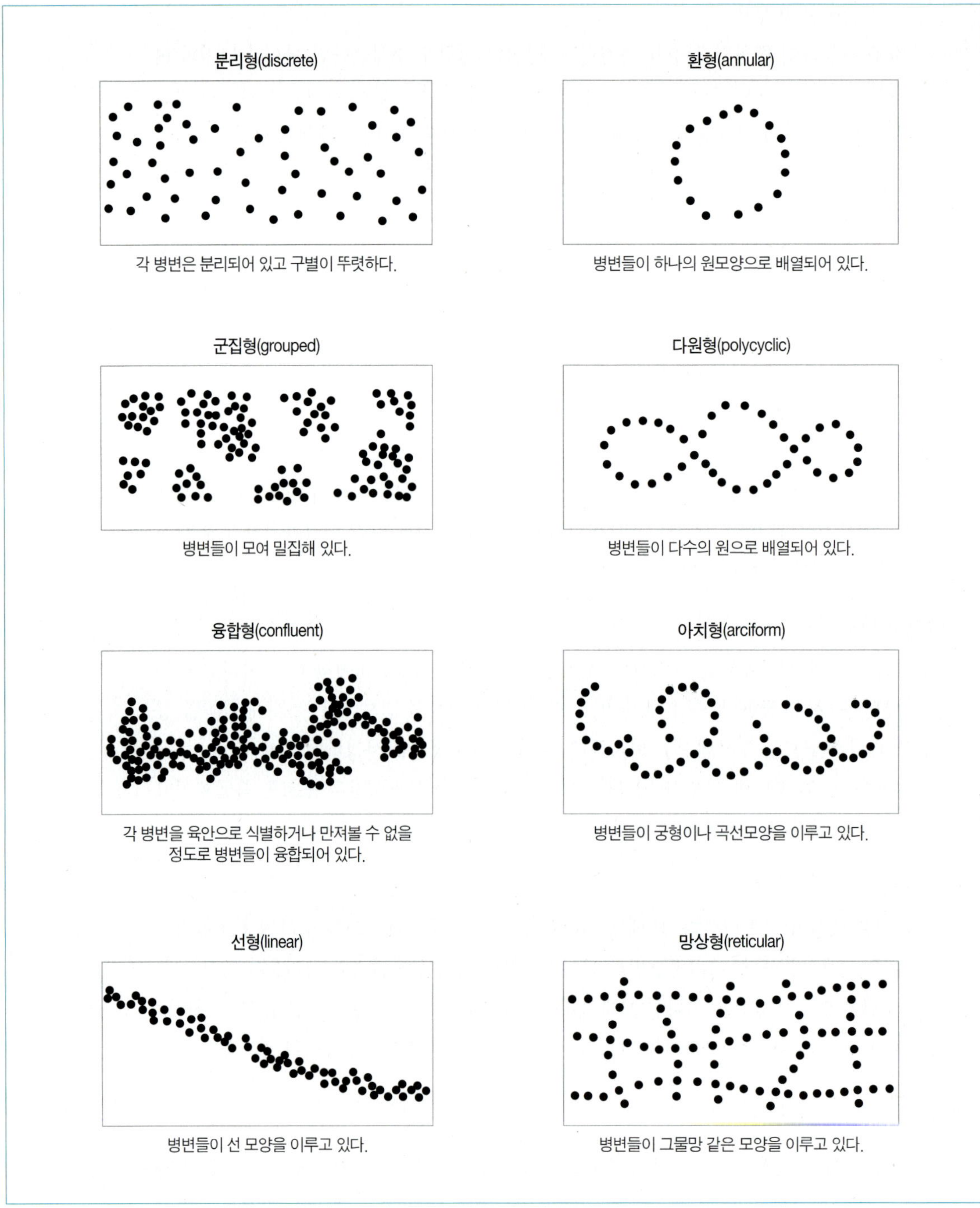

그림 5-6. 병변의 배열형태

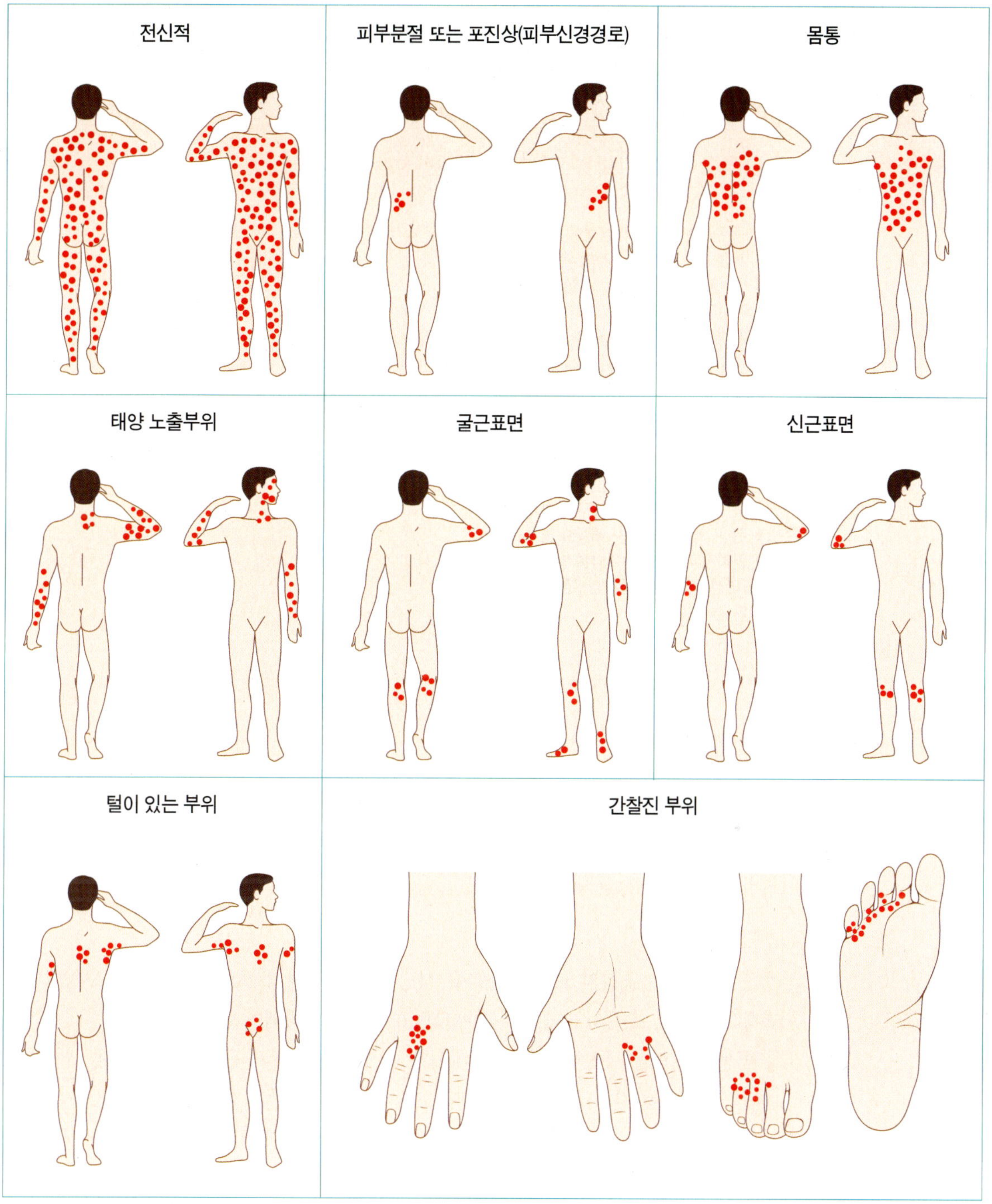

그림 5-7. 피부병변의 분포

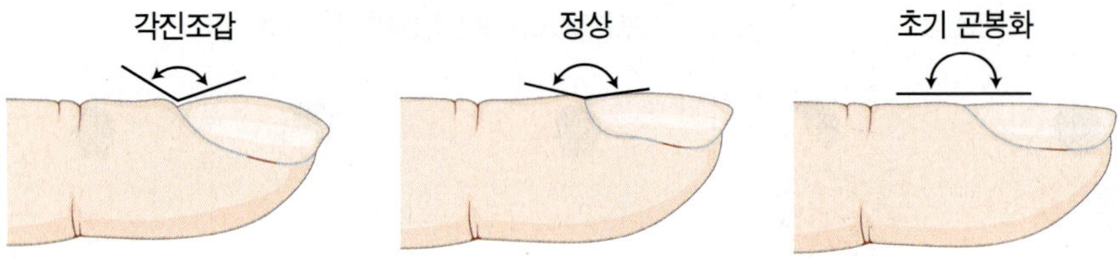

곤봉 손가락은 저산소증을 의심해야 한다. 초기 곤봉화를 사정하기 위해 대상자의 손톱 저부를 부드럽게 촉진한다. 정상일 경우 손톱 저부가 단단하게 느껴지지만 초기 곤봉 손가락의 경우 부유감이 느껴진다.

후기 곤봉화를 사정하기 위해 집게손가락의 원위지절 부분을 그림과 같은 모양으로 마주 대본다. 정상 손톱의 저부는 오목하고 다이아몬드 모양의 작은 공간이 형성된다.

후기 곤봉 손가락의 볼록한 손톱 저부는 오른쪽 아래 그림과 같이 공간이 형성되지 못한 상태로 마주보게 된다. 이러한 상태는 폐질환 및 심혈관 질환과 관련이 있다. 곤봉 손가락을 발견했을 경우 폐기종, 만성기관지염, 폐암, 심부전 같은 질환을 의심해야 한다.

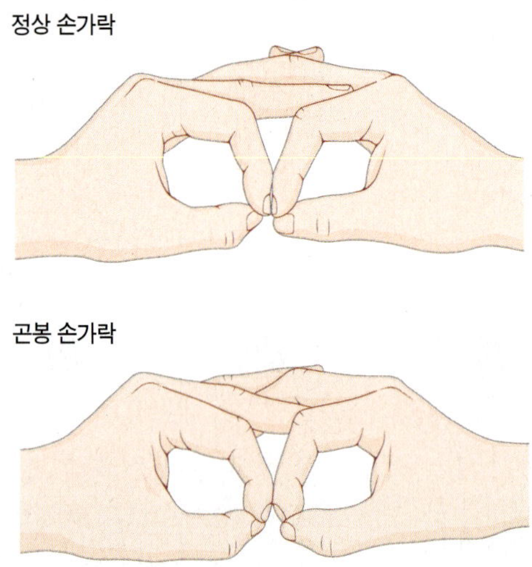

그림 5-8. 곤봉 손가락의 사정법

조갑상은 대상자의 말초순환을 사정하기 위해 이용될 수 있다. 손톱상에 압력을 가했다가 떼면서 조갑의 색이 얼마나 빨리 되돌아오는지 사정한다. 조갑의 색은 즉시 혹은 적어도 3초 이내에 되돌아와야 한다.

(2) 조갑의 모양

색을 사정한 후 조갑의 모양과 윤곽을 시진한다. 조갑상의 표면은 약간 곡선모양이거나 편평해야 한다. 조갑의 가장자리는 매끄럽고 둥글고 깨끗해야 한다.

곤봉 손가락을 사정하기 위해 집게손가락(시지)의 윤곽과 손톱 저부의 각을 관찰한다(그림 5-8). 손톱 저부의 정상 각은 180° 미만이다. 손톱 각의 증가는 손톱의 곤봉화를 암시한다. 곡선모양의 손톱은 정상적인 변형으로 곤봉화된 것처럼 보이나 손톱 각은 180° 미만으로 측정된다. 마지막으로 조갑상의 촉진으로 조갑 두께와 조갑상에 붙어 있는 조갑의 부착력을 사정한다.

4. 비정상적인 결과

피부, 모발, 조갑의 질환들은 원인, 위치, 병변의 형태에 따라 분류된다. 종종 같은 진단을 받은 두 명의 대상자는 각기 매우 다른 증상과 징후를 나타낼 수 있으며, 같은 증상과 징후를 갖고 있는 두 명의 대상자는 다른 진단을 받을 수 있다. 모든 증상과 징후, 관련된 건강력, 신체 검진으로부터 수집 가능한 모든 정보를 자세히 기록해 둔다.

1) 피부질환

사정하는 동안 발견된 증상과 징후는 다양한 피부질환에 의해 발생된 것 일 수 있다. 따라서 이 부분에서는 가장 일반적인 피부질환에 대해서만 살펴보고자 한다(**피부질환** 참조).

(1) 밀크커피 반점

밀크커피 반점(café-au-lait spots)은 표피에 나타난 편평하고 연한 갈색의 반점이다. 주로 생후 3년 이내에 발생하나 그 수와 크기가 증가할 수 있다. 밀크커피 반점을 주근깨와 다른 출생모반으로부터 구별할 수 있는 것은 밀크커피 반점의 크기가 더 크고 불규칙한 모양을 나타내고 있다. 밀크커피 반점이 6개 이상 보이면 신경섬유종증(neurofibromatosis) 같은 신경계 질환과 관련이 있을 수 있다.

(2) 체리 혈관종

체리 혈관종(cherry angiomas)은 작고 둥근 선홍색의 구진(papule)으로 시간이 지나면서 갈색으로 변화한다. 임상적으로 그리 중요하지 않은 이 병변은 30세 이상의 사람들에게 흔히 나타나며 연령증가와 함께 그 수가 증가한다.

(3) 혈관종

흔히 포도주양 모반(Port-wine stains) 혹은 출생 모반이라 불리우는 혈관종(hemangiomas)은 피부 표면에 나타난 적색 반점으로 모세혈관의 확장을 보인다. 보통 출생 시 얼굴과 상체에 편평한 자주색 반점으로 발생하며, 신경학적 이상을 동반하기도 한다. 해면양 혈관종(cavernous hemangiomas)은 피부 깊이 위치하며 결국 피부의 형태를 일그러뜨린다.

(4) 구진성 발진

구진성 발진(papular rash)은 구진(papules)으로 알려진 작고 단단한 융기된 병변으로 경계가 분명하며 적색에서 자주색으로 변색되어 있을 수 있다. 신체 어느 곳에나 다양한 배열로 급성 혹은 만성으로 발생할 수 있다. 구진성 발진은 알레르기, 감염, 신생물과 전신 질환의 결과로 나타난 피부질환으로 간주된다.

(5) 욕창

욕창(pressure ulcer)은 주로 뼈 돌출부위에 가해진 지속적인 압박의 결과로 피부나 조직의 국소 부위가 파괴된 상태이다. 압박된 부위는 혈액공급 장애로 인해 괴사조직을 초래하게 된다. 응전력(shear)과 마찰(friction) 또한 파괴를 유발시킨다. 발견된 욕창은 사정과 기록을 해야 한다. 많은 시설들은 손상부위의 사진을 요청하기도 한다(**욕창 사정** 참조).

피부질환

건선

건선(psoriasis)은 표피가 현저하게 두꺼워지는 만성질환이다. 은백색의 인설이 덮여있는 판(plaque)상 형태로 인설 아래는 균질한 홍반을 나타내고 있다. 병변은 주로 대칭성으로 오며 호발 부위는 두피, 팔꿈치, 무릎이다.

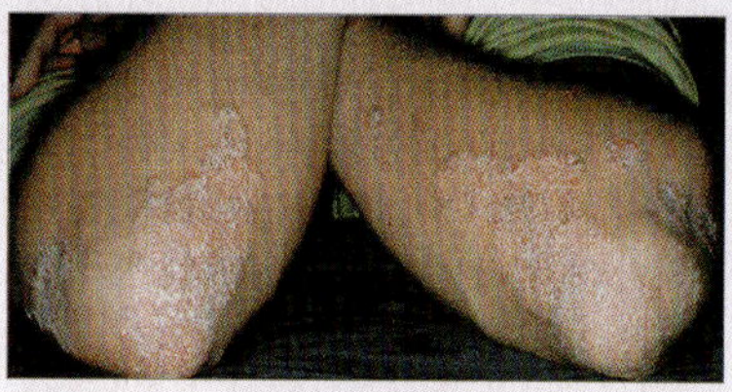

접촉피부염

접촉피부염(contact dermatitis)은 자극 물질과의 접촉에 의하여 발생하는 염증성 질환이다. 소수포, 분비물이 많이 배어 나오는 대수포, 적색 반점 등의 원발성 병변이 국소적으로 발적된 부위에 나타나고, 소양증과 화끈거림을 동반한다.

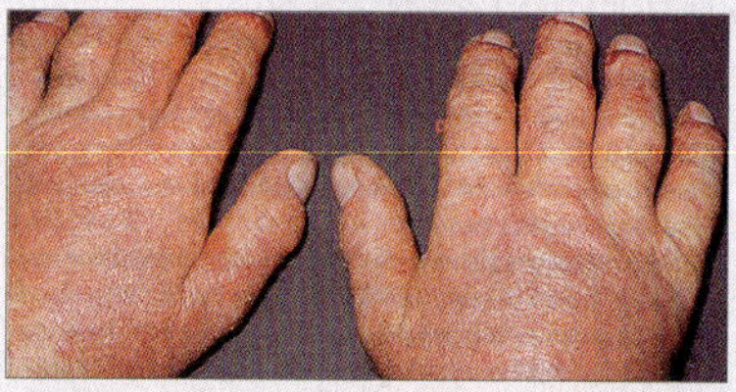

두드러기

두드러기(urticaria, hives)는 알레르기반응으로서 갑작스럽게 분홍빛의 부종성 구진이나 팽진이 나타나고 심한 소양증을 동반한다. 이 병변은 크기가 커질 수 있으며 소수포가 형성되기도 한다.

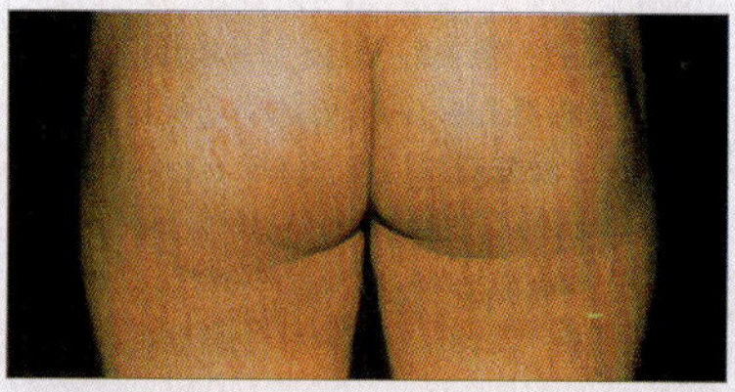

대상포진

대상포진(herpes zoster)은 지각신경 분포를 따라 군집한 수포성 발진이나 가피성 병변이 생긴다. 주로 몸통에 편측성으로 발생한다. 이 병변은 통증을 동반하지만 발진은 나타나지 않는다.

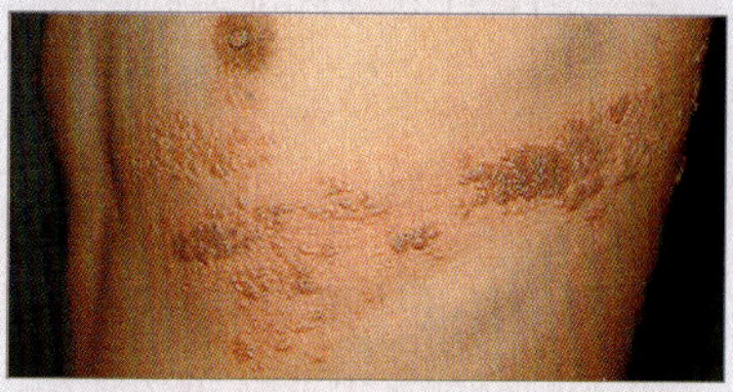

체부 백선

체부 백선(tinea corporis, ringworm)은 홍반, 인설, 심한 소양감을 특징으로 하는 원형의 병변이다. 병변의 경계부는 약간 융기된 적색의 작은 소수포로 구성되어 있다. 각각의 환상 구조는 가리비 모양의 테를 두른 반점 형태로 이어져 있다. 주로 신체의 노출부위에 발생한다.

옴

진드기에 의해서 매개되는 피부질환으로 피부 각질층을 파고 들어 터널(수도)을 만든다. 옴(scabies) 병변은 1cm 정도 길이의 선상 또는 Z자형의 병소로서 끝 부분에 검은 점이 나타난다. 심한 소양증을 동반하는 홍반을 주로 손가락사이, 팔꿈치 및 무릎의 굴측 부위와 서혜부, 복부, 혹은 회음부 주위에서 볼 수 있다.

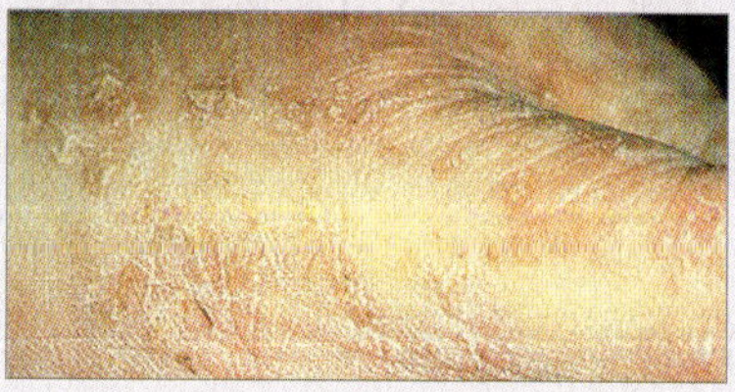

욕창 사정

욕창(pressure ulcer)을 사정할 때 각 단계의 측정을 위해 아래에 기술된 특징들을 사용한다. 궤양은 심부조직 손상이 의심되는 단계에서 분류가 불가능한 단계까지로 분류할 수 있다.

단계	설명
심부조직 손상이 의심되는 단계	• 자주색 또는 적갈색의 피부 변색부위 • 손상되지 않은 피부 혹은 혈액이 찬 수포 • 얇은 건조가피(eschar)로 덮여 있을 가능
1단계 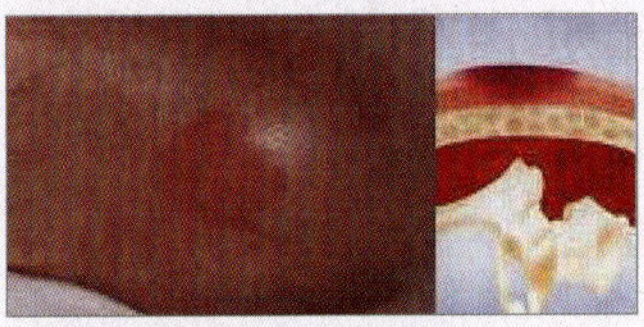	• 피부를 누를 때 하얗게 되지 않는 발적 부위; 피부색이 검은 대상자에서는 측정하기 어려움 • 뼈 돌출부위의 손상되지 않은 피부 • 압통, 주변 조직과 차이 나는 온도, 단단하거나 부드러울 수 있음
2단계 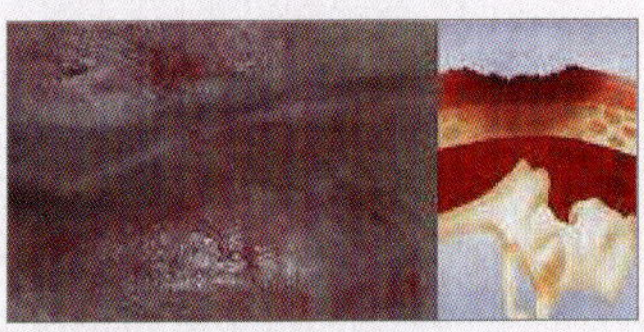	• 붉은 분홍의 얕은 분화구(crater), 수포 또는 딱지(slough)가 없는 찰상(abrasion) • 부분층 피부상실(partial-thickness tissue loss) 상태
3단계 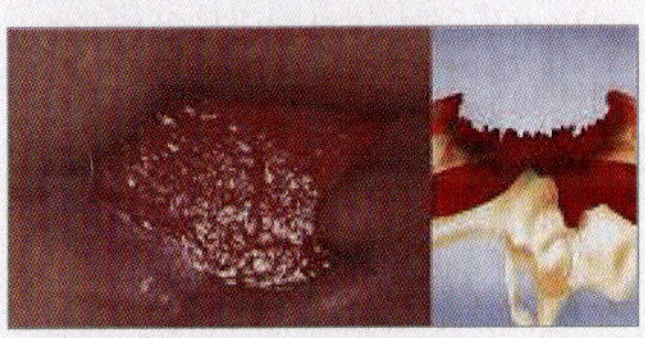	• 근막까지 미칠 수 있는 깊은 분화구; 침식(undermining) 또는 터널 형성(tunneling) 가능 • 뼈, 건, 근육의 노출 없는 전층 피부상실(full-thickness tissue loss) 상태 • 깊이는 해부학적 위치에 따라 다양; 코와 귀 같이 지방조직이 없는 부위는 얕게 발생
4단계 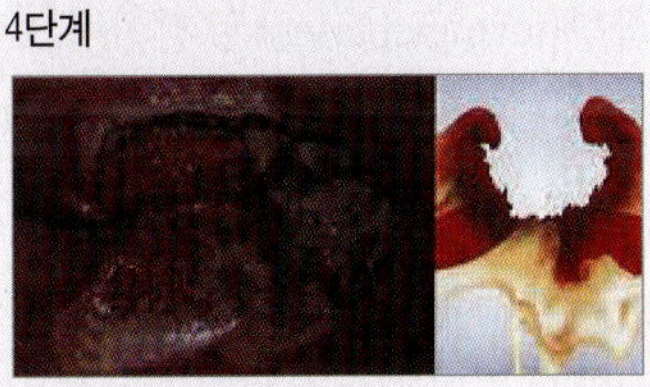	• 근막에 이르는 깊은 분화구; 침식과 터널 형성 가능 • 뼈, 건, 혹은 근육의 노출과 함께 전층 피부상실 상태 • 깊이는 해부학적 위치에 따라 다양; 코와 귀 같이 피하지방이 없는 부위는 얕게 발생
분류 불가능 단계	• 깊은 분화구의 기저부가 딱지, 건조 가피 또는 이 둘로 덮여있어 분류가 불가능 • 전층 피부상실 상태

(6) 소양감

소양감(pruritus)은 피부를 긁거나 문지르고 싶은 충동을 일으키는 감각으로 피부질환에서 가장 흔히 관찰되는 자각증상이다.

소양감은 국소 혹은 전신질환, 약물 사용, 정서적 혼란, 피부 자극물과의 접촉의 결과로 나타날 수 있으며, 체온 증가, 피부 탄력성 저하, 국소적 혈관확장, 피부병(dermatoses)과 스트레스에 의해 악화될 수 있다

(7) 자반병변

자반병변(purpuric lesions)은 적혈구와 혈액 색소에 의해 피부에 발생하며, 압력을 가해도 사라지지 않는다.

자반병변에는 3가지 형태가 있다.

- 점상출혈(petechiae) - 침으로 찍은 듯한 적색 혹은 갈색반으로 모세혈관의 취약성에 기인한다. 아급성 세균성 심내막염(subacute bacterial endocarditis)과 혈소판감소증(thrombocytopenia)과 같이 미세 색전이나 출혈 발생과 관련이 있는 질병들이 점상출혈의 원인이다.
- 반상출혈(ecchymoses) - 혈관 벽이 손상 받은 후 피부 속에 혈액이 축적되어 발생되는 청색 혹은 자주색의 변색이다.
- 혈종(hematomas) - 혈관이 손상을 받은 후 조직, 기관, 체강 내에 축적된 혈액의 덩어리이다.

또한, 파종성 혈관내응고증 같은 출혈성 질환에 의해서 발생된 자반병변은 진한 적색이나 적자색으로도 변색될 수 있다.

(8) 반흔

반흔(scars)는 진피가 손상 받은 후에 상처치유 과정에서 새로운 콜라겐 섬유로 대체되어 생긴다. 한선과 모낭은 반흔조직 내에서 성장하지 못한다. 반흔 초기에는 붉고 융기되어 있으나 시간이 지나면서 편평하고 창백하게 된다. 상처가 어느 정도 치유되는지는 반흔의 형태로 평가한다. 콜라겐 조직이 과다생성 되면 비후성 반흔(hypertrophic scar) 혹은 켈로이드(keloid)가 될 수 있다.

(9) 모세혈관확장

작은 혈관이 영구적으로 확장된 상태인 모세혈관 확장(telangiectases)은 전형적으로 거미줄 모양을 하고 있다. 예를 들면, 모세혈관 확장의 한 형태인 거미모양 혈관종(spider hemangiomas)은 거미줄 모양으로 배열된 작고 붉은 병변이다. 모세혈관 확장은 주로 얼굴, 목, 가슴에 나타나며 대부분 정상에서도 나타날 수 있으나 임산부와 간경화증에서 나타날 수 있다.

(10) 두드러기

두드러기(urticaria)는 일시적으로 자반성 팽진을 보이는 혈관반응이다. 두드러기 중심은 창백하며 경계가 명확한 홍반성 가장자리로 둘러싸여 있는 약간 융기된 반(patches)으로 다양한 크기와 모양을 띈다.

담마진(hives)으로도 불리우는 두드러기는 주로 약물, 음식, 곤충교상, 흡입제 또는 특정 물질과의 접촉에 의한 과민반응 과정에서 히스타민이나 다른 혈관작용 물질이 국소적으로 유출됨으로서 발생한다. 두드러기는 또한 정서적 스트레스나 환경적 요인의 결과일 수도 있다.

(11) 소수포성 발진

소수포성 발진(vesicular rash)은 물집 같은 병변이 분산 혹은 선상으로 분포되어 있다. 수포는 경계가 명확하며 맑은, 혼탁한 혹은 혈성 액체가 차 있다. 일반적으로 직경이 0.5cm 이하인 이 병변은 따로따로 발생할 수도 있고 집단으로 발생할 수도 있다. 간혹 0.5cm 이상의 액체가 차 있는 대수포(bullae) 병변이 나타나기도 한다.

소수포성 발진은 경하거나 중할 수 있고 일시적이거나 영구적일 수 있으며, 감염, 염증 또는 알레르기성 반응의 결과로 발생한다.

2) 모발질환

주로 다른 문제들에 기인되어 발생하는 모발질환은 대상자에게 정서적 고통의 원인이 될 수 있다. 가장 일반적인 모발질환으로는 원형탈모증과 조모증이 있다.

(1) 원형탈모증

원형탈모증(alopecia)은 여자보다 남자에게서 많이 발생한다. 산재성 탈모증은 보통 정상적인 노화과정이지만 발열성 감염, 화학물질에 의한 손상, 특정약물의 복용, 내분비 질환 및 기타질환에 동반되어 발생할 수 있다. 두부 백선, 외상, 3도 화상은 반점성 탈모증을 일으킨다.

(2) 조모증

조모증(hirsutism)은 여자의 성모(terminal hair)가 남자 형상으로 과도한 성장을 한 것으로 몸통과 얼굴에 발생하며 대상자의 자아상에 영향을 준다. 국소적 조모증은 색소성 모반 위에 나타날 수 있다. 전신적 조모증은 특정약물의 치료나 쿠싱증후군 및 말단거대증 같은 내분비 질환으로 인해 발생될 수 있다.

3) 조갑질환

조갑에 나타나는 비정상적인 문제들은 대부분 해롭지 않지만 일부 비정상적인 문제들은 전신질환과 관련된 변화일 수 있다. 흔히 발생되는 조갑의 문제들로는 조갑 횡구증, 곤봉형 손가락, 스푼형 조갑, Muehrcke's 선조, 조갑 박리증, Terry 조갑이 있다.

(1) 조갑 횡구증

조갑 횡구증(Beau's line)은 조갑 표면에 횡으로 파인 홈으로 조갑상에 퍼져 있다. 이 홈들은 대부분 같은 부위에 발생하거나 조갑상 전체를 침범한다. 이것은 일시적으로 조갑 기능의 손상을 주는 급성 질환, 영양결핍, 빈혈, 외상에 의해 발생한다. 움푹 들어간 곳은 조갑 상막에서 시작하여 조갑이 자라남에 따라 원위부로 이동한다.

(2) 곤봉형 손가락

곤봉형 손가락(clubbed fingers)은 조갑의 근위부가 올라가서 각이 180° 이상이 된다. 조갑은 두꺼워지고 끝 부분이 정상보다 더 둥글고 넓게 커진다.

(3) 스푼형 조갑

스푼형 조갑(koilonychia)은 측부의 가장자리가 위쪽으로 구부러진, 오목한 윤곽의 스푼모양의 얇은 손톱이다. 손톱은 희고 불투명하며, 저색소성 빈혈, 만성 감염, 레이노병(Raynaud's disease), 영양결핍과 관계가 있다.

(4) Muehrcke's 선조

Muehrcke's 선조(Muehrcke's lines)는 조갑을 가로지르는 백색의 횡선이 짝을 지어 나타난다. 선조는 조갑상을 누를 때 조갑상 아래의 혈액공급이 함께 압착되어 사라진다. 선조는 혈관 내에서 발생하기 때문에 조갑 성장에 따라 변하지 않는다. 저알부민혈증과 관련이 있기 때문에 알부민치가 정상으로 복구되면 사라진다.

(5) 조갑 박리증

조갑 박리증(onycholysis)은 조갑판이 조갑상에서 분리되어 느슨하게 붙어 있는 상태로 보통 조갑의 원위단에서 시작한다. 이러한 상태는 긴 조갑에 가해진 작은 외상과 건선, 접촉피부염, 갑상선기능항진증, 슈도모나스(pseudomonas) 감염에 의해서 올 수 있다.

(6) Terry 조갑

Terry 조갑(Terry's nail)은 조갑 끝 부분을 제외한 조갑상 전체가 백색이고 젖빛 유리처럼 보인다. 조반월은 백색을 띄지 않는다. 하나 또는 모든 조갑에 영향을 미친다. 이러한 변화는 주로 심한 간 질환에서 동반된다.

피부, 모발, 조갑의 비정상 소견

대상자를 사정한 후 그 결과들은 특정 질환이 아닌가 하는 짐작을 하게 한다. 아래 표는 피부질환에서 흔히 나타나는 비정상적인 증상과 징후에 대한 결과와 가능한 원인이 함께 제시되어 있다.

증상 및 증후와 결과	가능한 원인
원형탈모증	
• 전형적으로 하지의 원형탈모반 • 얇고 빛나는 위축된 피부 • 두꺼워진 조갑 • 약하거나 없어진 말초 맥박 • 사지 냉감 • 감각이상(paresthesia)	동맥기능부전(arterial insufficiency)
• 투명하거나 까맣게 탄 혹은 궤양이 동반된 피부 • 동통	화상(burns)
• 눈썹의 바깥쪽 1/3이 소실 • 가늘고 연하며 거칠고 부서지기 쉬운 얼굴의 털 • 피로 • 변비 • 한냉불내성(cold intolerance) • 체중 증가 • 부운 얼굴, 손, 발	갑상선기능저하증(hypothyroidism)
곤봉형 손가락	
• 식욕부진 • 허약감 • 호흡곤란 • 빈호흡 • 감소된 호흡음 • 입술 오므리기 호흡 • 술통형 가슴 • 말초성 청색증	폐기종(emphysema)
• 천명음(wheezing) • 호흡곤란 • 피로 • 경정맥 확장 • 심계항진(palpitation) • 설명이 안 되는 체중 증가 • 의존성 부종(dependent edema) • 청진시 악설음(crackles)	심부전(heart failure)
• 객혈(hemoptysis) • 호흡곤란 • 천명음 • 흉통 • 피로 • 체중감소 • 발열	폐와 늑막의 암

피부, 모발, 조갑의 비정상 소견(계속)

증상 및 증후와 결과	가능한 원인
소양감	
• 심한 소양감 • 굴곡할 때 건조한 피부에 홍반성 발진 • 부종, 인설, 농포 발생 가능	아토피 피부염 (atopic dermatitis)
• 긁어서 생긴 두피 찰상 • 헝클어지고 악취나며 광택이 없는 머리털 • 후두(occipital)와 경부의 림프절병증(lymphadenopathy) • 모간(hair shafts)에 타원형의 회백색 서캐	머릿이증(pediculosis capitis)
• 점진적이거나 갑작스런 소양감 • 호흡 시 암모니아 냄새 • 핍뇨(oliguria) 또는 무뇨(anuria) • 피로 • 비정상적인 과민 반응상태(irritability) • 근경련(muscle cramps)	만성 신부전(chronic failure)
두드러기	
• 아주 작은 크기에서부터 손바닥 크기 혹은 그 보다 더 큰 크기의 팽진과 더불어 산재성 두드러기와 혈관부종이 빠르게 발진 • 가렵고 찌르는 듯이 아픈 병변 • 극심한 불안 • 허약감 • 숨참(가쁜 호흡, shortness of breath) • 비 울혈(nasal congestion) • 연하곤란 • 따뜻하고 축축한 피부	아나필락시스(anaphylaxis)
• 사지나 얼굴에 비요흔성, 비소양성 부종 • 급성 후두 부종(laryngeal edema) 발생 가능	유전성 혈관부종(hereditary angioedema)
• 만성 유주성 홍반이 결국 두드러기가 됨 • 지속되는 권태감과 피로 • 발열 • 오한 • 림프절 종대 • 신경학적 이상과 심장전도 이상 • 관절염	라임병(lyme disease)

요점정리

피부, 모발, 조갑과 관련된 정상과 비정상 상태(1)

건강력

- 대상자의 주 호소를 확인한다.
- 피부변화, 병변 유무, 햇볕에의 노출에 관해 질문한다.
- 알레르기 또는 피부암에 대한 가족력에 관해 질문한다.
- 모발의 소실 또는 증가, 갑작스러운 또는 서서히 진행된 조갑의 변화에 관해 질문한다.
- 분비물, 발열, 체중감소, 관절통과 같은 관련 증상과 증후에 관해 질문한다.
- 약초, 불법적 약물 등 대상자가 복용하는 약물이 있는지 확인한다.

피부

구조

- 표피 - 상피조직으로 구성된 얇은 외층
- 진피 - 혈관, 림프관, 신경, 모낭, 한선, 피지선을 내포하고, 있는 두껍고 더 깊은 층
- 피하조직 - 가장 내층

기능

- 조직 보호
- 수분과 전해질의 상실 예방
- 온도, 동통, 접촉, 압력 등의 감각 자극을 지각
- 체온 조절
- 비타민 D 합성
- 상처수복 촉진

사정

- 피부결의 시진과 촉진 - 매끄럽고 손상이 없어야 함
- 수분 함유 정도 관찰 - 적은 양의 발한이 있으면서 건조한 상태여야 함
- 국소적인 온도 변화를 확인하기 위해 양측의 피부 온도 촉진
- 피부병변 관찰

병변 사정

- 병변이 원발성인지, 속발성인지 분류
- 피부 병변이 단단한지, 액체가 함유되어 있는지 촉진
- 경계가 규칙적인지, 불규칙적인지 관찰
- 병변의 색깔, 배열패턴, 위치와 분포 확인
- mm-cm자를 이용하여 병변의 크기 측정
- 분비물이 있다면 유형, 색, 양, 냄새에 관해 기록

비정상적인 결과

- 밀크커피 반점 - 표피에 나타난 편평한 연한 갈색의 색소가 고르게 과다 침착된 반점 또는 반
- 체리 혈관종 - 작고 둥근 선홍색의 구진으로 시간이 흐르면 갈색으로 변할 수 있음
- 혈관종 - 주로 출생 시 얼굴과 상체에 나타나는 편평한 자주색 반점
- 구진성 발진 - 작고 융기되어 있고 경계가 분명하며 다양한 배열상태를 보이는 변색된(적색이 자주색으로) 병변
- 욕창 - 피부나 조직의 국소 부위가 파괴된 상태이며 심부조직 손상이 의심되는 단계에서부터 1~4단계를 통해 분류가 불가능한 단계까지로 분류
- 소양감 - 불쾌한 가려운 느낌
- 자반병변 - 점상출혈(침으로 찍은 듯한 갈색반); 반상출혈(청색 또는 자주색의 변색); 혈종(축적된 혈액의 덩어리)
- 반흔 - 진피가 손상 받은 후 발생한 콜라겐 성장
- 모세혈관확장 - 작은 혈관이 영구적으로 확장되어 전형적으로 거미줄 모양을 나타냄
- 두드러기 - 일시적으로 자반성 팽진을 보이는 피부의 혈관성 반응
- 소수포성 발진 - 맑은, 혼탁한 또는 혈성 액체가 차 있는 물집 같은 병변이 분산 또는 선상으로 분포

모발

- 케라틴으로 구성
- 모낭에 위치하는 유두로부터 영양분을 공급받으며 입모근 기저부에 부착되어 있음

사정

- 전신에 분포되어 있는 모발에 대한 시진과 촉진; 분포, 양, 머릿결, 색에 주목
- 모발의 소실과 성장패턴 확인
- 두피에 홍반, 인설, 가피가 있는지 시진

비정상적인 결과

- 원형탈모증 - 모발의 소실
- 조모증 - 여성에서 모발이 과다한 상태

조갑

구조

- 조갑기질 - 조갑의 성장 부위
- 조갑판 - 손가락 끝을 덮고 있는 육안으로 보이는 단단한 층
- 조반월 - 조갑상막을 넘어 이어지는 반월형의 하얀 부위

사정

- 조갑의 색, 모양, 두께, 경도 사정

비정상적인 결과

- 조갑 횡구증 - 조갑에 조갑상으로 퍼져 있는 횡으로 파인 홈
- 곤봉형 손가락 - 조갑의 근위부가 올라가서 각이 180° 이상
- 스푼형 조갑 - 조갑 측면의 가장자리가 위쪽으로 구부러진, 오목한 윤곽의 스푼모양의 얇은 손톱
- Muehrcke's 선조 - 조갑을 가로지르는 백색의 횡선
- 조갑 박리증 - 조갑판이 조갑상에서 분리되어 느슨하게 붙어 있는 상태
- Terry 조갑 - 백색이고 젖빛 유리처럼 보이는 조갑상

CHAPTER 6 눈

- 구조와 기능
- 건강력
- 신체검진
- 비정상적인 결과

눈은 모든 감각 정보의 약 70%를 받아들여서 뇌로 전달한다. 시력장애가 있으면 독립적으로 생활하며, 세상을 인지하고, 아름다움을 즐기는 능력에 장애가 일어난다.

눈과 시각의 사정은 대상자의 건강과 삶의 질에 영향을 주는 문제를 분명히 하도록 도와준다. 시력장애의 조기발견은 성공적으로 시력장애를 치료할 수 있게 한다.
최근에는 감염이나 외상으로 시력을 상실하는 사람이 과거보다 줄었지만, 여전히 전반적인 실명의 빈도는 연령이 증가함에 따라 늘어나고 있다. 시력 상실은 젊은 사람들보다 노인들에게서 흔하며 당뇨성 망막증, 녹내장, 백내장 그리고 황반퇴행 등을 포함한다.

젊은 사람들은 후천성 면역 결핍증(Acquired immunodeficiency syndrome, AIDS)과 이로 인한 기회감염으로 시력상실이 일어난다. 기회감염으로 톡소플라즈마증(toxoplasmosis)과 cytomegalovirus 망막병변도 흔하게 실명을 야기한다. 또 다른 시력장애로는 사시, 약시, 굴절이상 등이 있다.

1. 구조와 기능

눈은 보호적 구조가 많은 민감한 감각 기관이다. 눈의 외부는 뼈로 된 안와(orbit)가 외상으로부터 눈을 보호한다. 안검, 눈썹, 누기(lacrimal apparatus)가 외상, 먼지, 이물질로부터 눈을 보호한다(그림 6-1, 2).

(1) 공막, 맥락막, 유리체

공막은 안구의 바깥 면을 싸고 있는 흰 색의 층으로 안구의 크기와 모양을 유지한다. 공막 밑에 있는 맥락막은 안구의 오목한 부분이 안감을 대듯이 둘러져 있으며, 눈에 혈액을 공급하는 동맥과 정맥의 그물막 조직을 가진다. 유리체는 수정체 뒤에 공간을 채우는 진하고 젤라틴과 유사한 물질로 망막의 위치를 고정하고, 안구의 모양을 구형으로 유지한다.

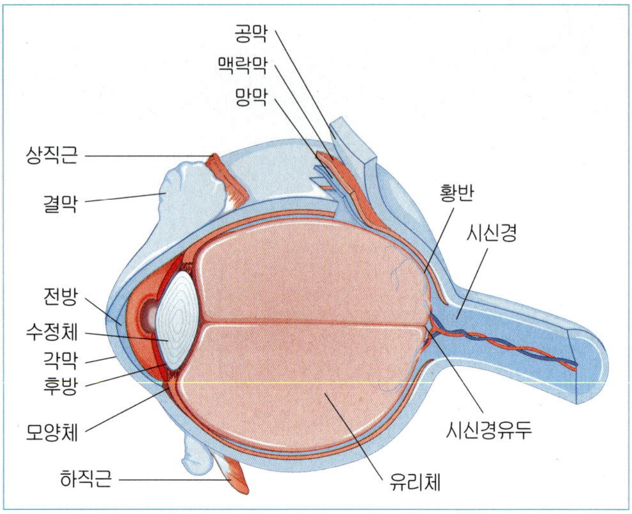

그림 6-1. 눈의 구조

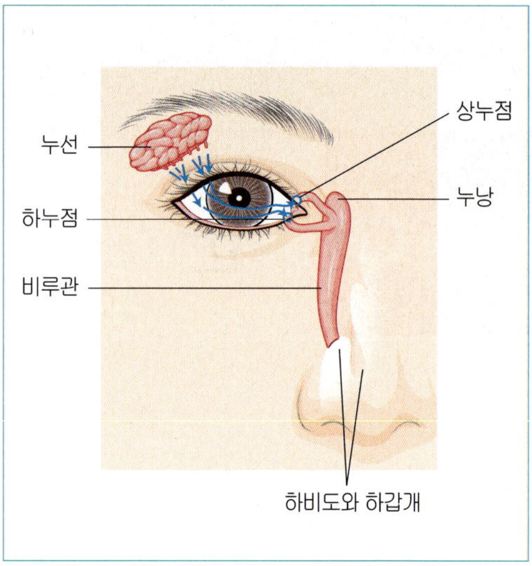

그림 6-2. 누기의 구조

(2) 안구 결막과 각막

안구 결막은 투명한 막으로 흰 공막의 전반부를 덮고 있어 공막을 보호하고 있다. 각막은 윤부에서 공막과 연결되며 매끄럽고 혈관이 없는 투명한 조직으로 빛을 눈의 내부로 통과시키며 빛이 눈으로 들어올 때 빛을 굴절시킨다.

각막은 동공과 홍채의 앞에 위치하며, 5번 뇌신경(삼차신경)의 안 가지에 의해 감각의 지배를 받는다. 신경이 자극되면 각막반사가 일어나서 보호적인 눈 깜박임을 일으킨다.

(3) 홍채

홍채는 방사상의 수축하는 평활근으로 도넛 모양의 조리개이다. 홍채의 가운데에는 검은 색의 동공이 위치하고 있다. 홍채의 색깔은 평활근 섬유 안에 있는 여러 가지의 색소과립이 결정한다. 홍채의 후면은 불수의적 근육으로 되어 있고, 동공 크기의 변화로 눈에 들어오는 빛의 양을 조절한다.

(4) 동공

동공은 홍채의 중앙에 위치하며, 정상적으로 둥글며 양쪽 동공의 크기가 같고 빛이 들어오는 길이다. 대상자의 나이에 따라 동공의 직경은 평소에 2~8mm 범위이다. 출생 시에는 동공이 빛에 반응하지 않고, 작지만 아동기에는 커지고 성인기를 지나면 크기가 다시 점점 작아진다.

(5) 전안방과 후안방

전안방은 깨끗한 방수로 채워져 있으며 안압을 유지한다. 전안방에서 나온 액체는 집합관을 통해 쉴렘관으로 흘러 전신순환에 합류하여 흡수된다.

후안방은 수정체의 바로 뒤에 위치하고 있는 방수(aqueous humor)로 채워져 있다. 방수는 동공을 통해 전안방에서 수정체낭으로 흐르면서 수정체에 영양을 공급한다.

(6) 모양체와 맥락막

홍채, 모양체(ciliary body), 맥락막(choroid layer)은 안구의 중간층으로 포도막이라고 한다. 모양체에 붙어있는 현수인대(suspensory ligament)는 가까운 곳이나 먼 곳을 보기 위해 수정체의 모양을 조절한다. 맥락막은 혈관이 분포되어 있으며, 외측 망막에 혈액을 공급하고 남아 있는 맥관계를 통해 혈액을 배출한다.

(7) 수정체

수정체는 동공의 뒤에 위치하며 수정체낭이라고 불리는 탄력적인 막 안에 혈관이 없는 투명한 근원섬유로 이루어져 있다. 수정체는 빛을 굴절시켜 망막에 물체의 초점을 맞춘다.

(8) 유리체

유리체(vitreous humor)는 수정체 뒤에 있으며, 안구의 4/5를 차지하고 안구의 모양을 유지하는 젤라틴과 유사한 물질인 유리체 액으로 채워져 있다.

(9) 망막

망막(retina)은 안구의 가장 깊은 곳에 위치하며, 외부로부터 시각 자극을 받고 뇌로 이미지를 전달한다. 망막혈관은 상비측(superonasal), 하비측(inferonasal), 상외측(superotemporal), 하외측(inferotemporal)의 4 부위로 나누어지며, 검안경을 통하여 볼 수 있다. 혈관은 각 부위별로 투명한 소동맥과 정맥을 가지고 있다. 혈관들은 시신경유두를 지나 망막의 주변으로 가면서 점점 가늘어지고 서로 얽혀져 있다(그림 6-3).

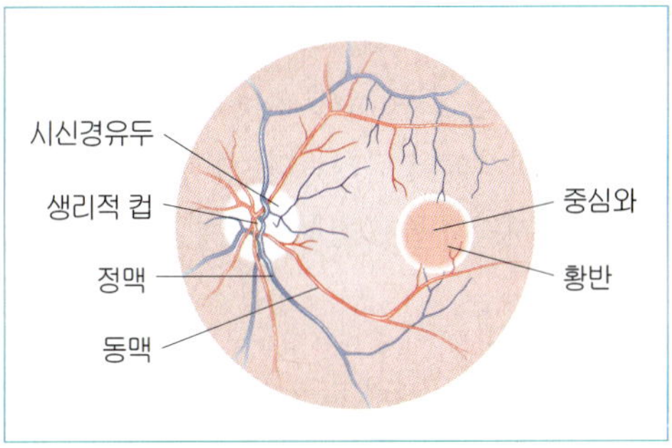

그림 6-3. 망막의 구조

① 시신경유두와 생리적 컵

시신경유두(optic disc)는 경계가 분명하고 원형이나 약간 타원형으로 코쪽 망막에 위치하며 크기는 0.3cm 보다 작다. 시신경유두는 신경절 축삭돌기(섬유들)와 시신경을 형성하기 위해 망막에서 나가는 출구이다. 시신경유두에는 빛에 민감하지 않은 세포(광수용체)가 위치하고 있기 때문에 이를 생리적 맹점이라고 부른다.

생리적 컵은 밝은 색의 함몰구조로 시신경유두의 외측에 있으며, 망막에서 들어오는 많은 혈관이 분포되어 있다. 생리적 컵은 시신경유두의 1/4~1/3 정도의 크기이다.

② 광수용체 신경세포

광수용체 신경세포는 망막의 시각수용체로 구성되어 있다. 검안경을 통해서 관찰할 수 없지만 수용체들은 시력에 관여한다. 간상체(rod)는 낮은 강도의 빛에 반응하고 밝은 색은 받아들이지 않는다. 추상체는 밝은 빛에 반응하고 매우 민감하게 색을 받아들인다.

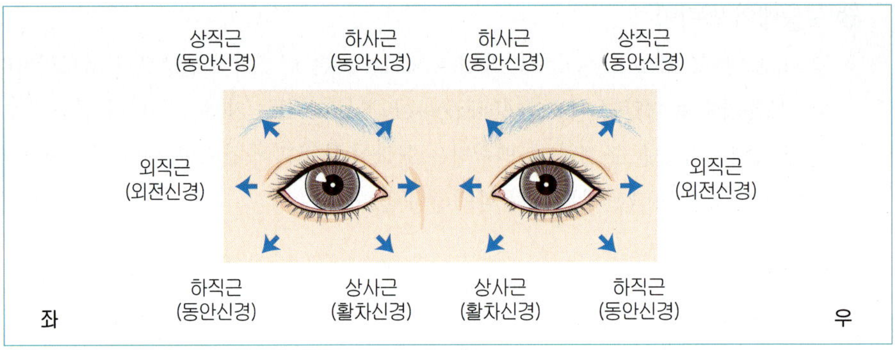

그림 6-4. 외안근 움직임과 뇌신경의 지배

③ 황반과 중심와

시신경유두로부터 옆쪽으로 위치한 황반(macula)은 망막의 다른 부분보다 약간 더 어둡고 육안으로 볼 수 없는 망막혈관을 가지고 있다. 황반의 가장 자리가 잘 구분되어 있지 않기 때문에 황반을 검안경으로 보는 것은 어렵지만, 대상자가 검안경의 빛을 똑바로 보게 함으로써 가장 잘 볼 수 있다.

중심와(fovea centralis)는 황반 안에 얕은 함몰구조로 검안경으로 검사할 때 밝게 반사되어 나타난다. 중심와에 추상체들이 최대로 밀집되어 있기 때문에 안구중 가장 시력이 좋은 부분으로서 색의 수용체로서 활동한다.

(10) 외안근

외안근은 6개가 있으며 3번, 4번, 6번 뇌신경에 의해 지배를 받아 안구움직임을 조절한다. 외안근은 물체를 잘 볼 수 있도록 시선이 평행을 이루도록 한다(그림 6-4).

2. 건강력

건강력 수집에서는 먼저 눈과 관련된 증상과 가족력 등을 물어본다. 눈에 흔히 발생하는 불편감은 복시, 부유물, 눈부심(광선공포증), 시력이나 시야상실, 눈의 통증 등이 있다.

다른 불편감으로는 물체를 명확하게 보는데 있어서의 어려움, 색을 구분하는데 있어서의 결함, 야간 시력장애 등이 있다. 대상자의 간호요구나 관련 진단명이 현재 눈 문제와 직접적인 연관이 없어도 눈과 시력에 관해 물어 보아야 할 필요가 있다. 시력이 나쁘면 대상자가 치료지시를 따르는데 장애가 있을 수 있다.

(1) 시력

눈에 관한 건강력을 정확하게 얻기 위해 대상자에게 먼저 시력에 대해 물어본다.

- 먼 거리의 물체나 글자를 읽기 위해 교정 렌즈를 착용하는가?
- 흐릿한 시력, 암점(scotoma), 부유물, 복시, 통증, 분비물, 빛에 대한 이상감각, 야간 시력장애 등을 경험한 적이 있는가?
- 눈을 다치거나 눈 수술을 받은 적이 있는가?

흔한 눈의 증상

시력 감퇴

시력 감퇴는 대부분 굴절이상과 관계가 있다. 근시는 망막의 앞쪽에 상을 맺는 것으로서, 가까이 있는 물체는 분명하게 보이지만 먼 곳의 물체는 흐리게 보인다. 원시는 망막 뒤쪽에 상을 맺는 것이다(그림 6-5).

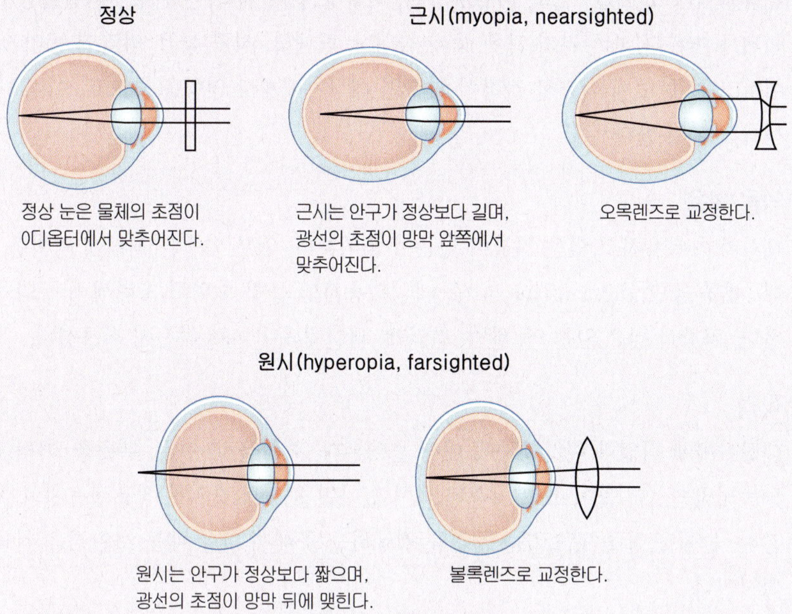

그림 6-5. 굴절 이상

복시

복시(diplopia)는 이중시라고도 부르며 외안근의 조절장애에 의한다. 물체의 움직임에 따라 시야의 축 방향이 같지 않을 때 발생한다.

안통

안통으로 인한 불편감은 응급신호일 수 있으므로 즉각적인 주의를 요한다. 대상자에게 통증 강도, 지속기간, 빈도, 시작 시기에 대해 물어본다. 통증의 원인(예: 밝은 빛 같은), 두통의 동반 그리고 통증 경감 방법에 대해서도 물어본다. 안통을 일으키는 질병은 급성 폐쇄각 녹내장과 결막염이 있다. 이물질, 망막박리, 각막의 외상도 안통을 일으킨다.

빛무리, 밝은 빛 무지개

녹내장과 같은 안압 상승에서 밝은 빛 주위에 빛무리(visual halo)와 무지개(bright light ring)가 나타난다. 콘택트 렌즈의 장기간 사용이나 혈중 포도당 수치의 변화에 의한 각막의 부종에 의해서도 일어날 수 있다.

야맹증

야맹증이나 어둠에 잘 적응하지 못하는 능력은 색소성망막염, 시신경질환, 녹내장, 영양결핍이나 만성 알콜중독에서 나타나는 비타민 A 결핍증으로 인한 망막퇴행에 의해 야기된다.

시야장애

시야장애는 주변 시야상실이나 암점(시야 내에 섬모양의 시력감퇴 부위)이 나타나는 것이다. 시야장애가 나타나는 질병은 녹내장, 치료받지 않은 백내장, 망막질환, 황반퇴행 등이 있다.

시야내의 부유물

부유물은 시야 내에 점들이 떠다니는 처럼 보이는 것으로 대상자가 막상 보려고 하면 사라지는 다양한 모양과 크기의 작은 얼룩으로 유리체 내에 떠다니는 작은 세포에 의해 생긴다. 부유물은 유리체 출혈과 망막박리에서 나타난다.

- 독물이나 영양실조로 인한 약시가 있었는가?
- 알레르기가 있는가?
- 마지막 시력검사 시기는 언제인가?

(2) 질병

대상자에게 고혈압, 당뇨, 뇌혈관장애, 다발경화증, 매독, 후천성면역결핍증(AIDS)이 있는지 물어본다. 대상자의 가족 중에 녹내장, 백내장, 시력 상실, 망막염 등이 있었는지 알아보고 가족 중에 이러한 질병이 있으면 대상자에게도 영향을 주므로, 이에 대한 정밀검사를 받아야 한다.

(3) 약물 복용

대상자가 복용하고 있는 약물이 있는지 물어본다. 일부 약들은 시력에 영향을 미칠 수 있다. 예를 들면, digoxin(lanoxin)을 과잉복용하면 불빛 주위에 노란색 빛무리가 보이기도 한다. 처방이 필요 없는 약, 한약, 점적액, 세안액 등을 사용하는지 질문한다.

(4) 직업

대상자에게 직업과 여가활동에 대해 물어본다. 화학물질, 연무, 부유물, 기타 감염물질에 노출되었는지를 물어보고, 노출된 적이 있다면 눈 보호장치를 착용했는지의 여부도 물어본다. 눈에 손상을 일으키는 물질을 취급하는 곳에서 일할 때는 보안경을 착용하도록 주의시킨다.

(5) 흡연

대상자가 흡연을 한다면, 흡연이 실명과 시력손상에 이르게 할 수 있는 혈관 질환의 위험을 증가시킨다는 것을 알려준다.

(6) 특수 대상자

대상자가 시력손상이 있다면 일상생활활동을 얼마나 잘 하고 있는지를 물어본다. 대상자와 가족이 적응도구 사용법을 배우는데 있어서 도움이 필요한지, 시각장애자를 돕는 기관으로의 도움이 필요한지를 사정한다.

대상자가 아동이라면, 아동에게는 주관적인 답변보다는 객관적인 사정만이 이루어질 수 있으므로 부모에게 질문을 하는 등의 방식으로 면담을 조정할 수 있다. 대상자가 노인이면 일상생활활동의 수행능력에 관하여 부가적인 질문을 할 필요가 있다.

대상자가 아동이면 다음과 같은 질문을 한다.

- 아동출산이 질 분만인가? 제왕절개인가? 질 분만이라면 산모의 질 감염(chylamidia, 임질균, 회음부 헤르페스, 칸디다증)이 있었는가? 이러한 감염등은 영아기에 시력의 문제를 일으킬 수 있으므로 부모에게 정보를 얻는다.
- 출생시 신생아에게 erythromycin 연고를 점안한 적이 있는가?
- 과거에 눈 검사를 받은 적이 있는가? 받았다면 가장 최근 검사시기는 언제인가?
- 정상적인 발달과정을 거쳤는가?
- 눈 손상을 입은 적이 있는가?
- 가위와 같은 날카로운 물체를 잡는 법과 다루는 법을 아는가?
- 눈의 통증이나 두통을 호소하는가?

- 먼 거리의 사물을 볼 때 사시가 나타나는가?
- 물건을 눈 가까이서 잡는가?

대상자가 노인이면 다음과 같은 부가적인 질문을 한다.

- 계단을 오르거나 운전을 할 때 어려움이 있는가?
- 녹내장검사를 한 적이 있는가? 있다면 그 결과는 어떠한가?
- 녹내장이라면 의사가 점안 액을 처방해 주었는가? 처방했다면 어떤 약물인가?
- 점안 액을 얼마나 잘 점안하는가?
- 눈이 건조하다고 느끼는가? 타는 듯한 느낌이 드는가? 이 문제를 어떻게 처리했는가?

3. 신체검진

눈의 검진에는 시진과 촉진방법을 사용한다. 검진해야 할 내용으로는 외안부 시진과 촉진, 시력검사, 시야검사, 외안근검사, 검안경 검사 등으로 눈의 내부검사를 포함한다.

눈 사정을 하기 전에 좋은 조명, 1~2개의 눈가리개, 검안경, 시력 검사표, 장갑, 휴지, 솜조각을 포함하여 필요한 물품을 준비한다. 대상자에게 편안하게 앉도록 하고 검진자와 눈높이가 맞는지 확인한다.

1) 외안부 시진과 촉진

대상자의 얼굴을 관찰함으로써 사정을 시작한다. 두피선을 시작점으로 두고, 눈이 바른 위치에 있는지 관찰한다. 눈은 얼굴 전체 길이의 상부 약 1/3 지점에 있어야 하고, 양미간의 거리는 한 눈의 가로 직경과 같은 거리여야 한다. 다음으로 안검, 결막, 각막, 전안방, 홍채, 동공을 사정한다.

(1) 안검

양 눈의 상안검은 눈을 똑같이 자연스럽게 떴을 때, 홍채의 위쪽 1/4를 덮고 있어야 한다. 각막윤부(limbus, corneoscleral junction) 위로 공막이 지나치게 많이 보이지는 않는지 관찰한다. 안검이 완전히 닫히는지 보기 위해 대상자에게 눈을 뜨고 감도록 한다. 갑상선기능항진증의 공통 징후인 안구돌출증, 안검의 발적, 부종, 감염, 병변을 관찰하고 안검병변으로 흔한 맥립종이 있는지 조사한다.

과도한 눈물이 나오거나 건조한 상태인지 눈을 관찰한다. 안검의 가장자리는 분홍빛이어야 하고, 속눈썹이 밖을 향해야 한다. 하안검이 안구를 향하여 안쪽으로 말려 있는 안검내반(entropion) 또는 바깥쪽으로 말린 안검외반(ectropion)이 있는지 관찰하고, 안검에 덩어리가 있는지도 조사한다.

(2) 누관촉진

비루관낭을 촉진하기 전에 대상자에게 과정을 명확하게 설명하고 검진용 장갑을 착용한다. 대상자의 눈을 감도록 하고 내안각 아래를 부드럽게 촉진한다(그림 6-6). 누관 폐색을 나타

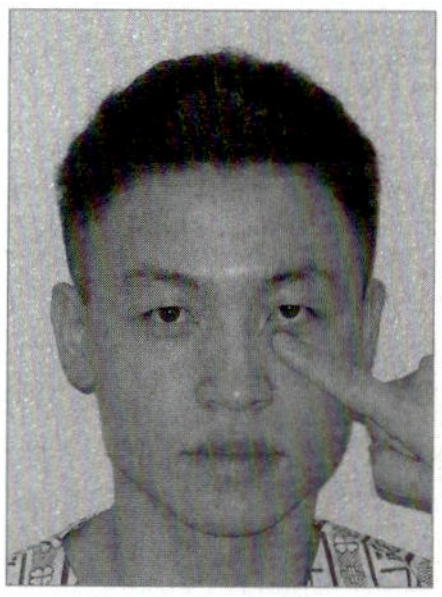

그림 6-6. 누관촉진

내는 지표인 압통과 종창이 있는지, 누점에서 분비물이 있는지를 관찰한다.

(3) 결막

대상자에게 위를 보도록 하고, 안검결막을 살피기 위해 부드럽게 하안검을 아래로 잡아당긴다. 결막은 깨끗하고 윤기가 나야 한다. 과도한 발적이나 삼출물이 있는지 관찰한다. 알레르기의 과거력이 있으면 안검결막(palpebral conjunctiva)에 모래같은 외양이 나타날 수도 있다.

① 안검올리기

안검결막을 조사하기 위해 대상자의 눈을 아래로 향하게 하고, 손가락으로 위 속눈썹을 잡고 상안검을 들어올린다(그림 6-7, 8). 안검결막은 색깔이 분홍색으로 균등해야 한다. 눈꺼풀을 잡은 채, 안검결막의 색의 변화, 이물질, 부종이 있는지, 공막의 색깔을 주의깊게 관찰한다. 흑인은 공막에서 황갈색의 반점이 있기도 하다. 공막의 푸르스름한 변색은 공막이 얇아졌음을 의미한다.

(4) 각막

대상자에게 앞을 똑바로 보게 한 후, 양 눈에 펜라이트를 비추고 각막을 관찰한다. 각막은 상처 없이 깨끗해야 한다.

각막 반사 사정은 작은 솜조각을 가볍게 각막에 접촉시켰을 때 대상자의 눈 깜빡임으로 사정한다. 눈을 감지 못하면 5번 뇌신경의 감각부분이 손상을 받았거나 7번 뇌신경의 운동부분이 손상을 입은 것이다. 콘택트 렌즈를 착용하는 경우에는 눈이 이물질에 익숙하기 때문에 민감성이 저하될 수도 있다는 것을 기억한다(그림 6-9).

솜조각은 이 검사에 사용하는 유일하게 안전한 물체이다. 4″×4″ 거즈나 휴지가 부드럽기는 하지만 각막의 찰과상이나 자극상태를 야기할 수 있다.

(5) 전안방과 홍채

전안방은 각막과 홍채 사이에 있다. 홍채는 납작하고 각막은 볼록하게 보인다. 급성 폐쇄각 녹내장에 의해 야기된 안압 상승은 홍채를 앞으로 밀어내고, 전안방을 매우 작게 만든다. 양 눈의 홍채는 크기, 색, 모양이 같아야 한다.

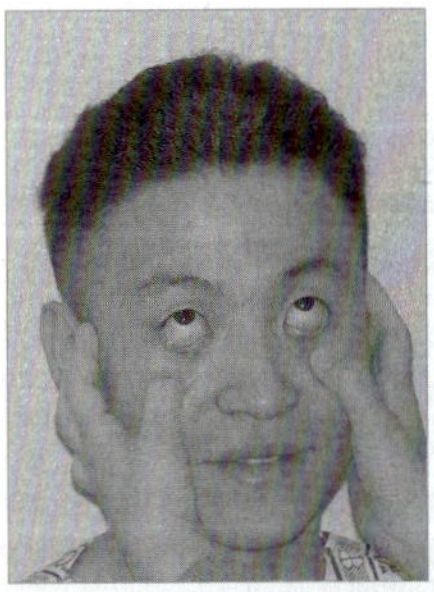

그림 6-7. 하안검 개검법

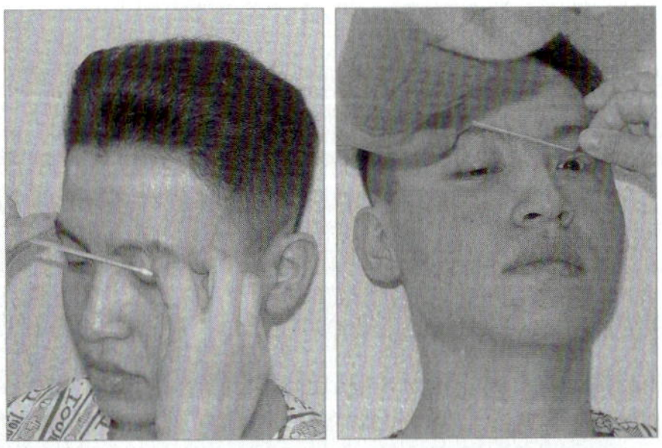

그림 6-8. 상안검 개검법

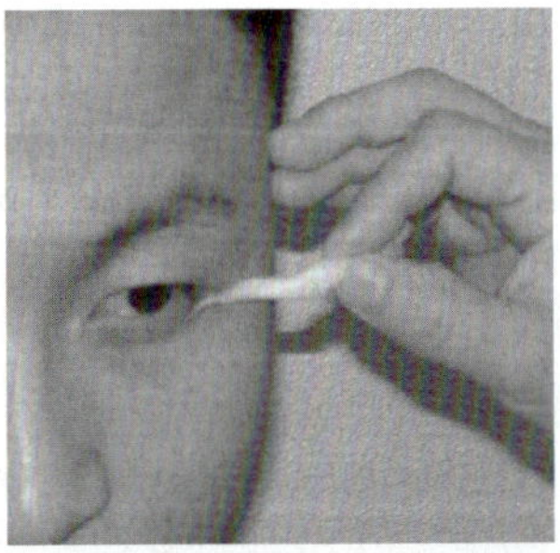

그림 6-9. 각막 반사 사정

(6) 동공

양 동공은 크기가 같고, 둥글며 실내에서 홍채 크기의 1/4이다. 약 20%에서는 정상에서도 비대칭성 동공을 가질 수 있다. 비대칭적 동공은 신경학적 손상, 홍채염, 녹내장, 약물치료에 의해서 나타난다. 빛에 반응하지 않고 고정된 동공은 신경학적 징후일 수 있다.

① 직접대광반사와 공감대광반사

직접대광반사(direct light reflex)와 공감대광반사(consensual light reflex)에 대하여 동공을 검사한다. 약간 어두운 방에서 한 쪽 눈에 펜라이트 빛을 직접 비춘 후 검사한 동공의 반응(직접대광반사)과 다른 쪽 동공의 반응(공감대광반사)을 관찰한다. 빛을 준 동공이나 다른 쪽 동공도 같은 방식으로 반응한다. 또한 반응이 느리거나 비대칭적 반응에도 주의한다. 다른 쪽 동공도 검사를 시행한다(그림 6-10).

> 시력이 없는 눈에 빛을 비추면 대광반사와 공감대광반사가 없지만, 시력이 있는 눈에 빛을 비추면 직접대광반사와 공감대광반사가 나타난다.

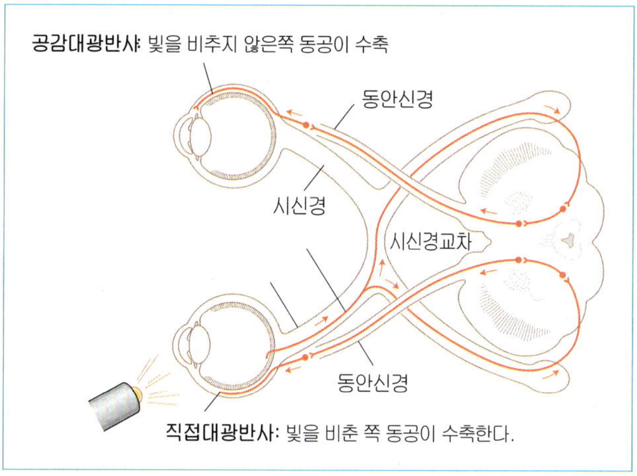

그림 6-10. 대광반사의 기전

② 동공의 수렴

동공의 수렴(accommodation)을 검사하기 위해 손가락을 대상자의 코로부터 약 10cm인 곳에 둔다. 먼 거리에 있는 고정된 물체를 본 다음, 검사자의 손가락을 보도록 시선을 이동한다. 시선을 먼 곳에서 가까운 곳으로 이동하면 손가락에 초점을 맞추기 위해 동공이 수축되고 양 눈이 가운데로 모인다(그림 6-11).

> 동공사정을 완전하게 하기 위해 머릿글자로 된 말인 PERRLA를 생각한다.
> **P**upils **E**qual **R**ound **R**eactive **L**ight-reacting **A**ccommodation

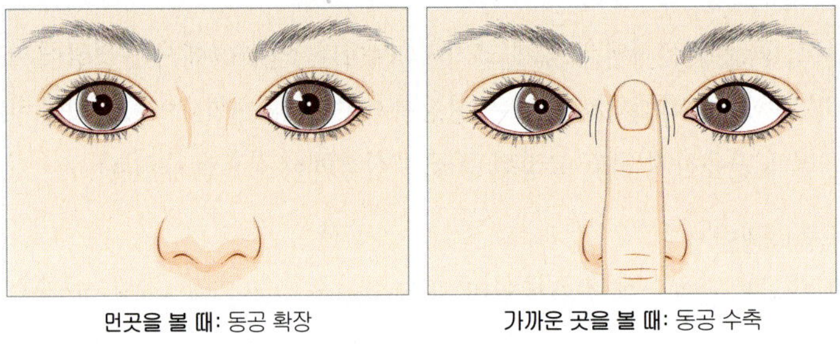

그림 6-11. 동공의 수렴

2) 시력 검사

원거리, 근거리 그리고 주변시력을 검사하기 위해 시력표와 근거리시력측정표를 사용한다. 시력검사를 하기 전에 대상자가 교정 렌즈를 착용하고 있다면 빼도록 한다.

(1) 시력표

대상자를 시력표에서 6m(20ft) 떨어진 곳에 앉거나 서게 한다. 왼쪽 눈을 눈가리개로 가린다. 시력표의 맨 위 줄부터 글자를 읽도록 하면서 글자의 한 줄 전부를 더 이상 식별할 수 없을 때까지 점점 더 작은 글자 줄인 아래쪽으로 이동한다. 오른쪽 눈의 검사가 끝나면 오른쪽 눈을 가리고 왼쪽 눈을 검사한다(그림 6-12).

시력표에서 못 읽는 글자가 있는 지점의 바로 위의 숫자가 그 사람의 시력이다. 시력표의 맨 위에 있는 시표를 읽지 못하면 1m씩 앞으로 나가 검사한다. 1m 앞에서도 맨 위의 글자를 읽지 못하면 50cm 앞에서 손가락세기(finger count, FC), 30cm 앞에서 손움직임을 검사하는 수동운동(hand movement, HM)으로 측정한다.

공통적으로 사용되는 시력검사표에는 Snellen 시력표와 E 챠트가 있다. E 챠트는 어린아이와 글을 읽지 못하는 성인에게 사용된다. 두 검사표 모두 거리에 따른 시력을 측정하는 데 사용된다. 대상자는 시력표에서 원칙적으로는 6m(20ft) 떨어진 곳에서 검사한다.

결과 기록

시력은 분수로 기록한다. 분수의 분자(20)는 대상자와 시력표까지의 거리이다. 분모는 정상시력을 가진 사람이 그 줄을 읽을 수 있는 거리의 숫자이다. 분모가 커지면 커질수록 시력이 나쁘다는 것을 의미한다.

나이에 따른 차이

6세 이상 아동, 성인, 노인에서 정상 시력은 20/20이다. 6세 이하의 아동은 정상시력이 1.0 이하이다. 3세 이하의 아이는 정상 시력이 20/50이고, 4세는 20/40, 5세는 20/30이다.

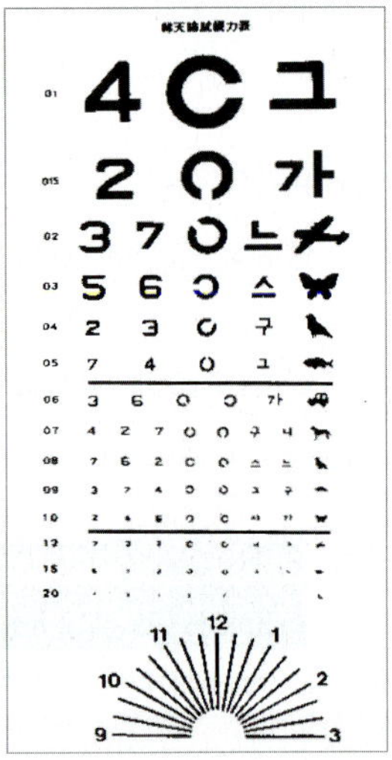

그림 6-12. 시력검사표(visual acuity test chart)

① E자 검사

아동과 글을 읽지 못하는 성인에서 시력을 검사하기 위해서는 E자 검사를 한다. 대상자의 오른 쪽 눈을 검사하기 위해 왼쪽 눈을 가리고, E를 가리키면서 글자가 어느 쪽으로 열려 있는 지를 물어본다. 왼쪽 눈도 이 검사를 반복한다.

대상자가 교정렌즈를 착용하고 있다면 착용하고 검사를 반복한다. 한눈은 20/30, 다른 한눈은 20/50 처럼 두 눈이 두 줄 이상에서 차이가 있는 시력을 가지면 약시와 같은 비정상을 의심한다. 교정렌즈를 착용한 경우와 착용하지 않은 경우 모두의 시력을 기록한다.

② 근거리 시력표

근거리 시력표를 검사하기 위해 대상자의 눈을 불투명한 물체로 덮고, Rosenbaum 근거리 시력표를 눈으로부터 35.6cm(14in) 지점에 놓는다. 식별할 수 있는 가장 작은 글자가 있는 줄을 읽게 한다. 다른 쪽 눈에도 이 검사를 반복한다. 대상자가 교정렌즈를 착용하고 있다면 교정렌즈를 착용하고 시행한다. 렌즈를 착용하지 않았을 때와 렌즈를 착용하고, 검사한 시력을 기록한다(그림 6-13).

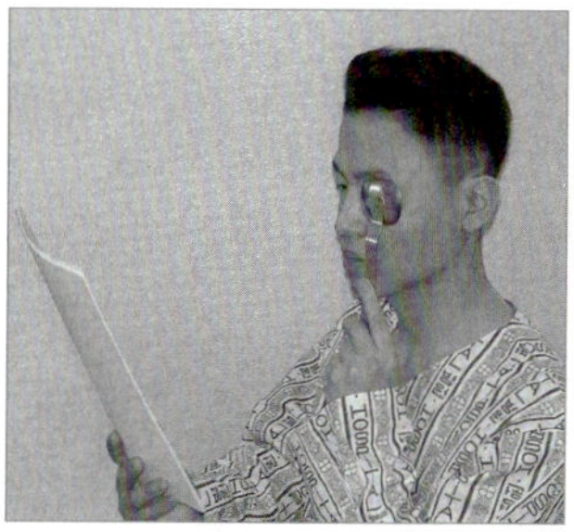
그림 6-13. 근거리 시력검사

3) 시야검사

시야검사(visual field test, VF)는 한눈이 얼마나 넓게 보느냐를 검사하는 것으로 대면법을 이용한다. 정상시야의 한계는 귀쪽 90°, 코쪽 60°, 위쪽 50°, 아래쪽 70° 이다.

대면법(confrontation method)을 이용한 검사방법은 검진자와 대상자는 눈높이를 같게 하면서 약 45cm 떨어져 마주 앉고, 검진자가 시표를 말초에서 중앙으로 움직이면서 시표가 보이면 보인다고 말하도록 한다. 보인다고 말하는 지점을 검진자의 시야와 비교한다. 수평, 위, 아래, 옆의 8방향에서 검사하며, 비정상이 발견되면 안과에서 주변시야계로 검사한다(그림 6-14). 시야장애에는 동측 반맹, 양귀쪽 반맹, 사분일맹, 암점 등이 있다(그림 6-15).

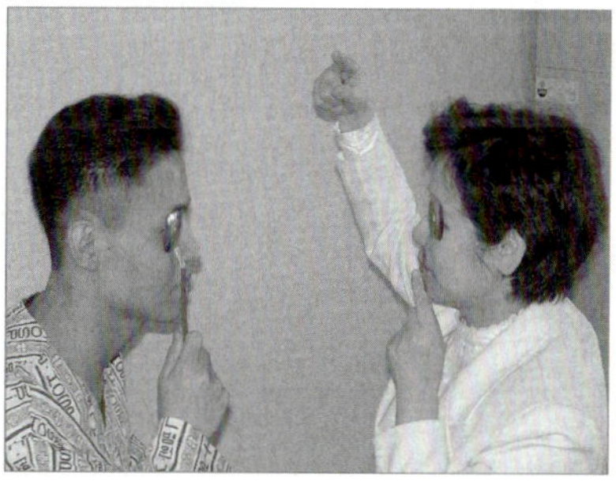
그림 6-14. 대면법

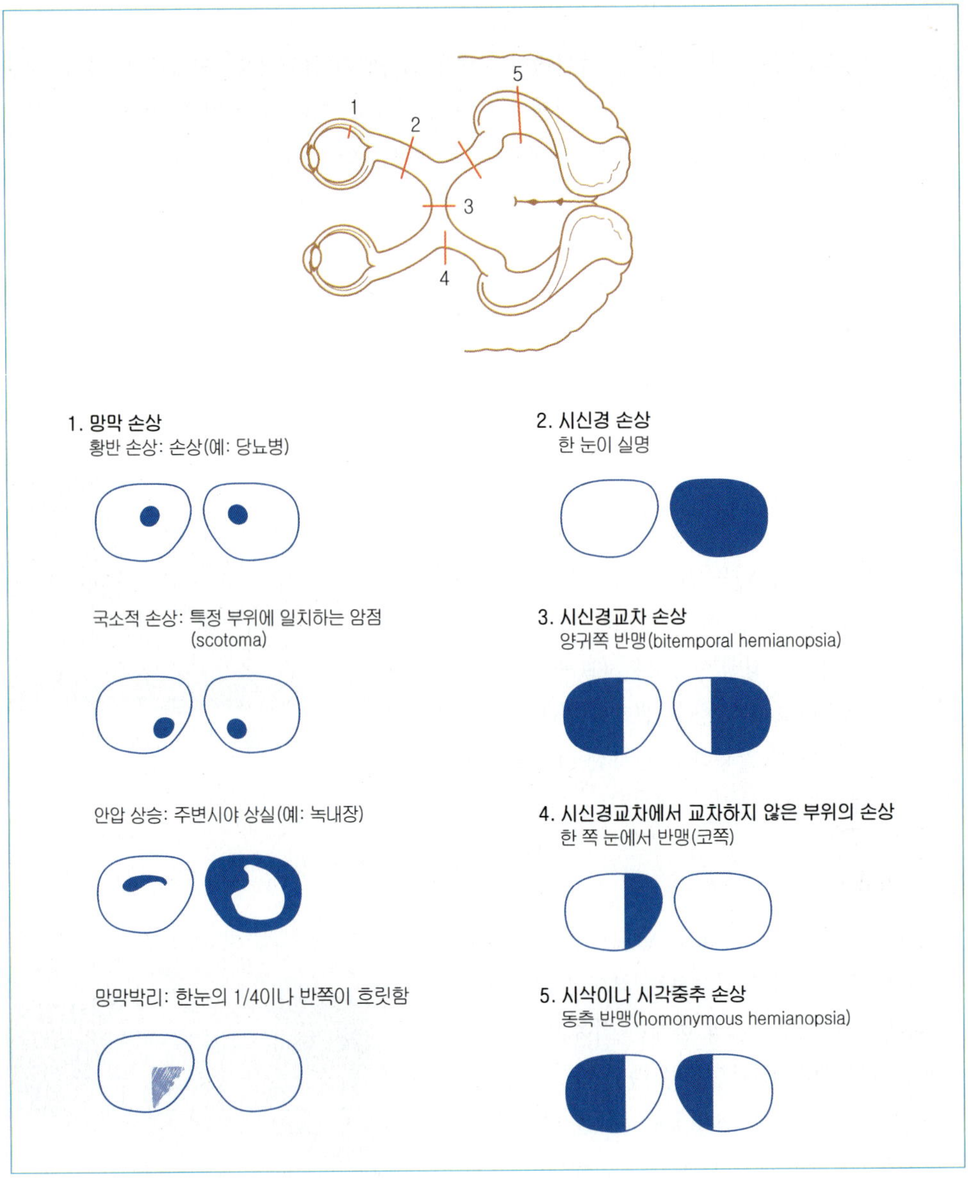

그림 6-15. 시야장애

4) 외안근 사정

외안근 사정은 외안근의 움직임(extraocular muscle movement, EOM)을 검사하는 것으로 각막 빛 반사(corneal light reflex)와 주요 6방향의 안구움직임(cardinal position of gaze)을 검진한다.

(1) 각막 반사

각막 반사를 사정하기 위해서 대상자가 앞을 똑바로 보게 한다. 그리고 나서 펜라이트로 코 중앙에서 약 30~38cm 떨어진 지점에서 빛을 비춘다. 빛은 양 각막에서 같은 지점에 있어야 한다. 만일, 양 눈의 위치가 일치하지 않는다면 외안근이 같은 축에 있지 않다는 것을 의미하며, 이를 사시라고 한다(그림 6-16).

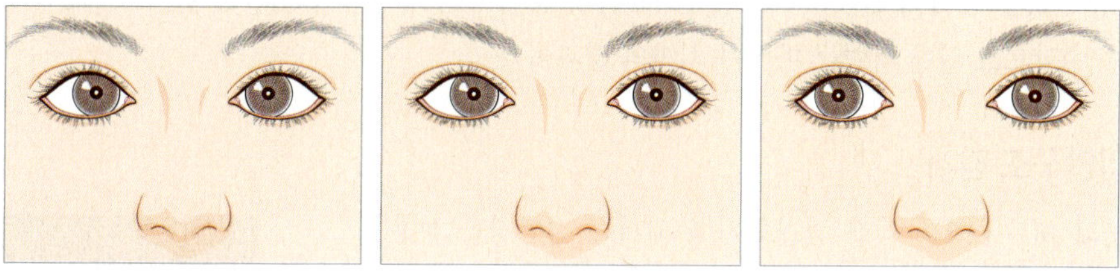

그림 6-16. 외안근 기능장애

(2) 주요 6방향의 안구움직임

주요 6방향의 시선은 외안근과 동안신경, 활차신경, 외전신경의 기능을 평가하는 것이다. 이 검사는 약 45cm 떨어진 거리에서 연필이나 다른 작은 물체를 움직이면서 눈이 물체를 따라 잘 움직이는 가를 평가하는 것이다.

머리를 움직이지 않고 주요 6방향으로 눈 중심에서 주변으로 시표를 이동시켜 물체를 따라 안구가 움직이도록 한다(그림 6-17). 대상자의 두 눈은 안구가 움직이는 동안 같은 방향을 유지해야 한다. 안구진탕증(nystagmus)이나 약시와 같은 비정상이 있는지 주의하여 살펴본다.

(3) 가림 안가림 검사

외안근운동을 사정하는 검사로 가림 안가림 검사(cover-uncover test)이 있다. 이 검사는 이전 검사에서 비정상적인 것이 발견되지 않는다면 실시하지 않는다. 가림 안가림 검사를 실시하기 위해 대상자는 방안의 반대편 벽 쪽을 바라보고 있는다. 한쪽 눈을 가리고 가리지 않은 눈으로 물체를 주시하는 동안 눈가리개를 제거하고 물체를 보도록 한다. 다른 눈에도 반복한다(그림 6-18).

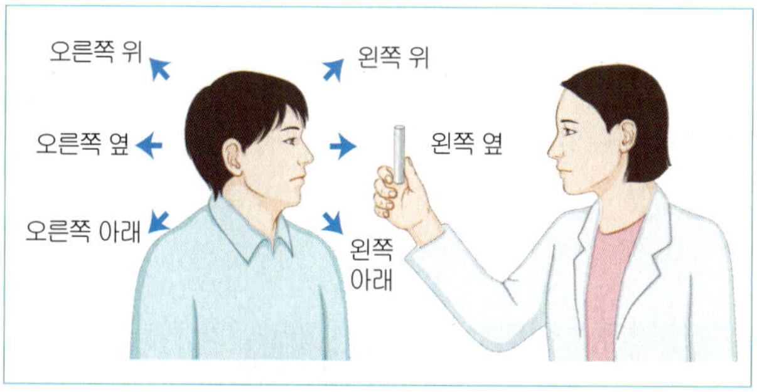

그림 6-17. 주요 6방향의 안구 움직임

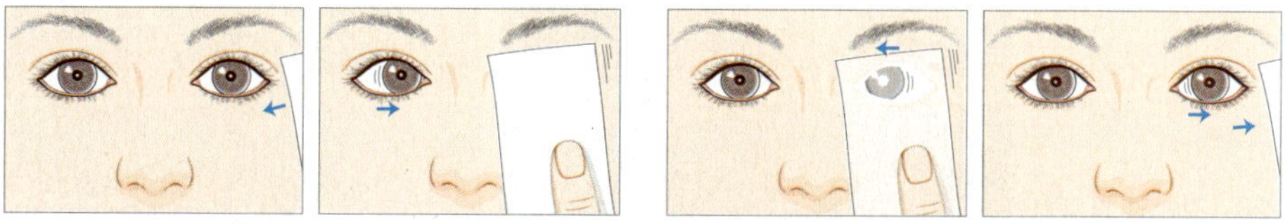

그림 6-18. 가림 안가림 검사

눈을 눈가리개로 가리거나 뗄 때 눈이 움직이면 비정상이라고 생각한다. 이는 뇌신경 손상으로 인한 외안근 마비나 쇠약의 결과이다.

5) 내안구조 검사

눈의 내부구조를 직접 관찰하기 위해서는 검안경을 사용한다. 구조를 정확하게 보기 위하여 검안경의 초점을 맞추어야 한다. 각막이나 수정체와 같은 가까운 조직에 초점을 맞추기 위해서는 다이얼을 검은색(+)쪽으로 돌리고, 망막과 같은 깊은 조직에 초점을 맞출 때에는 붉은 색(-)쪽으로 돌린다(그림 6-19).

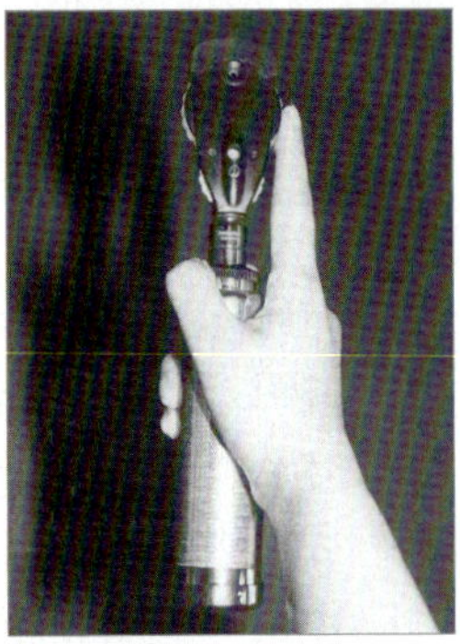
그림 6-19. 검안경 잡는 법

대상자는 검사 전에 콘택트렌즈(색이 있는 것이라면)나 안경을 벗고 방을 어둡게 하여 동공을 확장시킨다. 동공확장은 검안경검사를 용이하게 한다. 필요하면 산동제를 투여하여 동공을 확장시킨다. 대상자에게 한 점을 응시하여 초점을 맞추도록 한다. 검사하는 동안 검사자가 대상자의 시야 앞에서 움직일 것이고, 이로 인해 대상자의 시야가 방해받을 수 있음을 말해둔다. 또한 대상자의 눈에 밝은 빛을 비추면 불편할 수는 있으나, 이는 해롭지 않음을 설명한다.

(1) 각막 위로 가까이 접근

검안경의 렌즈를 0으로 맞춘 후, 검안경을 들고 적반사를 이끌어내기 위해 대상자의 눈에서 약 40cm 떨어진 곳에서 15° 방향으로 동공을 통해 빛을 직접 비춘다.

검안경을 눈 가까이 10cm 이내로 이동시켜 전안방과 수정체에 초점을 맞출 수 있도록 검안경을 조절한다(그림 6-20). 전안방과 수정체의 혼탁이나 이물질이 있는지 관찰한다. 수정체가 혼탁(백내장을 암시)하면 눈의 내부검사는 할 수 없다.

(2) 망막구조 찾기

망막을 조사하기 위해 다시 다이얼에서 돗수를 0으로 맞추고, 대상자의 굴절이상과 검사자의 굴절력을 맞추기 위해 검안경의 다이얼을 돌려 초점을 맞춘다. 처음에는 유리체가 명료한지 관찰한다. 다음에 망막에서 볼 수 있는 첫 번째 구조는 망막혈관들이다. 다이얼

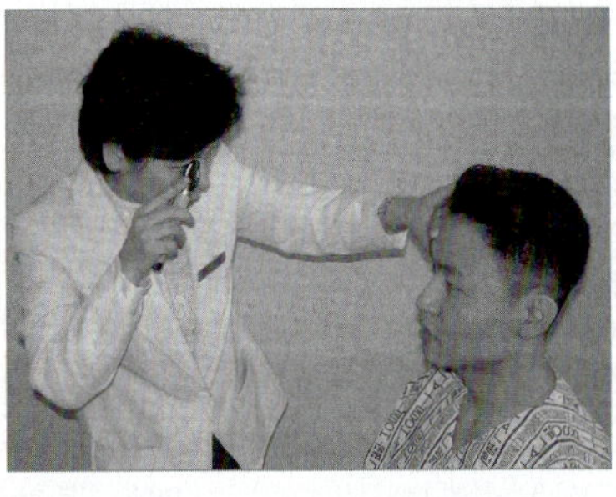
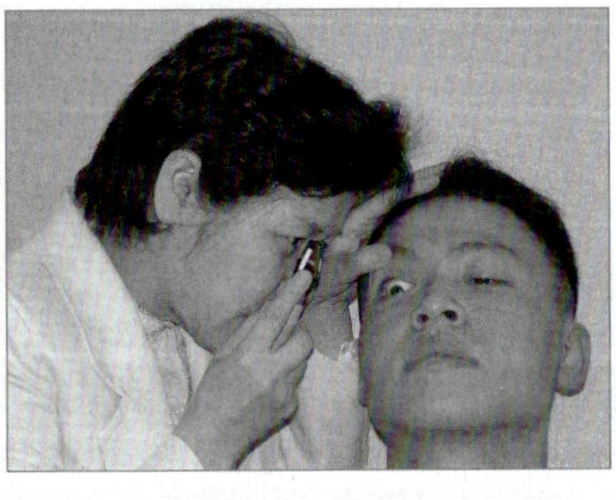
그림 6-20. 검안경 검사법

을 (-)쪽으로 돌리는 것은 혈관으로 초점이 맞춰지게 한다. 소동맥들은 정맥보다 더 얇고 밝게 보일 것이다.

망막혈관이 시작되는 곳인 시신경유두(optic disk)가 보일 때까지 상비측 망막을 지나가는 혈관들 중의 하나를 따라가 본다. 소동맥의 교차점들에서 망막혈관협착(nicking)이 있는지 조사한다. 이것이 있으면 고혈압의 징후이다(그림 6-21, 22).

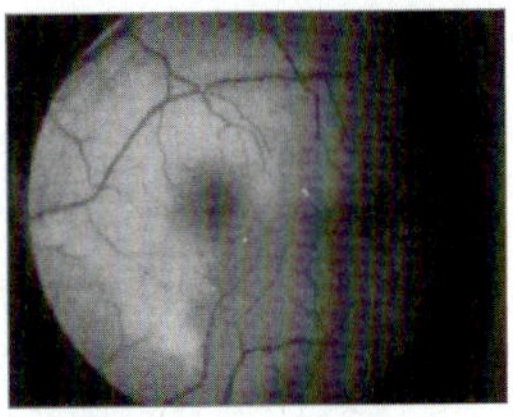

그림 6-21. 좁아진 혈관

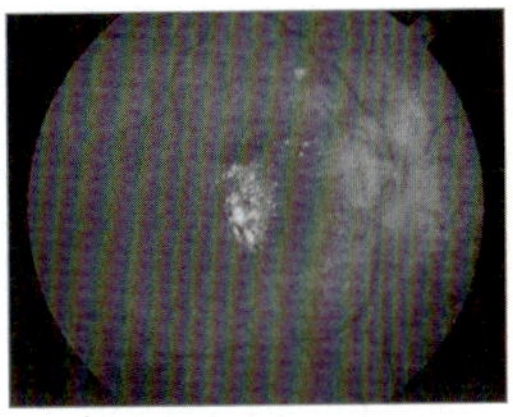

그림 6-22. 망막혈관협착

(3) 시신경유두

시신경유두는 경계가 분명하고 타원형 모양을 가진 크림빛의 분홍색이나 연한 오렌지색 구조이다. 생리적 컵은 시신경유두 직경의 1/3을 차지하는 작은 함몰이다. 시신경유두는 검진자의 시야를 가득 채우거나 더 크다. 시신경유두를 못 보면 시신경유두를 찾을 때까지 망막 중심쪽으로 혈관을 따라 들어간다. 비측 시신경유두의 가장자리가 다소 흐릿하다. 두개내압이 상승하면 유두부종이 나타난다(그림 6-23).

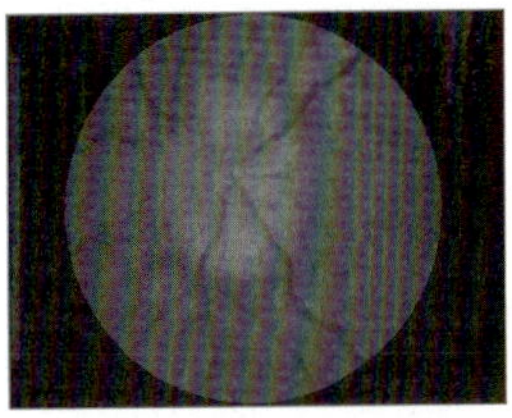

그림 6-23. 유두부종

(4) 망막

시신경유두에서부터 주변 지역으로 4개의 혈관을 따라 망막을 철저하게 검사한다. 망막은 균일한 색으로 흉터와 착색이 없어야 한다. 검사에서 손상이나 출혈을 발견하면 기록한다.

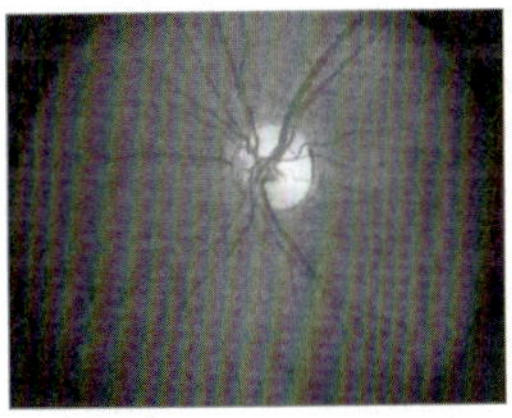

그림 6-24. 시신경 위축

(5) 황반

마지막으로 시신경유두로부터 바깥쪽으로 빛을 이동시켜 황반이 위치한 곳으로 간다. 황반은 눈에서 빛에 가장 민감한 부분으로 혈관이 없기 때문에 어둡게 나타난다. 대상자들은 황반에 빛이 비춰지는 것을 참을 수 없기 때문에 빨리 관찰해야 한다. 황반을 찾으면 대상자에게 빛으로 부터 시선을 피하도록 한다. 검안경의 비정상소견으로는 시신경 위축 등이 있다(그림 6-24).

4. 비정상적인 결과

눈을 사정하는 동안 발견할 수 있는 흔한 비정상들은 안와부종, 안검하수증, 급성 맥립종, 결막염, 백내장, 황반퇴행, 당뇨성 망막증, 녹내장, 사시 등이 있다(그림 6-25).

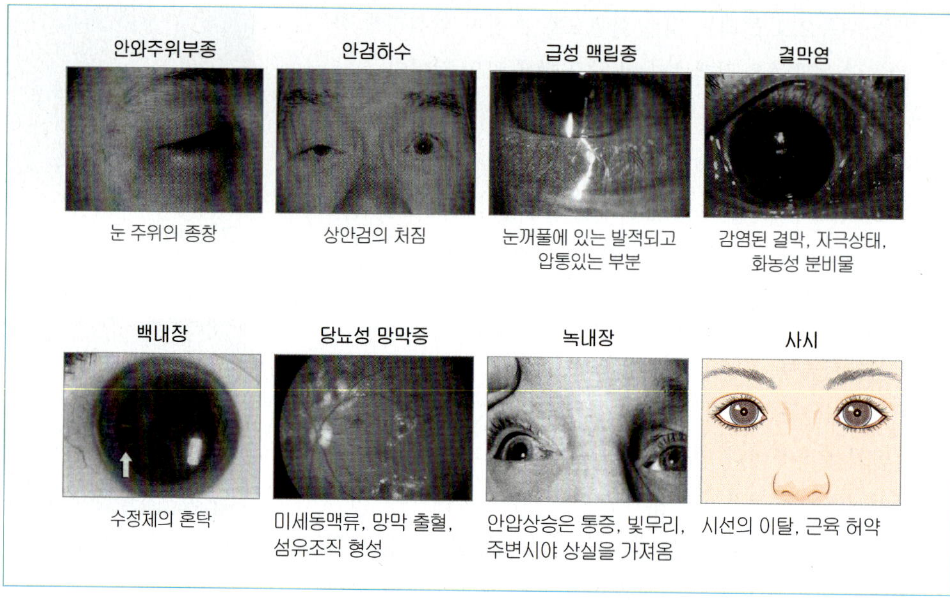

그림 6-25. 흔한 눈의 이상상태

(1) 안와부종

눈 주위의 종창이나 안와주위의 부종은 알레르기, 국소적 감염, 체액 유지 불균형, 과도한 눈물 분비의 결과로 생긴다.

(2) 안검하수

상안검이 늘어지는 것(ptosis)은 눈꺼풀에 교감신경연접의 장애, 근육허약, 동안신경의 손상으로 인해 발생한다.

(3) 맥립종

다래끼(stye)라고도 불리는 급성 맥립종은 눈꺼풀의 땀샘과 피지선에 세균이 감염된 것이다. 감염 받은 부위는 발적되고 압통이 있으며, 녹황색의 분비물이 생기기도 한다.

(4) 충혈

결막염은 일명 붉은 눈(pink eye)이라고 하며, 결막의 혈관은 감염되고 눈에 띄게 볼 수 있다. 대상자는 자극상태를 호소할 수 있고 분비물이 있다. 맑은 물과 같은 분비물은 보통 알레르기나 바이러스가 원인이며, 화농성 분비물은 세균감염을 의미한다.

(5) 흐린 시야

검사하는 동안 수정체의 혼탁이나 백내장을 관찰할 수 있다. 백내장은 전형적으로 노화와 관계가 있으나 외상에 의해서도 올 수 있다.

(6) 황반퇴행

황반퇴행은 위축성과 삼출성의 두 가지 형태로 일어난다. 위축성에서는 drusen(황반에 있는 작고 볼록하게 솟은 노란색 반점)이 특징이다. 삼출성에서는 혈관에서 액체가 황반 안으로 새어 들어가 중심시력을 약화시킨다. 망막하출혈도 나타날 수 있다.

(7) 당뇨성 망막증

당뇨성 망막증은 비증식성(nonproliferative)과 증식성(proliferative)의 두 가지 형태로 나타난다. 비증식성에서는 망막증이 황반에 미세동맥류와 작은 망막출혈로 나타난다. 증식성 망막증에서는 망막 표면을 따라 액체와 지질이 스며들어 신생혈관과 섬유조직이 형성된다.

(8) 녹내장

만성 개방각 녹내장(chronic open angle glaucoma)은 방수의 과잉생산이나 방수의 흐름이 막힌 결과로 인해 생기며 안압을 증가시킨다. 만성 개방각 녹내장의 증상은 경미한 안통, 주변 시야의 감퇴, 빛무리 등이 있다. 급성 폐쇄각 녹내장은 눈 구조의 변화로 인해 구조적으로 좁은 우각이 방수의 흐름을 막았기 때문이다. 급성 폐쇄각 녹내장은 한쪽 눈에만 통증이 발생하고 동공은 보통 약간 확장되어 있으며, 빛에 대해 반응이 없다. 치료하지 않고 3~5일이 지나면 실명이 된다. 녹내장의 조기 발견은 안압측정과 시야검사를 통해 이루어진다(그림 6-26). 안압측정(tonometry) 사용은 녹내장의 조기발견을 하는 효과적인 방법이다. 안압이 상승되면 안구를 단단하게 하고 안구 밖의 압력에 더 저항하게 만든다.

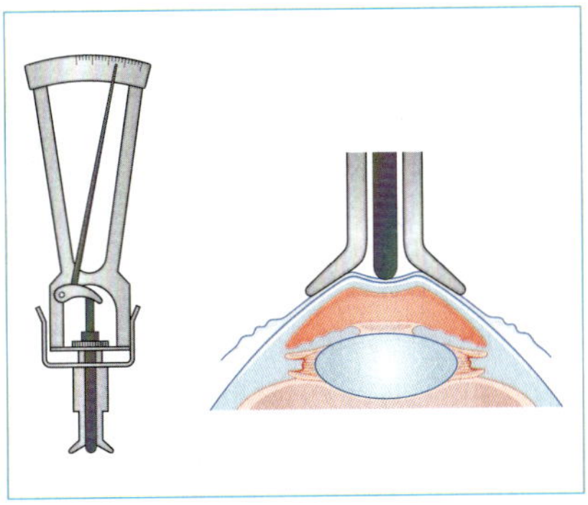

그림 6-26. 함입 안압계

① 함입 안압계(indentation tonometer)

일정 무게를 주었을 때 얼마나 깊이 각막을 누르는 지를 측정함으로써 저항성을 검사한다.

② 압평 안압계(applanation tonometer)

각막의 일정 부분을 평편하게 하는데 요구되는 힘의 양을 측정함으로써 같은 정보를 제공한다.

(9) 동공부동증

녹내장으로 홍채절제술(iridectomy)을 받았다면 동공모양이 불규칙하다. 그러나 정상인에서도 20%에서 비대칭 동공을 가지고 있다.

(10) 사시

사시에서는 눈이 정상적인 시선을 주시하는 것에서 벗어나 있다. 이 상태는 외안근이 허약하거나 마비의 결과, 양 눈의 시력차이 결과, 갑상선 질환, 안질과 같은 질병의 결과로 올 수 있다. 사시는 주로 어린아이에서 나타나며, 조기 발견 시에는 흔히 수술 없이 교정될 수 있다. 사시는 성인에서도 나타날 수 있다.

요점정리

눈 및 시력과 관련된 정상과 비정상 상태

구조	정상	비정상	관련된 상황
외부구조			
눈썹	눈썹이 고르게 분포	눈썹이 빠짐	
	정상 피부	피부의 인설, 비늘	
	눈썹이 대칭으로 위치하며 똑같이 움직임	비대칭으로 위치하며 움직임	
속눈썹	약간 바깥으로 굽어져 있음	안쪽으로 향하여 있음	
안검	정상피부로 분비물이나 변색이 없음	발적, 종창, 비늘, 가피, 분비물, 결절, 상처	감염: 피지선 폐쇄, 육종
	눈꺼풀이 대칭으로 닫힘	눈꺼풀이 비대칭으로 닫힘: 불완전 또는 통증을 동반	
	1분에 약 15~20회 정도 불수의적 깜빡거림이 양쪽 동시에 일어남	빠르게 깜박거림이 한쪽 눈에만 있거나 아주 없거나 또는 횟수가 감소	
	눈을 뜰 경우 각막 위 공막이 보이지 않으며 각막의 상 경계선이 가려져 있음	눈꺼풀이 동공 주변 또는 동공 아래에 있다(안검 하수증)	노화, 알레르기나 전신 질환으로 인한 부종 선천성 안검 근육기능 부전, 근신경질환, 제 3뇌신경 장애
		눈꺼풀이 바깥쪽으로 돌아감	노화, 외상
		외반증	노화, 외상
		내반증	갑상선 기능 항진증
		안검과 홍채 사이에 공막 가장자리가 보임.	
누선	누선이나 누낭의 부종이 없음	누선과 누낭의종창, 누액의 증가, 촉진시 누낭의 수액 역류	
안구결막	투명하나 때로 모세혈관이 보이고 공막은 흰색으로 보임	황달성의 공막 창백한 공막 공막 발적, 상처 또는 결절	간 질환 발열 기계적, 화학적 특이반응 또는 세균에 의한 손상
안검결막	분홍색으로 매끈함	지나치게 창백	빈혈
각막 반사	각막을 접촉하면 대상자가 눈을 감음	한눈 또는 양눈이 반응하지 않음	제 5번뇌신경 장애
각막	투명하고 빛나며 매끈함	불투명하고 표면이 매끄럽지 않음	외상, 찰과상
전안방	투명, 약 3mm 정도의 깊이	혼탁, 얕은 전방	녹내장
동공과 홍채	검은 색이고 양쪽 크기가 같으며 둥글고 가장 자리가 매끈 정상동공의 크기는 1~8mm	확대(산동)	외상, 녹내장, 아트로핀 투여
		혼탁	백내장
		수축(축동)	몰핀이나 필로칼핀과 같은 약물투여 중추신경계의 손상 동공크기의 이상(동공부동증)
	납작하고 둥근 홍채	각막 쪽으로 돌출	안압 상승
직접 및 공감대 광반사	동공수축이 보임(직접대광반사)	양쪽 모두 수축되지 않음	실명
	빛을 비추지 않은 눈에 동공 수축이 있음(공감대광반사)	반응이 없음	
수렴	가까운 쪽 물체를 볼 때는 동공수축, 먼 곳을 볼 때는 동공확장, 물체가 코 가까이 이동하면 동공 수렴이 일어남	한쪽 또는 양눈 동공이 수축, 확장 또는 수렴을 못함	

요점정리(계속)

눈 및 시력과 관련된 정상과 비정상 상태

구조	정상	비정상	관련된 상황
시력검사			
근거리 시력	신문을 읽을 수 있음	신문을 읽기 어려움	노화
원거리 시력	6세 이상부터 시력표를 사용하여 검사함	교정안경을 사용하고 분모가 40 이상	단순포진 굴절이상
기능 시력	20/20	시력손상으로 눈 앞 50cm에서 손가락 세기(FC), 눈 앞 30cm에서 수동운동(HM) 및 빛 감지	
외안근 운동			
시선위치	양 눈이 조절되고 동시에 움직이며 평형상태 유지	눈 움직임이 잘 조절되지 않고 평형이 아님. 한쪽 또는 양 눈이 모두 목표물을 따라 움직이지 못함	사시
Cover-uncover test	가리지 않은 눈은 다른 눈을 종이로 가렸을 때 움직이지 않음	가리지 않는 눈의 시선이 움직임	
	종이를 치울 때 가려졌던 눈이 움직이지 않음	가려졌던 눈의 시선이 움직임	
시야 검사	귀쪽 90°, 위쪽 50°, 아래쪽 70°, 코쪽 50°	정상보다 좁은 시야 한눈이나 양눈의 1/2 시야	녹내장 뇌질환
내부구조들 적반사	동공을 통하여 둥글고 붉은 빛이 나타난다.	붉은 정도나 둥근 정도가 감소 혼탁	 백내장
시신경 유두 및 생리적 컵	노란색에서 크림 핑크빛인 원판으로 황반 보다 밝음	창백한 시신경판	시신경위축, 녹내장
	시신경판 가장자리가 코쪽보다 덜 분명함	불분명하고 붉은 시신경판	유두부종
	생리적 컵은 직경이 약 1.5mm이고 시신경판의 1/3~1/2 크기이며 양쪽컵의 크기가 같고 컵이 시신경 유두보다 창백함	양쪽의 크기와 모양이 다름 컵이 비대칭이거나 시신경판의 가장자리까지 확장이 됨	녹내장
망막혈관	밝은 적색	은색	동맥경화
동맥	혈관반경의 1/4를 차지하는 중앙의 좁은 밴드(동맥 빛 반사)가 있고 동맥은 정맥의 2/3-3/4 정도의 반경을 갖고 있으며, 구경이 규칙적임 말초로 갈수록 감소함	창백하거나 흰 혈관	과거 혈관질환
정맥	동맥보다 직경이 큼 확실한 빛 반사가 없음		
동정맥 교차	혈관구경이 일정하지 않으며 위치도 확실하지 않음		
망막후면 (말초)	오렌지-핑크색	창백 선상으로 크고 붉은 반점이 있음 분명한 작고 붉은 점이 있음 희미한 흰색 반점	 출혈 소동맥류 삼출물
황반과 중심와	망막보다 약간 어두움 표면에 가는 모세혈관이 분명함 중심 와는 중앙에 있으며 아주 작고 밝은 빛으로 보임		

CHAPTER 7

귀

- 구조와 기능
- 건강력
- 신체검진
- 비정상적인 결과

귀에는 청각, 평형 감각을 감지하는 특별한 감각기관이 위치하고 있다. 이런 능력을 통해서 우리는 다른 사람들과 의사소통하고, 우리를 둘러싸고 있는 세상과 연결되어 삶의 기쁨을 얻는다. 이 감각은 일상생활 속에서 중요한 역할을 담당하기 때문에 귀에 대한 사정을 철저히 할 필요가 있다.

1. 구조와 기능

정확한 신체사정을 수행하기 위해서는 먼저 귀의 구조와 기능을 이해하여야 한다. 귀는 외이, 중이, 내이의 세 부분으로 구분되며, 청각과 평형 유지를 맡아보는 기관이다(그림 7-1).

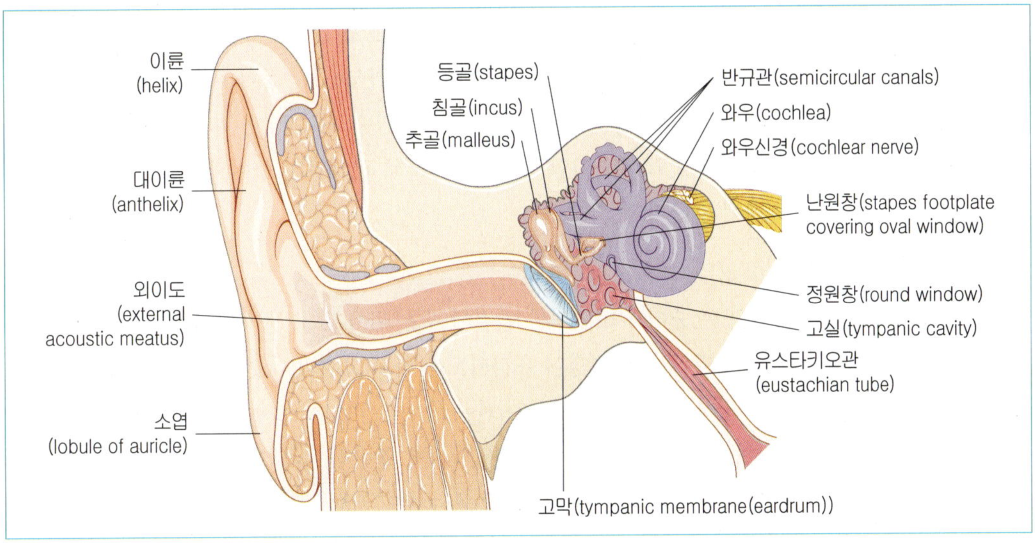

그림 7-1. 귀의 구조

1) 구조

(1) 외이

외이(external ear)는 귓바퀴라 부르는 이개(auricle)와 외이도(auditory canal)로 구분되며, 주로 탄성연골(elastic cartilage)로 이루어져 있다(그림 7-2). 외이도는 바깥쪽 1/3은 연골부, 안쪽은 골부로 구성되어 있다. 외이와 이도는 음파를 모아 중이로 전달한다.

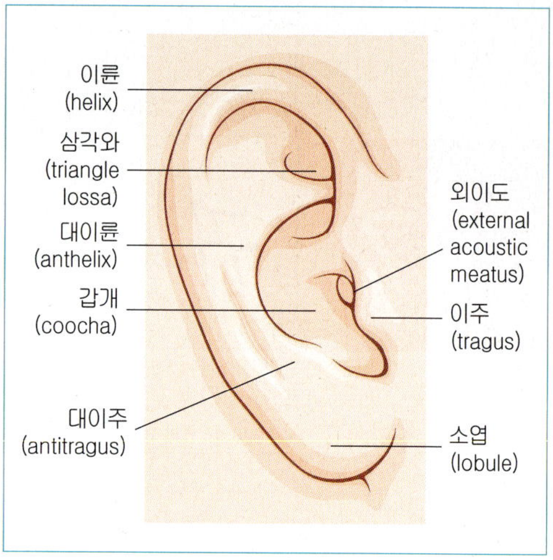

그림 7-2. 이개

(2) 중이

중이(middle ear)는 측두골 내에 있으며 고막, 고실(중이강), 이관, 유양봉소 등으로 구분되며, 고실 내에는 이소골이 있다.

중이는 공기가 차 있는 작은 공간이며 세 가지 중요한 기능을 갖고 있다.

- 소리의 진동을 이소골 연쇄를 거쳐 내이로 전달한다.
- 강한 진동으로부터 귀를 보호한다.
- 고막이 파열되는 것을 막기 위해 고막 양쪽의 기압 평형을 유지한다.

① 고막

고막(tympanic membrane)은 외이와 중이 사이에 위치하는 얇은 막이며 진주양 회색 빛을 띠고 있다. 고막은 조직학적으로 피부층, 섬유조직층, 점막층의 3층으로 형성되어 있다. 고막은 상부의 이완부와 하부의 긴장부로 나뉘고, 중앙의 제(umbo)는 추골병의 하단에 해당한다.

② 이소골

중이에는 세 개의 작은 뼈, 이소골(auditory ossicles)이 들어 있다. 고막의 섬유층에 밀착되어 있는 추골(malleus)로 부터 침골(incus), 등골(stapes)이 체인처럼 연결되어 있어 진동을 전달한다. 침골이 추골의 긴 돌기와 실제 관절을 형성하고 있어 두 구조가 하나의 단위로 움직일 수 있다. 등골의 끝부분은 중이와 내이를 연결하는 통로인 난원창에 부착되어 있다.

③ 이관(유스타키오관)

이관은 중이와 비인두를 연결해 주는 관으로 고실의 환기로 역할을 한다. 이것으로 고막 내외의 기압 평형이 유지되도록 하고 고실의 배설로 역할도 하고 있다.

정상적으로 기능하는 이관은 중이가 비인두로 부터 오염되지 않도록 한다. 이 관은 보통 닫혀 있으나 연하나 하품 시에 열린다. 상기도 감염과 알레르기로 인해 이 관이 막혀 중이의 배액이 폐쇄됨으로서 중이염을 야기 시킬 수 있다.

(3) 내이

내이는 측두골 내에 위치한 액체가 차 있는 막혀 있는 공간이다. 내이는 내부의 막미로와 이를 둘러싼 골미로로 구분하고 앞쪽에서부터 와우, 전정, 반규관의 세 부분으로 되어 있다. 골미로와 막미로 사이의 공간에는 외림프액이 차여 있다.

전정(vestibule)과 반규관(semicircular canals)은 평형 유지를, 와우(cochlea)는 달팽이 껍질을 닮은 나선형 방으로 청력을 담당하는 기관이다. 막미로 부분인 코티기(organ of corti)에는 유모세포가 배열되어 있어 음파를 받아들인다.

2) 기능

(1) 청각

외이에 들어온 음파는 외이도를 통해 고막을 진동하고 고막의 진동이 이소골 연쇄를 거쳐서 내이로 들어가게 된다. 마지막으로 청신경의 가지인 와우신경이 대뇌피질의 측두엽에 위치하는 청각중추에 도달하여 소리를 느끼게 한다. 그 외 다른 경로는 두개골을 진동하게 하여 외이와 중이를 거치지 않고 내이로 직접 자극을 전달하는 경로이다.

외이와 중이를 통해 전달되는 경로를 공기전도(air conduction)라 하고 골을 통해 내이로 전달되는 경로를 골전도(bone conduction)라 한다. 정상적인 사람에서는 공기전도가 더 예민하다.

(2) 평형

내이의 반규관은 신체의 움직임에 반응하는 팽대능(cristae)이라는 가느다란 원추상 돌기가 있다. 내림프액이 팽대능을 뒤덮고 있다. 평형각은 팽대능에 있는 감각세포의 털이 신체 및 머리의 회전운동으로 일어나는 내이의 내림프 흐름에 따라 자극되고, 그 흥분이 전정신경을 통하여 뇌에 전달됨으로서 이루어진다.

2. 건강력

귀와 관련하여 가장 흔하게 호소하는 문제는 청력상실, 이명(tinnitus), 이통, 이루, 어지럼증이다. 대상자에게 어떤 관련 증상이 있는지, 발현양상, 위치, 기간, 증상의 특성과 그 증상을 악화 혹은 완화시키는 요인에 대하여 질문한다.

- 귀에서 분비물이 흐른다면 색과 농도를 확인한다.
- 대상자가 비정상적으로 움직이는 느낌이나 현훈(vertigo)이 있는지 질문한다. 얼마나 자주 발생하는지 오심, 구토, 이명과 동반되어 나타나는지 확인한다.
- 대상자가 전에 귀에 문제가 있었거나 다친 경험은 없는지, 가족 중에 귓병을 앓거나 청력 관련 문제가 있는 사람은 없는지에 대하여 질문한다.
- 최근에 아픈 경험은 없는지, 만성질환을 앓고 있지는 않은지를 질문한다. 예를 들면, 당뇨는 청력소실을 가져올 수 있으며 고혈압은 고음조의 이명을 유발할 수 있다.
- 대상자의 직업에 대해 질문한다. 시끄러운 소음에 노출되어 있는 직업이라면 귀마개를 사용하는지 확인한다.

- 현재 받고 있는 처치와 투약에 관하여 질문한다. 몇몇 항생제와 약물들은 청력소실과 이명을 유발할 수 있다.
- 대상자에게 알레르기 반응이 있는지를 질문한다. 장액성 중이염은 환경이나 계절에 따라 알레르기를 일으키는 사람들에게서 흔하다. 외이의 염증, 즉 외이염은 모발염색, 화장품, 향수 그리고 기타 개인위생 용품에 대한 알레르기 반응으로 발생하기도 한다.

3. 신체검진

대상자의 귀를 사정하기 위하여 외부구조의 시진과 촉진, 이경을 통한 외이도 검사 및 청력검사가 필요하다.

1) 외부구조 검진

(1) 위치 및 대칭성

먼저 귀의 위치 및 대칭성을 관찰한다. 귀의 윗부분이 눈의 외안각 높이에 위치하며 양쪽 귀는 대칭이고 부착되어 있는 각도가 10° 이하인지 관찰한다. 이개의 위치가 아래로 낮게 부착되어 있으면 신장질환을 포함한 선천성 질환을 가진 경우에 동반되어 나타난다(그림 7-3).

(2) 색

얼굴과 귀는 같은 명암과 색깔을 띠어야 한다.

(3) 크기와 모양

이개의 비정상적인 크기와 모양은 가계의 영향이거나 기형일 수도 있다. 다윈결절(Darwin's tubercle)은 일반적인 변형의 하나로 이륜에 생긴 무통성 작은 결절이고 꽃양배추양 귀(cauliflower ear)는 외상을 받아 연골조직이 괴사되어 발생한다. 이개 주변부를 따라 작고 흰 요산결정체가 침착되는 통풍결절(tophi)은 통풍(gout)에서 특징적으로 나타난다(그림 7-4).

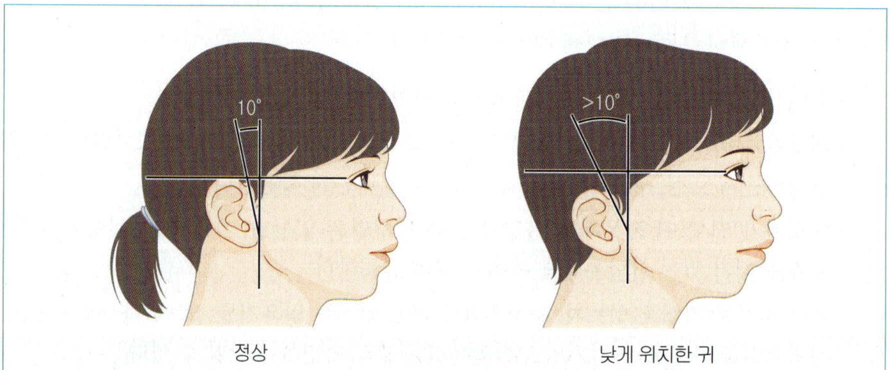

그림 7-3. 이개의 위치

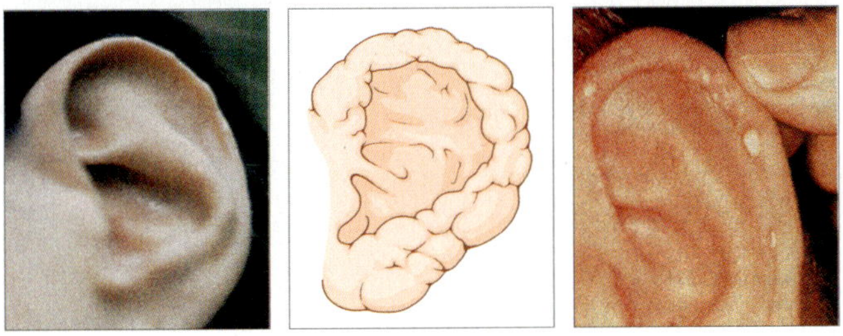

그림 7-4. 이개의 결절 및 병변

(4) 이개의 시진과 촉진

이개의 병변, 분비물, 결절 또는 발적을 시진한다. 이륜을 뒤로 잡아당겨 보아 압통이 있는지 관찰한다. 귀를 뒤로 잡아당겼을 때 대상자가 통증을 호소하는 것은 외이염일 수 있다. 이개 뒤에 위치한 유양돌기를 시진하고 촉진하여 압통, 발적, 발열을 사정한다.

마지막으로 외이도에서 분비물, 발적, 냄새 등을 사정한다. 외이도 안의 이모, 이구(cerumen)의 양은 정상적으로 다양하다.

2) 이경검사

이경을 이용하여 외이도, 고막, 추골을 검진한다. 이경을 외이도에 삽입하기 전에 외이도에 이물질이나 분비물이 있는지 확인한다(**이경사용법** 참조).

이개를 위로 잡아당기거나 이주(tragus)를 눌러보아 압통이 있다면 외이염일 수 있으며, 이 경우에 이경을 삽입하면 통증을 유발할 수 있으므로 삽입하지 않는다.

- 이경 삽입

대상자의 머리를 검진자의 반대쪽으로 기울이게 한 후 이경을 삽입한다. 이개를 후상방으로 잡아당겨 외이도가 일직선이 되게 한다. 모든 사람들의 외이도 모양은 다르기 때문에 고막이 보일 때까지 이경의 각도를 변화시킨다. 3세 이하의 유아는 이개를 아래로 잡아당겨야만 고막의 관찰이 용이하다. 이경 잡은 손은 흔들리지 않도록 대상자의 머리에 기댄다.

(1) 외이도 검진

외이도를 시진하기 위해서는 외이도의 바깥 1/3부분 정도까지 이경을 삽입한다. 외이도의 내측 2/3부분은 압박에 민감하기 때문에 부드럽게 삽입해야 함을 명심한다. 이구의 색깔, 양과 경도를 사정한다. 노인의 이구는 외이도의 섬모가 빳빳하기 때문에 더 단단하고 건조하다. 외이도는 염증과 인설이 없어야 한다.

이구가 과다하면 고막이 가려질 수 있으므로 필요하다면 고막사정을 위해 이구를 제거하기도 한다. 이구를 제거할 때 대상자에게 심한 고통을 줄 수 있는 기구를 사용하기보다는 처방에 의해 이구용해 점적약을 사용하거나 따뜻한 증류수로 세척한다.

이경사용법

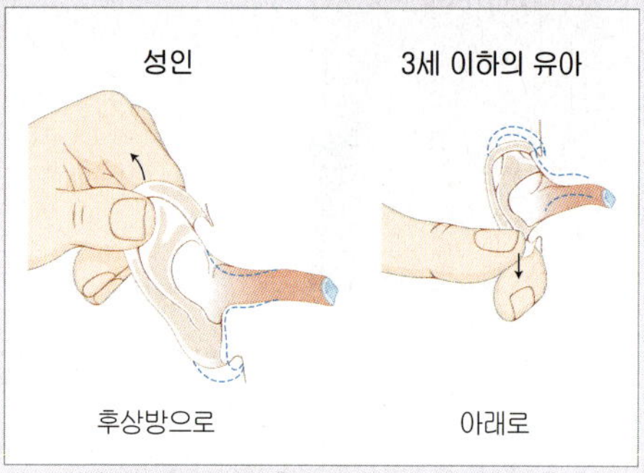

이경삽입

이경을 삽입하기 전에 굴곡된 외이도를 가능한 한 일직선이 되게 하기 위해서 이개를 성인은 후상방으로, 3세 이하의 유아는 아래로 잡아당겨야 한다.

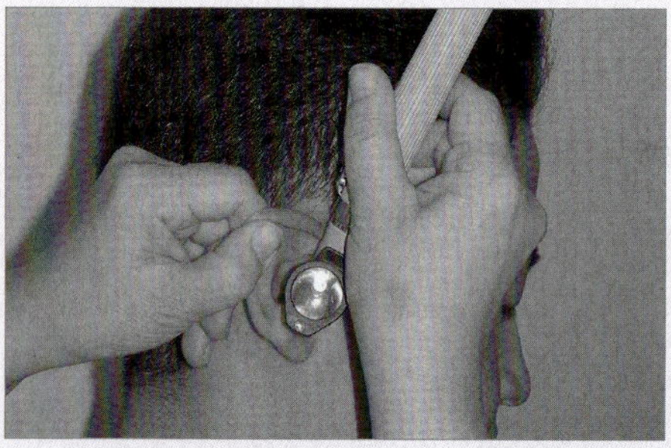

외이도 검진

외이도를 검사하기 위하여 이경의 손잡이는 대상자의 머리와 평행이 되도록 한다. 대상자가 갑자기 움직여서 이경이 외이도에 부딪히지 않도록 검진자는 손으로 대상자의 머리를 단단히 지지한다.

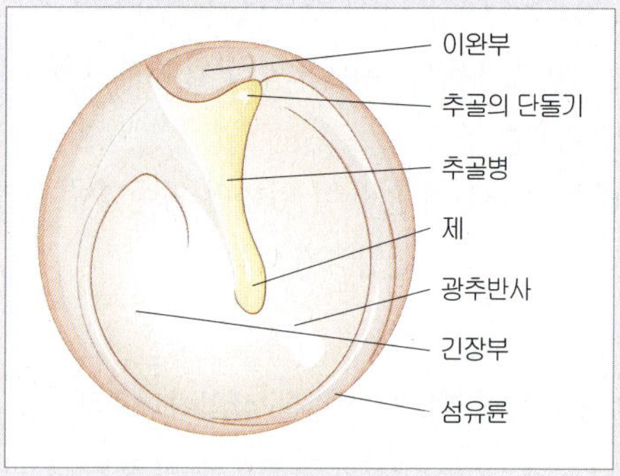

고막 검진

이경이 위치가 정확하면 그림과 같은 고막의 구조를 관찰할 수 있다.

다양한 이구(귀에지)

대상자의 이도 검진 시 이구가 있을 때 위생이 나쁘다고 생각해서는 안 된다. 이구의 외양과 형태는 사실 유전적으로 결정된다. 두 형태의 이구가 있다.

건조한 이구

건조한 형은 회색의 얇은 조각 모양이며, 주로 아시아인과 아메리카 원주민에서 관찰된다.

습한 이구

습한 이구는 진한 갈색의 축축한 외형이며, 주로 흑인과 백인에서 관찰된다.

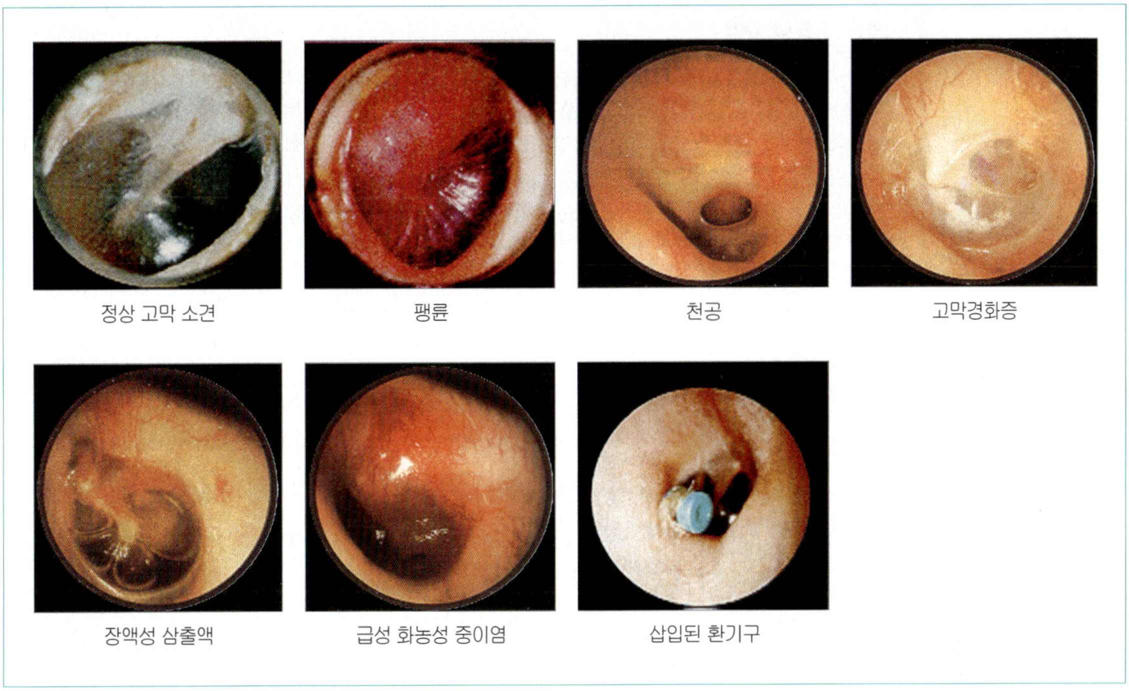

그림 7-5. 고막의 비정상적인 소견

(2) 고막 검진

고막을 완벽하게 보기 위하여 이경을 조심스럽게 여러 방향으로 움직여 볼 필요가 있다. 고막은 진주양 회색빛이며 빛이 나는 반투명의 막이다. 섬유연골륜(annulus)은 고막의 다른 부위보다 더 희고 두껍게 보인다. 고막, 특히 가장자리의 팽륜, 퇴축, 출혈, 병변, 그리고 천공여부를 주의 깊게 관찰한다(그림 7-5). 노인의 고막은 노화과정에서 위축되기 때문에 혼탁하고 더 두드러져 보일 수 있다.

빛 반사(광추반사)는 오른쪽 귀의 경우 4~6시 사이의 위치에서, 왼쪽 귀는 6~8시 사이의 위치에서 보인다. 반사의 위치가 다르거나 나타나지 않으면 대상자의 고막이 팽륜, 염증 또는 퇴축되어 있는 경우 일 것이다.

마지막으로 골 지표들(bony landmarks)을 관찰한다. 추골은 12시 방향에 하얀 줄처럼 보인다. 광추반사의 위 부분이며 추골의 하단에 해당하는 제를 확인할 수 있다.

3) 청력검사

음성검사, Weber 검사와 Rinne 검사를 이용하여 대상자의 청력을 검사한다. 이 검사는 내이로의 소리전도에 장애가 있는 전도성 청력상실(conductive hearing loss)과 청신경의 전도장애나 내이의 기능부전으로 인한 감각신경성 청력상실(sensorineural hearing loss)을 사정한다.

소아의 청력 사정

영아와 소아의 청력을 사정할 때는 음차를 사용할 수 없다. 대신 6개월 이하의 영아는 경악반사(startle reflex)로 검사한다. 신생아, 영아, 소아를 위한 다른 선택은 청각전문가가 뇌간청각유발전위를 검사해야 한다. 오늘날 많은 국가에서는 모든 신생아들이 병원을 퇴원하기 전에 뇌간청각유발전위검사를 받도록 하고 있다.

소아의 청력 장애는 말하기, 언어와 학습 문제, 조기 동일시(early identification)를 일으키기 때문에 치료가 중요하다. 진단 받지 않은 일부 청각장애아들은 정신 질환자, 뇌 손상, 학습부진아로 부정확하게 불릴 수 있다.

(1) 음성 검사

음성 검사(whisper test)는 청력 손상을 발견하기 위한 간단한 방법이다. 한쪽 귀를 검사하는 동안 반대 쪽 귀의 이주 위에 손가락을 올려 놓도록 지시하여 음이 반대 쪽 귀를 통해 전달되는 것을 막도록 한다. 대상자의 뒤에 팔 길이(약 60cm) 정도의 거리를 두고 선다. 숨을 빠르게 내쉰 후(검진자의 목소리가 안정되도록 돕기 위해) 68 또는 100과 같은 둘 혹은 세 음절의 숫자를 속삭인 다음 대상자에게 들은 것을 반복하도록 요청한다. 이런 절차는 반대 쪽 귀의 검진을 위해 반복 시행한다. 숫자를 들을 수 없었거나 정확하게 반복하지 못하는 것은 청력 손상의 징조이다.

(2) Weber 검사

Weber 검사는 전도성 청력상실과 감각신경성 청력상실을 구별하기 위해 수행한다. 이 검사는 골전도를 평가하기 위해 음차를 이용한다. 음차는 인간이 말하는 정상 주파수인 512cycles/초에 맞춰야 한다. 검진자 손에 가볍게 부딪쳐 진동시킨 음차를 대상자 이마의 정중앙이나 머리 꼭대기에 대고 어느 쪽 귀에서 더 잘 들리는가를 묻는다.

그 음이 양쪽 귀에 동일하게 잘 들린다면 정상 Weber 검사라고 기록하며, 한쪽 귀에 더 잘 들린다고 하면 음이 오른쪽 혹은 왼쪽으로 편기(lateralization)되었다고 기술한다. 만일 한쪽에 전도성 청력상실이 있으면 손상된 귀로 더 잘 들리게 되며, 감각신경성 청력상실의 경우는 정상 귀에서 더 잘 들린다.

(3) Rinne 검사

Rinne 검사는 공기전도와 골전도를 비교하는 방법이다. 검진자 손에 가볍게 부딪쳐 진동시킨 음차를 먼저 대상자 유양돌기에 대고 골전도 시간을 측정한다. 더 이상 음이 들리지 않는다고 할 때 아직 진동하고 있는 음차를 즉시 외이도 가까이에 대고 음이 들리지 않게 될 때까지 공기전도 시간을 측정한다. 이때 음차가 귀에 닿지 않도록 주의하며, 시간은 초(seconds)로 측정한다(**음차의 위치** 참조).

정상에서는 공기 전도된 음이 골 전도된 음보다 2배 정도 길게 들려야 하며(AC>BC), Rinne 검사 양성(+)이라 한다. 만일 골 전도된 음이 공기 전도된 음보다 길거나 같게 들렸다면 전도성 청력상실이 있는 것이다(AC ≦ BC, Rinne 검사 음성(-)). 감각신경성 청력상실이 있는 경우는 공기 전도된 음이 골 전도된 음보다 더 길게 들린다.

음차의 위치

Weber 검사

가볍게 진동시킨 음차를 대상자 이마의 정중앙이나 머리 꼭대기에 위치시킨다.

Rinne 검사

가볍게 진동시킨 음차를 먼저 대상자의 유양돌기에 댄다. 더 이상 음이 들리지 않는다고 할 때 아직 진동하고 있는 음차는 즉시 외이도 가까이로 이동시킨다.

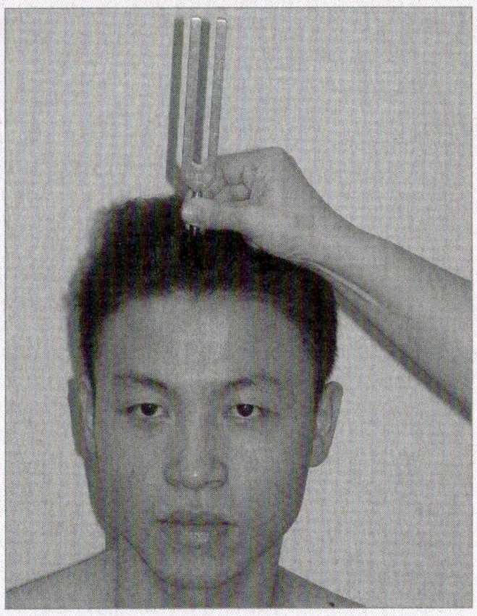

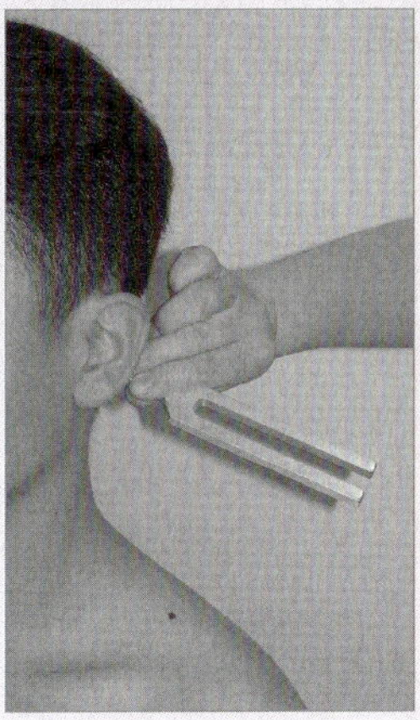

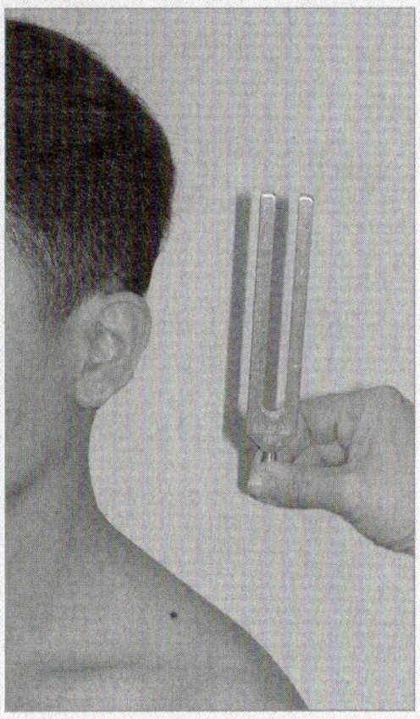

4. 비정상적인 결과

귀를 사정하는 동안 발견할 수 있는 흔한 비정상들은 이통, 청력상실, 이루이다.

1) 이통

이통(earache)은 주로 외이와 내이에 감염, 폐색, 외상과 관련된 질병으로 인해 발생한다. 이통의 심한 정도는 차있는 느낌 혹은 막혀 있는 느낌에서부터 깊고 도려내는 듯한 통증까지 다양하다. 때로는 이통의 정확한 위치를 확인하는 것은 어려울 수 있다. 이통은 간헐적 혹은 지속적, 갑자기 혹은 점진적으로 발생할 수 있다.

2) 청력상실

전도성 청력상실은 음을 전달하는 기관인 외이와 중이에 병변이 있을 때 초래된다. 여러 요인들이 음파를 전도하는 귀의 능력을 방해할 수 있다. 이구, 이물질이나 용종(polyp)은 이도를 폐쇄시킬 수 있다. 중이염(otitis media)은 중이 내에 삼출액이 고여 소리전도가 방해된다. 이경화증(otosclerosis)은 중이 내에 골이 증식되어 소리 진동의 전도가 방해된다. 외상은 이소골 연쇄고리를 붕괴시킬 수 있다.

감각신경성 청력상실 또한 여러 원인이 있다. 가장 흔한 원인은 코티기에 있는 유모세포의 상실이다. 노인성 청력상실이나 진행성 청력상실은 코티기와 청신경의 위축으로 기인된다. 소음이나 약물 중독(ototoxicity)에 의한 청력상실도 유모세포가 손상된 결과로 나타난다(표 7-1).

또한, 약물에 대한 독성반응도 빠르게 청력이 소실되는 원인이 된다. 청력상실이 확인되면 약물은 즉시 복용을 중단해야 한다. 알려진 이독성 약물은 아스피린, aminogly-cosides, 고리 이뇨제, cisplatin 등의 화학요법제이다.

표 7-1 청력상실의 사정

원인	발생	징후 및 증상
외이		
이구전색	갑자기 혹는 점진적으로	소양증
이물	갑자기	분비물
외이도염	갑자기	통증, 분비물
중이		
장액성 중이염	갑자기 혹은 점진적으로	충만감, 소양증
급성 중이염	갑자기	통증, 발열, 상기도감염
고막천공	갑자기	외상, 분비물
내이		
노인성 난청	점진적으로	없음
약물 유발 청력 상실	갑자기 혹는 점진적으로	이명, 다른 약물 부작용
메니어병	갑자기	어지러움
청 신경종	점진적으로	현훈

귀의 비정상 소견

아래 표는 귀 질환에서 흔히 나타나는 증상과 징후에 대한 결과와 가능한 원인이 함께 제시되어 있다.

증상 또는 증후와 결과	가능한 원인
이통	
귀의 폐색감 혹은 충만감 소양감 부분적인 청력상실 어지럼증 발생 가능	이구전색(cerumen impaction)
이주를 누르거나 움직일 때 이통 미열(low-grade fever) 끈적거리는 황색 혹은 농성 이루 부분적인 청력상실 귀의 폐색감 이주, 외이도의 종창 림프절병증	외이도염(otitis externa)
심하게 욱신거리는 깊은 부위의 통증 청력상실 고열 팽륜되고 불같이 붉은 고막	급성 중이염(acute otitis media)

3) 이루

귀로부터 분비되는 이루(otorrhea)의 성질은 혈액, 농성, 수성, 장액혈액성 등 여러 가지로 다르다. 이루는 단독으로 발생하거나 이통과 같은 다른 증상과 더불어 나타날 수 있다. 이루의 발생 시작, 기간, 중증도는 질병의 원인을 짐작하는데 정보가 된다. 이루는 알레르기, 감염, 종양, 외상과 콜라겐 병(collagen disease) 등으로 외이도나 중이에 영향을 미치는 질병으로 인해 야기될 수 있다.

요점정리

건강력

- 귀와 관련하여 흔하게 호소하는 청력소실, 이명, 이통, 이루, 어지럼증과 같은 문제에 관하여 질문한다.
- 현재 받고 있는 처치와 투약에 관하여 질문한다.
- 알레르기 등 과거 병력을 검토한다.

구조와 기능

외이
- 주로 탄성연골로 구성
- 소리를 모아 중이로 전달

중이
- 고막에 의해 외이와 분리
- 세 개의 작은 뼈; 추골, 침골, 등골
- 이관에 의해 비인두와 연결
- 소리의 진동을 내이로 전달, 청각 장치의 보호, 고막 양쪽의 기압 평형 유지

내이
- 액체가 차 있는 폐쇄된 공간
- 평형 유지를 돕는 전정과 반규관, 청력을 담당하는 와우

사정
- 귀의 위치와 대칭성 관찰
- 외이의 병변, 분비물, 결절 또는 발적 시진
- 이개 뒤의 유양돌기에 대한 시진과 촉진
- 이경을 이용한 외이도, 고막의 검진
- 청력 손상을 사정하기 위한 속삭이는 음성검사
- 전도성 청력상실과 감각신경성 청력상실을 구별하기 위한 Weber 검사
- 음의 공기전도와 골전도를 비교하기 위한 Rinne 검사

비정상적인 결과
- 이통 - 통증의 강도는 차있는 느낌 혹은 막혀 있는 느낌에서부터 깊고 도려내는 듯한 통증까지 다양
- 청력상실 - 전도성 혹은 감각신경성 일 수 있음
- 이루 - 귀로부터의 분비물

CHAPTER 8

코, 인후

- 구조와 기능
- 건강력
- 신체검진
- 비정상적인 결과

호흡기와 소화기 계통의 기능에 관한 여러 가지 정보는 접근이 가능한 코, 입, 인후 등을 통하여 얻을 수 있다. 또한 이러한 기관에는 후각과 미각을 감지하는 특별한 감각기관이 위치하고 있다.

1. 구조와 기능

1) 코

코(nose)는 후각 기능 외에도 호흡기계에서 흡입 공기를 여과시키고, 온도, 습도를 조절하는 역할을 한다. 코를 사정하면서 부비동 역시 사정해야 한다.

(1) 구조

비강의 전벽을 이루는 외비는 구조적으로 하 2/3는 가동성이 있는 연골로, 상 1/3은 단단 뼈로 구성되어 있다. 앞쪽의 입구는 전비공(외비공), 뒤쪽의 비인두로 통하는 개구부는 후비공이라고 한다.

비중격(nasal septum)에 의해 비강은 좌우로 구분되며, 일반적으로 출생 시나 유아 시절에는 곧은 모양이나 대부분의 성인에서는 정도 차이는 있지만 만곡이 있다.

중격의 앞쪽에 위치한 Kiesselbach 부분은 비출혈의 호발부위이다. 비점막은 혈액이 풍부하게 공급되기 때문에 구강점막보다 색깔이 더 붉다.

(2) 기능

비 전정에는 거친 털이 많이 분포되어 있어 공기와 함께 유입되는 먼지를 여과하는 역할을 한다. 후각 수용체는 비강상부와 비중격의 상 1/3에 위치하고 있다. 후부(olfactory region)에는 풍부한 모세혈관과 점액을 생산하는 배상세포(goblet cell)가 있어서 흡입 공기에 대한 온도조절, 가습작용, 정화기능을 한다.

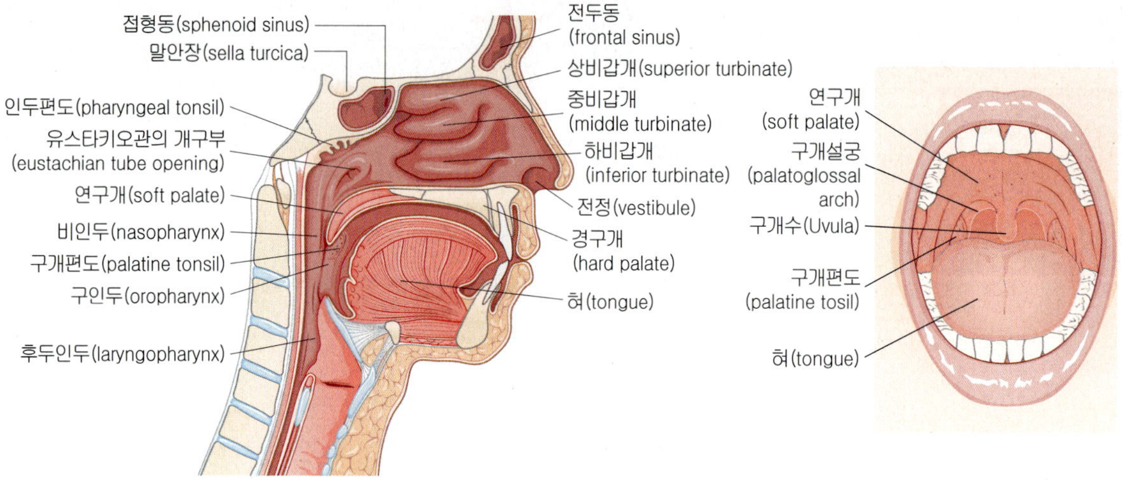

그림 8-1. 코와 구강의 구조

비강의 외측벽에는 상·중·하 비갑개(turbinate)라는 3개의 비강 내로 돌출한 구조물이 있고, 이 비갑개의 하부와 비강의 측벽 사이의 공간을 비도(meatus)라고 한다. 점막으로 덮여 있어 흡입 공기에 대해 온도조절, 여과, 가습 기능을 한다(그림 8-1).

2) 부비동

코를 중심으로 4쌍의 부비동(paranasal sinuses)이 내비로 열려 있는데 각각을 살펴보면;

- 상악동은 눈 아래의 뺨에 위치한다.
- 전두동은 눈썹 위에 위치한다.
- 사골동과 접형동은 눈과 코 뒤쪽으로 위치한다(그림 8-2).

부비동은 발성을 공명시키며, 점액을 비강으로 공급한다. 상악동과 전두동은 사정이 가능하지만 사골동과 접형동은 사정하기가 쉽지 않다.

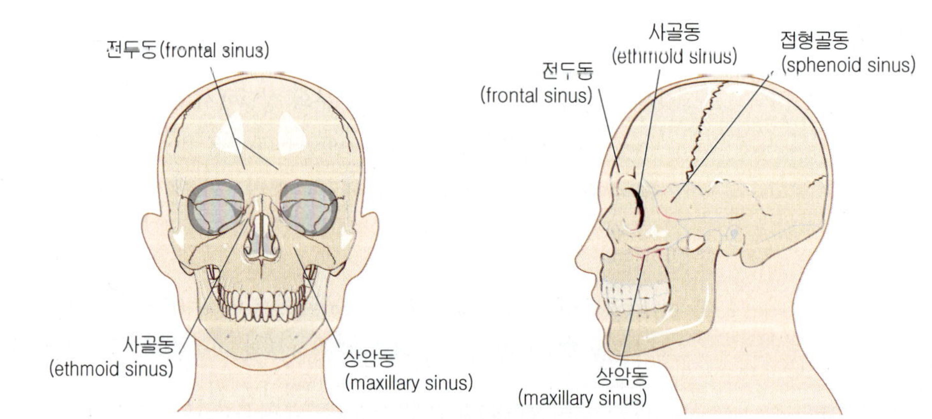

그림 8-2. 부비동

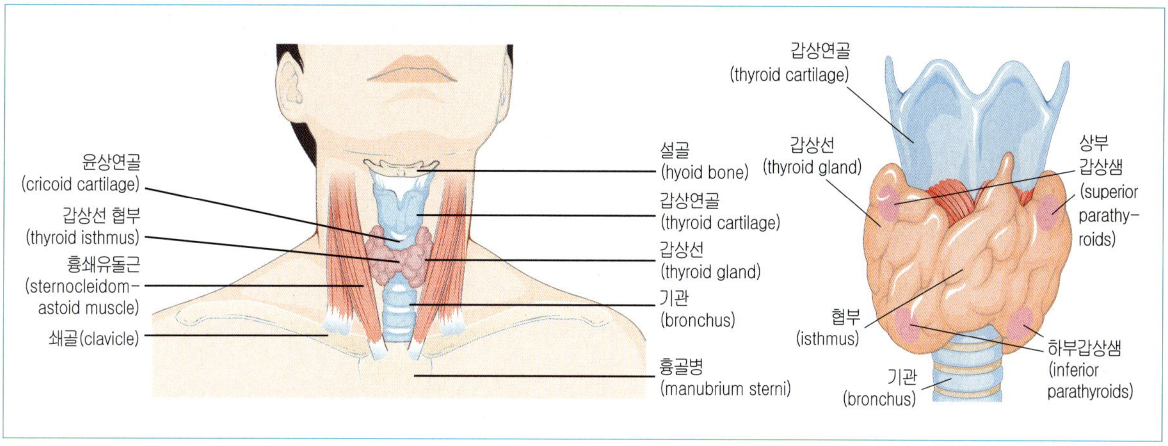

그림 8-3. 갑상선의 구조

부비동의 개구부는 쉽게 폐색될 수 있고, 이 경우 환기와 배설이 되질 않아 염증과 종창의 원인이 될 수 있다.

3) 인후

인후(throat) 또는 인두(pharynx)는 비인두, 구인두, 후두인두로 구분된다. 인후에는 경구개, 연구개, 구개수, 편도선이 위치하고 있다. 인후 내면은 점막으로 덮여 있어 부드러우며 밝은 분홍색에서 밝은 적색을 띤다.

경부(neck)는 경추, 목과 어깨 근육 그리고 인대로 구성된다. 다른 주요 구조로는 기관, 갑상선, 림프절이 있다.

갑상선(thyroid gland)은 후두와 기관 상부의 앞쪽 목 부분에 나비모양으로 위치한다. 이는 양쪽의 좌 및 우엽과 양엽을 잇는 협부로 구성된다(그림 8-3). 가장 큰 내분비선인 갑상선은 삼옥화타이로닌(triiodothyronine)과 티록신(thyroxine) 호르몬을 분비하여 모든 세포 대사에 관여한다.

2. 건강력

1) 코에 관한 문진

- 코와 관련하여 가장 흔하게 호소하는 문제는 비폐색(nasal stuffiness), 비루(nasal discharge), 비출혈(epistaxis)이다. 대상자에게 이런 문제가 있는지 질문한다.
- 잦은 감기, 고초열(hay fever), 두통, 부비동의 문제가 있는지도 질문한다.
- 대상자가 가지고 있는 문제를 야기시키거나 악화시키는 환경이나 장소에 대해서 조사한다.
- 코 또는 머리에 외상을 입은 적이 있는지 질문한다.
- 환경 알레르기는 비폐색과 비루를 가져오고 정체된 비분비물은 배양배지 역할을 하게 되어 부비동염(sinusitis) 및 기타 염증을 일으킨다. 분비물의 색깔과 농도에 대해서도 질문하다.

• 비강분무제의 사용 여부에 대해 질문한다. 비강분무제를 사용하다 중단하게 되면 결국 반동울혈(rebound congestion)이 나타날 수 있다.

2) 구강, 인후, 경부에 관한 문진

• 대상자에게 출혈, 치은통, 구강이나 혀의 궤양, 구강에서 느껴지는 불쾌한 맛, 구취, 치통, 치아상실, 잦은 인후통, 쉰 목소리, 안면종창이 있는지 질문한다.
• 흡연을 하는지, 다른 종류의 담배를 사용하는지를 질문한다.
• 대상자의 경부에 문제가 있다면 목의 동통이나 압통, 종창, 또는 목의 움직임에 어려움이 있는지 묻는다.

3) 관련 질문

코, 구강, 인후 그리고 경부에 대한 구체적인 질문을 한 후에는 대상자의 전반적인 건강상태에 대하여 질문한다. 갑상선 질환의 징후일 수 있는 반응에 방심하지 않아야 한다. 갑상선기능항진증은 더위에 민감, 체중감소, 월경기간과 양의 감소 등이 나타난다. 갑상선기능저하증은 추위에 대한 민감성, 체중증가, 월경기간과 양이 증가되며, 심한 경우 심박출량 저하로 인해 서맥과 호흡곤란이 발생하게 된다. 대상자에게 이런 증상과 징후와 관련하여 질문한다:
• 덥고 추운 날씨에 대한 참을성에 변화가 있다는 것을 느끼는가?
• 최근 체중 변화가 있었는가? 체중 변화가 언제, 얼마나 있었는가?
• 호흡 문제가 있는지, 심장의 불규칙한 박동을 느끼는가?
• 지금까지 월경양상에 어떤 변화가 있었는가?
• 지금까지 떨림, 홍분, 혹은 집중이나 수면의 어려움이 있었는가?

3. 신체검진

코에 대한 완벽한 검사를 위해서는 양쪽 코의 내외 구조를 검사하고 후각을 평가하며 부비동도 확인하여야 한다. 시진, 촉진과 타진 기술을 사용한다.

1) 코

(1) 외비 시진

먼저 코의 위치, 대칭성과 색깔을 관찰한다. 변색, 종창, 기형 등의 변화를 사정한다. 크기와 모양의 변화는 대부분이 연골과 섬유지방조직의 양의 차이로 기인된다.

비루(nasal discharge)나 비공의 벌름거림(flaring)을 관찰한다. 비루가 있는 경우에는 색깔, 양, 농도에 주목한다. 비공이 벌름거리는 경우에는 다른 호흡장애 증상이 있는가를 관찰한다.

(2) 후각검사

비개존(nasal patency) 여부와 후신경(제I 뇌신경) 기능을 검사하기 위하여 대상자에게 한 쪽 외비공을 막고 다른 쪽 외비공으로 익숙한 방향물질을 흡입하게 하여 대상자가 물질의 이름을 알아 맞추는지를 판정한다. 가능하다면 비누, 커피, 감귤류, 담배 등을 사용한다. 다른 방향물질을 사용하여 반대편 외비공에 반복하여 실시한다.

(3) 비강검진

대상자의 머리는 약간 뒤로 젖히도록 하고, 비첨(tip)을 위로 밀어 올린다. 이경(otoscope)의 불빛으로 비강을 비추어 심한 비중격 만곡이나 천공이 있는지 확인한다. 전정과 비갑개의 발적, 부드러움, 분비물 여부를 관찰한다.

(4) 비경검사

외비공의 직접 시진은 비경, 펜라이트 혹은 짧고 넓은 검경이 부착된 이경을 사용하여 관찰한다. 대상자를 검진자 앞에 앉히고, 머리는 뒤로 젖히도록 한다. 장갑을 끼고 오무린 비경의 끝을 비전정에 삽입하여 부드럽게 벌린다. 수평으로 벌리면 비중격에 접촉하게 되어 동통이나 비출혈이 초래될 수 있기 때문에 수직으로 벌린다. 펜라이트를 비추어 검진부위를 밝게 한다.

외비공의 색깔과 개존 및 비분비물의 양과 특성을 관찰한다. 점막은 촉촉하고 분홍에서 밝은 적색을 띠며, 병변이나 용종(polyp)은 없어야 한다. 같은 방법으로 반대쪽 외비공도 시진한다(그림 8-4) (**외비공의 시진** 참조).

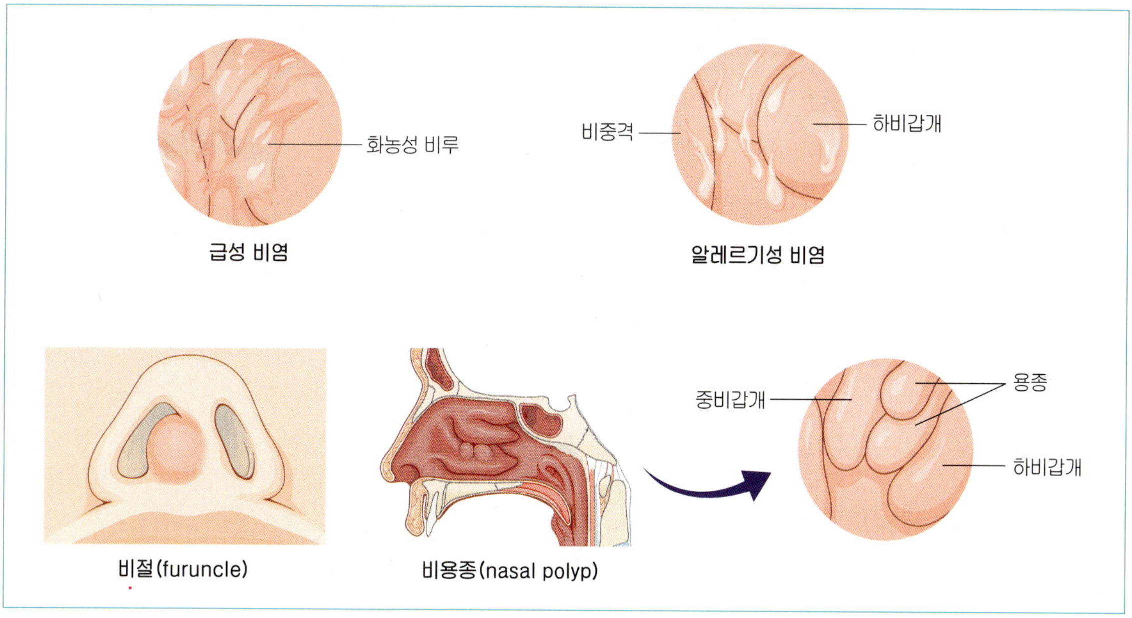

그림 8-4. 비강의 비정상적인 소견

외비공의 시진

아래 그림은 직접 시진하는 동안 비경의 적절한 위치와 관찰 가능한 구조를 보여주고 있다.

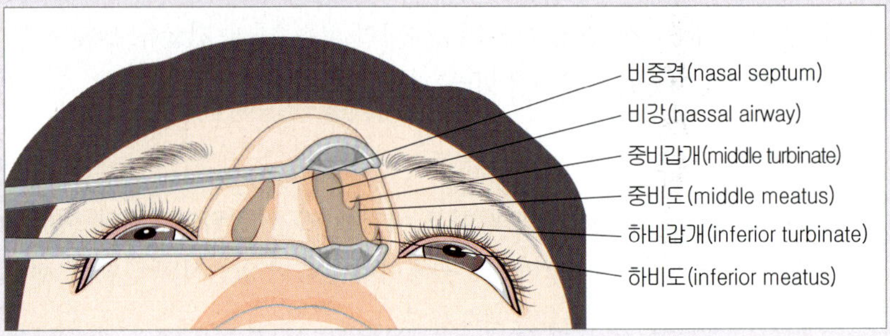

(5) 코의 촉진

엄지와 시지로 대상자의 코를 촉진하여 동통, 압통, 종창 그리고 기형을 확인한다.

2) 부비동

전두동과 상악동만이 사정 가능하고, 사골동과 접형동은 사정이 불가능하다. 그러나 전두동과 상악동에 감염이 있는 경우 다른 부비동 역시 감염이 있는 것으로 추측할 수 있다.

(1) 부비동 시진과 촉진

먼저 눈 주위, 특히 부비동 부위의 종창을 확인한다. 다음은 부비동을 촉진하여 압통이 있는지 사정한다(**상악동 촉진** 참조). 전두동 촉진은 검진자의 엄지손가락을 대상자의 안와 상부의 골융선(bony ridges) 바로 아래이면서 눈 윗부분에 놓고 부드럽게 압력을 가한다. 다음은 상악동을 촉진한다.

상악동 촉진

상악동을 촉진하기 위해 그림처럼 검진자의 엄지손가락으로 광대뼈 바로 아래 코 양옆을 누른다. 그림은 전두동의 위치도 함께 보여주고 있다.

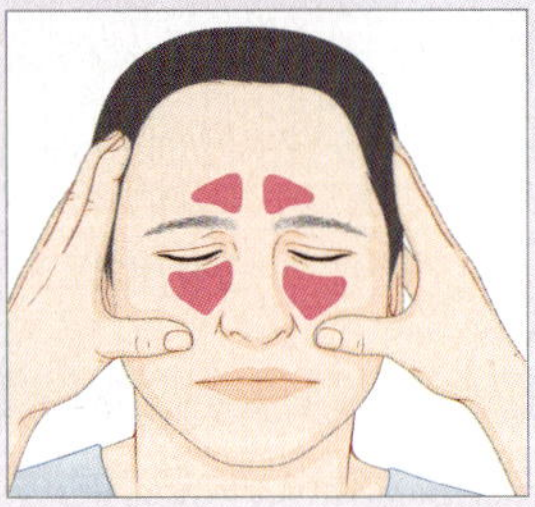

(2) 부비동 타진

전두동과 상악동을 시지와 중지로 가볍게 두드려 타진한다. 부비동염(sinusitis)에서 나타날 수 있는 동통이나 압통이 있는지 관찰한다.

(3) 광선투시법

부비동 촉진이나 타진 시 대상자가 압통을 호소한다면, 부비동에 액체나 농이 차있는지를 확인하기 위하여 광선투시법(transillumination)을 사용한다. 광선투시법 또한 종양과 폐색을 확인하는데 도움이 된다(**부비동 광선투시법** 참조).

부비동 광선투시법

광선투시법을 실시하기 위해서는 펜라이트가 필요하며 방을 어둡게 하고 대상자는 눈을 감도록 한다.

전두동
펜라이트를 안와 상부에 대고 위쪽을 향하게 불을 비추면 눈썹 바로 위의 전두동이 밝아진다.

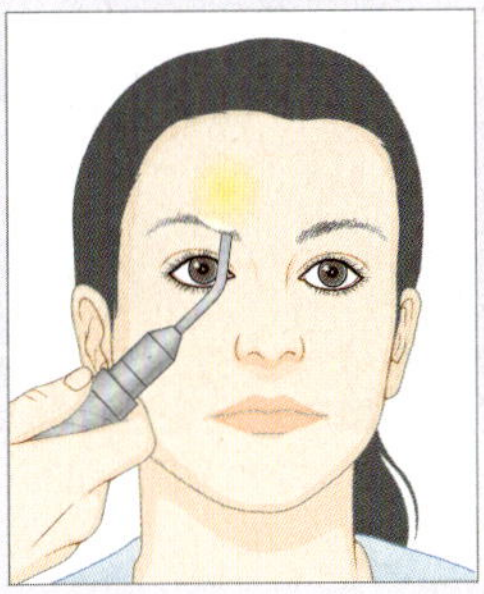

상악동
눈 바로 아래 광대뼈에 펜라이트를 대고 대상자에게 입을 벌리도록 말한다. 빛이 입안의 경구개에 비춰지는 것을 볼 수 있다. 빛은 동등하게 투시된다.

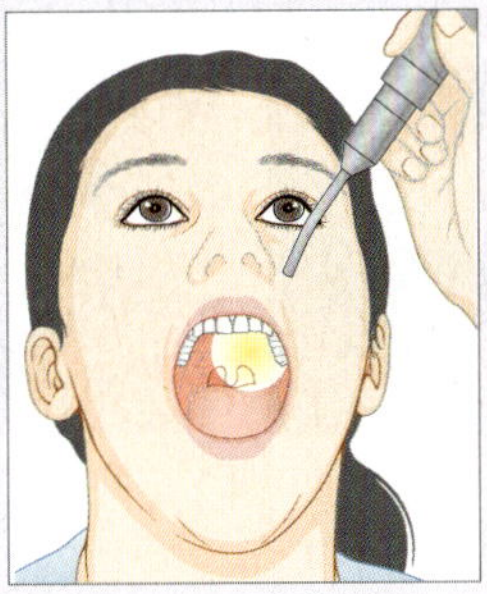

3) 구강, 인후, 경부

구강과 인후를 사정하는데 시진과 촉진 기법이 요구된다. 경부를 사정할 때는 청진도 함께 시행한다.

(1) 구강과 인후 검진

① 입술

먼저 입술을 시진한다. 입술은 분홍색이고 촉촉하며 대칭적이고 병변이 없어야 한다. 청색이나 색소반점은 흑인에서는 흔하다. 입술의 혹이나 표면의 비정상은 장갑을 끼고 촉진한다(그림 8-5).

② 구강점막

대상자의 입을 벌리게 한 다음 혀 위에 설압자를 대고 펜라이트를 이용하여 구강 점막을 시진한다. 구강점막은 분홍색을 띠며 부드럽고 촉촉하며 병변과 구취가 없어야 한다(그림 8-6).

③ 잇몸

잇몸(gingiva, gums)은 분홍색이며 습기있고 치아와의 경계가 명확하다. 잇몸이 퇴축되어 치근이 노출되어서는 안 된다. 치아 시진을 통해 치아의 수와 상태, 결손 등을 확인한다. 의치를 착용하고 있는 대상자는 의치가 잘 맞는지 관찰하며 잇몸 아래를 시진할 때는 의치를 제거해 줄 것을 요청한다.

④ 혀

혀는 촉촉하고 분홍색으며 병변은 없어야 한다. 뒷면은 부드럽고 앞면은 다소 거칠고 균열이 있으며, 모든 방향으로 쉽게 움직일 수 있다. 설태가 갈색으로 되어 있는지, 균열, 궤양 및 결절의 유무를 살펴야 한다(그림 8-7). 혀는 모든 방향으로 용이하게 움직

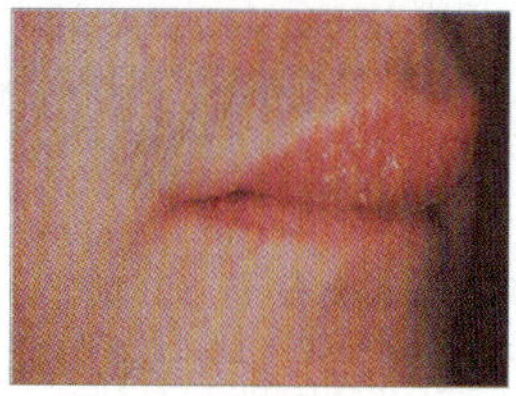

단순포진

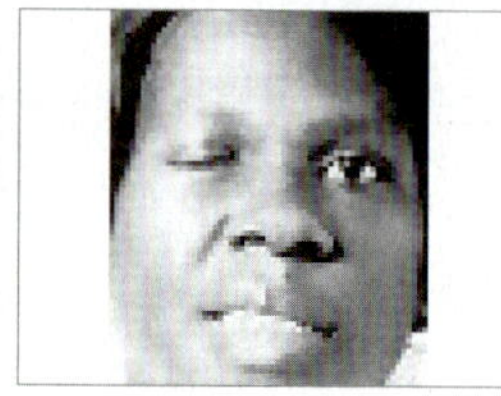

안면신경마비

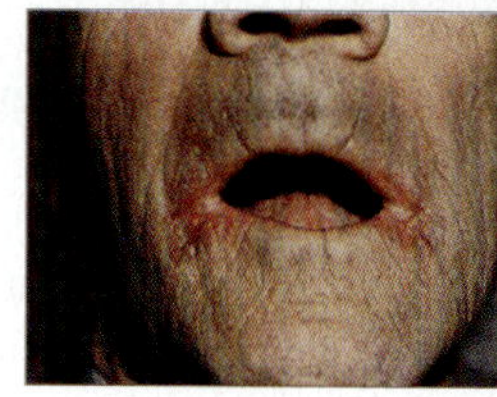

구각염

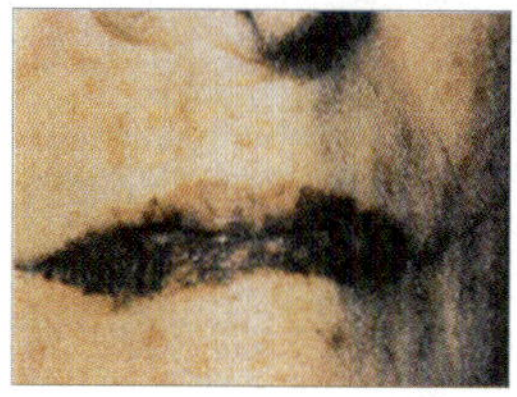

Peutz-Jeghers syndrome

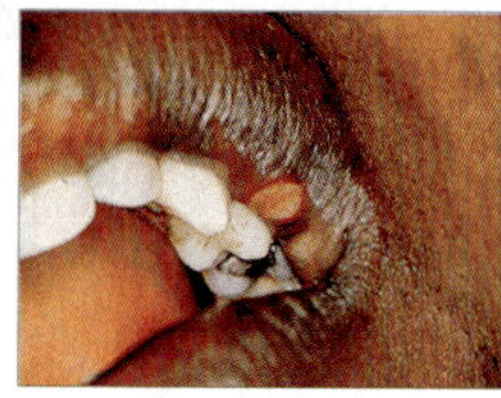

경성하감

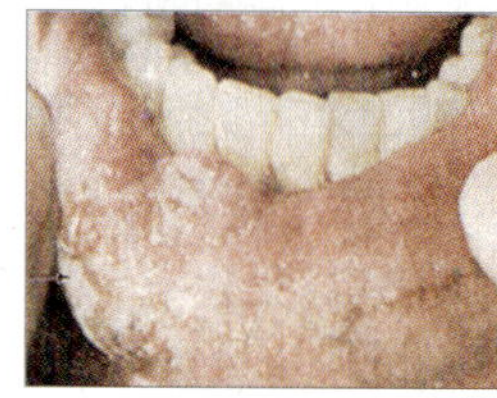

입술의 편평상피암

그림 8-5. 입술의 비정상적인 소견

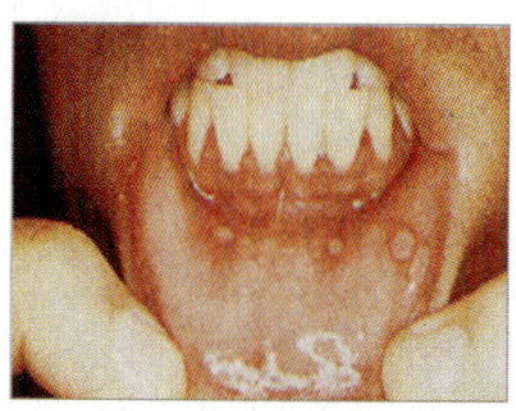

아프타성 궤양
(aphthous ulcers)

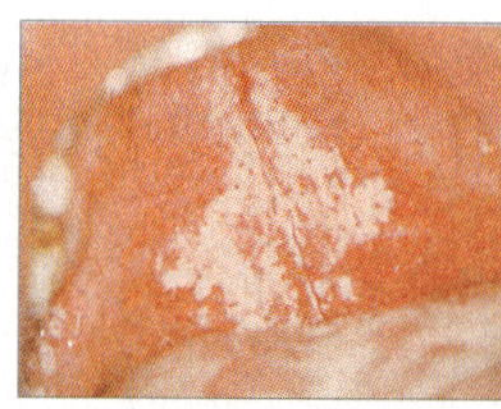

칸디다증
(candidiasis)

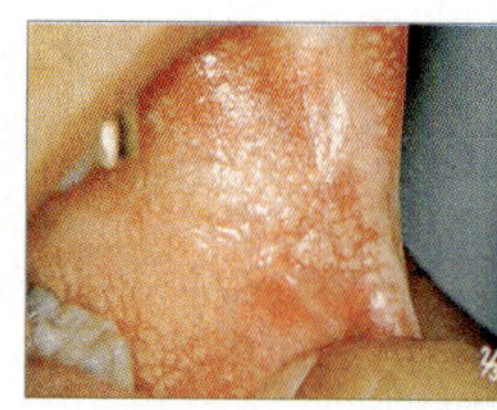

포어다이스씨 반점
(Fordyce's granules)

그림 8-6. 구강점막의 비정상적인 소견

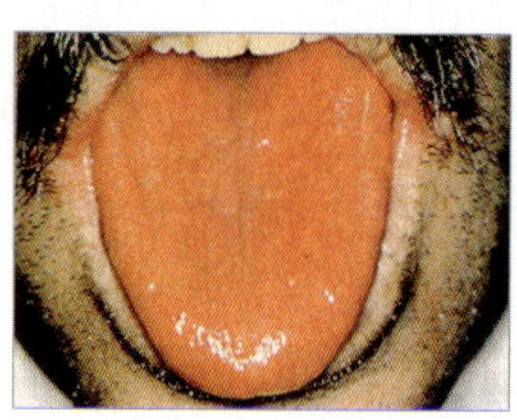

평활혀(smooth tongue)

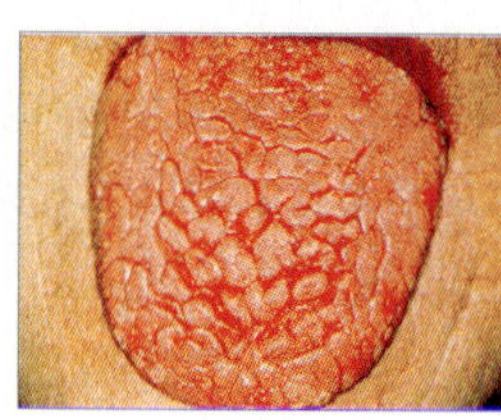

안면신경마비

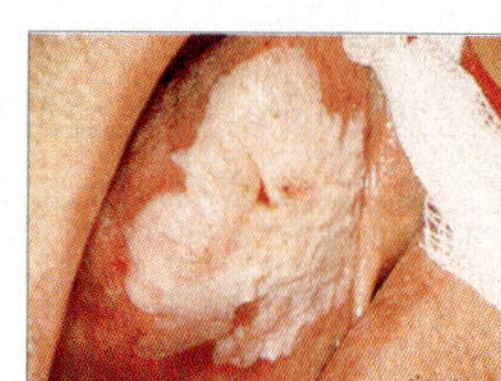

백반증(leukoplakia)

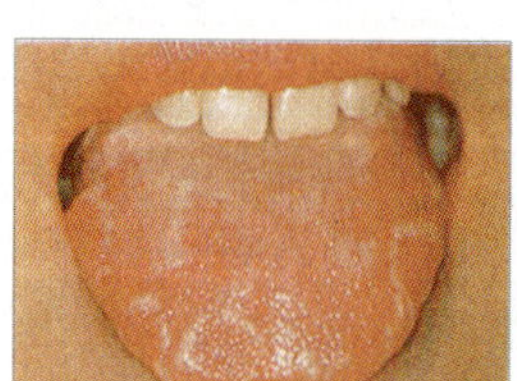

지도상 혀(geographic tongue)

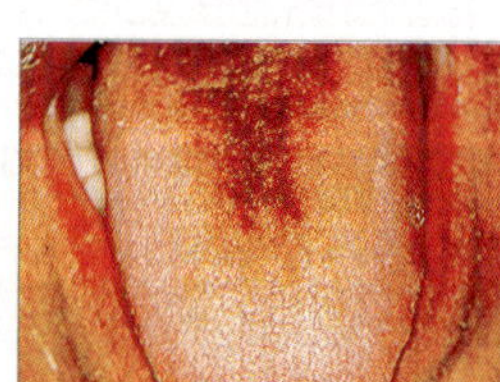

모혀(hairy tongue)

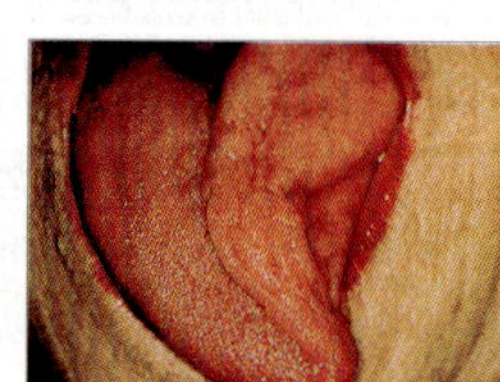

좌측 설하신경 마비

그림 8-7. 입술의 비정상적인 소견

혀의 표면 검사

노인은 혀의 배면에 정맥류가 나타날 수 있다. 혀의 밑면은 구강암이 흔히 발생하는 부분이므로 철저하게 사정한다.

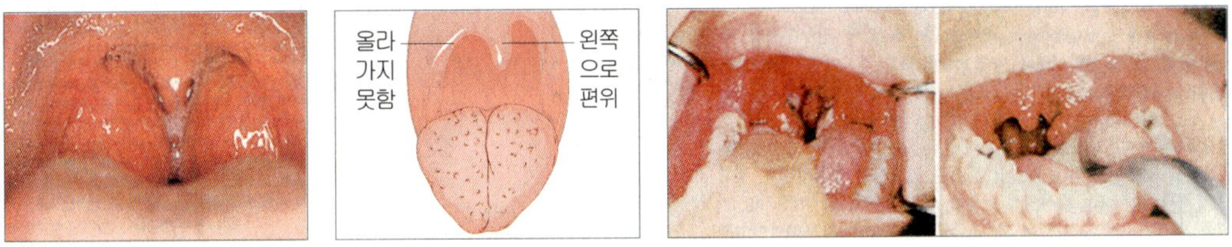

그림 8-8. 구강점막의 비정상적인 소견

일 수 있고 안정 시 전면으로 반듯하게 놓여 있다. 혀를 내밀어 보도록 지시해서 혀의 편위, 위축 등을 관찰한다.

혀끝을 들어 올려 앞니 뒤의 구개에 닿도록 하여 혀의 배면과 구강저를 시진한다. 거즈로 혀 끝부분을 잡고 양 측면으로 움직이며 측면 가장자리를 시진한다. 부드럽고 매끈해야 한다(**혀의 표면 검사** 참조). 혀를 촉진하여 혹, 병변, 궤양 또는 부종 등을 확인한다.

⑤ 구인두, 구개수, 편도

펜라이트를 이용해 구개수(uvula)와 구인두(oropharynx)를 시진한다. 설압자는 혀의 뒤쪽을 자극하면 구역반사가 유발되므로 혀의 중간에서 약간 뒤쪽을 누른다. 구개수와 구인두는 분홍색이며 촉촉하고 염증과 삼출액은 없어야 한다. 편도(tonsil)는 분홍색이며 비대나 삼출이 없어야 한다. 대상자에게 “아—” 소리를 내게 해서 연구개와 구개수의 움직임을 관찰한다(그림 8-8).

면봉이나 설압자로 인두후벽을 자극하여 구역반사(gag reflex)를 사정한다. 구역반사는 양측에서 반응이 일어나야 한다.

(2) 경부의 사정

먼저, 대상자의 목을 관찰한다. 목은 대칭적이어야 하며 피부는 상처가 없어야 한다. 박동, 종괴(mass), 종창, 정맥확장 또는 갑상선 및 림프절의 비대는 관찰되지 않아야 한다. 대상자에게 운동 범위에 따라 목을 움직여 보도록 하고, 어깨를 으쓱 올려보라고 한다. 또한 침을 삼켜보도록 하여, 삼킬 때 후두, 기관과 갑상선이 올라오는지를 확인한다(그림 8-9).

① 림프절 촉진

양 손가락의 바닥을 이용하여 전이개에서 턱 아래로 림프연쇄를 따라 양측으로 촉진한다; 다음은 귀 뒤쪽에서 쇄골상으로 계속해서 검진한다(**림프절의 위치** 참조). 림프절

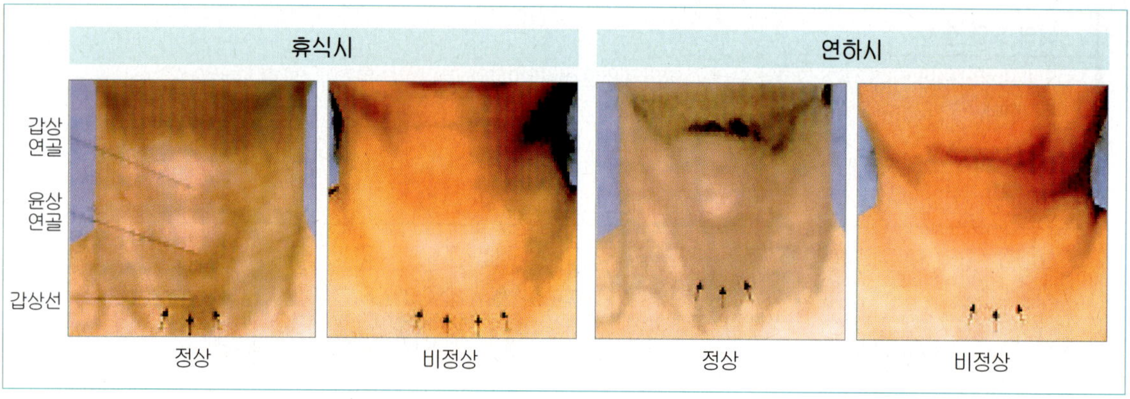

그림 8-9. 갑상선의 사진

경부 림프절의 위치

머리와 목에 있는 림프절의 위치

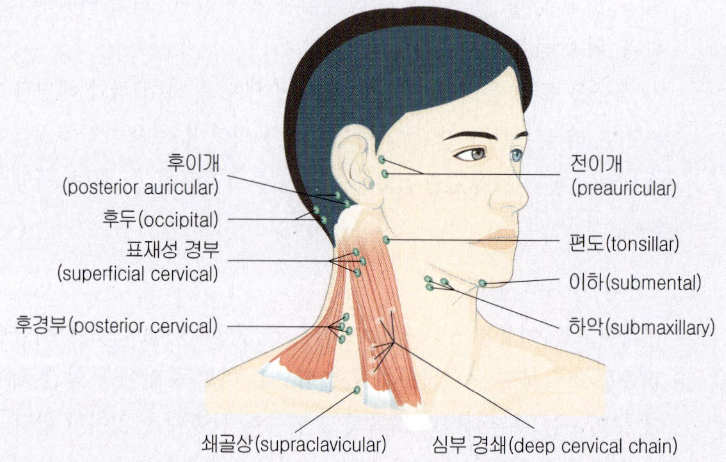

의 크기, 모양, 운동성, 경도 그리고 압통 등을 사정하고, 양쪽의 림프절을 비교한다.

② 기관 촉진

기관이 목의 중앙에 위치하는지 촉진한다. 기관 편위를 사정하기 위해 손가락을 기관의 한쪽에 대고 기관과 흉쇄유돌근 사이의 공간을 확인한 후 이 공간을 반대쪽과 비교한다(그림 8-10). 정상에서는 서로 대칭적이다.

③ 갑상선 촉진

대상자의 뒤쪽에 서서 양손의 손가락을 윤상연골 옆에 올려놓는다. 대상자에게 침이나 물을 삼키도록 하고 갑상선 협부를 확인한다. 협부(isthmus)는 윤상연골 바로 아래, 기관에 걸쳐 있기 때문에 삼킬 때 위로 올라가게 된다.

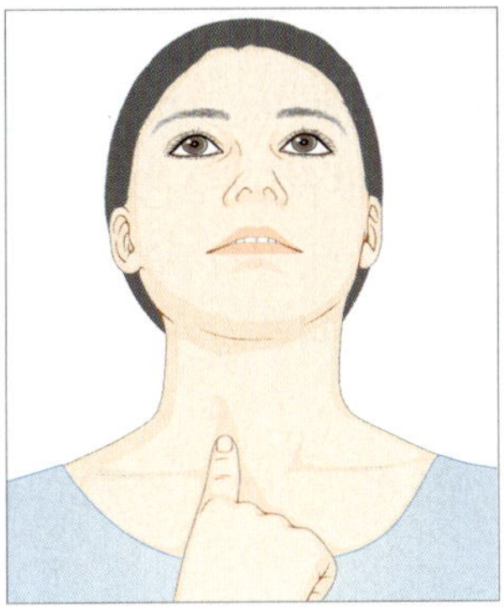

그림 8-10. 기관 촉진

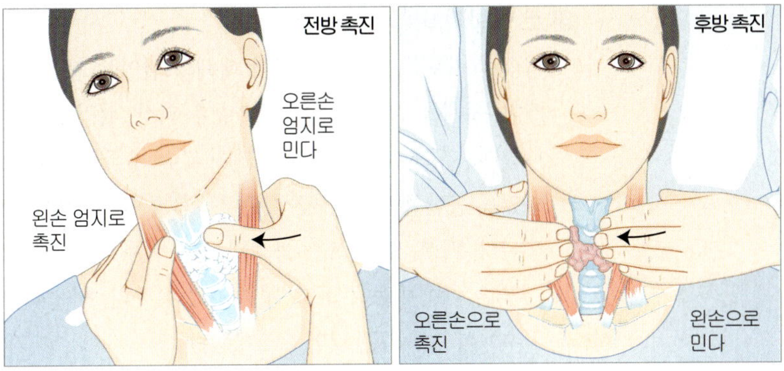

그림 8-11. 갑상선의 촉진

갑상선 좌·우엽 각각의 비대, 결절, 압통을 확인한다(그림 8-10). 대상자가 턱을 약간 숙이고 옆으로 돌리면 목의 근육이 이완되므로 촉진이 용이할 수 있다. 정상 갑상선은 촉지되지 않거나 압통이 없다.

④ 경부 청진

청진기의 벨형을 경동맥 위에 가볍게 올려놓고 청진한다. 순환하는 소리를 청진하는데 호흡음이 방해가 된다면 호흡을 잠시 멈추도록 당부한다.

갑상선 비대가 의심되면 갑상선을 청진기의 벨형으로 청진하여, 대사항진 상태를 나타내는 혈관잡음(bruit)을 확인한다.

4. 비정상적인 결과

코, 구강, 인후를 사정하는 동안에는 비출혈, 비공의 벌름거림(nasal flaring), 코 막힘(nasal stuffiness), 비루, 코의 통증, 인두염, 편도주위농양을 발견할 수 있을 것이다.

(1) 비 출혈

흔한 징후인 비 출혈(epistaxis)은 자발성으로 발생되거나 비강의 전면 혹은 후부에서 유발될 수 있다. 코의 약한 혈관으로 많은 혈액이 공급될 때 특히 출혈에 취약하다. 점막이 건조하거나 자극에 의해 쉽게 출혈이 되며, 비 출혈을 일으키는 감염으로 의해 더 쉽게 올 수도 있다. 그 외 원인으로는 외상; 비중격 만곡; 혈액학적, 응고, 신장, 위장관계 질환과 특정 약물과 치료 등이 있다.

(2) 비공의 벌름거림

비공을 벌름거리는 것(nasal flaring)이 성인과 아동이 조용하게 호흡하는 상황에서라면 정상이다. 그러나 성인이 규칙적으로 현저히 코를 벌름거리는 것은 호흡곤란의 징후일 수 있으며 즉시 빠른 사정이 요구된다.

(3) 코 막힘과 비루

점액성 비루를 동반한 비점막 폐쇄의 원인은 전신적 질환, 비중격 만곡 같은 코나 부비동 질환, 두개골 기저부나 비골절 같은 외상, 비점적용 혈관수축제의 지나친 사용, 알레르기나 먼지, 흡연 그리고 유해한 연기 같은 자극물질에 노출되는 것 등이다. 부비동의 압통과 발열을 동반한 비루는 급성 부비동염을 암시하며, 일반적으로 전두동이나 상악동에서 발생된다. 백색, 황색, 또는 녹색의 진한 비루는 감염을 암시한다.

맑은 수액루는 주의 깊게 평가해야 한다. 단순한 비염일 수도 있고, 두개저 골절로 뇌척수액이 누출되는 것일 수도 있다.

(4) 연하곤란

연하곤란(dysphagia)은 식도질환에서 가장 흔한 증상이다. 그러나 구인두, 호흡기계, 신경계, 교원질성 질환 혹은 독소와 치료의 영향으로도 발생할 수 있다. 연하곤란은 질식과 흡인의 위험을 증가시킨다.

(5) 인후통

인후통(sore throat, throat pain)은 인두 부위가 불편한 것을 언급한다. 이런 흔한 증상은 할퀴는 느낌에서 심한 통증사이의 변동이 있다. 인후통은 감염, 외상, 알레르기, 암 혹은 전신질환으로 온다. 또한 수술과 기관내 삽관 후에 올 수 있다. 그 외의 원인으로는 구강호흡, 알코올 섭취, 흡연이나 암모니아 같은 화학물질과 성대의 과다사용으로 인해 올 수 있다.

코와 인후의 비정상 소견

아래 표는 코와 인후 질환에서 흔히 나타나는 증상과 징후에 대한 결과와 가능한 원인이 함께 제시되어 있다.

증상 또는 증후와 결과	가능한 원인
연하곤란	
적성(笛聲, crowing), 협착음(stridor) 같은 호흡곤란 증후 구토와 발성장애와 더불어 구인두 연하곤란	기도 폐색(airway obstruction)
구인두와 식도 연하곤란 빠른 체중감소 지속적인 흉통 객혈을 동반한 기침 쉰목소리 인후통 딸꾹질	식도암(esophageal cancer)
무통성, 진행성 연하곤란 잇몸에 검푸른 납선 금속성 미감(味感) 유두부종 안근 마비 수족(footdrop) 또는 수근하수(wristdrop) 정신혼동 혹은 발작	납 중독(lead poisoning)
비출혈	
반상출혈 점상출혈 잇몸, 구강, 정맥주사부위로 부터의 출혈 월경과다 흑색변, 토혈과 같은 위장관계 출혈 증후	응고질환
일측 혹은 양측의 비 출혈 비 종창 안와주위의 반상출혈과 부종 동통 비 기형 비절단 염발음	비골 골절
스며나오는 비 출혈 건기침 돌연 시작되는 오한과 고열 장미진 구토 극심한 피로 식욕부진	장티프스
비 폐색	
수성 비루 재채기 후각과 미각의 일시적 소실 인후통 권태감 관절통 경미한 두통	감기

코와 인후의 비정상 소견(계속)

증상 혹은 증후와 결과	가능한 원인
후각상실증 맑은 수성 비루 알레르기, 만성 부비동염, 외상, 낭성 섬유증, 천식의 병력 일측 혹은 양측성 반투명의 배 모양 용종	비용종
진한 농성 분비물 부비동 위의 심한 동통 발열 염증으로 농성 점액이 있는 비 점막	부비동염
인후통	
계절적으로 혹은 1년 내내 발생하는 인후통 수양 비루와 후비루가 동반된 비 울혈 발작성 재채기 후각 감소 전두통 또는 측두통 창백하고 광택이 나는 부종성 비갑개 점막 수성 눈물	알레르기성 비염
경도에서 심한 강도까지의 쉰목소리 일시적인 음성의 변화 권태감 미열 연하곤란 건기침 압통이 있는 종대된 경부 림프절	후두염
경도에서 심한 강도까지의 인후통 귀로 방사되는 동통 연하곤란 두통 권태감 오한을 동반한 발열 압통이 있는 경부의 림프절병증	급성 편도선염

요점정리

건강력

- 코와 관련하여 흔하게 호소하는 비폐색, 비루, 비출혈과 같은 문제에 관하여 질문한다.
- 잦은 감기, 두통, 부비동의 문제가 있는지 질문한다.
- 구강과 인후와 관련하여 출혈, 치은통, 치아 문제, 인후통과 같은 흔한 호소들에 관하여 질문한다.
- 흡연을 하는지, 다른 종류의 담배를 사용하는지를 질문한다.
- 대상자의 경부에 동통, 종창, 또는 목을 움직이기 어렵게 하는 등의 문제가 있는지 질문한다.
- 알레르기 등 과거 병력을 검토한다.

코

- 후각 기능
- 흡입 공기에 대한 여과, 온도조절, 가습 기능
- 내부로 4쌍의 부비동과 연결: 상악동(눈 아래의 뺨에), 전두동(눈썹 위에), 사골동과 접형동(눈과 코 뒤쪽에)

사정

- 코의 위치, 대칭성, 색깔과 비루나 비공의 벌름거림 관찰
- 비개존 여부와 후신경(제 I뇌신경)의 기능 검사는 대상자의 한쪽 외비공을 막고 다른 쪽 외비공의 후각을 확인하는 방법으로 검사
- 이경의 불빛을 이용하여 비강의 전정, 비갑개, 외비공을 시진
- 코의 동통, 압통, 종창, 기형 여부 확인을 위해 촉진
- 전두동과 상악동의 촉진과 타진(전두동과 상악동 만이 사정 가능)
- 종양과 폐색을 확인하는데 도움이 된다면 광선투시법을 사용

비정상적인 결과

- 비 출혈 - 코피; 흔한 징후
- 비공의 벌름거림 - 호흡곤란의 징후일 수 있음
- 코 막힘과 비루 - 점액성 비루를 동반한 비점막 폐쇄
- 통증 혹은 압통 - 부비동염의 징조일 수 있음

인후와 경부

- 비인두, 구인두, 후두인두로 구성
- 경추, 목과 어깨의 주요 근육 그리고 인대로 구성
- 기관, 갑상선, 림프절 연쇄가 위치

사정

- 입술 시진
- 설압자와 밝은 불빛을 이용하여 구강 점막, 잇몸, 치아를 시진
- 혀를 시진하고 모든 방향으로 움직일 수 있는지 관찰
- 경부의 시진과 촉진
- 림프절 사정
- 기관과 갑상선 촉진
- 경동맥과 갑상선(갑상선 비대가 의심되면)의 소리를 듣기 위해 경부 청진

비정상적인 결과

- 연하곤란 - 연하의 어려움
- 인후통 - 인두 부위의 불편감; 할퀴는 느낌에서 심한 통증까지 다양
- 종대된 림프절 - 감염의 징조일 수 있음

ACE Health Assessment

CHAPTER 9

폐

- 구조와 기능
- 건강력
- 신체검진
- 비정상적인 결과

호흡기계의 구조는 상 · 하부 호흡기도로 나눈다. 상부 호흡기도에는 코, 비강, 인두, 후두, 상부기관이 있고, 하부 호흡기도에는 하부기관, 기관지, 폐포, 흉부, 호흡근육이 있다. 호흡기계의 주요 기능의 하나가 기도를 통해 전도 혹은 이동되는 공기와 혈액사이의 가스교환이다. 가스교환을 통해 조직에 산소를 공급하고 이산화탄산가스를 제거하며, 그 결과 산-염기의 균형조절을 한다. 그 외에도 발성, 후각, 체액균형, 체온조절 등에 영향을 미친다.

1. 구조와 기능

호흡기계의 기본 구조와 기능을 학습함으로서 호흡기계를 포괄적으로 사정하고, 비정상을 인지할 수 있을 것이다.

1) 상부 호흡기도

상부 호흡기도는 들어온 공기를 데우고, 거르고, 습하게 한다. 또한 소리를 내고 공기를 하부 기도로 보내는 것을 돕는다.

(1) 코, 비강

안면의 한 부분을 형성하는 코의 내부를 비강이라고 한다. 비강 상부에 후각신경이 분포되어 있어 냄새를 맡고, 비강 하부와 비중격에는 혈액이 풍부한 점막이 덮여있다. 비강은 비중격에 의해 좌우로 나누어지며, 비강의 내측벽에 있는 3개의 돌기(비갑개)는 비강의 표면적을 증가시키고, 비강 섬모층의 점막을 지지한다. 흡입된 공기를 비강의 섬모는 여과하고 점막은 습화시킨다. 비강을 둘러싼 부비동은 사골동(ethmoid sinus), 전두동(frontal sinus), 접형동(sphenoid sinus), 상악동(maxillary sinus)으로 있어서, 발성시 공명을 하고 두개골의 무게를 가볍게 한다.

(2) 인두

구강의 뒤쪽, 비강과 후두사이에 있으며 비인두(nasopharynx), 구인두(oropharynx), 후인두(laryngopharynx)로 구분된다. 비인두에는 인두편도(아데노이드)와 이관(유스타키오관)의 개구부가 있으며, 구인두는 공기와 음식이 통과하는 통로로 구개편도(palatine tonsil)가 있다. 후인두는 혀 기저부에서 식도까지이다.

(3) 후두

후두(larynx)는 인두와 기관 사이에 위치하며 연골, 근육, 인대의 삼중구조로 이뤄져있고, 상하후두 동맥에서 혈액공급을 받고 미주신경의 지배를 받는다. 후두는 숨쉬는 동안 공기의 통로이며 목소리를 내고 음식과 다른 이물질이 기관으로 들어가는 것을 막는다.

후두개(epiglottis)는 후두의 맨 위쪽에 있으며 음식을 삼킬 때 후두개가 성문을 덮어 하부기도로 음식이나 액체가 흡인되지 않도록 하고 호흡과 기침을 하는 동안 열려있다.

후두의 위쪽으로 성대(vocal cord)가 뻗어 있다. 성대는 소리를 만드는 진성대와 소리를 만들 수 없으나 근육섬유로 삼키는 동안 기도가 닫히도록 돕는 가성대가 있다.

2) 하부 호흡기도

(1) 기관, 기관지, 세기관지 및 폐포

하부기도는 기관에서 시작하는데, 기관은 6~10개의 C 모양 연골로 구성되어있고 앞쪽에서는 흉골각 부위에서 그리고 뒤쪽에서는 네 번째 척추돌기 부위에서 좌·우 기관지로 나뉜다. 기관지는 1차 기관지로 다시 나뉘며, 기관지의 상피세포에 섬모가 있어 하부에서 기관쪽으로 점액을 밀어낸다.

1차 기관지는 2차 기관지, 3차 기관지, 호흡성 세기관지, 폐포관(alveolar duct) 그리고 마지막으로 폐의 가스교환 단위인 폐포로 분기된다. 성인의 폐에는 약 30억 개의 폐포가 있다(그림 9-1).

(2) 폐와 흉막

폐는 가볍고 탄력성 있는 원추형 기관으로 흉강의 대부분을 차지하고 있다. 오른쪽 폐는 왼쪽보다 더 크며 상·중·하, 세 개의 엽으로 되어 있다. 왼쪽 폐는 상·하 두 엽으로만 되어 있다. 흉부 안 양쪽 폐 사이에 심장, 대혈관, 기관, 식도, 기관지가 있다.

폐를 싸고 있는 흉막은 폐표면을 싸고 있는 장측 흉막과 흉벽의 안쪽 막인 벽측 흉막으로 되어있다. 두 흉막 사이에는 적은 양의 액체가 차 있어서 가슴이 확장되고 수축될 때 두 막이 서로 매끄럽게 움직이도록 도와준다. 벽측 흉막에는 염증이 생겼을 때 통증신호를 전달하는 신경말단부위가 분포되어 있다.

(3) 흉부

흉부의 뼈는 쇄골, 흉골, 견갑골, 12쌍의 늑골 그리고 12개의 척추로 이루어져 있다. 흉부에 상상의 수직선을 그려서 흉부의 특정한 부위의 위치를 알 수 있다(그림 9-2).

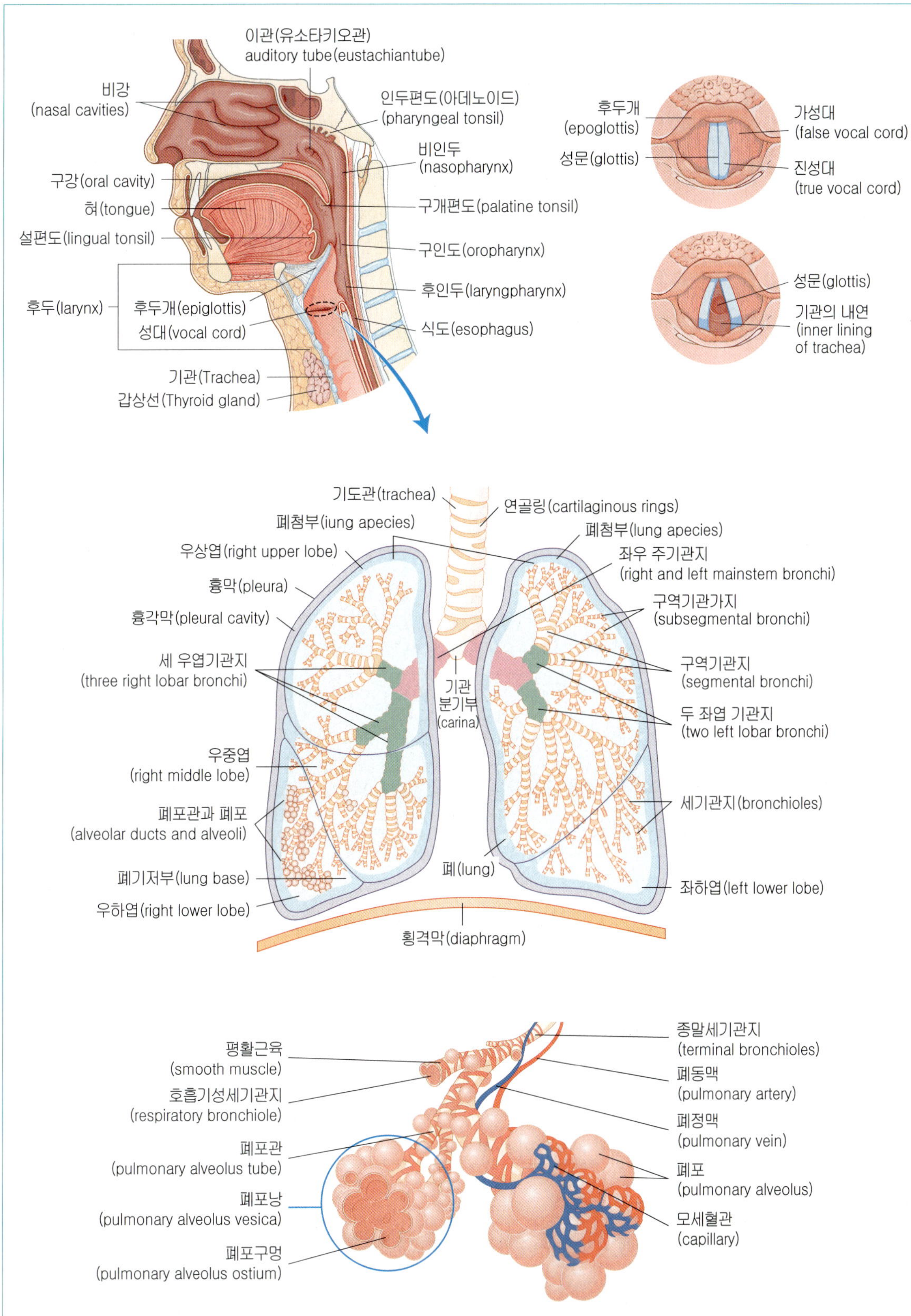
이관(유스타키오관)
auditory tube(eustachiantube)
비강
(nasal cavities)
인두편도(아데노이드)
(pharyngeal tonsil)
비인두
(nasopharynx)
구강(oral cavity)
혀(tongue)
구개편도(palatine tonsil)
설편도(lingual tonsil)
구인도(oropharynx)
후인두(laryngpharynx)
후두(larynx)
후두개(epiglottis)
성대(vocal cord)
식도(esophagus)
기관(Trachea)
갑상선(Thyroid gland)
후두개
(epoglottis)
성문(glottis)
가성대
(false vocal cord)
진성대
(true vocal cord)
성문(glottis)
기관의 내연
(inner lining
of trachea)
기도관(trachea)
연골링(cartilaginous rings)
폐첨부(iung apecies)
폐첨부(lung apecies)
우상엽(right upper lobe)
좌우 주기관지
(right and left mainstem bronchi)
흉막(pleura)
흉각막(pleural cavity)
구역기관가지
(subsegmental bronchi)
세 우엽기관지
(three right lobar bronchi)
구역기관지
(segmental bronchi)
기관
분기부
(carina)
두 좌엽 기관지
(two left lobar bronchi)
우중엽
(right middle lobe)
폐포관과 폐포
(alveolar ducts and alveoli)
세기관지(bronchioles)
폐(lung)
폐기저부(lung base)
좌하엽(left lower lobe)
우하엽(right lower lobe)
횡격막(diaphragm)
평활근육
(smooth muscle)
종말세기관지
(terminal bronchioles)
호흡기성세기관지
(respiratory bronchiole)
폐동맥
(pulmonary artery)
폐정맥
(pulmonary vein)
폐포관
(pulmonary alveolus tube)
폐포
(pulmonary alveolus)
폐포낭
(pulmonary alveolus vesica)
모세혈관
(capillary)
폐포구멍
(pulmonary alveolus ostium)

그림 9-1. 호흡기계 구조

아래 그림은 호흡기계 사정에 이용되는 주요 지표이다.

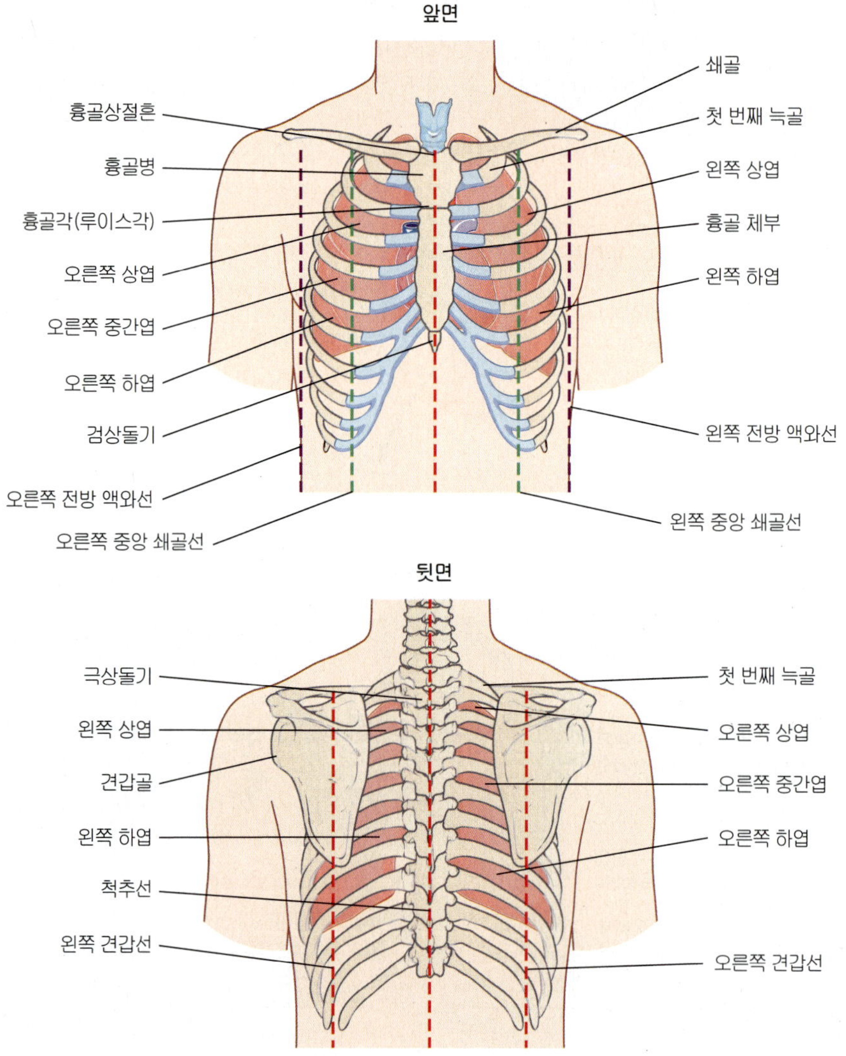

그림 9-2. 호흡기계 사정 지표

늑골은 뼈와 연골로 이루어져 있어서, 호흡시 흉부가 확장되고 수축될 수 있다. 모든 늑골은 척추에 붙어 있다. 처음 일곱개의 늑골은 흉골에 바로 붙어있나. 여덟번째, 아홉번째, 열번째 늑골은 일곱번째 늑골에 붙어있다. 열한번째과 열두번째 늑골은 앞쪽 흉골에 붙어있지 않아 부유늑골이라 부른다.

(4) 호흡근육과 호흡중추

횡격막과 외늑간근은 호흡에 사용되는 주요 근육으로서 숨을 들이쉴 때 수축하고 내쉴 때 이완된다.

연수(medulla)내 호흡중추는 자극을 늑간신경과 횡격막 신경을 따라 호흡근으로 보내서 매 호흡을 시작한다. 연수의 중추화학수용기인 뇌척수액내의 산도(pH)와 이산화탄소 수치에 따라 호흡의 깊이와 호흡율이 조절된다(그림 9-3).

호흡기전: 호흡은 대기압과 폐내압 차이에 의한다.

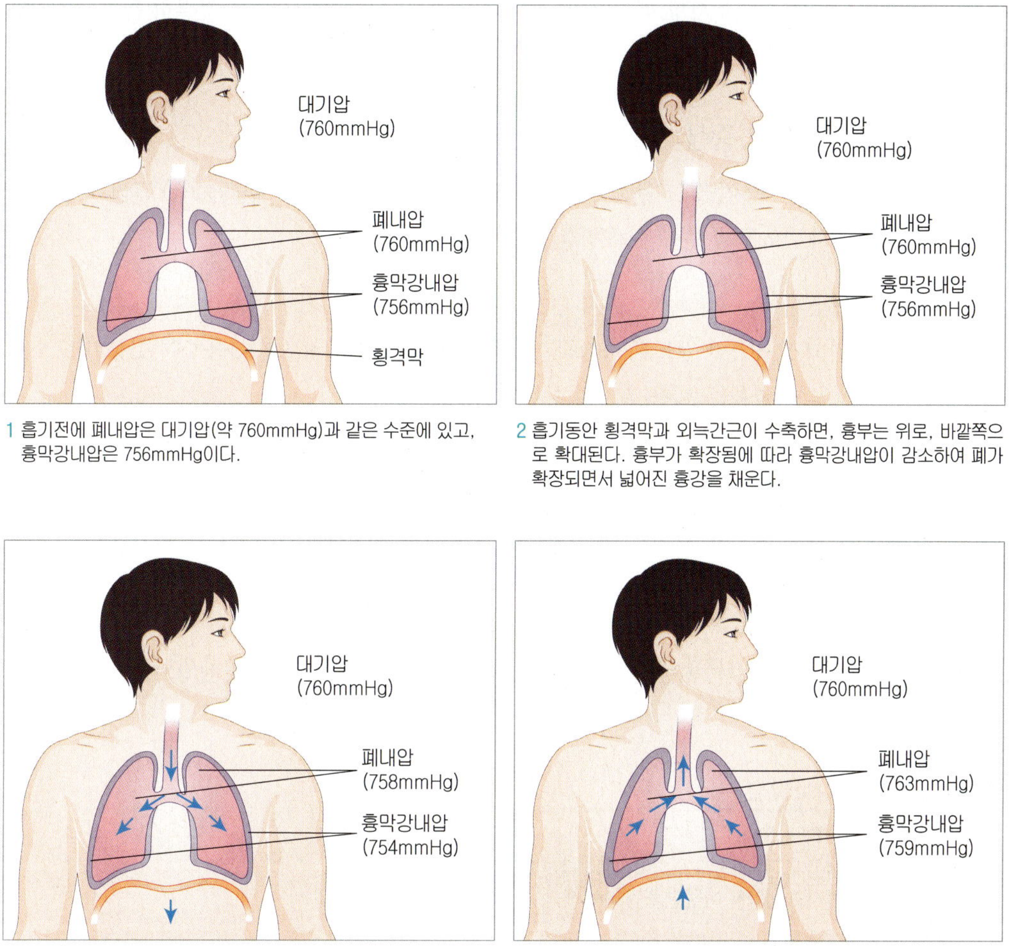

1 흡기전에 폐내압은 대기압(약 760mmHg)과 같은 수준에 있고, 흉막강내압은 756mmHg이다.

2 흡기동안 횡격막과 외늑간근이 수축하면, 흉부는 위로, 바깥쪽으로 확대된다. 흉부가 확장됨에 따라 흉막강내압이 감소하여 폐가 확장되면서 넓어진 흉강을 채운다.

3 폐내압 경사로 인해 공기가 폐내로 들어와 폐내압과 대기압이 같아진다.

4 호기동안에 횡격막이 천천히 이완되고 폐와 흉부는 원래의 크기와 위치로 되돌아오게된다. 심호흡이나 강제적인 호기 동안에는 내늑간근과 복부 근육의 수축이 흉강부피를 감소시킨다. 폐와 흉부 압력은 대기압보다 더 높게 폐내압을 상승시킨다.

그림 9-3. 호흡기전

흡기 시의 보조근육에는 승모근, 흉쇄유돌근, 사각근(scalene)이 포함된다. 이 근육들은 견갑골, 쇄골, 흉골과 상부늑골을 상승시킨다. 이 상승은 횡격막과 늑간 근육의 사용이 효과적이지 않을 때 흉부의 전후경을 확장시킨다.

횡격막과 외늑간근이 이완될 때 호기가 일어난다. 만약 환자의 기도가 폐쇄되었다면, 환자는 숨을 내쉬기 위해 복근과 내늑간근(internal intercostal muscles)을 사용하게 될 것이다.

2. 건강력

호흡기계 병력을 조사할 때 먼저 호흡기계 주요 증상에 관한 질문을 적절히 하고, 그 다음 다른 건강문제가 있는지 질문한다.

1) 호흡기계 주요 증상

호흡기계에 이상이 있는 환자는 호흡곤란과 기침, 객담, 천명음(wheezing) 그리고 흉통을 호소한다(**꼭 알아둘 점, 듣고 이해한 후 교육하기** 참조).

(1) 호흡곤란

환자의 호흡곤란 정도를 측정하기 위해서 1~10까지의 척도를 사용하여 질문한다. 1은 호흡곤란이 없음을, 10은 최악의 상태를 의미한다.

환자에게 다음 질문을 하여 좀 더 구체적으로 호흡곤란 상태를 파악한다.

- 언제 호흡곤란이 나타납니까?
- 운동이나 다른 활동 또는 특별한 시간대와 관련이 있습니까?
- 숨을 들어 마시거나 내쉴 때, 언제 더 힘이 듭니까?
- 호흡곤란 증상이 있을 때, 동시에 흉통과 같은 다른 증상이 있습니까?
- 호흡곤란 치료를 위해 복용하는 약은 무엇이며, 얼마나 자주 복용합니까?

꼭 알아둘 점

기침하게 한다.

기침은 기관 - 기관지의 이물질을 배출한다.
기관지의 점액은 이물질을 감싸서 폐가 손상 받지 않도록 보호한다.

통증부위

폐 자체는 통증 수용기를 갖고 있지 않다.
흉통은 흉막의 염증에 의해 또는 중앙쇄골선이나 흉골 끝의 늑연골 접합부위 염증에 의해 발생한다.

얼마나 많은 산소를?

만성폐쇄성폐질환, 신경근육계 질환과 같이 만성적으로 동맥혈 이산화탄산가스 분압($PaCO_2$)이 높은 환자는 높은 $PaCO_2$에 의하지 않고, 낮은 산소수치(저산소증)에 의해 호흡 자극을 받는다.
이 환자에게는 산소요법을 주의 깊게 제공한다. 왜냐 하면 산소요법 자극이 호흡을 억제시키고 나아가 $PaCO_2$를 더욱 증가시킬 수 있기 때문이다.

듣고 이해한 후 교육하기

간호사는 환자가 호흡기계 문제에 대해 말하는 것을 듣고 교육이 필요한 때를 알 수 있다. 다음의 전형적인 예는 환자가 자가간호에 대해 좀 더 알아야 할 필요가 있음을 보여준다.

- 숨이 찰 때마다 바로 흡입기를 사용하는 환자-적절한 흡입기의 사용과 의사를 불러야 할 때에 대해 알 필요가 있다.
- 목이 막히는 느낌이 있으면 담배를 피워서 바로 객담을 뱉아낸다-흡연의 위험에 대해 알 필요가 있다.
- 작업할 때에 마스크를 쓰지 않는 환자 - 공기 중에 톱밥이나 가루같이 무거운 먼지와 부유물이 있는 작업환경에서 적절한 안전 마스크를 써야 하는 중요성에 대해 알 필요가 있다.

호흡곤란 정도에 관한 등급

호흡곤란을 객관적으로 사정하기 위해서는 환자에게 활동의 종류에 따라 호흡이 어떻게 영향을 받는지 질문한다. 그 대답에 따라 다음의 등급체계로 기록한다.

- 1등급: 심한 운동 이외에는 숨이 차지 않음
- 2등급: 평탄한 길에서 서두르거나 약간의 비탈길을 올라갈 때 숨이 참
- 3등급: 평탄한 길에서 약 100m 정도 걸은 후에 숨이 참
- 4등급: 너무 숨이 차서 집밖을 나갈 수 없거나 옷을 갈아입을 때 숨이 참

활동과 관련된 호흡곤란의 정도를 질문하거나 호흡곤란을 완화시키기 위한 행위와 그 효과에 대해 질문할 수 있다(**호흡곤란 정도에 관한 등급** 참조).

누워있을 때 숨이 차서 좌식호흡을 하는 환자는 상체를 올린 자세로 자는 경향이 있다. 환자에게 사용하는 베개 갯수를 질문하여 기좌호흡의 심각성을 파악한다. 예를 들어, 3개의 베개를 사용하는 환자는 "베개 3개가 필요한 정도의 기좌호흡"이라고 한다.

(2) 기침

기침 환자에게 기침을 할 때 객담도 함께 나오는지, 오랫 동안 기침을 해 왔다면 최근에 어떤 변화가 있었는지, 있었다면 어떤 변화인지, 기침을 경감시키거나 악화시키는 요인, 기침 때문에 복용하는 약이 있다면 어떤 약물이며 얼마나 자주 복용하는 지에 대해 질문한다.

(3) 객담

객담 환자에게 찻숟갈이나 일상적인 도구로 측정했을 때의 객담량을 말하도록 한다. 또한 환자에게 하루 중 언제 기침을 가장 많이 하는지, 객담의 색깔과 점성도는 어떤지, 만성적으로 객담을 뱉는다면, 최근에 어떤 변화가 있었는지, 있었다면 어떤 변화인지, 기침할 때 객혈을 하는지, 객혈이 있다면 그 빈도와 양이 어느 정도인지 질문한다.

(4) 천명음

환자에게서 천명음이 들리면, 언제부터 발생했는지, 그 원인은 무엇인지, 옆에 사람이 들을 정도로 소리가 큰지, 천명음이 발생하지 않도록 하는 방법이 있는 지를 질문한다.

(5) 흉통

흉통 환자에게 통증부위와 함께 통증이 날카로운지, 칼로 찌르는 것 같은지, 타는 것 같은지, 쑤시는 것 같은지 질문한다. 통증이 다른 부위로 전이되는지, 통증 지속시간, 통증완화요인, 통증 악화요인이 무엇인지에 대해서도 질문을 한다.

흉통은 일반적으로 폐렴, 폐색전, 흉막 염증으로 인해 발생한다. 기침이나 골다공증으로 인한 늑골이나 척추의 골절로도 근골격계 흉통이 발생한다.

2) 그 외 일반적인 사항

환자의 병력과 가족력을 살펴본다. 흡연 습관, 알레르기, 이전의 수술, 폐렴이나 결핵과 같은 호흡기계 질환 등에 대해 주의 깊게 살펴본다.

또한 석면과 같은 유해 환경물질에 노출되는지 질문한다. 광산이나 건설, 화학공장에서 일하는 사람들은 유해 환경물질에 쉽게 노출되어 호흡기 질환이 발생할 수 있다.

3. 신체검진

체계적인 신체검진을 통하여 잠재적이거나 명백한 호흡기계의 변화를 알아낼 수 있다. 환자의 주요 건강문제와 호흡기계 합병증이 진전될 위험성을 포함한 여러 가지 요인에 따라 신체검진을 어느 정도 할 것인지를 결정한다.

호흡기계의 신체검진은 시진, 촉진, 타진, 청진의 네 단계로 진행한다. 신체검진을 시작하기 전에 방을 밝고 따뜻하게 한다.

방에 들어가자마자 환자를 관찰한다. 환자가 어떻게 앉아 있는지 살핀다. 환자는 가장 호흡하기 편한 자세를 취하고 있을 것이다. 환자의 의식수준과 전반적인 외모를 살피고, 편안해 보이는지, 불안해 보이는지, 불편해 보이는지, 숨 쉬는데 어려움이 있어 보이는 지를 관찰하여 최종 평가에 포함시킨다.

1) 시진

검진자는 자신을 소개하고 자신의 역할을 설명한다. 환자가 똑바로 앉을 수 있게 도와주며 검진을 위해 환자의 허리 위를 노출시키거나 환자에게 검진용 가운을 입도록 한다.

(1) 등 부위를 먼저 시진한 후 앞쪽을 시진

먼저 등부위를 시진한다. 촉진, 타진, 청진을 할 때에도 시진할 때와 같이 등 부위를 먼저 검진한다. 항상 양쪽 면을 비교하면서 검진한다. 흉부 앞쪽에서도 같은 순서로 검진한다. 흉부 앞쪽에서 검진할 때 환자가 눕는 것이 좀 더 편안하다고 하면 누울 수도 있다.

(2) 흉부의 좌우가 대칭인 지 관찰

외상 또는 수술 흉터나 덩어리가 있는지 관찰한다. 흉벽을 대칭적으로 살핀다. 휴식 중의 흉부가 좌우 대칭적이고, 흡기 시에도 좌우 대칭적으로 확장되어야 한다. 흉부 앞에서 뒤까지의 직경은 가슴너비의 약 1/2이어야 한다.

(3) 늑골 각 관찰

검상돌기 바로 위의 지점에서 양쪽 늑골과 흉골 사이의 각도를 관찰한다. 성인의 늑골각은 90° 이하가 정상이다. 만성 폐색성 폐질환이 있으면, 늑간근이 비대되면서 흉벽이 만성적으로 확장되어 늑골각은 더 커진다.

(4) 호흡 수와 호흡양상

환자의 호흡 수를 1분간 측정해야 한다. 호흡이 비정상이면 1분 이상 잴 수도 있다. 호흡 수

> **호흡의 유형**
>
> 성인, 아동과 유아, 운동선수와 가수는 보통 복식호흡이나 횡격막 호흡을 한다.
> 대부분의 여성들은 흉식호흡이나 늑간호흡을 한다.

를 측정하는 것을 환자가 알면 자연스런 호흡양상을 변화시킬 수 있으므로 환자에게 호흡 수를 측정한다는 말을 하지 않도록 한다. 환자의 맥박을 측정하는 것처럼 보이게 하거나, 심음을 듣는 것처럼 한다면 자연스런 호흡양상을 유지한 상태에서 호흡 수를 측정할 수 있다.

성인의 호흡 수는 정상적으로 분당 12~20회이고, 유아는 분당 40회이다. 호흡패턴은 고르게 규칙적으로 조절되어 있으며, 가끔 한숨을 쉰다. 흡기와 호기의 비율(I:E)은 약 1:2이다. 무호흡의 주기를 파악하고, 무호흡이 얼마나 오래 지속되는 지와 얼마나 자주 발생하는 지를 측정한다(**호흡의 유형** 참조).

(5) 주의할 점

흉부의 역리운동(paradoxical movement)이 있는지, 좌·우 흉벽이 비대칭적으로 움직이는지 살핀다. 역리운동이란 흡기시 흉벽의 일부가 비정상적으로 안으로 들어가고 호기시 비정상적으로 밖으로 부풀어 나온다. 이러한 비정상적인 흉벽의 움직임은 정상적인 기능을 상실했음을 의미한다.

(6) 호흡 근육

흡기시 횡격막은 내려가고 늑간근은 수축된다. 이 움직임으로 복부를 밀어내고 아래쪽 늑골을 옆으로 확장시킨다.

호기시에는 복부와 늑골은 제자리로 돌아온다. 흉부 상부는 많이 움직여지지 않는다. 보조근육을 자주 사용하면 비대해진다. 운동선수의 경우 보조근육을 자주 사용하는 것이 정상일 수 있으나, 일반인에서는 호흡기계 문제가 있음을 의미한다. 특히 호흡기계 문제가 있는 환자는 입술을 오므리고 콧구멍을 벌름거리는 현상을 보인다.

(7) 관련 신체부위 시진

피부, 혀, 구강, 손가락, 손톱저부를 시진하여 호흡상태에 관한 정보를 얻을 수 있다.

- 피부색

  피부색은 환자마다 상당히 다양하지만, 피부와 점막에 푸른 빛(bluish tint)이 보이면 청색증이 있음을 의미한다. 청색증이란 저산소혈증의 결과로 피부에 산소가 부족하여 나타나는 징후이다.

  청색증을 검사할 때 가장 믿을만한 부위는 혀와 구강 점막이다. 추워하는 환자는 손톱, 코, 귀 부위에 혈류가 적게 흘러 청색증이 나타나나, 그렇다고 반드시 주요 기관 저산소증이 있음을 의미하는 것은 아니다.

- 곤봉 손가락

  손가락을 검사할 때 장기간의 저산소증으로 인해 곤봉 손가락(clubbing)이 나타났는지 살핀다. 손톱과 피부면 간의 각도는 정상적으로 180° 미만이다. 곤봉 손가락일 때 그 각은 180° 또는 그 이상이다.

2) 촉진

흉부를 촉진하여 호흡기계와 호흡에 관한 중요한 정보를 알 수 있다(**흉부 촉진** 참조).

(1) 불필요한 공기가 없을 것

흉벽을 촉진하면 정상적으로 부드럽고, 따스하며 건조하게 느껴진다. 기도나 폐에서 공기가 새어 흉부의 피하에 비정상적으로 축적되면 튀밥이 바삭거리는 것처럼 느껴지는 마찰음(Crepitus)이 촉진된다. 흉관(chest tube)을 꽂고 있는 환자에서 관 삽입부 주위 피하에 소량의 공기가 들어가 마찰음이 촉진될 수 있다. 흉관을 꽂고 있지 않은 환자에서 마찰음 부위가 점점 커진다면, 의사에게 즉시 보고한다.

(2) 통증이 없을 것

부드러운 촉진으로는 통증을 유발하지 않는다. 흉통을 호소하는 환자의 흉벽에 통증 부위가 있는지 촉진한다. 늑연골 접합부의 통증은 전형적으로 쇄골중앙선이나 흉골 가장자리에서 촉진된다. 늑골이나 척추의 골절이 있으면 통증이 가슴 주위로 방사되며, 골절부위는 상당히 아프다. 근육에 염증이 있으면 기침할 때 통증이 생긴다. 무기폐에서도 통증이 유발된다.

(3) 촉진성 진동음

폐기관지를 통해 공기가 전달될 때 발생하는 진동음을 촉진할 수 있으면 촉진성 진동음(tactile fremitus)이라고 한다. 정상적으로 촉진성 진동음을 촉진할 때 흉벽 아래 기관지 위치, 흉벽 두께, 호흡음의 음조에 영향을 받는다. 즉 기관지와 흉벽 사이의 간격이 가까

흉부 촉진

그림처럼 흉부에 손바닥을 가볍게 대고, 가슴을 촉진한다. 흉부와 늑간(intercostal spaces)의 압통(tenderness), 정렬(alignment), 돌출(bulging), 함몰(retraction)을 촉진한다. 특히 흉부 배액관 주변부위에서 마찰음(crepitus)을 사정한다. 이 절차를 환자의 등 쪽에서도 반복한다.

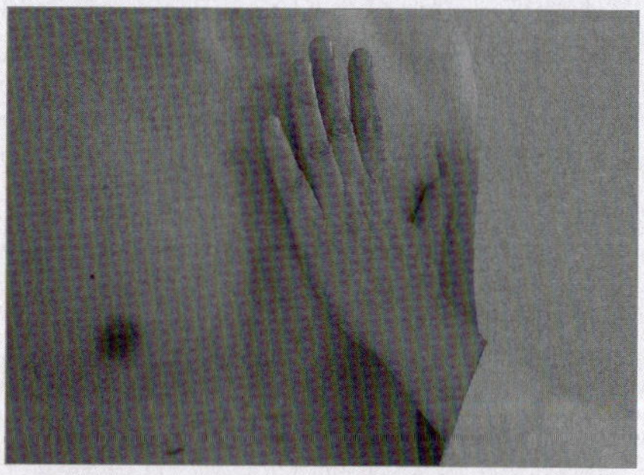

다음으로, 그림처럼 손가락 끝을 사용하여 흉부의 앞과 뒤를 촉진한다. 손가락으로 늑골(ribs), 반흔(scars), 혹(lumps), 손상(lesions), 궤양(ulceration)을 살핀다. 피부온도, 긴장도, 습도를 기록한다. 또한 뼈가 튀어나온 부분과 피하에서의 마찰음과 압통을 기록한다. 근육은 단단하고 매끄러운지 확인한다.

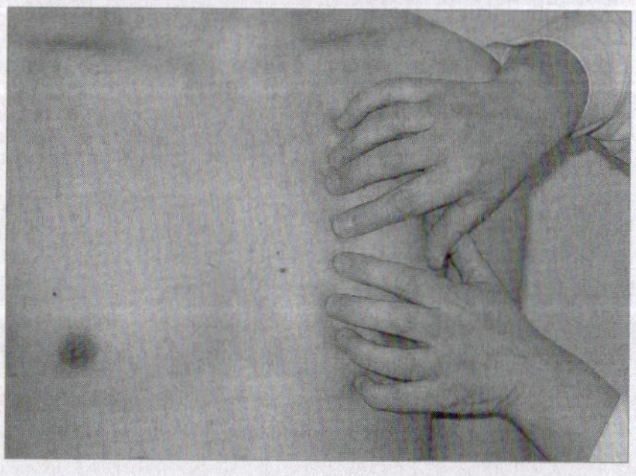

촉진성 진동음 조사

흉부 뒤에서 촉진성 진동음을 조사할 때, 앞가슴 쪽에서 팔짱을 끼라고 한다. 이런 자세는 견갑골을 바깥으로 돌출시킨다.

방법

그림처럼 양쪽 손가락이 환자의 등에 닿지 않도록 한 채 환자 등에 손바닥을 가볍게 대고 촉진성 진동음을 확인한다. 진동을 촉진할 수 있도록 충분히 큰 소리로 "ninety-nine"을 반복하도록 환자에게 요청한다. 같은 손모양으로 흉부 앞에서도 촉진한다.

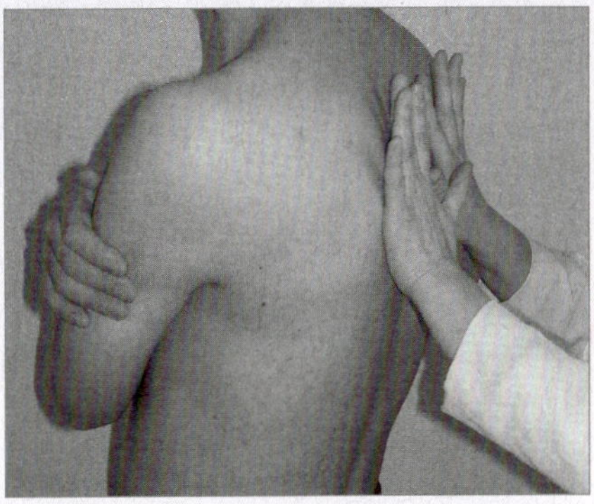

결과 해석

한쪽 부위가 다른 쪽보다 더 강한 진동을 느끼는 것은 그 부위에 조직 경화(tissue consolidation)가 있다는 것이다. 정상 부위보다 더 약한 진동은 폐기종, 기흉, 삼출성 흉막염을 의미한다.

울수록, 흉벽이 얇을수록 호흡음의 음조가 높을수록 강도가 커진다. 진동음은 때때로 환자가 조용히 말할 때 그리고 기흉(pneumothorax), 무기폐(atelectasis), 폐기종(emphysema)이 있을 때, 흉막액이 축적된 부위에서 감소된다. 진동음은 큰 기관지에서는 정상적으로 증가되며, 폐렴으로 폐포에 액체와 삼출물이 차 있으면 비정상적으로 증가된다(**촉진성 진동음을 조사하기** 참조).

(4) 대칭성 사정

환자 흉벽의 대칭성과 확장정도를 평가하기 위해서 먼저 두 엄지손가락은 흉벽 앞에, 나머지 손가락은 2번째 늑간에 대고, 숨을 깊게 들이 마시게 한다. 정상인은 흉골을 중심으로 두 엄지가 동시에 똑같이 벌어진다. 5번째 늑간에서도 같은 방법으로 측정을 반복한다. 등쪽 10번째 늑골 근처에서도 동일한 방법을 적용한다.

(5) 경고 징후

흉막 삼출, 무기폐, 폐렴, 또는 기흉이 있다면 흉부는 비대칭적으로 팽창될 것이다. 만약 폐기종, 호흡부전(respiratory depression), 횡격막 마비(diaphragm paralysis), 무기폐, 비만(obesity)이나 복수(ascites)가 있다면 흉부 팽창은 횡격막 부위에서 감소될 것이다.

3) 타진

타진은 폐에 공기나 액체 및 고체로 채워져 있지 않은지 파악하기 위해서나 흡기와 호기 동안 횡격막이 움직이는 범위를 평가하기 위해 그리고 폐 경계부위를 파악하기 위해 한다(**흉부 타진** 참조). 타진을 통해 흉부의 7.6cm 깊이까지 사정할 수 있다.

흉부 위치에 따라 타진음이 다르다(표 9-1). 치료 후에 타진음이 달라질 수도 있다. 예를 들어, 무기폐 환자에서 흉부 물리요법(chest physiotherapy)전에 흉부를 타진하면, 높은 음조(high-pitched)의 부드러운 둔탁음이 들리나 흉부 물리요법후에는 낮은 음조의 속이 비었을

흉부 타진

오른손잡이면 왼손 중간손가락을, 왼손잡이면 오른손 중간손가락을 과신전하여 흉부에 댄다. 흉부에 대고 있는 손의 중간손가락 손톱부위 관절 바로 아래를 두드린다. 그림처럼 다른 손-오른손잡이면 오른손을, 왼손잡이면 왼손을-의 중간 손가락 끝을 사용한다. 팔꿈치나 상박을 움직이는 것이 아니라 손목을 움직인다. 다치지 않도록 손톱을 짧게 깎는다. 표준화된 타진 절차에 따라 흉부 앞·뒤를 타진한다.

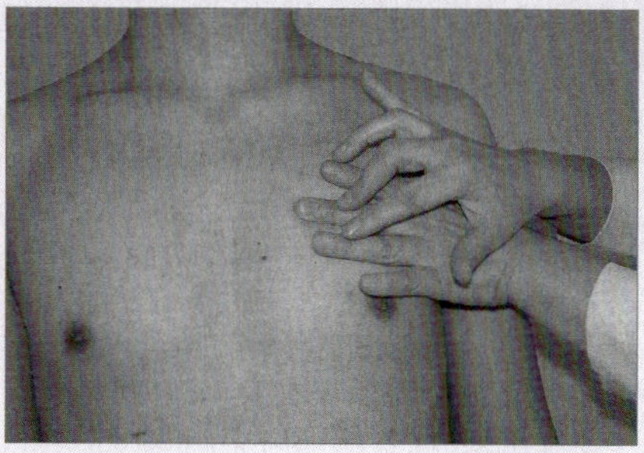

표 9-1 타진음

타진음	설명	임상적 의의
탁음 또는 편평음(flat)	짧고, 부드럽고, 높은 음조, 매우 단단한 곳을 두드릴 때 나는 음 대퇴부 타진음	무기폐와 과도한 흉막 삼출액으로 인한 경화된 부위
둔탁음(dull)	중간 정도의 강도와 음조및 길이, 쿵하고 치는 음 간 타진음	흉막 삼출액이 있는 부위
공명음(resonant)	길고 크고 낮은 음조, 비어있는 공간음	정상적인 폐 조직, 기관지염
과다공명음 (hyperresonant)	매우 크고 낮은 음조 위장 타진음	폐기종이나 기흉과 같이 과도하게 부푼 폐
고음(북소리, tympanic)	크고 높은 음조, 중간 정도의 길이, 음악적이고 북소리같음 부풀린 뺨 타진음	위나 장에 공기가 찼을 때

타진 결과를 이중 점검한다.

호흡기계 타진의 결과를 검증하는데 다른 사정 결과들을 이용한다. 예를 들면, 만성폐쇄성폐질환 환자의 흉부에서 크고 낮은 음조의 소리를 타진했다면, 흉부촬영을 하여 폐기종을 확인한다.

때 나는 음이 타진시에 들린다. 타진 결과를 확정하기 위해서는 다른 검진 방법을 사용한다 (**타진 결과를 이중 점검** 참조).

(1) 공명음

정상 폐를 타진하면 폐 전체에서 공명음이 들린다. 왼쪽 앞 흉부에서 흉골쪽 3번째, 혹은 5번째 늑간에서부터 중앙 쇄골선(midclavicular line)에서의 3번째 혹은 4번째 늑간까지 둔탁음을 들을 수 있다. 심장이 있는 부위는 둔탁음이 타진되고 공명음은 6번째 늑간에서 다시 시작된다. 등에서는 타진 순서가 약간 다르다(그림 9-4).

(2) 비정상적인 타진음

폐나 흉강에 공기가 차 있으면 타진하는 동안 과공명음이 들린다. 과공명음은 기흉, 급성 천식, 수포성 폐기종(bullous emphysema, 폐포의 파괴로 인한 폐 안의 큰 공기방), 또는 정상음과 비정상음을 구별하기 위해 다음 타진절차를 따른다. 좌우로 진행하면서 음의 변화를 비교할 수 있도록 기억한다. 비정상음이 들리면 그 위치를 주의깊게 기록한다. 청진 순서도 타진 순서와 같다.

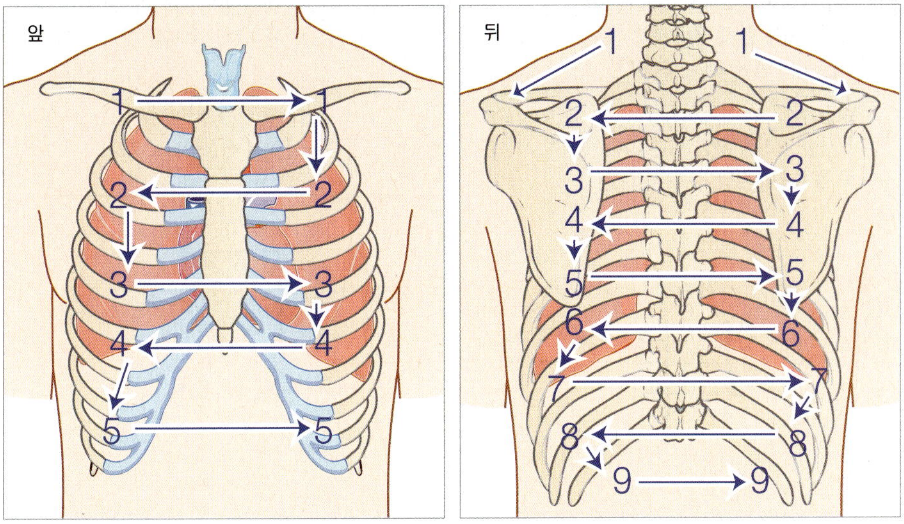

그림 9-4. 타진 순서

위팽만으로 횡격막이 위로 밀렸을 때 들린다.

폐내 공기가 감소된 부위에서는 비정상적으로 둔탁음이 들린다. 즉 흉강의 삼출액, 경화, 무기폐, 또는 종양이 있는 부위에서 비정상적인 둔탁음이 들린다.

(3) 횡격막의 움직임

횡격막이 호흡시 얼마나 움직이는가를 타진으로 사정할 수 있다. 정상적인 횡격막은 숨을 들이쉴 때 3~5cm 하강한다. 폐기종, 호흡부전, 횡격막 마비, 무기폐, 비만, 복수가 있는 환자의 횡격막은 그다지 움직이지 않는다(**횡격막 움직임 측정** 참조).

4) 청진

공기가 기관지를 통과하며 생성된 음파가 흉벽쪽으로 전달된다. 호흡에 따라 큰기관지에서 작은 기관지로 공기가 이동할 때 소리가 생성된다. 소리는 액체, 점액, 좁아진 기도(airway)를 공기가 통과할 때 변화된다. 이러한 소리를 청진하는 것은 흉막의 상태를 파악하는데 도움이 된다.

(1) 청진 부위

청진 부위는 타진 부위와 동일하다. 청진기의 판형(diaphragm)을 이용해 흉부 각 부위에서 크게 숨을 들이 마시고 내쉬게 하여 듣는다. 이때 환자에게 입으로 숨을 쉬도록 요청한다. 코로 숨을 쉬면 호흡음의 음조(pitch)가 변하기 때문이다. 흉모가 많으면 젖은 수건으로 덮어서 악설음(crackles)과 유사한 소리가 나지 않도록 한다.

횡격막 움직임 측정

환자에게 숨을 충분히 내쉬게 한 후 참으라고 하고, 등을 타진하여 폐의 공명음이 둔탁음(dullness)으로 변화되는 지점을 파악하여 횡격막의 위쪽 경계부위를 표시한다. 그런 다음 환자에게 가능한 숨을 깊게 들이마시게 한 후 참으라고 하고, 타진하여 흡기때와 같은 방법으로 횡격막의 위치를 찾아 표시한다. 다른 쪽의 등에서도 반복한다.

측정

표시한 거리를 재기 위해 자나 줄자를 사용한다. 왼쪽과 오른쪽 모두에서 정상적으로 차이는 3~5cm로 동일해야 한다.

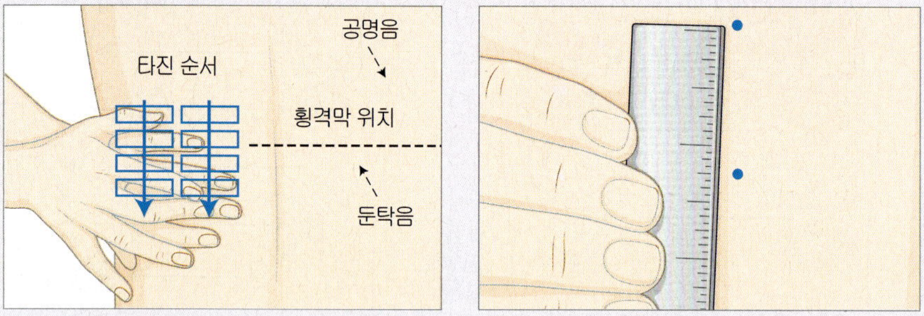

(2) 정상 호흡음

호흡음을 청진하기 위해서는, 청진기를 피부에 완전히 밀착시킨다. 옷이나 건조한 흉모 위에서 청진하면 잘못된 음을 듣게 된다. 정상 폐에서는 4가지 형태의 호흡음을 들을 수 있다(표 9-2). 청진부위에 따라 정상 호흡음이 다음과 같이 들린다(그림 9-5).

- 호흡할 때 기관(trachea)을 통해 듣게 되는 기관 호흡음은 거칠고 뚝뚝 끊기는 소리이다.
- 기관지(bronchus)에서 들을 수 있는 기관지 호흡음은 크고, 높은 음조이며 끊기는 음으로 호기 때 가장 크게 들린다.

다음은 여러 종류의 호흡음 유형의 정상적인 위치를 보여준다.

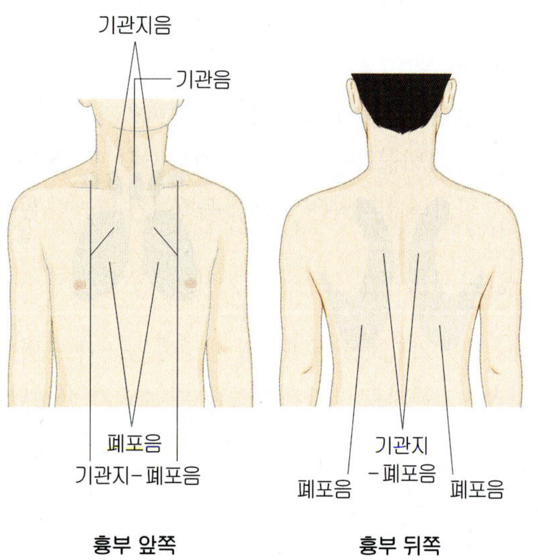

그림 9-5. 정상 호흡음의 위치

표 9-2 정상 호흡음의 특성

호흡음	특성	흡기와 호기의 비율	위치
기관음	거칠고 높은 음	흡기 = 호기	흉골상절흔(Supraclavicular)
기관지음	크고 높은 음	흡기 < 호기	흉골상부 양쪽 쇄골 위
기관지 폐포음	중간 정도 크기와 높이의 음	흡기 = 호기	흉골 바로 옆, 첫째 둘째 늑골사이, 견갑골 사이
폐포음	부드럽고 낮은 음	흡기 > 호기	양쪽 폐의 대부분

- 흡기나 호기 때 들리는 기관지 폐포음(bronchovesicula)은 중간 음조이며 지속적인 음이다. 견갑골 사이나 3번째 흉골 가장자리에서 가장 잘 들린다.
- 폐의 말단부위에서 들리는 폐포음은 부드럽고 낮은 음조이다. 흡기 동안 길어지고, 호기동안 짧아진다.

청진 후 호흡음의 강도, 위치, 음조, 지속시간, 특성에 따라 분류하고 호흡음이 흡기 시 들렸는지, 호기 시 들렸는지, 호기와 흡기 시 모두 들렸는지 기록한다.

(3) 비정상 호흡음

양쪽 폐에서 정상적으로 호흡음이 들리나 호흡음이 감소되었다면 폐기종이나 무기폐, 심각한 기관지 경련이 있거나 얕은 호흡을 하는 상태이다. 한쪽 폐에서만 호흡음이 들리면, 호흡음이 들리지 않는 폐는 삼출성 흉막염, 기흉, 종양 또는 점액으로 기관(airway)이 막힌 상태이다. 이러한 경우, 환자의 상태를 확진하기 위해 흉부촬영과 폐기능 검사가 필요하다(표 9-3).

(4) 성대 진동음 청진

성대 진동음(vocal fremitus)을 사정한다. 성대 진동음은 환자가 말을 할 때 흉부가 진동하여서 나는 소리이다. 목소리가 비정상적으로 전달되어서 나는 소리인 기관지 성음(bronchophony), 양명음(egophony), 속삭이는 흉음(whispered pectoriloquy)은 폐의 굳어진 부위(consolidated area)에서 들리는 소리이다(**비정상적인 성대 진동음 평가** 참조).

기관지 성음-환자에게 "ninety-nine" 또는 "하나-하나"라는 단어를 반복하여 말하게 한다. 정상적인 폐조직에서는 약하게 들리나 굳어진 부위에서는 크게 들린다. 양명음-환자에게 "E"를 말하게 한다. 정상적인 폐조직에서는 약하게 들리나 굳어진 조직에서는 글자 "a"와 같이 들린다. 속삭이는 흉음-환자에게 "1, 2, 3"을 속삭이게 한다. 정상적인 폐조직에서는 숫자 구별이 불가능하나 굳어진 폐조직에서는 크고 분명하게 들린다.

표 9-3 | 폐기능 검사

호흡기계 상태를 사정하기 위해 폐기능 검사를 하고 그 결과를 해석한다.
폐기능 검사의 일반적인 지침은 다음과 같다.

제한성과 폐쇄성 폐질환

제한성과 폐쇄성 폐질환으로 나누어 설명할 수 있다. 억제성 폐질환은 정상적인 공기량을 흡기할 수 없는 상태로서 흉벽의 기형, 신경근육 질환, 또는 급성 호흡기 감염으로 발생한다. 폐쇄성 폐질환은 폐로 드나드는 공기의 흐름을 무엇인가가 막았을 때 발생하는 질환으로 천식이나 만성 기관지염, 폐기종, 또는 낭성 섬유증이 해당된다.

검사	의미
1회 호흡량(V_T): 정상 호흡을 하는 동안 들이쉬고 내쉬는 공기량	1회 호흡량 감소는 억제성 폐질환을 의미할 수 있으며, 전체 폐기능 검사나 흉부 촬영과 같은, 좀 더 상세한 검사를 요한다.
전폐용량(TLC)최대 흡기가 끝난 후 폐내에 들어 있는 공기량	전폐용량 감소는 폐섬유증과 같은 억제성질환을 가리킨다.
흡기보유량(IRV): 정상적인 흡기 후 더 들이마실 수 있는 공기량	비정상적인 흡기보유량만으로는 호흡 기능부전을 의미하지 않는다. 운동시에도 정상적으로 흡기보유량이 감소한다.
호기보유량(ERV): 정상적인 호기 후 더 내쉴 수 있는 공기량	호기보유량은 건강한 사람들 사이에서도 다양하다.
폐활량(VC): 힘껏 들어 마신 다음 내쉴 수 있는 공기량	공기유통속도가 감소되면서, 폐활량은 정상적이거나 증가된다면 폐조직의 기능감소를 가리킨다. 공기유통 속도가 정상이거나 증가되면서, 폐활량이 감소된다면 호흡노력(effort)감소, 흉부 확장력 감소 또는 제한적인 횡격막 운동을 가리킨다.
흡기량(IC): 정상적 호기 후 들이마실 수 있는 공기량	흡기량 감소는 억제성 질환을 나타낸다.
노력성 폐활량(FVC): 최대한의 흡기 후 강하고 빠르게 내쉴 수 있는 공기량	노력성 폐활량 감소는 만성 기관지염이나 폐기종, 천식과 같은 폐쇄성 질환으로 인해 호흡기 내 공기유통의 저항을 받고 있다는 것을 나타낸다.
노력호기량(FEV): 1초(FEV_1), 2초(FEV_2), 3초(FEV_3)동안 내쉴 수 있는 최대의 공기량	1초간의 노력 호기량 감소, 2초간과 3초간의 노력 호기량 증가는 폐쇄성 질환을 가리킨다. 1초간 노력 호기량이 정상이거나 감소되면 억제성 질환을 가리킨다.

비정상적인 성대 진동음 평가

비정상적인 성대 진동음을 사정하기 위해서는 아래의 낱말을 반복하도록 해서 들어본다.
기관지 호흡음이 비정상적인 곳을 청진하여 성음이 있는 지 평가한다.

- 기관지 성음: 99...99...
- 양명음: E...A...
- 속삭이는 흉음: 1 · 2 · 3... , 1 · 2 · 3...

4. 비정상적인 결과

흉부 사정으로 흉부와 폐의 비정상을 밝힐 수 있다. 호흡기계의 이상이 있을 때 나타나는 증상과 징후, 흉부의 비정상, 비정상적인 호흡양상과 호흡음에 대해 살펴보면 다음과 같다.

표 9-4 호흡기계 증상과 징후

증상과 징후 및 결과	원인	증상과 징후 및 결과	원인
기침		**호흡곤란**	
• 마른기침 • 흉막염으로 인한 흉통 • 호흡곤란 • 빈호흡 • 불안 • 성대 진동음 감소 • 병변부위로 기관 편위	무기폐	• 급성기 호흡곤란 • 빈호흡 • 양쪽 폐에서의 악설음(crackles)과 건성 수포음(rhonchi) • 늑간함몰(intercostal and suprasternal retractions) • 불안 • 빈맥	급성 호흡곤란 증후군
• 소량의 객담을 배출하는 기침, 혈액이 섞인 개담이나 거품이 섞인 객담을 다량 배출하는 기침 • 호흡곤란 • 식욕부진 • 피로 • 체중감소 • 천명음 • 곤봉 손가락	폐암	• 진행성 운동성 호흡곤란 • 흡연력 • 술통형 가슴 • 보조 호흡근 비대 • 호흡음 감소 • 입술 오무린 호흡법 • 호기 연장 • 식욕부진 • 체중감소	폐기종
• 마른기침 • 호흡곤란 • 흉막염으로 인한 흉통 • 흉부운동 감소 • 흉막 마찰음 • 빈호흡 • 빈맥 • 타진시 탁음(편평음) • 양명음	늑막삼출	• 급성 호흡곤란 • 빈호흡 • 불안, 안절부절 • 흉막염으로 인한 흉통 • 빈맥 • 호흡음 감소 • 미열 • 타진시 둔탁음 • 차고, 축축한 피부	폐색전
객혈		**천명음**	
• 객담(분홍색에서 어두운 갈색까지) • 객담배출성 기침 • 호흡곤란 • 흉통 • 청진 시 악설음 • 오한 • 열	폐렴	• 갑자기 천명음 시작 • 협착음 • 발작성 마른 기침 • 구역질함 • 쉰 목소리 • 호흡음 감소 • 호흡곤란 • 청색증	이물질 흡인
• 거품, 혈액 섞인 분홍색 객담 • 심한 호흡곤란 • 좌식호흡 • 숨가쁨 • 산재성(diffuse) 악설음 • 차고 축축한 피부 • 불안	폐부종	• 호기시 천명음이 들림 • 호기 지연 • 걱정하는 표정 • 늑간근 함몰 • 건성 수포음 • 코를 벌름거림 • 빈호흡	천식
• 혈액 섞인 객담 • 객담배출성 만성기침 • 기침후의 미세 악설음 • 호흡곤란 • 타진시 둔탁음 • 촉진성 진동음 증가	폐결핵	• 천명음 • 거친(Coarse) 악설음 • 마른 기침을 하다가 나중에 객담배출성 기침 • 호흡곤란 • 술통모양 가슴 • 곤봉 손가락 • 부종 • 체중증가	만성기관지염

1) 주요 호흡기계 증상 및 징후

주요 호흡기계 문제는 기침, 호흡곤란, 객혈, 천명음으로서 다음과 같이 동반되는 증상과 징후 및 원인에 관한 내용을 제시할 수 있다(표 9-4).

2) 흉부의 비정상

흉부의 비정상은 선천성일 수도 있고 후천성일 수도 있다. 흉부의 비정상을 검진할 때 흉부 기형이 있더라도 폐는 완전히 정상일 수 있으며, 또는 폐가 흉부내에서 꼬여 있을 수도 있다. 이런 경우 폐 용적이 정상인보다 적거나, 운동내구력이 제한적일 수 있으며 호흡기의 감염으로 인한 호흡부전으로의 진전이 좀 더 쉽게 될 수도 있다(그림 9-6).

(1) 술통형 가슴

술통형 가슴이란 가슴의 앞 뒤 직경이 정상보다 더 커져서, 비정상적으로 둥글고 부풀어 있는 것을 의미한다. 술통모양의 가슴은 유아와 노인에서는 정상이라고 할 수 있으나, 성인에서는 만성폐쇄성 폐질환의 결과로 나타난다. 이는 만성폐쇄성 폐질환 환자의 폐가 신축성을 잃고, 횡격막이 편편해졌다는 것을 의미한다. 만성폐쇄성 질환자는 흡기시에 전형적으로 보조근육을 사용하며 쉽게 호흡곤란을 호소한다. 또한 흉추의 후만증(kyphosis), 수평상태의 늑골들 그리고 돌출된 흉골각을 볼 수 있다.

(2) 새 가슴

새 가슴이란 흉부의 앞뒤 직경이 증가되어 흉골이 앞쪽으로 튀어나오고 인접 갈비연골은 함몰된다. 선청성 기형일 때는 척주 옆굽음증을 동반하고 있다.

(3) 오목 가슴

오목 가슴 또는 깔때기 가슴 환자는 흉골의 아랫부분 또는 전체가 오목 모양으로 꺼져있다. 가슴의 모양은 호흡과 심기능에 영향을 미칠 수 있다. 심장과 대혈관의 압박으로 심잡음이 생길 수 있다.

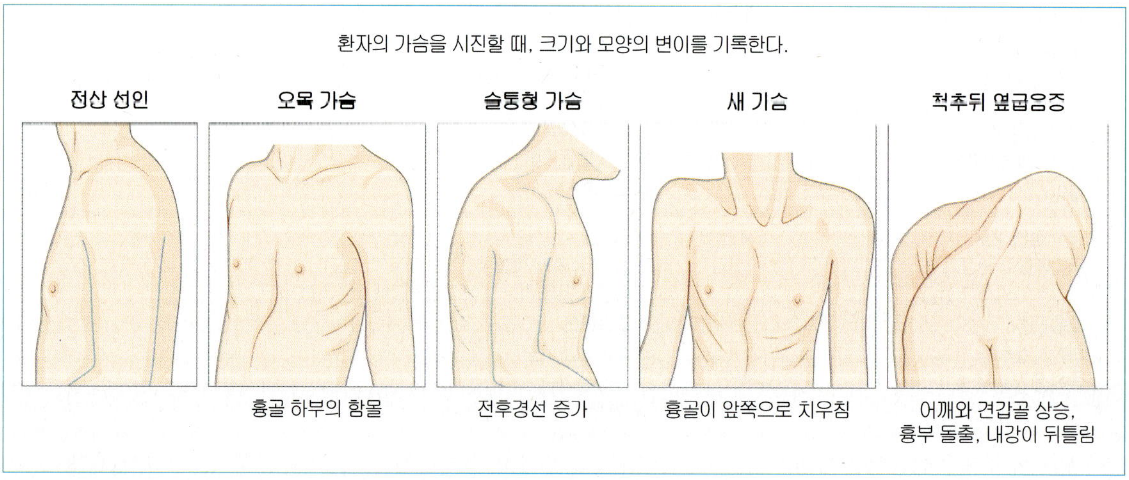

그림 9-6. 흉부의 기형

> **흉부의 기형**
>
> - 술통형 가슴 - 앞 뒤 직경이 큰 것
> - 새 가슴 - 흉골이 복부보다 돌출됨; 가슴 앞 뒤 직경의 증가
> - 오목 가슴 - 흉골의 전부 또는 부분의 꺼짐.
> - 척추뒤 옆굽음증 - 굽은 척추, 뒤틀린 척추, 뒤틀린 폐조직

(4) 척추뒤 옆굽음증

척추는 한쪽으로 굽어있으며 꼬여있다. 그 꼬임이 폐조직을 뒤틀기 때문에 호흡기계의 상태를 사정하기가 더욱 어려울 수 있다.

3) 비정상적인 호흡 양상

비정상적인 호흡 양상을 파악함으로서 환자의 호흡 상태와 그 외 전반적인 상태를 완전히 사정할 수 있게 한다(그림 9-7).

(1) 빈호흡

빈호흡(tachypnea)은 호흡이 얕으면서도 호흡 수가 분당 20회 이상으로서 억제성 폐질환,

빈호흡 호흡 수 증가와 얕은 호흡	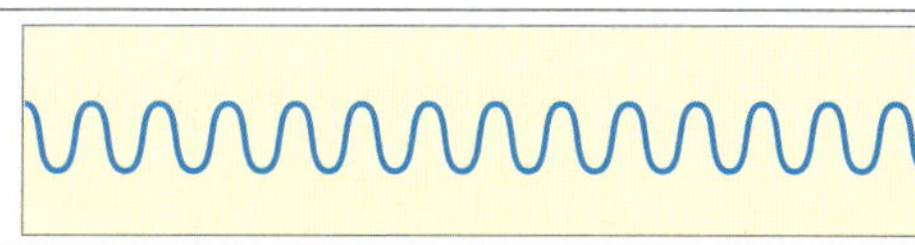
서호흡 규칙적인 호흡이나 호흡 수 감소	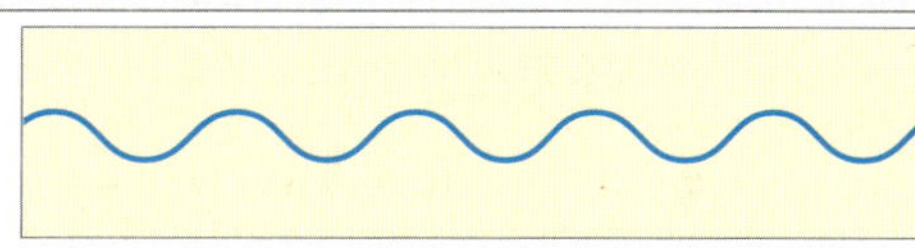
무호흡 호흡 상실; 주기성을 띤다.	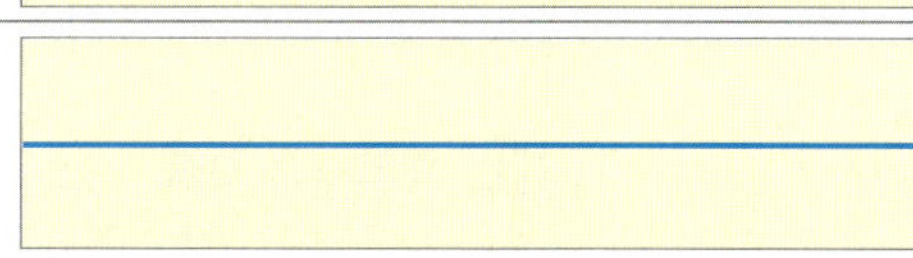
과다 호흡 빠르고 깊은 호흡	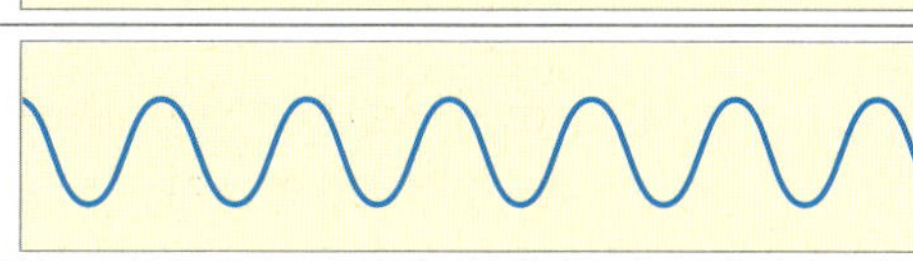
쿠스말 호흡 휴지기 없는 빠르고 깊은 호흡; 성인에서 20회이상/분; 호흡이 한숨과 유사한 심호흡으로 힘들게 들린다	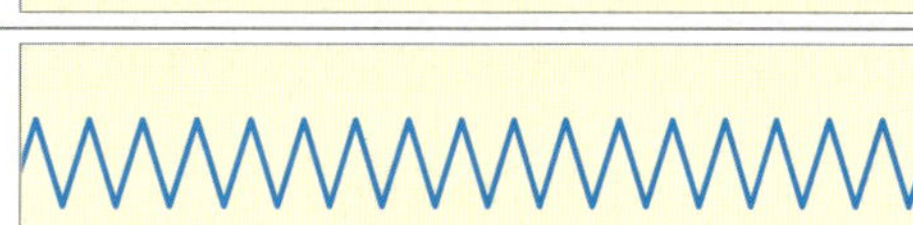
체인 스토크스 호흡 정상호흡보다 점차 빠르고 깊어지다가 그 다음 30~70초 동안 점점 느려진다. 20~60초정도 무호흡기로 교대로 발생한다.	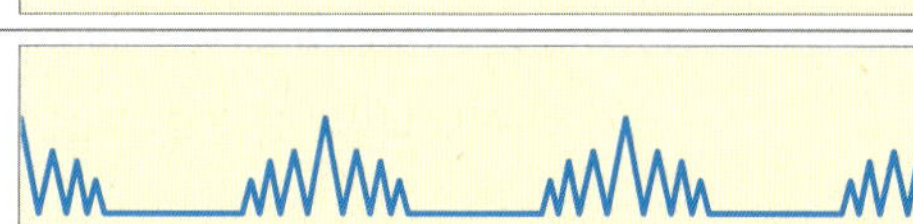
비오 호흡 매 호흡사이에 갑작스런 휴지기와 빠르고 깊은 호흡; 매 호흡의 깊이는 동일하다.	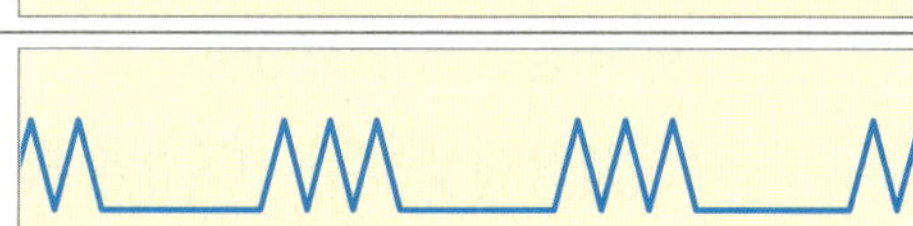

그림 9-7. 비정상적인 호흡양상

코골이와 수면 무호흡증

코를 고는 비만환자는 수면 중에 관찰이 필요하다. 코골이와 비만 둘다 폐쇄성 수면 무호흡증과 관련이 있다. 이 증상은 만성적인 산소포화도 감소를 유발하고, 결국 전반적인 건강도 해치고, 낮 활동에도 영향을 미친다. 수면 무호흡 환자의 약 50%가 체중 과다이고 심하게 코를 고는 것으로 나타났다.

통증, 패혈증, 비만, 불안 환자에서 발생한다. 열도 원인이 될 수 있는데 체온 0.6℃ 상승에 호흡은 분당 4회 증가한다.

(2) 서호흡

서호흡(bradypnea)은 분당 10회 이하의 호흡으로, 무호흡이나 완전 호흡정지 직전에 나타난다. 서호흡을 하는 환자는 과도한 진정이나 조직손상, 당뇨성 혼수 등으로 인해 뇌의 호흡중추가 억압되었을 때 나타난다(수면 동안 호흡 수는 정상적으로 감소한다).

(3) 무호흡

무호흡(apnea)은 호흡이 없는 것이다. 무호흡의 기간은 짧으며 체인 스톡 호흡, 비오 호흡, 또는 다른 비정상적인 호흡양상이 나타날 때 산발적으로 발생할 수 있다. 무호흡의 기간이 길면 생명이 위태로울 수도 있다.

(4) 과다 호흡

깊고 빠른 호흡이 특징인 과다호흡(hyperpnea)은 운동을 하거나 불안, 통증, 대사성 산독증일 때 발생한다. 혼수상태 환자의 과다호흡은 저산소증이나 저혈당증을 나타낸다.

(5) 쿠스말 호흡

쿠스말 호흡(Kussmaul's respirations)은 대사성 산독증, 특히 당뇨성 케토산증(diabetic ketoacidosis)환자에서 발생하는 것으로 빠르고 깊은 한숨을 쉬는 것이다.

(6) 체인 스토크스 호흡

체인 스토크스 호흡(Cheyne-Stokes respirations)은 짧은 무호흡 기간과 교대로 깊은 호흡을 나타낸다. 호흡의 깊이와 횟수에서 규칙적인 변화 양상을 보인다. 심부전, 신부전, 또는 중추신경계 손상을 가진 환자에게서 발생한다. 그러나 체인 스토크스 호흡은 어린이와 노인이 수면 중에 정상적으로 나타날 수 있다.

(7) 비오 호흡

비오 호흡(Biot's respirations)에서는 돌발적인 무호흡 기간과 교대로 빠르고 깊은 호흡이 나타난다. 비오 호흡은 심각한 중추신경계 손상의 전조증상이다.

4) 비정상적인 호흡음

만약 정상적으로 폐포음을 들을 수 있는 부위에서 기관지음 또는 기관지폐포음을 청진하게 되면 폐포나 미세 기관지에 액체나 삼출액이 차서 공기가 이쪽으로 통과하지 못하기 때문이며, 이는 폐렴과 무기폐가 발생하였음을 의미한다.

단단한 조직은 공기나 액체보다 소리를 더 잘 전달하므로 호흡음(말소리나 속삭임도 마찬가지임)이 정상 부위보다 경화 부위에서 더 크게 들린다.

반대로 농이나 액체, 공기가 흉막강을 채우고 있다면 호흡음은 정상보다 더 조용하게 들린다. 이물질이나 분비물이 기관지를 막고 있다면 폐쇄 부위의 원위부(말초부위) 폐조직 부위의 호흡음은 감소되거나 없어질 것이다.

폐의 어느 곳에서나 비정상적인 호흡음(adventitious sounds)을 들을 수 있다. 비정상인 호흡음에는 가늘게 들리는 미세한 악설음(fine), 거친(coarse) 악설음, 천명음, 건성 수포음, 협착음(strider), 흉막 마찰음이 있다.

(1) 악설음

악설음(crackle)은 허탈된 폐포나 액체로 가득 찬 폐포가 개방될 때 나는 간헐적이고, 비음악적인, 짧게 버석거리는 소리로서 흡기 시에 일차적으로 들린다. 미세한(fine) 악설음과 거친(coarse) 악설음으로 분류되며, 일반적으로 기침으로 악설음이 없어지지 않는다. 만약 악설음이 기침후 없어진다면, 분비물 때문에 생긴 소리이다(**악설음의 종류** 참조).

(2) 천명음

천명음은 일차적으로 호기 때 들리는 높은 소리다(**천명음이 멈출 때** 참조). 이 소리는 공기의 흐름이 막혔을 때 생긴다. 공기폐쇄가 점점 심해지면 흡기할 때에도 천명음이 발생한다. 쌕쌕거리는 소리는 기침을 해도 없어지지 않는다. 천식, 감염, 심부전, 또는 종양이나 이물질로 인한 기도 폐색의 결과 천명음이 발생할 수 있다(**상기도 폐색의 증상과 징후** 참조).

악설음의 종류

미세한 악설음과 거친 악설음을 구별하기위한 각 특성은 다음과 같다.

미세한 악설음(fine crackle)

- 대상자가 흡기를 멈출 때 발생한다.
- 일반적으로 폐 기저부에서 들린다.
- 머리카락을 손가락으로 비비는 것과 같은 소리이거나 찍찍이를 잡아당길 때 나는 소리와 같다.
- 폐 섬유증, 석면증, 규폐증, 무기폐, 심부전, 폐렴과 같은 제한성 폐 질환에서 발생한다.

거친 악설음(coarse crackle)

- 대상자가 흡기를 시작할 때 발생한다; 호기 때 나타날 수도 있다.
- 폐를 통해, 심지어는 입에서도 들릴 수 있다.
- 더 큰 기도에서 공기가 분비물을 통과할 때는 부글거리거나 가글거리는 소리와 비슷하다.
- 만성폐쇄성 폐질환, 기관지 확장증, 폐부종, 기침을 할 수 없을 정도로 심하게 아픈 환자에서 발생한다. "죽음의 가르랑 소리(rattle)" 라고 불리기도 한다.

천명음(wheezing)이 멈출 때

만약 급성 천식 발작 환자로부터 천명음이 더 이상 들리지 않으면 그 발작은 극복하기 힘든다. 기관지 경련과 점막부종이 심해져서 공기가 기도를 거의 통과할 수 없게 되면, 그 결과 천명음을 들을 수 없다. 이와 함께 힘든 호흡, 호기 시간의 지연, 보조호흡근육의 사용과 같은 급성 기관지 폐색 증상이 있으면 환자의 기도를 유지하고, 처방 받은 산소를 투여한다. 기도가 좀 더 열리면 환자는 다시 쌕쌕거리는 소리를 낼 것이다.

상기도 폐색의 증상과 징후

기도의 개방성을 유지할 수 없으면, 결국 호흡이 정지된다. 부분적 또는 완전한 기도폐색을 사정할 때 다음과 같은 잠재적인 증상과 징후의 목록을 참조한다.

- 불안
- 호흡곤란
- 협착음(stridor)
- 천명음(wheezing)
- 호흡음의 감소 또는 사라짐
- 보조호흡근육의 사용
- 가슴과 복부의 시소 모양 움직임
- 언어 불능(완전 폐색)
- 청색증

(3) 건성수포음

건성수포음은 일차적으로 환자가 호기할 때 들을 수 있는 낮은 음조이며, 그릉거리거나(snoring) 가르랑거리는(rattling) 소리다. 환자의 흡기시에도 들을 수 있다. 수포음은 일반적으로 기침을 하면 변화되거나 사라진다. 건성수포음은 액체가 큰 기도를 부분적으로 막았을 때 발생한다.

(4) 협착음

협착음(stridor)은 시끄럽고 높은 음조의 울부짖는(crowing) 소리로 일반적으로 청진기 없이 호기시 들을 수 있다. 협착음은 상기도 폐색으로 인한 것으로 즉각적인 조치를 요한다.

(5) 흉막 마찰음

흉막 마찰음(pleural friction rub)은 낮은 음조로 삐걱거리며 문지르는 소리로서 흡기와 호기 모두에서 들린다. 흉막의 염증으로 두 개의 흉막층이 서로 마찰하여 발생하며, 마찰음이 들리는 부위에 통증을 호소한다.

5) 호흡기 장애

(1) 천식

천식은 기도 과민반응으로 기관지 경련, 점액 분비 증가, 점막 부종으로 기관지 폐색을 초래한다. 이와 함께 호흡곤란, 기침, 천명음도 수반된다. 힘들고 시간이 걸리는 호기를 하며, 보조호흡근육을 사용한다. 호기시 늑간 위축과 쇄골상부 퇴축이 있다. 천식 환자는 불안해하며, 창백해지고, 가슴이 답답하다고 호소한다. 큰 기도에 분비물이 있으면 건성수포음을 들을 수 있다. 폐에 분비물이 있으면 성대 진동음, 호흡음의 감소, 과공명음을 검진할 수 있다(그림 9-8).

(2) 무기폐

무기폐란 폐포의 일부 혹은 전체 폐색이나 계면 활성제의 부족, 또는 흉벽의 압박 때문에 폐가 위축된 것을 의미한다. 환부 쪽 흉부 확장력 감소, 호흡 수 증가, 호흡곤란, 청색증 그리고 심한 경우에는 기관지가 환부 쪽으로 변위 되는 것을 볼 수 있다. 촉진성 진동음이 없거나, 타진시의 둔탁음, 호흡음이 감소되거나 사라진다. 빈맥과 열이 일반적으로 나타난다.

천식은 기도의 과민반응과 기관지경련(bronchospasm)과 같은 특성을 띤 염증성 질환이다. 다음 그림은 천식 발작 과정을 보여준다.

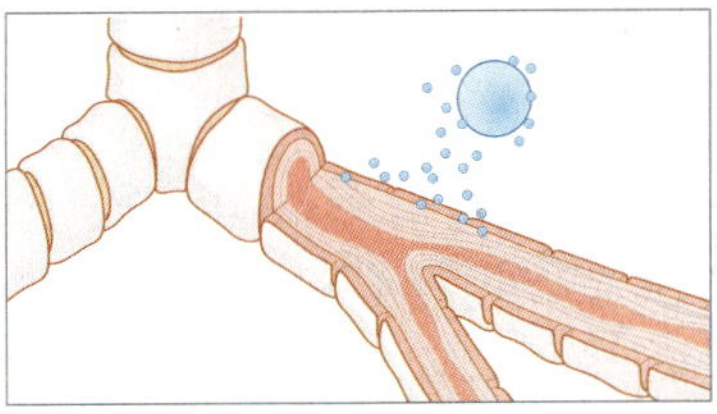

1. 히스타민(H)은 큰기관지에 위치한 수용체에 달라 붙어서 평활근 부종을 야기한다.

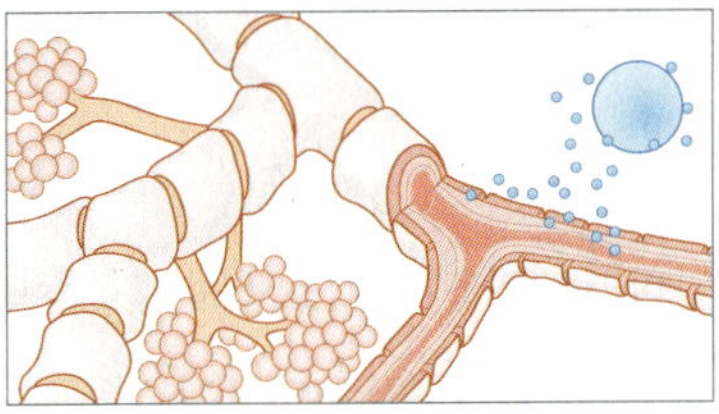

2. SRS-A는 작은 기관지에 위치한 수용체에 달라붙어 평활근 부종을 야기한다. SRS-A는 혈류를 타고 폐로 가서 prostaglandin이라 불리는 지방산을 유도하여 히스타민 효과를 강화시킨다.

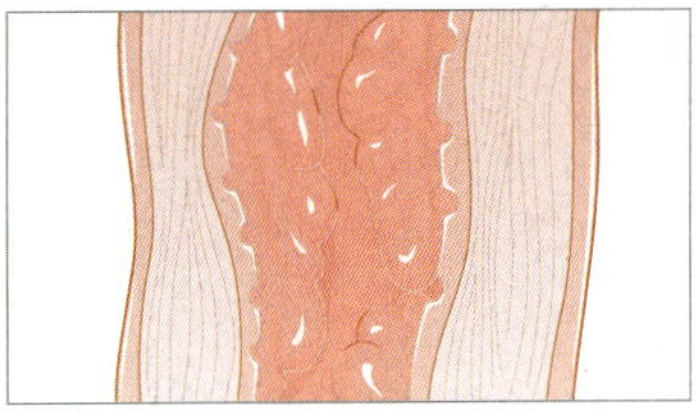

3. 히스타민은 점막에서 과도한 점액분비를 자극하여, 기관지 내강이 점점 더 좁아지게 된다.

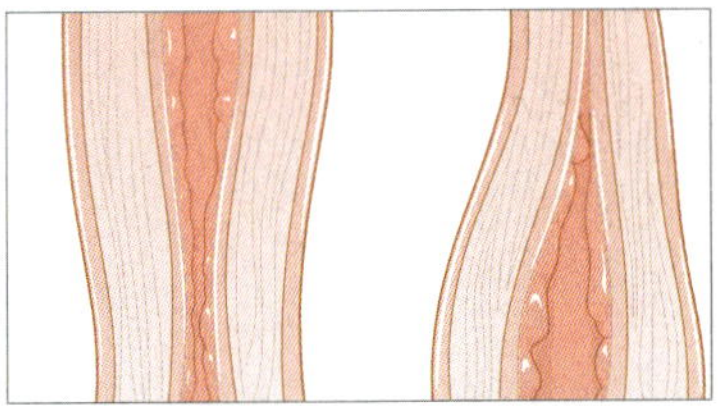

4. 흡기시, 좁아진 기관지 내강(bronchial lumen)이 약간 팽창된 채 폐포에 공기가 도달된다. 호기시 증가된 흉부내압은 기관지 내강을 완전히 닫는다.

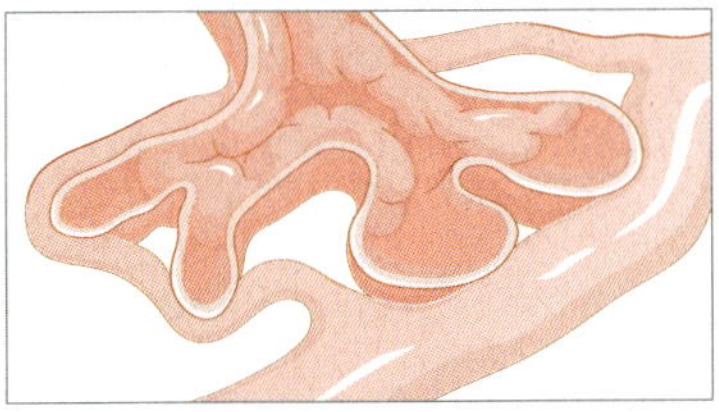

5. 위 그림에서처럼 점액이 폐 기저부에 쌓여 폐포 환기를 저해한다. 다른 폐부분에서 폐포로 돌려진(shunted) 혈액으로는 감소된 환기를 보상할 수 없다.

그림 9-8. 천식의 이해

(3) 만성 기관지염

만성기관지염이 있으면 기관과 기관지의 염증, 점액 분비 증가, 섬모 손상, 기도 폐색이 나타난다. 호흡곤란, 객담과 빈호흡, 만성 기침, 보조 호흡근육의 사용에 나타난다. 폐의 청진시 공명음이 들리고 정상적인 촉진성 진동음이 촉진되는데, 천명음이 들릴 수도 있다.

(4) 폐기종

폐기종이 있으면 재발되는 폐내 염증으로 폐포벽이 파괴되어 큰 공간을 만들고, 폐의 신축성이 감소되며, 공기를 가두게 되어 폐가 과도하게 부풀게 된다.

가쁜 숨, 만성 기침, 술통모양 가슴이 예상된다. 환자는 오무린 입술 모양으로 호흡하며 보조 호흡근육을 사용한다. 손가락은 곤봉모양이 된다. 촉진성 진동음과 호흡음이 감소된다. 천명음을 포함한 비정상적인 호흡음(우발음)이 다양하게 나타난다.

(5) 폐엽성 폐렴

폐렴으로 폐포에 세포잔해와 액체가 쌓여 가스교환을 방해한다. 환자는 빠른 호흡을 하며 흉막 염증으로 인한 흉통, 객담, 열, 오한 증상을 가진다. 폐렴이 있는 부위에서 둔탁음과 성대 진동음이 나타나며, 기관지 호흡음과 악설음(crackle)이 들린다.

(6) 흉막 삼출

흉막강 내 흉막액이 축적되면 호흡음을 잘 들을 수 없다. 환자는 기침, 호흡곤란, 흉막의 염증으로 인한 흉통을 호소한다. 심한 경우, 기관은 병변 부위의 반대편으로 쏠리게 된다. 이

환된 부위에서 흉부 확장, 촉진성 진동음, 호흡음이 감소되거나 사라지며, 둔탁음(dull)이나 탁음(flatness)이 타진된다.

(7) 기흉

공기는 흉막강으로 이동되고, 폐는 부분 또는 전체적으로 허탈된다. 환자의 고통은 기흉의 크기에 따라 다양하게 나타난다. 기흉 시 빈호흡, 가쁜 숨, 흉막염증성 흉통, 청색증, 이환부위의 흉부 확장이 감소되며 이환부위의 반대편으로 기관이 편위된다. 촉진성 진동음, 성대 진동음, 호흡음은 이환된 부위에서 감소되거나 사라지고 과공명음과 고음이 타진된다.

요점정리

해부생리

상부호흡기도

- 코비강 비인두 구인두 후인두 후두를 포함
- 여과되고 따뜻하게 습화된 공기흡입
- 발성을 돕고 하부기도로 공기전달

하부기도

- 기관 - 좌우기관지로 나누어지면서 더 적은 기관지로 계속 나누어짐
- 세기관지 - 폐포관, 폐포에서 끝남
- 폐포 - 폐의 가스교환단위임

흉부

- 쇄골, 흉골, 견갑골, 늑골12쌍(흉부 보호와 호흡시 흉부확장, 수축), 12개의 흉부 척추

호흡근육

- 횡격막, 외늑간근(주요 호흡근육): 흡기시 수축하고 호기시 이완
- 보조 호흡근육(승모근,흉쇄유돌근,목갈비근): 주요 호흡근이 효율적이지 못할 때 견갑골, 쇄골, 흉골, 흉부 상부의 늑골을 위로 올리는 데 작용

건강력

- 호흡곤란의 정도를 0 - 10점 척도로 답하도록 환자에게 질문
- 좌식호흡을 하는 환자에게 수면시 사용하는 베개 수를 질문
- 기침 환자에게 객담배출성 기침인지, 마른 기침인지 질문하고 만약 객담배출성 기침일 때는 객담 특성을 설명하도록 함
- 흉통환자에게는 위치, 통증 특성, 방사 부위, 통증 원인, 악화 요인, 경감 요인에 대해 질문
- 흡연, 폐렴, 자극 물질 노출여부를 포함한 의학적 병력 질문

- 신체검진

시진

- 환자가 호흡할 때 흉벽이 좌우대칭으로 움직이는 지 관찰하여 역리운동이나 비대칭적 움직임이 있는지 파악
- 1분간 호흡 수(비정상적이면 1분이상)와 무호흡간격을 셈; 정상 성인의 호흡 수 분당 12-20회; 유아는 분당 40회
- 환자의 호흡양상을 관찰; 고르게 조화롭고 규칙적인 호흡과 이따금 한숨이 있으면 정상임
- 피부, 혀, 구강, 손가락, 손톱밑을 시진하면 환자의 호흡상태에 관한 정보를 얻을 수 있음

촉진

- 손바닥을 환자의 흉부에 부드럽게 대어 악설음, 압통, 정렬, 팽창, 함몰을 촉진. 흉부 전후 촉진
- 손가락 안쪽을 이용하여 늑골을 포함한 흉부 촉진. 피부온도, 탄력성, 습도, 상흔이 있는 지 여부, 덩어리, 병변부위, 궤양 등을 살핌
- 촉진성 진동음 촉진
- 환자에게 깊이 숨을 들어마시게 하고 전흉부에 양손을 대고 엄지손가락이 벌어지는 정도로 흉벽이 좌우 대칭성과 확장력 평가

요점정리

타진

- 정상 폐에서는 공명음이 들림
- 과공명음은 폐내 공기가 증가된 부위나 과팽창된 폐, 폐기종이 있는 흉막강에서 들림
- 둔탁음은 폐내 공기가 감소된 부위(무기폐, 폐렴)에서 들림
- 탁음(편평음)은 경화부위에서 들림(무기폐, 삼출성 흉막염)
- 고음은 공기가 모여있는 부위(기흉)에서 들림

흉부의 비정상

- 술통형 가슴 - 전후 직경이 증가되어 있음
- 새 가슴 - 흉골이 복부보다 앞으로 튀어나옴. 흉부의 전후 직경이 증가되어 있음
- 오목 가슴 - 흉골의 일부 또는 전부가 함몰되어 있음
- 척주뒤 옆굽음증 - 굽은 척추, 뒤틀린 척추, 뒤틀린 폐조직

청진

- 각 부위에서 깊이 흡기와 호기를 하게 하여 청진기의 판형을 대고 청진
- 구강 호흡을 하도록 함(코로 숨을 쉬면 호흡음의 음조가 변한다)
- 건조한 털위에서 청진하면 수포음으로 오인할 수 있으므로, 이를 예방하기 위해 흉부의 털을 젖게 함

비정상적인 호흡 양상

- 빈 호흡 - 얕은 호흡, 분당 20회이상의 호흡 수
- 서호흡- 분당 10회이하의 호흡 수
- 무호흡 - 호흡이 없음, 길어지면 생명에 위협적임
- 과다 호흡 - 깊고 빠른 호흡
- 쿠스말 호흡 - 빠르고 깊으며 한숨을 쉬는 호흡
- 체인 스토크스 호흡 - 무호흡기와 교대로 깊은 호흡이 있음
- 비오 호흡 - 빠르고 깊은 호흡이 갑작스런 무호흡기와 교대로 나타남

정상호흡음

- 기관 - 거칠고 높은 음조, 중간에 끊김
- 기관지 - 크고 높은 음조, 중간에 끊김
- 기관지폐포 - 중간음조와 지속형
- 폐포 - 부드럽고 낮은 음조

비정상적인 호흡음

- 수포음 - 간헐적인, 음악적이지 않은 수포음을 흡기동안 들을 수 있다. 미세한 수포음과 거친 수포음으로 분류됨
- 천명음 - 높은음조의 음으로 막힌 기도가 원인이며 호기시 들을 수 있음
- 악설음 - 주로 호기시 들을 수 있는 낮은 음조의 코고는 소리 또는 가르랑거리는 소리
- 협착음 - 시끄럽고 높은 음조로 흡기동안 들을 수 있음
- 흉막 마찰음 - 호기 흡기 모두에서 들을 수 있는 낮은 음조의 삐걱거리며 문지르는 소리로 통증을 수반함

성대 진동음

- 기관지 성음- ninety - nine이라고 말하라고 함
- 양명음 - E라고 말하게 함
- 속삭이는 흉음 - 1,2,3이라고 속삭이라고 함

ACE Health Assessment

CHAPTER 10 심장 및 혈관계

- 구조와 기능
- 건강력
- 신체검진
- 비정상적인 결과

심혈관계는 신체 내 산화된 혈액을 조직에 전하고 대사산물을 제거하는 중요한 역할을 한다. 심장은 혈액을 신체의 모든 기관과 조직에 보내고 자율신경계는 심장의 펌프기능을 조절한다. 혈액의 운반은 혈관(동맥과 정맥)을 통해 이루어지며, 혈관은 심장에 혈액을 채우고 혈압을 유지한다. 심장과 혈관계의 구조와 기능을 이해하는 것은 정확한 심혈관계 사정에 필수적이다.

1. 구조와 기능

1) 심장

심장은 속이 비어있는 근육으로 되어 있는 기관이며 주먹정도의 크기이다. 심장은 종격동 내 즉 두 폐 사이에 위치하며 흉골의 좌측후면에 있다. 크기는 길이 12.5cm, 직경 9cm이며, 성인의 심장무게는 대개 250~300g이다.

(1) 해부학적 구조

심장은 2번째 늑간에서 5번째 늑간까지 차지하고 있다. 심장의 오른쪽 경계부위는 흉골의 우측 경계 부위와 나란히 있다. 좌측 경계는 좌측 쇄골의 중간선과 나란히 있다. 심장의 정확한 위치는 사람마다 약간씩 다르다. 심장의 안과 밖으로 통하는 큰 혈관으로 상대정맥, 하대정맥, 대동맥, 폐동맥, 4개의 폐정맥이 있다(그림 10-1).

심장을 싸고 있는 심낭(pericardium)은 얇은 주머니로 심장을 보호한다. 심낭은 심외막에 접해 있는 장측 심막과 외측에 있는 벽측 심막으로 구성되어 있다. 두 층간의 공간에는 10~30ml의 액체가 있어서 심장이 펌프질 할 때 두 층간의 마찰을 예방한다.

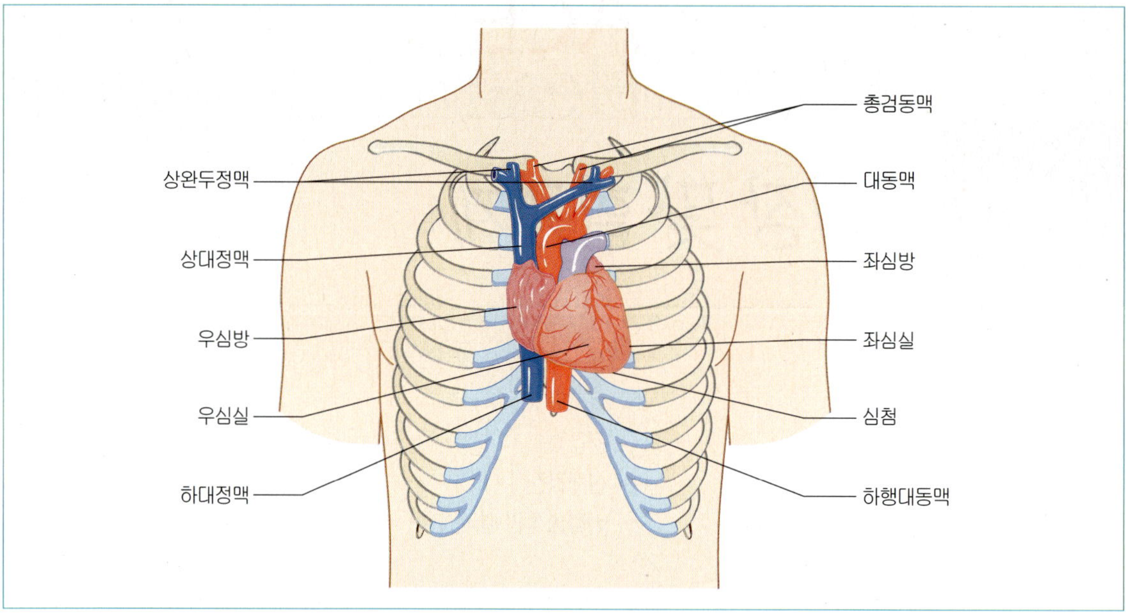

그림 10-1. 심장의 혈관

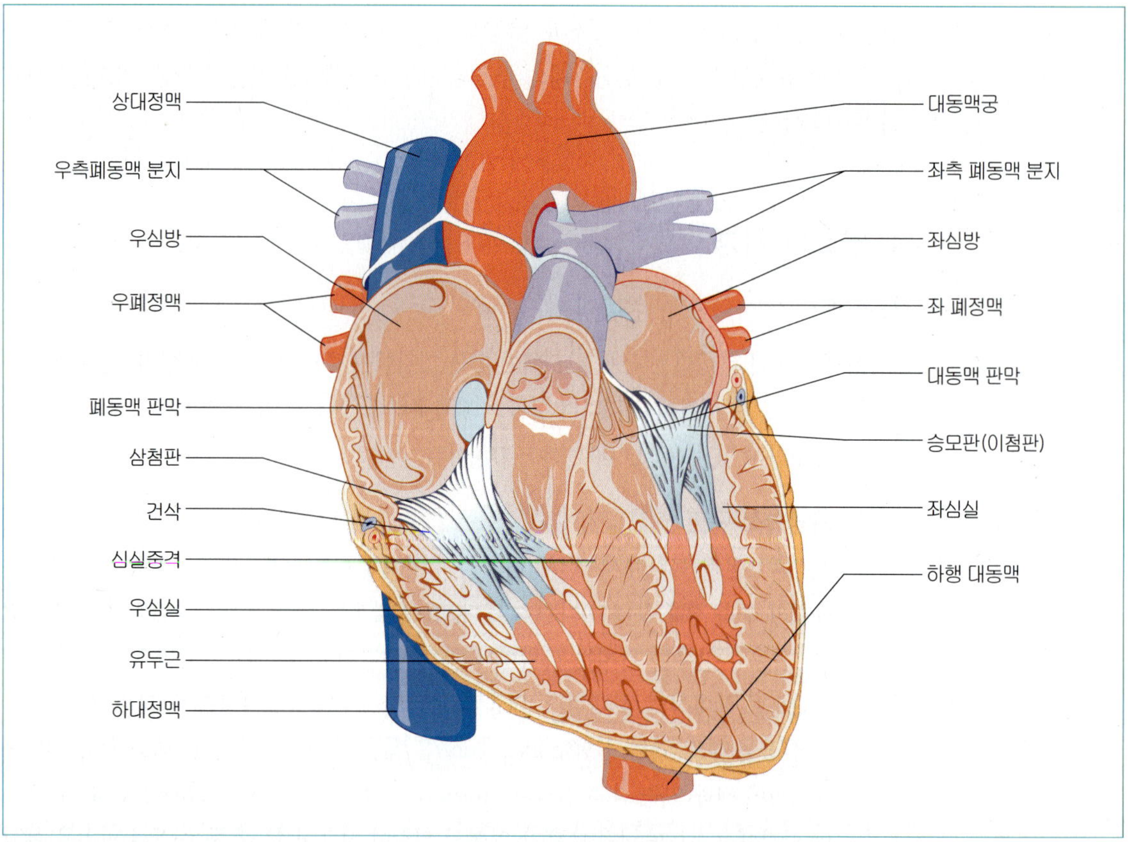

그림 10-2. 심장의 구조

심장 중격을 중심으로 좌우가 구분되고 각각 2개씩의 심방과 심실로 모두 4개의 방으로 되어있다. 심방은 얇은 벽으로 되어 있고 혈액을 보유하는 역할을 하며, 중력에 의해 심실 내로 혈액이 채워진다(그림 10-2 참조).

① 혈액 운반

혈액은 혈관을 통하여 심장의 안과 밖으로 흐른다. 산화되지 않은 정맥혈액은 상대정맥, 하대정맥, 관상 정맥동을 통해 우심방으로 들어온다.

상체의 혈액은 상대정맥을 통해 심장으로 들어오고, 상체를 제외한 신체부위의 혈액은 하대정맥을 통해 심장으로 들어온다. 심장근육에 분포되어 있는 혈관의 혈액은 관상 정맥동을 통해 심장으로 들어온다. 우심방 내 혈액은 우심실 내로 들어가서 심실이 수축할 때 폐동맥판을 통과해 폐동맥으로 들어간다. 폐동맥을 거쳐 폐로 들어간 혈액은 폐에서 산화된다.

폐에서 나온 혈액은 폐정맥을 통해 좌심방으로 들어가서 좌심방에서 좌심실로 들어간다. 좌심실 내의 혈액은 심장수축 시 대동맥판을 통과하여 대동맥으로 나와 전신으로 순환된다. 좌심실은 우심실보다 더 높은 압력을 견디며 혈액을 뿜어내기 때문에 심실벽이 3배정도 더 두껍다.

② 심장 판막

심장 판막은 혈액이 한 방향으로 흐르게 하여 혈액이 압력 때문에 거꾸로 흐르는 것을 방지한다. 정상적으로 판막은 4개의 방 내 압력 변화에 따라 열리고 닫힌다.

심방과 심실 사이 판막을 방실판(atrioventricular valve)이라 하는데, 우측 심방과 심실 사이에는 삼첨판이 있고 좌심방과 좌심실 사이에는 승모판이 있다. 우심실과 폐동맥 사이의 폐동맥판과 좌심실과 대동맥사이의 대동맥판을 반월판(semilunar valve)이라고 한다. 각 판막의 첨판은 섬유성 조직삭으로 심장벽에 붙어있다. 건삭(chordae tendineae)이라고 하는 조직삭은 유두근육에 의해 조절된다. 건삭과 유두근육의 조절에 의해 판막의 첨판이 견고하게 닫힌다. 삼첨판과 반월판은 세 개, 승모판은 두 개의 첨판을 가지고 있다.

(2) 생리적 기능

심장의 전기적 자극은 심박조율기(pacemaker)인 동방결절(SA node)에서 시작되며 이 자극은 심장 전체로 전도된다. 자율신경계는 동방결절을 자극하고 신체요구에 따라 심박수를 조절한다. 교감신경계 자극이 증가되면 심박동수의 증가, 심방심실 수축력 증가, 방실결절의 전도 속도가 증가된다. 부교감 신경계 자극은 교감신경계와 상반된 작용을 한다. 심장주기는 심장이 수축하여 혈액을 내보내는 수축기와 심장이 이완되어 혈액으로 채워지는 이완기로 구성된다. 이완기 동안 승모판과 삼천판은 열리고 대동맥판과 폐동맥판은 닫힌다. 전부하는 이완기말 즉 수축 전 심근을 신전시키는 용적부하로 심장으로 되돌아오는 혈량이 많을수록 증가한다. 후부하란 수축기동안 좌심실에서 대동맥으로 혈액을 내보낼 때 심실수축에 대한 혈관의 저항성을 의미한다. 전부하, 후부하는 심근수축력과 함께 심박출량에 영향을 미친다.

① 이완기: 1단계와 2단계

이완기는 심실 충만과 심방 수축이란 두 부분으로 이뤄진다. 이완기 전반부에는 심방에 있는 혈액의 70%가 중력에 의해 수동적으로 심실로 흘러들어간다.

이완기의 능동적인 기간인 심방 수축기에서는 나머지 30%의 혈액이 심실로 들어간다. 이완기 때 관상동맥으로 심장근육 활동에 필요한 혈액이 공급된다.

② 수축기

수축기는 심실이 수축하는 기간이다. 심실 내 혈액이 충만되면 압력이 증가하여서 승모판과 삼첨판이 닫힌다. 닫힐 때 나는 소리가 제1심음(S_1)이다. 이때의 심실 내 압력이 대동맥압과 폐동맥압 이상으로 상승되므로 대동맥판과 폐동맥판은 열린다. 폐동맥판이 열리면 폐동맥으로 혈액이 흘러 폐로 들어가고, 대동맥판이 열리면 대동맥으로 혈액이들어가 전신으로 혈액이 흐르게 된다.

심실 수축 말기의 심실 내 압력은 대동맥 내와 폐동맥 내 압력보다 낮아진다. 이러한 압력차이는 혈액을 심실 쪽으로 흐르게 하여 대동맥판과 폐동맥판을 닫히게 한다. 이때 나는 소리가 제2심음(S_2)이다. 판막이 닫힐 때, 심방에 혈액이 채워지면서 심실의 혈액도 채워지기 시작하는 이완기가 되고 심장주기는 반복된다.

2) 혈관계

혈관계는 산소, 영양물질 및 기타 물질을 신체 세포로 운반하고 세포 대사산물을 제거한다. 말초혈관계는 동맥, 세동맥, 모세혈관, 소정맥, 정맥으로 된 연결망으로 구성되어 있으며 약 5L의 혈액을 계속 순환한다(그림 10-3).

(1) 동맥

동맥 혈액은 항상 심장에서부터 바깥으로 흐른다. 산소가 부족한 혈액을 우심실에서 폐로 운반하는 폐동맥을 제외한 모든 동맥은 산소가 풍부한 혈액을 심장에서 전신으로 운반한다.

동맥은 높은 압력 하에서 혈액을 운반하기 때문에 동맥벽이 두터운 층으로 되어 있다. 동맥벽이 탄탄하고 탄력 있는 층으로 되어 있기 때문에 동맥계로 혈액이 통과할 수 있다.

(2) 모세혈관

혈관과 세포사이 체액, 영양물질, 대사산물의 교환은 모세혈관에서 이뤄진다. 이러한 교환은 모세혈관이 얇은 층으로 되어있고 투과성이 높기 때문에 가능하다. 모세혈관망은 항상 순환 혈량의 약 5%를 보유하고 있다. 모세혈관은 세동맥과 세정맥 사이에 있으면서 동맥계와 정맥계를 연결시킨다.

(3) 정맥

정맥은 심장 쪽으로 혈액을 운반한다. 폐에서 좌심방으로 산화된 혈액을 운반하는 폐정맥을 제외한 모든 정맥은 산소가 부족한 혈액을 운반한다. 정맥은 순환하는 혈액의 큰 저장소가 된다.

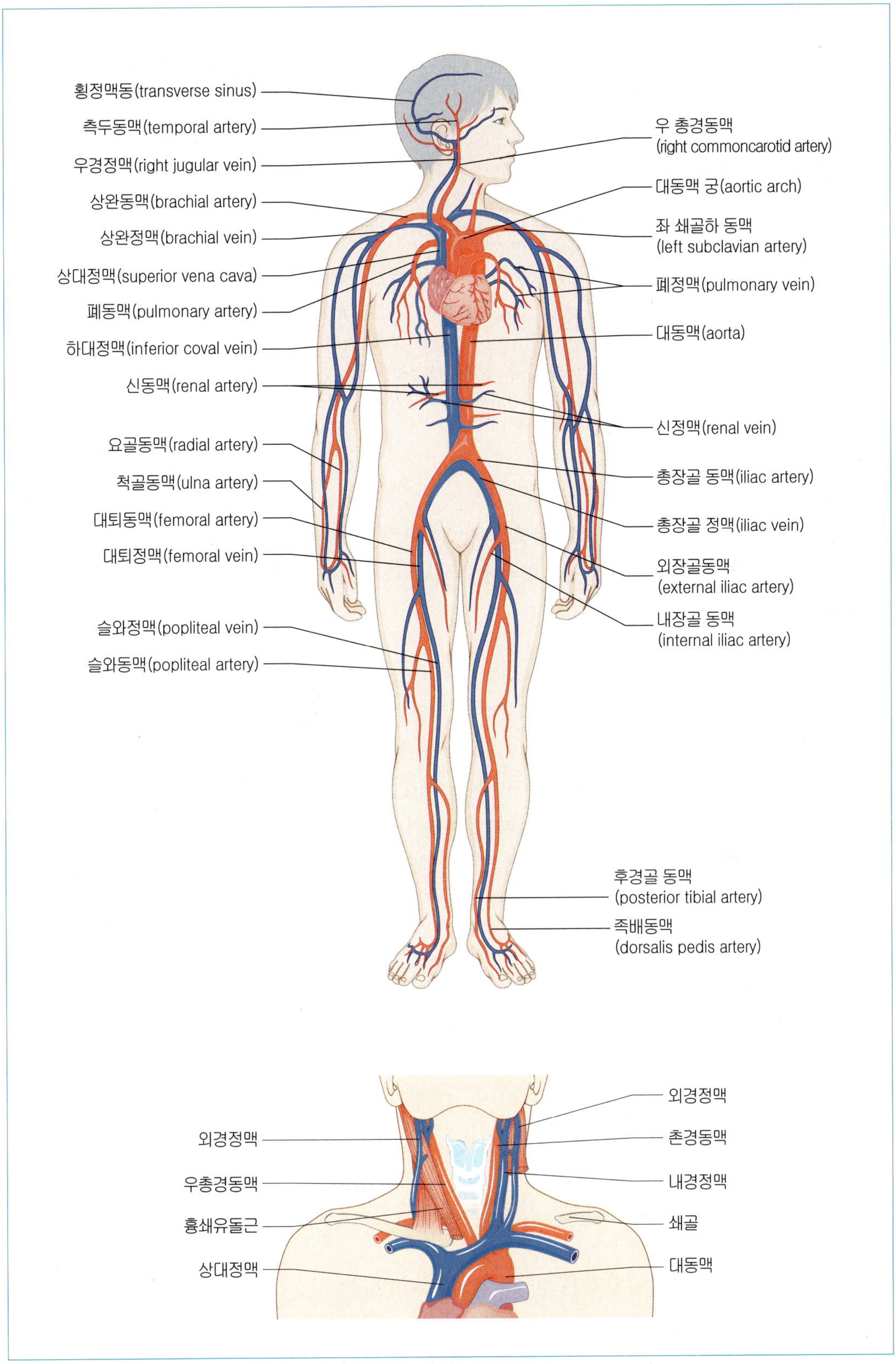

그림 10-3. 동맥계와 정맥계

노화에 따른 심혈관계 변화

정상적인 노화 과정의 일부분으로 심혈관계가 변화된다. 노화로 젊은 환자들보다 나이 든 환자에서 심혈관계 질병의 위험이 높다. 나이든 환자의 건강을 사정할 때 노화로 인한 다음과 같은 변화를 잘 이해해야 한다.

- 약간의 심장 크기 감소
- 심장 수축 강도와 효율성 감소
- 70세까지 30~35% 심박출량의 감소
- 심장 판막의 비후로 불완전한 판막 폐쇄(심장 잡음이 같이 나타남)
- 30~80세 사이에 좌심실 벽의 두께가 25% 증가
- 동방결절과 심방 사이의 전도(conduction) 경로에 섬유조직 침윤으로 인한 심방세동과 심방조동
- 정맥 팽창과 늘어짐
- 20~60세 사이에 관상동맥 혈류가 35% 감소
- 대동맥 경축성 증가
- 운동 후 정상 심박동으로 회복되는데 시간이 오래걸림
- 혈관의 강도와 탄력성 감소로 동맥과 정맥의 부전 야기
- 신체적, 정서적 스트레스에 대한 대처 능력 감소

정맥벽은 동맥벽보다 더 얇고 유연하다. 이 유연성으로 인해 정맥은 혈액량의 변화를 수용할 수 있다. 정맥에는 혈액이 거꾸로 흐르는 것을 막기 위해 일정한 간격으로 판막이 형성되어 있다.

(4) 맥박

동맥 박동은 심장의 펌프작용으로 발생하는 혈액의 압력 파동이다. 동맥계 내 모든 혈관은 박동을 하지만 피부 가까이 있는 동맥 위치에서만 박동을 느낄 수 있다. 측두, 경동맥(carotid), 상완(brachial), 요골(radial), 척골(ulnar), 대퇴(femoral), 슬와(popliteal), 후경골(posteri or tibial), 족배(dorsalis pedis)에서 말초 맥박을 촉진할 수 있다.

맥박 위치는 개인에 따라 다르다. 노인의 경우 정상적인 노화 과정으로 심혈관계가 변화되어(**노화에 따른 심혈관계 변화** 참조) 말초 맥박이 다소 감소할 수 있다.

2. 건강력

심혈관계에 관한 건강력을 수집하려면, 먼저 환자에게 자신을 소개하고 건강력 수집과 신체검진이 어떻게 이루어지는지에 대하여 설명한다. 그런 뒤에 다음 정보를 수집한다.

1) 심혈관계 주요증상

심혈관계 문제가 있는 환자는 전형적으로 다음의 증상과 징후에 대하여 호소한다.

- 흉통 또는 턱의 통증
- 팔, 다리로의 방사통 또는 경련과 같은 사지의 통증
- 불규칙한 심장박동 또는 심계 항진
- 경미한 운동 시 호흡곤란, 누워 있을 때나 야간에 호흡곤란
- 기침

- 청색증 또는 창백함
- 허약감
- 피로
- 설명하기 힘든 또는 원인 불명의 체중변화
- 하지의 부종(**임신과 정맥변화** 참조)
- 어지럼증
- 두통
- 높거나 낮은 혈압
- 체모 분포의 감소, 피부색의 변화, 얇고 빛나는 피부와 같은 말초부위의 피부 변화

2) 개인과 가족 건강력

당뇨, 폐, 신장의 만성질환, 간 질환과 관련된 가족의 병력과 환자의 과거 건강력에 관하여 자세히 질문한다(**심혈관 질환의 위험인자** 참조). 또한, 다음과 같은 정보도 수집한다.

- 스트레스와 스트레스 대처 방법
- 흡연, 알코올 섭취, 카페인 섭취, 운동, 지방성 식이 섭취, 염분 섭취와 같은 현재의 건강습관
- 처방전이 필요없는 약 또는 상용약, 한약, 마약을 포함하여 현재 섭취하고 있는 약
- 이전 수술 병력 또는 심도자법과 같은 시술 경험 여부
- 환경이나 직업과의 관련성
- 일상 활동 능력
- 현재 체중과 최근 체중 증가 또는 감소가 있었는지(**비만이 심장에 미치는 영향** 참조).

임신과 정맥변화

임신 제3기에 있는 임신부의 다리에서 요흔성 부종을 발견할 수 있다. 심한 부종은 임신 제 3기에서 뿐만 아니라 오래 서 있는 임신부에서도 흔하다. 정맥류는 임신 제3기에 흔히 발견된다.

심혈관 질환의 위험인자

심혈관 질환의 위험인자로서 연령, 성별, 인종을 반드시 고려해야 한다. 예를 들면, 관상동맥질환은 대부분 40~60세 사이 백인에게 흔하고, 고혈압은 대부분 흑인에서 흔하다. 여성은 폐경기 이후나 당뇨가 있으면 심장질환에 걸리기 쉽다.

비만이 심장에 미치는 영향

과체중 환자를 검진할 때, 비만이 심장질환의 위험을 증가시키는 영향요소인 점에 유의한다. 그 작용기전은 다음과 같다: 체중이 증가함에 따라 혈액량이 증가하게 되고, 그러한 신체에 산소와 영양분을 전달하는데 심장이 힘들게 된다. 이러한 심장의 작업부하 증가로 좌심실이 두꺼워지게 되면, 심장이 효과적으로 기능하지 못하게 된다.

비만이 있으면 혈압과 총콜레스테롤 및 중성지방이 증가되어 심장에 직접적으로 영향을 미친다. 또한 폐쇄성 수면 무호흡증을 일으켜 심장에 손상을 입힐 수도 있다.

3) 통증

심혈관계 문제가 있는 많은 환자들은 흉통을 호소한다. 만약 환자가 흉통이 있다고 하면 흉통의 정도가 0~10점 척도상에서 어느 정도인지 질문한다. 이때 0은 통증이 없다는 것을 의미하고, 10은 상상할 수 없는 최악의 통증을 의미한다. 환자의 통증은 통증관리를 하는 동안에도 자주 재사정하여 통증 중재 효과를 파악한다.

통증을 사정하면서 다음 질문들도 한다.

- 호흡곤란이 있는가? 만약 그렇다면 어떤 활동들이 호흡곤란을 유발하는가?
- 어지럽거나 피곤함을 느끼는가?
- 심장이 쿵쿵뛰는(racing) 것을 느낀 적이 있는가? 만약 그렇다면 언제 발생하고, 무엇 때문에 악화되는가?
- 반지나 신발이 조이는 느낌이 있는가?
- 발목이 붓는가?
- 다리에 피부색 또는 감각의 변화가 있었는가? 만약 있었다면 그 변화가 어떠한가?
- 염증 또는 궤양이 있는 경우 얼마나 빨리 회복 되는가?
- 일할 때 한자리에 오랫동안 앉아 있거나 서 있는가?

3. 신체검진

심혈관계 질환은 모든 연령층에서 다양한 형태로 나타난다. 체계적으로 일관된 방법으로 사정을 하면 비정상을 파악하는 데 도움이 된다. 정확한 사정의 핵심은 규칙적으로 행하는 것인데, 이는 사정 기술과 효율성을 향상시킨다.

신체검진을 시작하기 전, 종형과 판형 두 가지를 갖춘 청진기, 적당한 크기의 혈압커프, 자, 펜라이트(pen Light) 또는 유연성 있게 움직이는 전등을 준비하고 조용한 방에서 시작한다.

환자에게 속옷을 제외한 모든 옷을 벗고 검사용 가운을 입으라고 한다. 그런 뒤 30°~45° 각도로 머리 쪽을 높힌 검진 테이블 또는 진찰대에 반듯이 눕게 한다. 검진자가 오른 손잡이면 환자의 오른쪽에 서고 왼손잡이면 환자의 왼쪽에 선다. 이렇게 하면 환자를 청진하기가 쉽다.

심장계 사정

1) 시진

① 환자의 전체적인 외모를 먼저 사정한다.

환자가 전체적으로 날씬한가? 뚱뚱한가? 의식이 명료한가? 불안해 보이는가? 그리고 피부색, 피부 온도, 탄력성, 피부결을 살펴본다. 손가락 끝이 뭉퉁하지 않은가?(곤봉손가락은 만성적인 심혈관 또는 호흡기 질환으로 인한 조직 저산소증 징후이다.) 만약 환자의 피부색이 검다면, 창백함을 사정하기 위해 점막 상태를 시진한다.

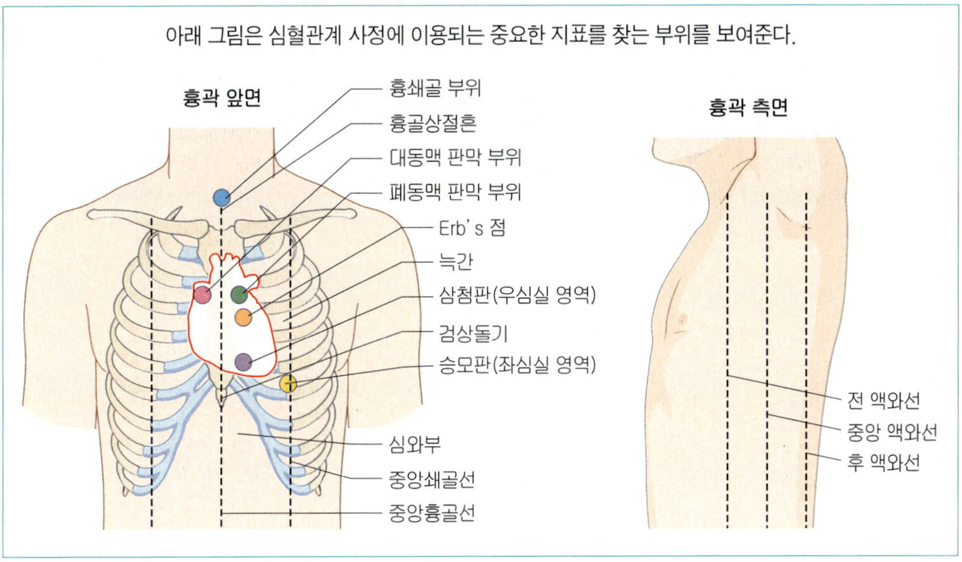

그림 10-4. 심혈관계 지표

② 흉부 시진

흉벽 아래 구조와 검진자가 파악한 바를 서술할 때 이용할 수 있는 흉부의 주요지표를 확인한다(그림 10-4).

맥박, 흉부 움직임의 대칭, 퇴축 또는 히브(heave) 등을 살펴본다. 히브는 수축기 동안 흉벽이 강하게 바깥으로 돌출 되는 것을 말한다.

③ 심첨 맥박 최고점

심첨 맥박은 좌심실이 수축하는 동안 전방으로 움직일 때 흉벽에 닿는 짧은 초기 좌심실 박동을 의미한다. 손전등 또는 목이 자유롭게 돌아가는 전기 스탠드와 같은 도구를 이용하여 환자 가슴에 그림자가 생기지 않도록 해서 심첨 맥박 부위를 파악한다. 이 부위는 대개 최대 박동점으로 5번째 늑간과 좌측 중앙 쇄골선이 만나는 곳이다. 심장비대가 있으면 외측으로 이동되며, 임신이나 좌측 횡격막 상승에서도 상부 및 좌측으로 이동된다.

심첨 맥박 최고점은 성인의 50%에서 나타난다. 어린이나 흉벽이 얇은 환자에서는 좀 더 쉽게 볼 수 있다. 유방이 큰 여성의 심첨 맥박을 검진하려면 유방을 위로 올리고 검진한다. 우심실 확장, 폐동맥 확장, 대동맥류가 있으면 더 강한 심첨 맥박이 생성된다.

2) 촉진

촉진을 할 때 불명료하거나 애매한 맥박 등이 촉진되지 않도록 부드러운 접촉을 유지해야 한다. 흉부전체는 손바닥의 융기된 부분을 사용하고, 심첨 맥박을 찾기 위해서는 명치부위에 엄지 손가락을 놓고 나머지 손가락 끝으로 좌측 흉부에서 중앙쇄골선과 중앙액와선 사이를 촉진한다(그림 10-5). 히브 또는 진전, 고양이가 가르랑거리는 듯한 진동음에 주목한다(**심첨 맥박 사정하기** 참조).

> **심첨 맥박 사정하기**
>
> 심첨 맥박은 제 1심음과 경동맥박 박동과 관련이 있다. 심첨 맥박을 확인할 때 근육성 경련이나 기타 다른 맥박이 아님을 확인하기 위해 한 손으로는 환자의 경동맥을 촉진하고 다른 한손으로는 심첨 맥박을 짚어본다. 이 때 박동이 뛰는 시점과 규칙성을 비교해 본다. 심첨 맥박은 경동맥박과 대략 일치되어야 한다. 심첨 맥박의 강도, 크기, 진폭, 위치, 간격 등을 기록한다. 직경이 약 1.5~2cm 범위에서 심첨 맥박의 박동을 감지하게 된다.

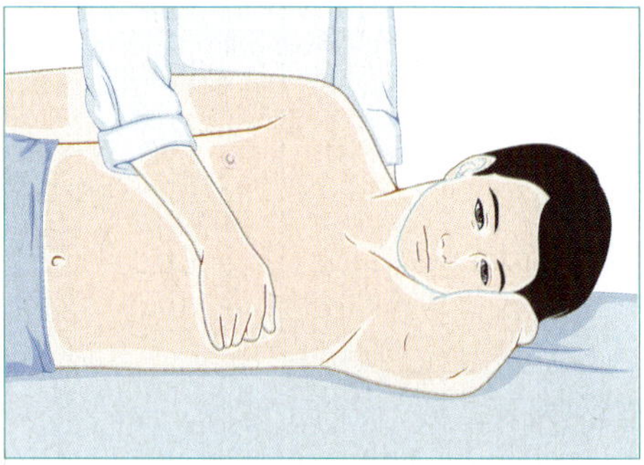

그림 10-5. 심첨 맥박 위치찾기

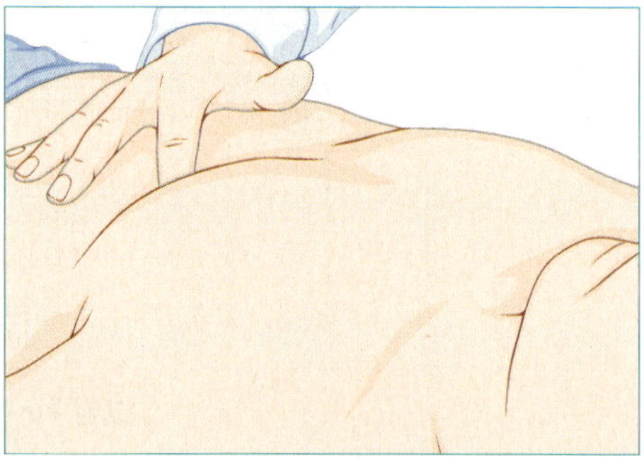

그림 10-6. 심첨박동 촉진

비만자, 임산부, 흉벽이 두터운 환자에게서 심첨 맥박을 촉진하기가 어려울 수도 있다. 만약 환자가 똑바로 누웠을 때에 촉진하기 힘들면, 왼쪽으로 눕히거나 똑바로 앉힌다. 이 자세를 취하면 환자가 완전하게 호기할 수 있고 잠시 동안 숨을 참을 수 있으므로 숨을 내쉰 후 잠시 참으라고 하고 심첨박동을 촉진한다(그림 10-6).

환자의 머리부분을 30° 올린 후 바로 누운 자세에서 숨을 내쉰 후 멈춘 상태일 때 검진자는 손가락 끝을 구부린 채 쇄골, 대동맥판, 폐동맥판, 삼첨판, 상복부에서 비정상적인 박동이 있는지 촉진한다. 정상적으로 이 부위에서는 박동을 느낄 수 없다. 쇄골 부위 내 대동맥궁 박동이나 상복부의 복부 대동맥 박동은 마른 환자라면 정상 소견일 수 있다.

3) 타진

타진이 다른 사정 방법만큼 유용하지 않지만, 심장 경계를 찾는데는 도움이 된다. 앞쪽 액와선에서 타진을 시작하여 5번째 늑간을 따라 흉골을 향해 타진을 계속한다.

공명음에서 둔탁음으로 변화되는 곳이 심장의 좌측 경계도 정상적으로 중앙 쇄골선에서 나타난다. 심장의 우측 경계는 보통 흉골과 일직선상에 있어서도 타진할 수 없다.

4) 청진

심음을 청진하면 심장에 관한 많은 정보를 얻을 수 있다. 심장을 청진하기 위해서는 정확한 방법과 반복된 연습이 필요하다. 손으로 청진기를 따뜻하게 한 다음에, 4곳의 심장판막 위와 Erb's 점 등 청진 할 부위를 파악한다. 저음은 종형으로 듣고 고음은 판형으로 듣는다(그림 10-7).

환자의 흉부를 청진할 때 "럽-덥"과 같은 소리를 듣게 되면, 제 1심음과 제 2심음을 듣고 있는 것이다(S_1, S_2). 때때로 다른 두 가지 소리가 나기도 한다(S_3, S_4). 심음은 심장주기에 따라 생성된다. 판막이 닫히거나 심실 내 혈액이 채워질 때 심근의 진동을 흉벽을 통해서 들을 수 있다. 심음을 청진할 때 아래 그림에 표시된 4곳에 청진기를 댄다. 정상적인 심음은 심장주기에서 심장판막이 닫힐 때 나는 소리이며, 흉벽의 특정부위에서 들린다. 청진부위는 심장판막의 이름과 동일하지만, 직접 그 판막 위에서 청진하는 것은 아니다. 이 청진부위는 심장의 각 방과 판막을 따라 흐르는 혈액경로를 따른다.

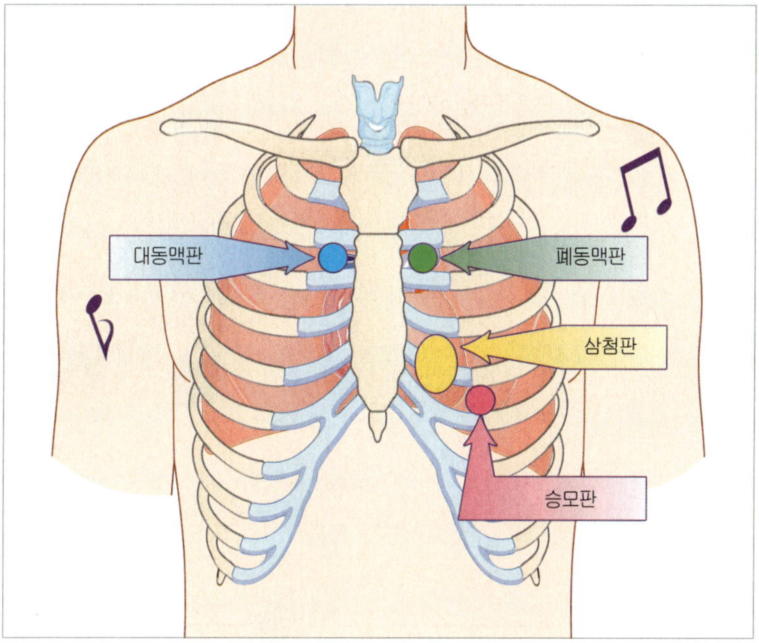

그림 10-7. 심음 부위

(1) 청진 자세와 방법

침상 머리를 30~45° 올리고 바로 누운 자세, 앉은 자세, 왼쪽으로 누운 자세 이 3가지 자세에서 심음을 청진 한다. 전흉부에서 지그재그로 청진 한다. 심장의 기저부에서 시작하여 아래쪽으로 또는 심첨부위에서 시작하여 위쪽으로 청진할 수 있다. 어떤 방법을 사용하든지 일관성있게 한다(**청진시 알아둘 점** 참조).

청진시 한 방향으로 나아가면서 들을 때 판형을 사용하고, 다시 반대 방향으로 청진할 때 종형을 사용한다. 단지 심장의 판막 위에서만 청진하지 않고 흉부 전체를 청진한다.

심박동수와 리듬을 주지한다. 항상 제 1심음과 제 2심음을 먼저 확인하고 제 3심음과 제 4심음, 심잡음, 마찰음 등 비정상음을 듣도록 한다(그림 10-8).

환자의 흉부를 청진할 때 "럽-덥" 과 같은 소리를 듣게 되면, 제 1심음과 제 2심음을 듣고 있는 것이다(S_1, S_2). 때때로 다른 두 가지 소리가 나기도 한다(S_3, S_4).

심음은 심장주기에 따라 생성된다. 판막이 닫히거나 심실내에 혈액이 채워질 때 심근의 진동을 흉벽을 통해서 들을 수 있다.

다양한 심음의 유형

오른 쪽에 보이는 그래프는 각 심음의 음폭과 강도가 어떻게 다른지를 보여준다.

예를 들어, S_2(승모판이 닫힐때 발생함)는 S_1보다 음폭이 짧다, 왜냐하면 승모판은 방실판(S_1)보다 닫히는데 걸리는 시간이 짧기 때문이다.

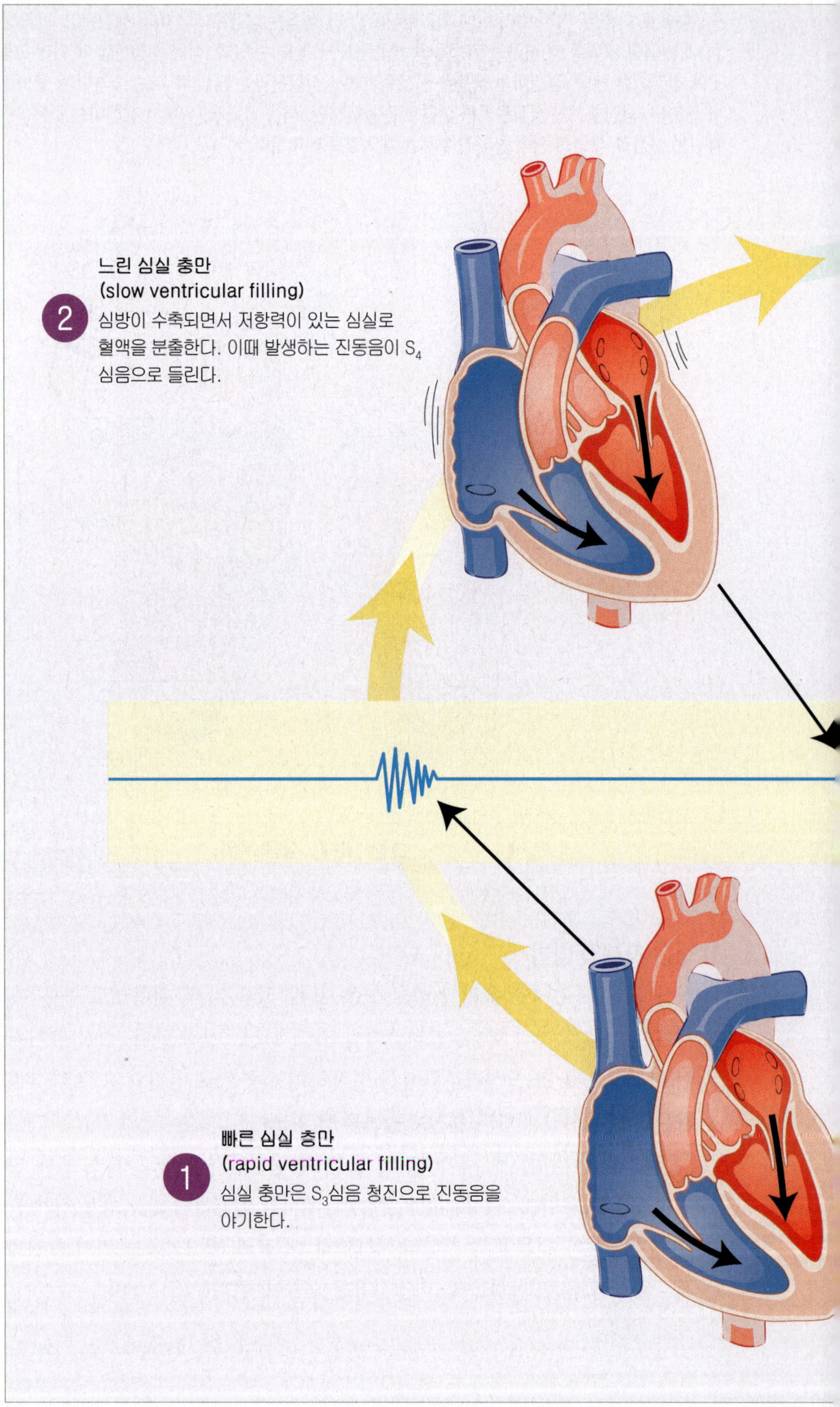

그림 10-8. 심음 주기

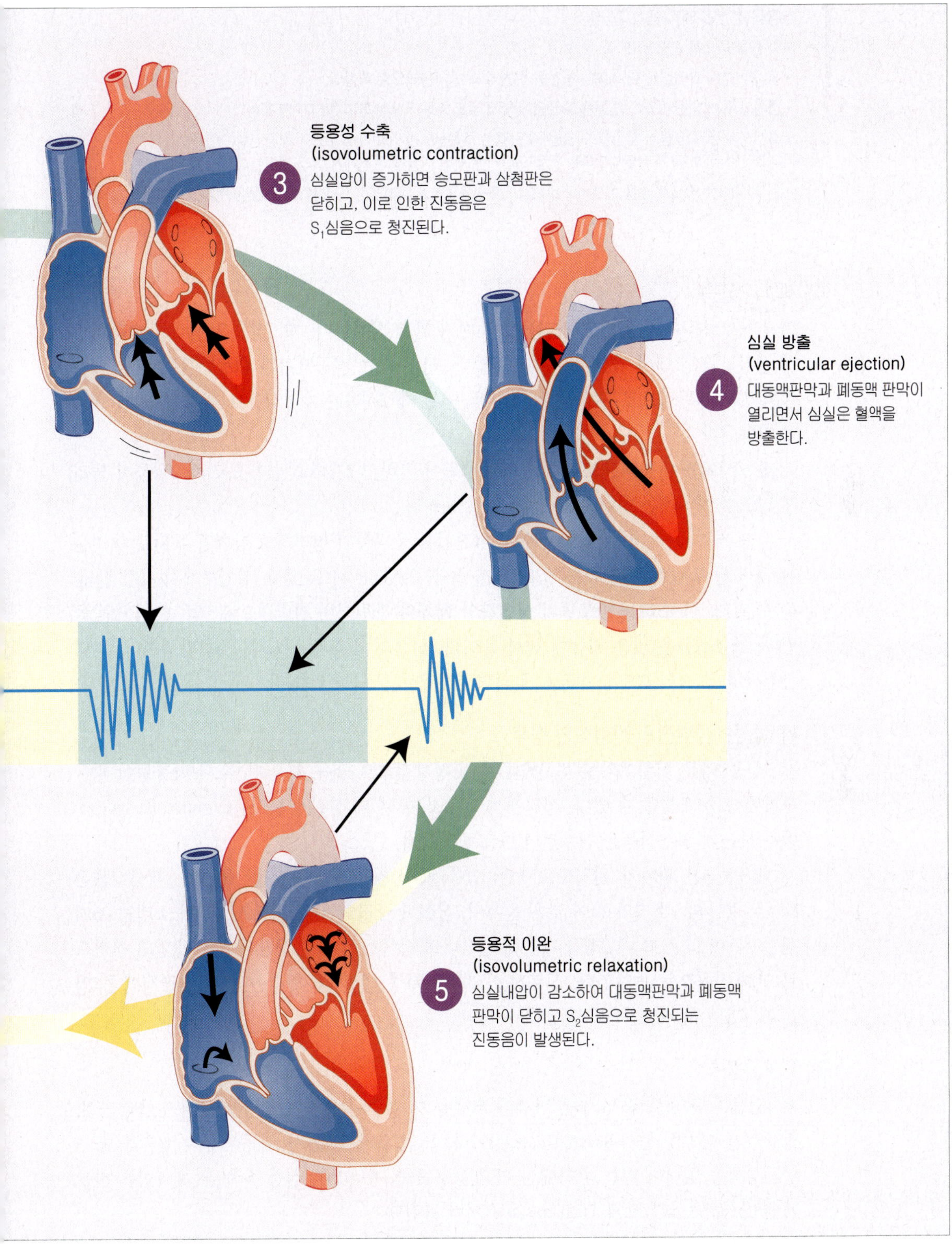
등용성 수축
(isovolumetric contraction)
3
심실압이 증가하면 승모판과 삼첨판은 닫히고, 이로 인한 진동음은 S_1심음으로 청진된다.
심실 방출
(ventricular ejection)
4
대동맥판막과 폐동맥 판막이 열리면서 심실은 혈액을 방출한다.
등용적 이완
(isovolumetric relaxation)
5
심실내압이 감소하여 대동맥판막과 폐동맥 판막이 닫히고 S_2심음으로 청진되는 진동음이 발생된다.

청진시 알아둘 점

심장을 청진할 때 다음과 같다.

- 각 음을 듣도록 집중한다.
- 옷이나 상처 드레싱 부위 위에서 청진을 하면 소리가 차단되므로 피한다.
- 청진기 튜브가 신체와 주변 물체의 표면에 닿지 않도록 해서 외부음이 들리지 않게 한다.
- 검진자가 환자를 빨리 청진할 수 없을 경우에는 오랫동안 환자의 가슴 부위에 청진기를 대고 있는 것이 뭔가 잘못되었다는 것을 의미하는 것이 아님을 환자에게 미리 설명한다.
- 환자에게 정상적으로 숨을 쉬게 하고 주기적으로 숨을 멈추게 하여 듣기 어려운 소리도 들을 수 있도록 한다.

(2) 제 1, 2심음

먼저 제 2심음이 가장 크게 들리는 대동맥 부위를 청진한다. 제 2심음은 심실의 수축기말에 심장 기저부에서 가장 잘 들을 수 있다. 이 소리는 폐동맥판과 대동맥판이 닫힐 때와 일치되고, 일반적으로 "덥" 같은 소리가 난다. 제 2심음은 제 1심음보다 더 짧고 더 크고 더 고음이다.

흡기시에는 대동맥판보다 늦게 폐동맥판이 닫혀서 2개의 분열음으로 제 2심음이 들리게 되고 호기시에는 하나의 제 2심음으로 들린다.

심장 저부에서부터 폐동맥 부위로 청진기를 움직이며 청진하고 삼첨판 부위로 내려온다. 승모판 부위에서 가장 큰 제 1심음을 들을 수 있다. 제 1심음은 심첨부에서 가장 잘 들을 수 있다. 이 소리는 승모판과 삼첨판의 폐쇄와 관련되며 일반적으로 "럽" 소리처럼 들린다. 제 1심음은 낮은 저음에 둔한 음이며, 심실의 수축기가 시작할 때 발생한다. 만약 삼첨판 바로 전에 승모판이 닫히게 되면 분열음이 들릴 수도 있다.

(3) 제 3심음: 심부전의 전형적인 징후

제 3심음(S_3)은 어린이와 젊은 성인들에서 정상적으로 들을 수 있다. 또 심박출량이 많은 환자에서 흔히 들을 수 있다. 성인에서 이 소리가 날 때 심실성 분마음(Ventricular gallop)이라 하는데, 제 3심음은 심부전의 주요 징후이다.

제 3심음은 환자가 왼편으로 누워 있을 때 심첨부에서 가장 잘 들린다. 제 3심음은 Ken-tuck -y의 y소리와 같이 낮은 음이며, 심실이 급격히 채워질 때 난다. 이 소리는 조기 심실이완이 있을 때 제 2심음 다음에 나타나며 갑작스런 심실 확장과 심실 충만의 저항으로 인한 진동으로 초래된다. 심부전 이외에 폐부종, 심방 중격 결손, 급성 심근경색증, 임신 제 3기일 때 제 3심음이 발생할 수 있다.

(4) 제 4심음

제 4심음(S_4)은 왼편으로 누운 자세를 취했을 때 삼첨판 또는 승모판 부위에서 들리는 비정상적인 심방성 분마음(atrial gallop)이다. 노인, 고혈압 환자, 대동맥판막 협착증 또는 심근경색증 병력이 있는 환자에서 이 심음을 들을 수 있다. 심방 수축 후 제 1심음 바로 전에 발생하는 심음으로 "Ten-nes-see" 처럼 들린다.

제 4심음은 심실이 채워질 때 증가되는 저항력을 의미한다. 심실이 늘어지고 비후되어서 정상적으로 확장하지 못한 상태에서 심방 혈액이 강하게 뿜어져 들어갈 때 발생한 진동으로 인한 결과이다.

(5) 심잡음

심잡음(murmurs)은 심장의 각 방과 판막의 구조적 결손으로 인해 발생하는데, 거친(Turbulence) 혈류가 원인이다. 거친 혈류는 혈액의 점도 변화와 혈류의 속도 변화에 의해 발생된다. 전흉부에서 심음을 청진할 때 심잡음이 있는지 파악한다.

심잡음은 수축기나 이완기 동안 유발될 수 있으며 몇 가지 기준에 따라 설명된다(**심잡음을 기술할 때 알아둘 점** 참조). 음조는 높거나 중간 혹은 낮을 수도 있다. 강도는 점점 커지거나 약해지는 것 등 다양하다(**심잡음 등급** 참조). 위치, 소리 형태(휘파람소리, 거친소

심잡음을 기술할 때 알아둘 점

심잡음을 기술하는 것은 까다롭다. 심잡음을 청진한 후 그것을 기술하는 용어를 열거한다. 그런 후 환자의 차트를 점검하여 다른 사람들은 어떻게 기술했는지 살펴보거나, 경험 있는 동료에게 심잡음을 청진한 후 기술해봐 달라고 요청한다. 그 기록과 비교해본 후 다시 심잡음을 청진한다. 필요하다면 기록을 재확인한다.

심잡음 등급

심잡음 강도를 서술하기 위해 다음 등급체계를 이용한다. 결과를 기록할 때 분모로 항상 IV를 쓰고 분자에 해당 로마숫자를 쓴다. 예를 들면, 등급 III 심잡음은 "등급 III/IV."로 기록한다.

- 등급 I은 가까스로 들리는 심잡음이다.
- 등급 II는 청진 할 수 있으나 조용하고 부드럽다.
- 등급 III은 충동음(thrust) 또는 진동이 없는 중간정도의 소리이다.
- 등급 IV는 진동음과 함께 소리가 크다.
- 등급 V는 충동음(thrust) 또는 진동음(thrill)이 있고 소리가 매우 크다.
- 등급 VI은 청진기를 가슴에 대지 않아도 들을 수 있을 만큼 크다.

심음이 약하고 감지가 잘 안되면 환자를 앉혀서 앞으로 기대도록 하거나, 왼쪽으로 눕혀 심장을 흉벽 표면에 가까워지게 한다. 아래 그림은 저음과 고음을 들을 때 어떻게 환자의 체위를 취하는지 보여준다.

앞쪽으로 기대기

앞쪽으로 기울인 자세는 대동맥판막 심잡음이나 폐동맥 판막 심잡음과 같은 반월판의 문제가 있어서 나는 고음을 들을 때 가장 적합하다. 이 소리를 청진하기 위해서는 청진기의 판형을 아래 사진과 같이 오른쪽과 왼쪽의 두 번째 늑간, 즉 대동맥과 폐동맥 부위에 둔다.

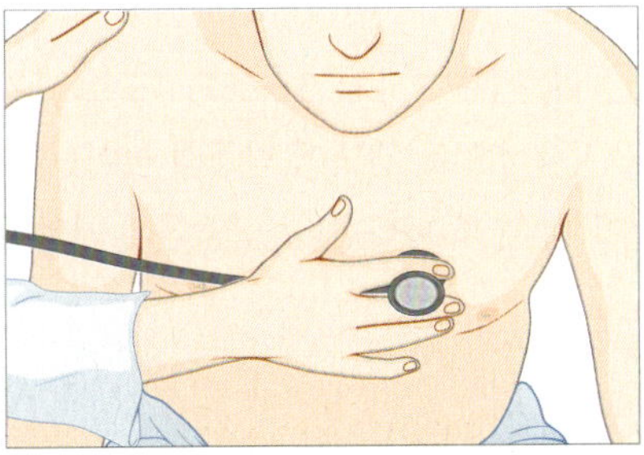

좌측위

좌측위는 승모판 잡음과 정상 심음이외의 심음과 같은 저음을 듣고자 할 때 가장 적합하다. 이 소리를 듣기위해서는 아래 사진과 같이 청진기의 종형을 심첨부위에 둔다.

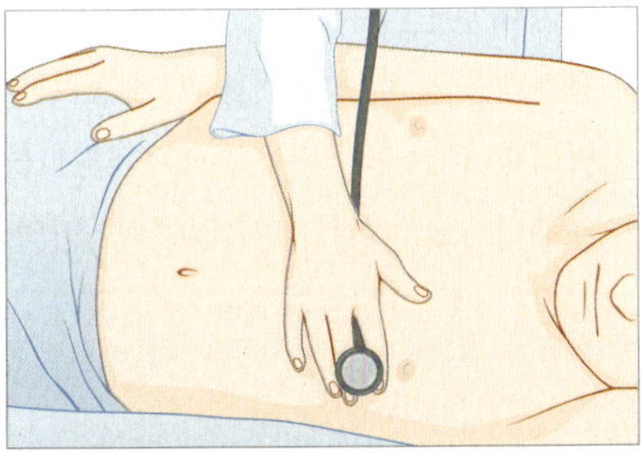

그림 10-9. 청진을 위한 환자 체위

리 또는 리듬을 타는), 방사(목이나 겨드랑이로), 심장주기(전수축기나 중간수축기)내 심잡음이 일어나는 기간에 따라 다양하다.

심잡음을 듣는 가장 좋은 방법은 앞으로 기대어 앉도록 하거나 좌측으로 눕히면 잘 들을 수 있다(그림 10-9).

(6) 심낭 마찰음

심낭 마찰음(pericardial friction rub)을 듣기 위해서는 환자를 똑바로 앉혀서 앞으로 기대게 하고 숨을 내쉬도록 한다. 흉부의 왼쪽 3번째 늑간에서 청진기의 판형으로 듣는다. 심낭 마찰음은 긁거나 비비는 소리이다. 만약 마찰음이 의심되지만 청진으로 파악하기 어려우면 환자에게 숨을 참으라고 한 후 청진한다.

혈관계 사정

혈관계의 사정은 심혈관계 사정의 중요한 부분이다. 환자의 팔과 다리의 동정맥계를 검진하여 혈관계 질환을 파악한다. 활력징후를 측정할 때 팔을 검진한다. 환자가 반듯이 누워있는 동안 신체검진을 하고 다리도 살핀다. 다리 정맥은 환자가 서 있을 때 평가해야 한다.

1) 시진

심장계 사정을 시작할 때와 똑같은 방법으로 전반적인 관찰로 혈관계 사정을 시작한다. "팔의 굵기가 똑같은가?", "다리는 대칭적인가?" 그리고 피부색을 관찰하고 체모분포, 병변, 상처, 곤봉 손가락, 사지의 부종을 살핀다. 만약 환자가 침상에 누워 지낸다면 천골 부위 부종을 살핀다. 손톱, 발톱의 상태도 검진한다. 혈관계 사정은 신체부위의 아래로 검진한다.

(1) 경동맥 검진

목에 있는 혈관을 관찰하는데서 부터 시작한다. 경동맥은 강하게 파동하는 박동이 국소적으로 나타난다. 내경정맥은 부드럽고, 매 박동 마다 두 번 상승과 두 번 하강하는 물결파동의 맥박이다. 경동맥 박동은 환자가 똑바로 앉을 때, 숨을 들이쉴 때, 경동맥을 촉진할 때에도 감소되지 않는다. 반대로 내경정맥 박동은 체위, 호흡, 촉진에 따라 달라진다.

경동맥 박동이 약한지, 도약하는지 관찰한다. 경정맥의 박동도 시진한다. 이러한 혈관 시진은 우측 심장의 혈액 양과 압력에 관한 정보를 제공해 준다.

(2) 경정맥 검진

경정맥을 조사하기 위해 환자를 똑바로 눕힌다. 침대 머리를 30~45° 정도 올리고 환자의 머리를 검진자의 반대편으로 약간 돌린다. 정상적으로, 경정맥 박동의 높이는 흉골각 위로부터 4cm 이상 되지 않는다. 만약 박동이 더 높게 나타난다면, 중심 정맥압의 상승과 경정맥 팽창 또는 확장을 의미한다.

2) 촉진

촉진의 첫 번째 단계는 피부온도, 피부결, 탄력성을 사정하는 것이다. 그런 다음 손톱 밑, 발톱 밑을 눌렀다 떼 보아서 모세혈관 재충혈 여부를 조사한다. 재충혈 되는데 3초 이상이 걸려서는 안된다.

(1) 피부온도와 부종 사정

환자의 팔과 다리의 온도와 부종을 촉진한다. 부종은 4점 척도로 등급을 매긴다. 만약 손

동맥 맥박을 사정하려면 두번째 세번째 손가락으로 맥박부위에 압력을 가한다. 다음은 맥박을 촉진할 때 부위에 따라 손가락을 어디에 두어야 하는지를 보여주고 있다.

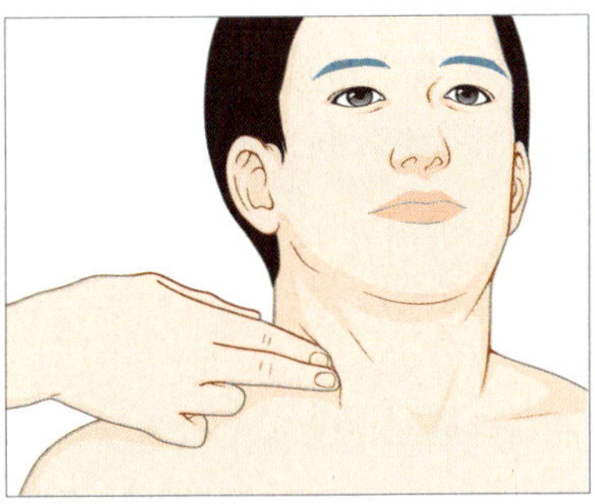

경동맥 맥박
턱의 각진 부위 아래, 기관의 측면에 손가락을 가볍게 얹는다. 절대로 양쪽 경동맥을 동시에 촉진하지 않도록 한다.

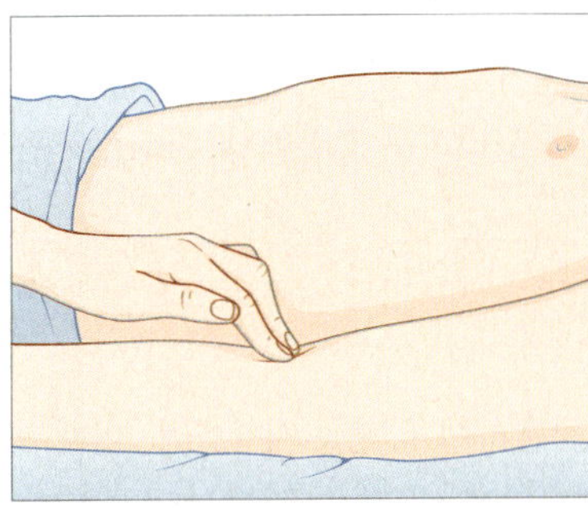

상완 맥박
이두박근의 인대 중앙에 손가락을 둔다.

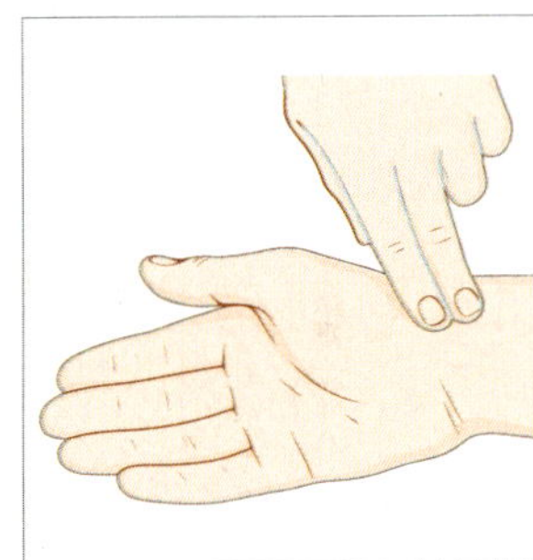

요골 맥박
엄지손가락이 시작하는 부위 바로 아래, 손목의 안쪽과 배측부위를 가볍게 누른다.

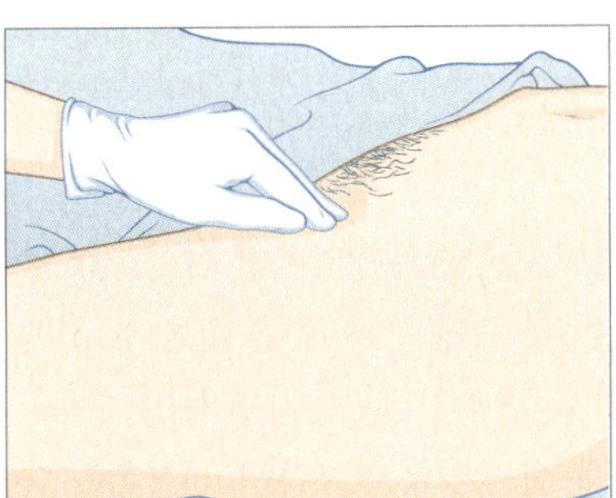

대퇴 맥박
서혜부인대 아랫부분을 상대적으로 강하게 압박한다. 환자가 비만일 때는 치골과 엉덩이뼈 사이의 중간부위에 서혜부 주름내로 촉진한다.

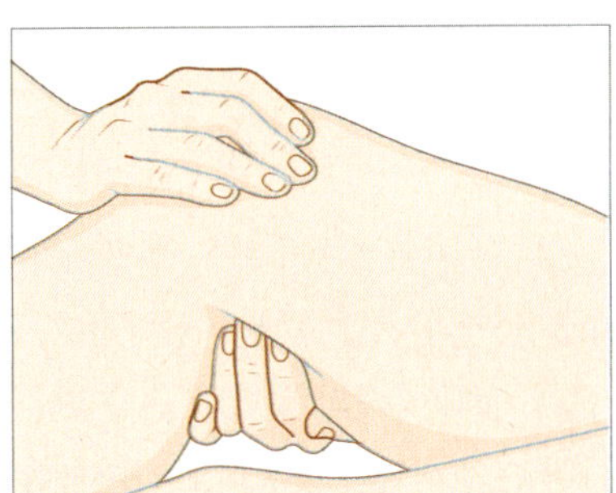

슬와 맥박
무릎의 뒤쪽 슬와부위 안쪽으로 단단하게 누른다.

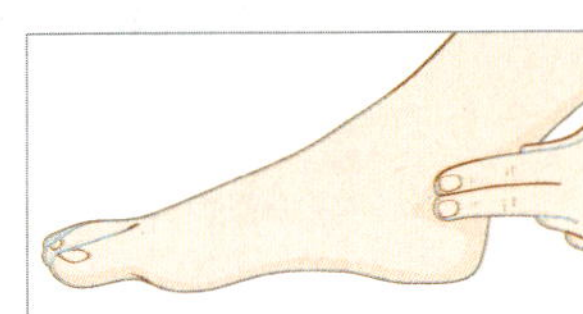

후경골 맥박
발목의 복숭아뼈 뒷쪽 약간 아래를 누른다.

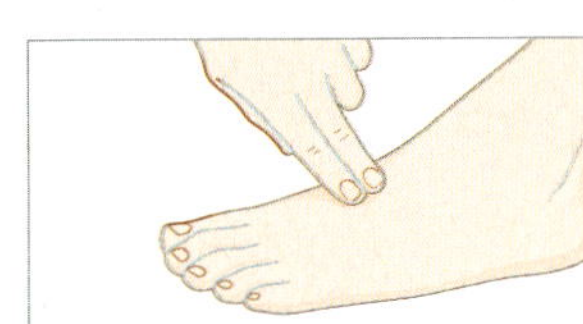

족배 맥박
환자의 발가락을 아래로 향하게 하고 발등의 중간에 손가락을 댄다. 이 부위 맥박은 촉진하기가 어려워 건강한 환자도 맥박이 없는 것처럼 보일 수 있다.

그림 10-10. 동맥 맥박 사정

으로 눌러서 약간의 흔적이 있으면 부종 +1이라 기록하고, 깊은 흔적이 남으면서 천천히 정상으로 돌아오면 부종 +4로 기록한다.

(2) 동맥 촉진

검진자의 2번째와 3번째 손가락으로 부드럽게 눌러봄으로서 동맥 맥박을 촉진한다. 측두동맥에서 시작하여 아래로 내려오며 촉진한다. 경동맥, 상완동맥, 요골동맥, 대퇴동맥, 슬와동맥, 후경골동맥, 족배동맥을 촉진한다.

각 부위의 맥박을 촉진하여 맥박량을 비교하고 좌·우 대칭적 인가를 본다. 두 경동맥을 동시에 사정하거나 너무 세게 눌러서는 안된다. 그렇게 하면 환자가 의식을 잃거나 서맥이 될 수 있다. 검진자는 장갑을 끼지 않고 대퇴동맥을 촉진한다.

(3) 맥박등급

모든 맥박은 리듬이 규칙적이어야 하고 강도가 같아야 한다. 맥박 또한 4점 척도로 등급을 매긴다.: +4는 도약하듯 강함(bounding), +3는 증가, +2는 정상, +1는 약함, 0은 없음(그림 10-10).

3) 청진

청진기의 종형을 사용하여 청진을 시작한다. 이때 촉진 순서대로 모든 동맥 부위를 청진한다. 경동맥 부위에서 심음이 들려서는 안된다. 윙윙거리는 소리(hum) 또는 바람 부는 소리 같은 혈관잡음(bruit)은 동맥경화성 프라그가 형성되었음을 나타낸다.

상복부에서 비정상적인 박동이 청진되면, 이것은 복부 대동맥류가 존재함을 나타내는 것이다. 마지막으로, 대퇴동맥과 슬와동맥을 청진하여 혈관잡음(bruit) 또는 비정상 음이 있는지 살핀다.

4) Allen 검사

요골 동맥과 척골 동맥의 원위부에서 손목 부위까지 혈관이 막히지 않았는지를 사정하는 방법이다. 환자의 요골 동맥과 척골 동맥을 압박하고 주먹을 꼭 쥐게 한 후 손을 폈을 때 창백하게 된다. 이때 요골 동맥 부위의 압박한 손을 뗀 후 척골 동맥이 막혔는지를 사정하는데, 정상이라면 6초 이내 손의 색깔이 원상태로 돌아와야 한다. 이 과정을 반복하여, 다음에는 척골동맥에서 압박된 손을 떼고 요골 동맥이 막혔는지 사정한다. 손 색깔이 창백한 채 그대로 있으면 혈관이 막힌 것을 의미한다.

5) Homan 징후

혈전성 정맥염의 징후를 사정하기 위해 발을 발등쪽으로 젖히게 하여 장딴지 근육에 통증이 있는지 사정한다. 심부정맥 혈전증 환자의 50%만이 통증을 호소하므로 이 검사만으로 완전하게 사정하기 어렵다. 그러므로 더 정확한 Doppler 검사를 시행한다.

4. 비정상적인 결과

가장 흔한 심혈관계 이상과 그 원인에 대하여 살펴보면 다음과 같다(표 10-1).

1) 흉통

흉통은 갑자기 또는 서서히 발생할 수 있고 그 원인을 처음에 확인하기가 어려울 수도 있다. 통증은 팔, 목, 턱, 등쪽으로 방사될 수 있다. 지속되거나 또는 간헐적으로 발생할 수도 있고, 가볍게 또는 급성으로 발생할 수 있다. 통증의 범위는 날카롭게 찌르는 듯한 느낌에서부터,

표 10-1 심혈관계 이상(cardiovascular abnormalities)

심혈관계 증상과 징후 및 결과와 가능한 원인은 다음과 같다.

증상 또는 징후 및 결과	가능한 원인
피로	
가벼운 활동 이후의 피로 창백 빈맥 호흡곤란	빈혈
활동과 무관한 지속적인 피로 두통 식욕감퇴 변비 성적 장애 집중력 감퇴 초조 또는 과민(irritability)	우울
점진적인 피로 심잡음 운동성 호흡곤란 기침 객혈	판막성 심장 질환
심계 항진	
발작성 심계 항진 발한 안면 홍조 떨림(trembling) 곧 죽을것 같은 느낌 (impending sense of doom) 과다호흡 어지러움	급성 불안 발작 (acute anxiety attack)
발작성 또는 지속적인 심계 항진 어지러움 허약 피로 불규칙하고 빠른 또는 느린 맥박 혈압 감소 혼동(confusion) 발한	심장 부정맥
지속적인 심계 항진 피로 초조 또는 과민(irritability) 배고픔 식은땀 떨림(tremors) 불안	저혈당
말초부종	
두통 발목과 양쪽 다리 부종 식욕부진에도 불구하고 체중 증가 오심 흉부 압박감 저혈압 창백 심계 항진 흡기 말기의 수포음	심부전(heart failure)
얼굴과 목의 부종과 동반되는 양쪽팔의 부종 정맥 확대가 분명히 드러나는 부종 부위 두통 현기증 시력 장애	상대정맥 증후군 (superi 또는 vena cava syndrome)
중정도에서 심각한 정도까지, 일측성 또는 양측성의 다리 부종 검게 변한 피부 발목 주변의 정체성 궤양	정맥부전 (venous insufficiency)

속이 빽빽한 느낌 또는 팽창되는 듯한, 소화불량감까지 느낄 수 있다.

흉통은 다양한 질병에 의해 야기될 수 있는데 흔한 원인으로 심혈관계 문제인 협심증, 심근경색증, 심근증이 포함된다. 흉통은 스트레스, 불안, 격심한 활동, 심호흡, 어떤 음식물의 섭취에 의해 유발되거나 악화될 수도 있다(표 10-2).

표 10-2 흉통의 이해

흉통을 좀 더 정확히 사정하기 위해 다음을 참조한다.

느낌	위치	악화 요인	원인	완화 요인
통증, 쥐어짜는 듯함, 압박감, 무거운 느낌, 화끈거리는 통증; 보통 10분이내 사라짐	흉골아래; 턱, 목, 팔, 등으로 방사될 수 있음	식사, 신체적 노력, 흡연, 차가운 날씨, 스트레스, 분노, 기아 상태, 누운 자세	협심증	휴식, 니트로글리세린, 산소(알아둘 점: 불안정성 협심증은 휴식 시에도 나타남)
조임 또는 압박감, 화끈거림, 통증, 호흡곤란이 동반됨, 식은 땀, 허약감, 불안, 오심; 갑자기 발생함, 30분에서 2시간까지 지속됨	전형적으로 흉부 전체에 나타남. 그러나 턱, 목, 팔, 등으로 방사될 수 있음	운동, 불안	급성 심근경색증	몰핀과 같은 마약성 진통제, 니트로글리세린, 산소, 막힌 관상 동맥이 다시 개방됨
날카롭고 지속적임; 마찰음이 동반될 수 있음; 갑자기 발생	흉골아래; 목 또는 왼쪽팔로 방사될 수 있음	심호흡, 반듯이 누운 자세	심낭염	앉거나 앞으로 숙인 자세, 항염증제
몹시 괴로운, 찢어지는 듯한 통증; 오른쪽팔과 왼쪽 팔간의 혈압 차이가 동반될 수 있음; 갑자기 발생	흉골아래; 등, 목, 어깨로 방사될 수 있음	적용하기 어려움	박리성 대동맥류 (dissecting a 또는 tic aneurysm)	진통제, 수술
갑자기, 찌르는 듯한 통증; 청색증, 호흡곤란 또는 객혈을 동반한 기침과 함께 나타날 수 있음	폐부위 전체	흡기	폐색전	진통제
갑작스런 심한 통증, 때때로 호흡곤란, 맥박 증가, 호흡음 감소 또는 기관편위를 동반함	흉곽의 측면	정상 호흡	기흉	진통제, 흉관 삽입
둔한, 압박하는 듯한, 쥐어짜는 듯한 통증	흉골아래, 상복부	음식, 차가운 음료, 운동	식도 경련	니트로글리세린, 칼슘 채널 차단제
날카로운 심한 통증	흉부 아래, 복부 위쪽 누운 자세	과식, 구부린 자세, (hiatal hernia)	열공탈장	제산제, 걷기, 반좌위
식후 토혈이나 혈변을 동반한 타는 듯한 느낌; 갑자기 발생하고 15~20분 이내 진정됨	상복부	음식물의 부족 또는 강한 산성음식	소화성 궤양 (peptic ulcer)	음식, 제산제
주의를 끄는 날카로운 통증; 오심 및 구토	우측 상복부 또는 복부; 어깨로 방사	기름진 음식 섭취, 누운자세	담낭염	휴식, 진통제, 수술
지속적 또는 간헐적인 날카로운 통증; 접촉시	흉부 어디에서나 발생	움직일 때, 촉진 시	근골격계증후군 (chest wall syndrome)	시간, 진통제, 열적용
무딘 또는 찌르는 듯한 통증이 대개 과호흡 또는 숨가쁨과 동반됨; 갑작스런 발생; 1분 이내 또는 여러 날까지 지속됨	흉부 어디에서나 발생	호흡 수 증가, 스트레스 또는 불안	급성 불안	호흡 수 감소, 스트레스 완화

2) 심계 항진

심장 박동을 의식적으로 자각하는 것을 심계 항진이라 하는데, 대개 목 또는 전흉부에서 느껴진다. 환자는 두근거리는(pounding), 약동하는(jumping), 뒤집히는(turning), 펄럭거리는(fluttering 또는 flopping)박동이 있다가 없어지거나(missed) 또는 건너뛰는(skipped) 것 같다고 묘사한다. 심계 항진은 규칙적일 수도 있고, 불규칙적일 수도 있으며, 빠를 수도 있고, 느릴 수도 있다. 발작적으로 발생하거나, 지속적으로 나타날 수도있다.

심계 항진의 원인은 대개 대수롭지 않은 것일 수 있으나, 심장 장애 또는 대사 장애의 결과이거나 특정 약물의 영향으로 발생할 수 있다. 새로 이식한 심장 판막의 움직이는 소리가 커서 환자가 이를 자각함으로서 발생하는, 비병리적인 심계 항진도 있을 수 있다. 일시적인 심계 항진은 정서적 스트레스(공포, 분노, 불안) 또는 신체적 스트레스(운동, 열)를 수반한다. 흡연, 카페인과 같은 자극물질 또한 심계 항진을 유발할 수 있다.

3) 피로

피로는 심한 피곤함, 에너지 부족, 기진맥진한 느낌으로 휴식 또는 수면을 취하고자 하는 욕구가 수반된다. 피로는 과로, 계속된 정서적 스트레스, 수면 부족에 대한 정상적이고 중요한 반응이다. 그러나 피로 또한 심혈관계 질환, 특히 심부전과 심장판막질환의 비특이적 증상일 수 있다.

4) 피부와 머리카락의 비정상

청색증 또는 창백하거나 차가운 피부는 심박출량의 부족과 조직관류가 제대로 되지 않는 것을 나타낸다. 열 또는 심박출량 증가로 인한 상태에서는 피부가 평소보다 더 따뜻하다. 팔과 다리의 체모가 없다면 동맥 혈류가 그 부위에 제대로 가지 않는다는 것을 의미한다.

5) 부종

부종은 심부전이나 정맥부전으로 인해 나타날 수 있다. 또한 정맥염이나 혈전성 정맥염의 결과일지도 모른다. 만성적인 우심부전 시 복수와 전신 부종이 나타난다. 우심부전은 하지의 부종을 유발한다. 만약 특정 부위의 정맥이 압박되면, 압박된 정맥혈관을 따라 국소적으로 부종이 생긴다. 이와 함께 말초동맥과 정맥의 순환부전이 있을 때 하지에 나타나는 결과를 비교 관찰한다(그림 10-11).

6) 비정상적인 박동

심첨부 박동 위치가 달라지면 좌심실 비대를 의미하며, 심부전이나 고혈압으로 인해 나타날 수 있다. 강한 심첨 맥박 또는 심장 주기의 1/3보다 더 길게 지속되는 박동은 심박출량 증가를 의미한다. 만약 대동맥, 폐동맥, 삼첨판 부위에서 박동이 나타나면 심장의 각 방이 커졌거나 판막성 질환이 있을 수 있다.

동맥부전과 만성 정맥부전이 있는 환자들의 사정 소견은 다르다. 아래 그림은 그 차이를 보여준다.

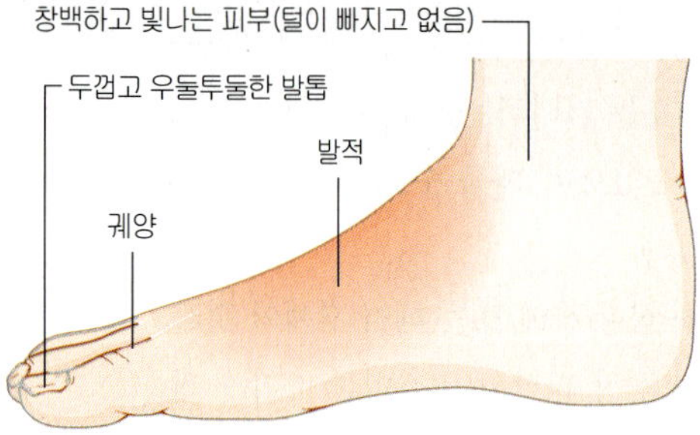

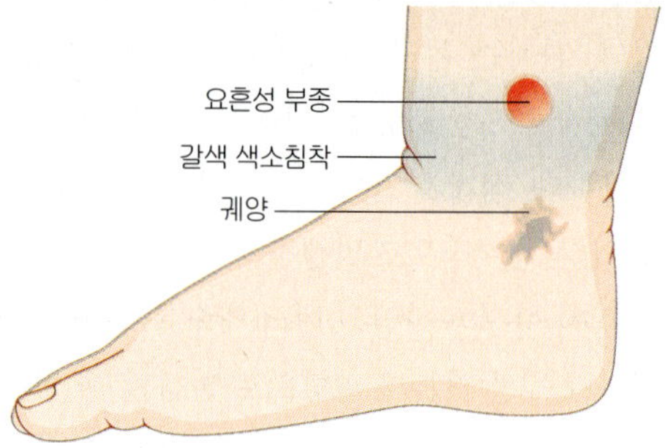

동맥부전

동맥부전이 있는 환자의 말초부위 동맥 맥박이 감소되거나 없어진다. 피부는 차고 창백하고 빛나며, 털이 소실될 것이다. 다리와 발에 통증이 있을 수도 있다. 궤양은 전형적으로 발가락 주위에 생기고, 발을 디디면 보통 진홍색으로 변한다. 발톱은 두텁고 우둘투둘하다.

만성 정맥부전

만성 정맥부전이 있는 환자에서 발목주위의 궤양을 살펴본다. 말초부위 동맥 맥박이 있지만 부종 때문에 촉진하기가 어렵다. 발을 디디면 청색증이 나타난다.

그림 10-11. 동맥 부전과 만성 정맥 부전 결과

비정상적인 동맥 맥박을 파악하기 위해 아래의 파형 중 어느 것이 환자의 말초 맥박과 일치하는지 확인한다.

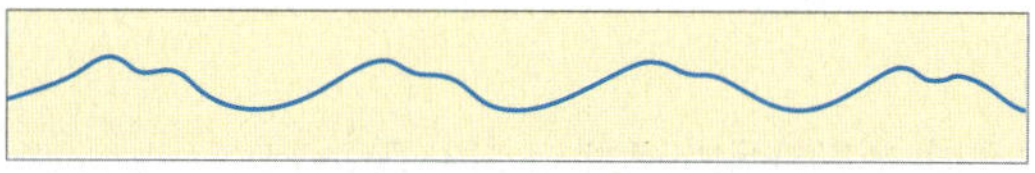

약한 맥박

약한 맥박은 느린 파형 (상향선과 하향선)을 가지며 진폭이 감소되어 있다. 약한 맥박의 원인은 심한 심부전이나 추운 날씨에서 발생하는 말초혈관 저항 증가와 저혈량증 또는 대동맥판막 협착으로 발생하는 1회 심박출량 감소 등이다.

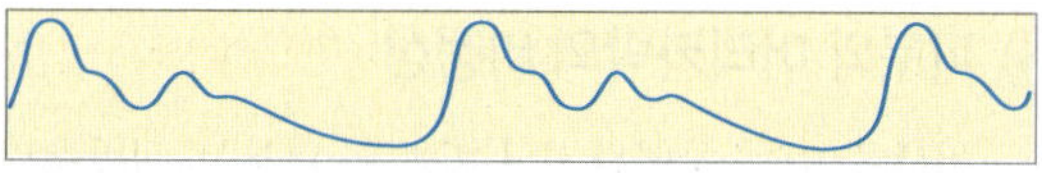

이단맥

이단맥은 교대맥과 비슷하지만 불규칙적인 간격으로 발생한다. 이 맥박은 심방 또는 심실의 조기 수축으로 발생한다.

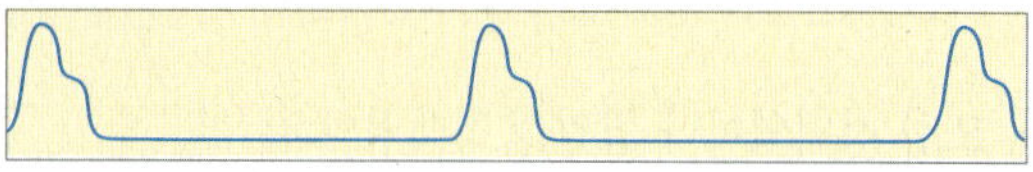

도약성 맥박

도약성 맥박은 뾰족한 정점이 있고 날렵한 평형(상향선과 하향선)을 그린다. 진폭은 증가되어 있다. 원인으로는 대동맥 부전으로 1회 심박출량 증가 또는 노화로 인한 대동맥 경화이다.

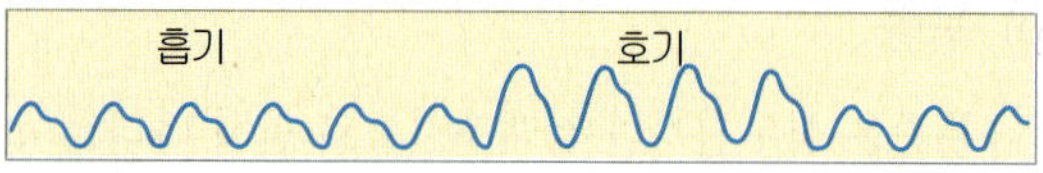

기이맥

기이맥은 호흡 주기에 따라 진폭의 감소와 증가가 발생한다. 흡기 때 진폭이 현저히 감소한다. 기이맥은 심장압전(pericardial tamponade), 진행성 심부전, 수축성 심막염과 관련이 있다.

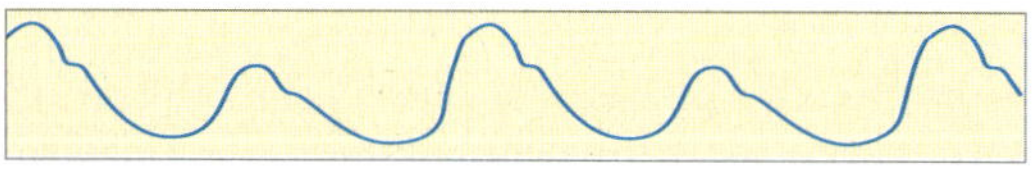

교대맥

교대맥은 규칙적인 강하고 약한 맥박의 교대 양상을 보인다. 이 맥박은 좌심부전과 관련이 있다.

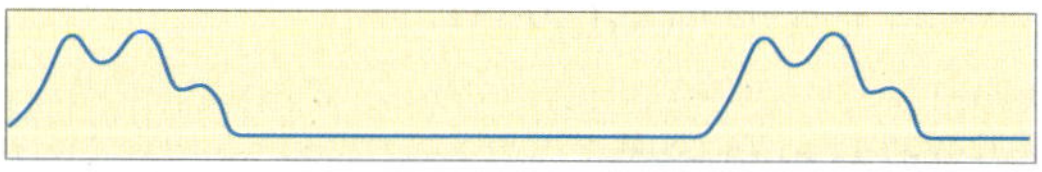

이봉맥

이봉맥은 수축기 동안 처음에는 상향선이 나타나고 잇따라 하향선이 생기며 그 후에 또 다른 상향선이 나타난다. 이봉맥은 대동맥판막협착과, 대동맥판막 폐쇄 부전증에 의해 발생한다.

그림 10-12. 맥박 파형

(1) 맥박 부위

심박출량의 증가 또는 대동맥류가 있으면 대동맥 부위에 박동이 있을 수 있다. 상복부 맥박이 있는 환자는 심부전 초기이거나 대동맥류가 있을 수 있다. 흉쇄골 부위의 박동은 대동맥류를 의미한다. 빈혈, 불안, 심박출량 증가 또는 흉벽이 얇은 환자는 좌우 흉골에서 약한 박동이 있을 수 있다.

(2) 약한 박동과 강한 박동

약한 동맥 맥박은 심박출량의 감소 또는 말초 혈관 저항이 증가된 것을 의미하는데, 이 두 가지 모두 동맥경화성 질환이 있을 때 나타낸다. 노인 환자는 족배 부위의 박동이 약하다.

강하거나 뛰는 듯한 도약성(bounding) 박동은 보통 심박출량 상승이 있는 환자 즉, 고혈압, 저산소증, 빈혈, 운동, 불안이 있을 때 생긴다. 그 외 여러 비정상적인 동맥 맥박 파형이 있다(그림 10-12).

(3) 진전과 히브

진전(thrill)이란 촉진이 가능한 진동으로서 대개 판막 부전증을 나타낸다. 좌측 흉골 경계선을 따라 전흉부를 촉진하였을 때, 흉벽이 올라가는 듯한 히브(heave)는 우심실 비대를 의미한다. 좌심실 부위에서 히브가 있으면 심실성 동맥류가 있을 수 있다.

7) 비정상적인 심음

청진시 비정상적인 심음이란 심음의 변형, 심잡음, 혈관잡음을 의미한다(표 10-3).

표 10-3 비정상적인 심음

청진으로 비정상 심음을 듣게 될 때, 심음의 특성과 심장주기의 어느 시점인지를 확인한다. 이 특성을 파악하면 심음의 원인을 규명할 수 있다. 비정상적인 심음을 평가하는데 다음 내용을 활용한다.

비정상 심음	시기	가능한 원인
S_1 증가	수축기의 시작	승모판 협착 또는 열
S_1 감소	수축기의 시작	승모판 폐쇄부전, 심장블럭 또는 석회화되어 움직이지 않는 판막으로 인한 심각한 승모판 폐쇄부전
S_1 분열	수축기의 시작	오른쪽 각블럭 또는 심실 조기수축
S_2 증가	수축기의 끝	폐 또는 전신 고혈압
S_2의 감소 또는 알아들을 수 없음	수축기의 끝	대동맥 또는 폐동맥 협착증
지속적인 S_2 분열음	수축기의 끝	우심실의 과다충만으로 인한 폐동맥판의 폐쇄지연으로 수축성 방출시간 지연을 유발함
호기시 나타나고 흡기시 사라지는 역전성 또는 발작성 S_2 분열음	수축기의 끝	지연된 심실자극, 왼쪽 각블럭 또는 지연된 좌심실 방출 시간
S_3(심실성 gallop)	초기 이완기	이완기의 빠른 충만기 동안 심실의 과도팽창 또는 심실부전의 승모판 폐쇄부전(아동과 젊은 성인에서는 정상)
S_4(심방 또는 전 수축기 gallop)	후기 이완기	폐동맥 협착, 고혈압, 관상동맥질환, 대동맥 협착, 또는 이완기 후기에 심실충만에 대한 저항으로 인한 강력한 심방 수축(좌심실비대로 인한)
심낭 마찰음(왼쪽 복장뼈연에서 가죽 비비는 소리; 대개 약해지는 고음이며, 일시적이다.	수축기와 이완기동안 내내	심막염

(1) 심잡음

심잡음(murmurs)은 여러 가지 증상의 결과로 나타나며 매우 다양한 특성을 지니고 있다. 일반적으로 알려진 심잡음은 다음과 같다.

① 저음의 심잡음

대동맥 협착증은 대동맥 판막이 경화되어 혈류가 제한된 상태로, 수축기 중간에 낮은 음조의 거친 심잡음을 유도하며, 판막에서 경동맥으로 방사된다. 이 심잡음은 점강성(cresendo)에서부터 점약성(decrescendo)으로 교대로 바뀐다.

점강성 심잡음(cresendo murmur)이란 심잡음 강도가 점점 커질 때의 모습을 기술한 것이다. 반대로 점약성 심잡음(decresendo murmur)은 심잡음 강도가 점점 작아지는 것을 의미한다. 대동맥 협착증에서의 점강성-점약성 심잡음은 협착된 판막 소엽을 통과할 때나 좁아진 개구부를 통과할 때 혈액 흐름에 압력 저항을 많이 받아서 나는 거친음이다.

② 중간음의 심잡음

청진을 하는 동안 폐동맥판 부위에서 심잡음이 들리면 이는 폐동맥판이 경화되어 우심실의 후부하가 증가되어 우심실에서 나가는 혈류 흐름을 방해하는 폐동맥판 협착증이 있음을 의미한다.

이 심잡음은 중간 정도의 음조로서 거칠고 점점 강하게 되다가 점점 약하게 바뀐다. 이것은 혈류가 굳어지고 좁아진 판막을 통과하며 내는 심잡음이다.

③ 고음 심잡음

대동맥판막 부전이 있는 환자는 대동맥판을 통해 혈류가 거꾸로 흘러서 높은 음조의 바람 소리 같고 점점 약화되는 이완기 심잡음을 유발한다. 이 심잡음은 대동맥판으로부터 좌측 흉골 경계부위까지 방사된다.

폐동맥판막 부전이 있는 환자에서는 폐동맥판을 통해 혈액이 역류하여 Erb' s 점에서 바람 소리 같고 점점 약화되는 이완기 심잡음이 나타난다. 만약 정상보다 더 높은 폐동맥 압력이 생기면 심잡음은 높은 음조일 것이고 그렇지 않다면 낮은 음조일 것이다.

④ 럼블링(rumbling) 심잡음

승모판 협착증이란 승모판이 경화되어 좌심방에서 좌심실로 방출되는 혈액의 흐름을 방해하는 상태이다. 승모판 부위에서 저음조의 덜거덕 거리는 점강성 - 점약성 심잡음을 청진할 수 있다. 이 심잡음은 좁아지고 굳은 판막을 통과하는 거친 혈류로 인한 것이다.

⑤ 바람부는(blowing) 심잡음

승모판 부전 환자에서 좌심방쪽으로 혈액이 역류되어 심잡음이 발생된다. 역류현상은 고음조의 바람부는 소리의(blowing) 심잡음을 전수축기(pamsystole)동안 낸다. 이 심잡음은 승모판 부위에서 왼쪽 액와선상까지 방사되며 심첨부위에서 가장 잘 들을 수 있다.

⑥ 저음의 럼블링(rumbling) 심잡음

삼첨판 협착증은 삼첨판이 경화되어 우심방에서 판막을 통과하는 혈액의 흐름이 방해받을 때 나타난다. 삼첨판 부위에서 저음의 덜거덕 거리는 소리를 내는 점강성-점약성 심잡음이 청진된다. 이 심잡음은 굳어지고 좁아진 판막을 통과하는 거친 혈류로 인한 것이다.

⑦ 고음조의 바람부는(blowing) 심잡음

삼첨판 부전 환자에서 혈액은 우심방 쪽으로 역류된다. 이 역류현상으로 삼첨판 부위에서 고음의 바람부는 소리의 심잡음이 수축기 동안 나타난다. 이 심잡음은 흡기 시 더욱 커진다.

(2) 혈관잡음

혈관잡음(bruit)이란 혈관에서 발생하는 잡음으로서, 심잡음과 비슷한 소리를 낸다. 동맥 부위를 청진할 때 혈관 잡음이 들리면 동맥 폐색 질환이나 동정맥루가 있을지도 모른다. 빈혈, 갑상선 항진증, 갈색세포종과 같은 심박출량이 증가되는 상태에서도 혈관잡음이 발생할 수 있다.

요점정리

구조와 기능

심장

- 속이 비어있는 근육 기관으로 혈액을 신체의 모든 기관과 조직으로 뿜어낸다.
- 얇은 주머니인 심낭(pericardium)의 보호를 받는다.
- 4개의 방으로 구성되어 있다: 2개의 심방과 2개의 심실
- 판막은 혈액이 한 방향으로만 흐르게 한다.
- 수축 시 혈액을 내보내고(수축기), 이완 시 혈액으로 채워진다(이완기)

혈관계

- 동맥: 두터운 벽으로 된 혈관으로 산소가 풍부한 혈액을 심장에서 운반한다(예외: 폐동맥)
- 정맥: 얇은 벽으로 된 혈관으로 산소가 부족한 혈액을 심장 쪽으로 운반한다(예외: 폐정맥)
- 맥박: 심장의 펌프작용에 의해 발생하는 혈액의 압력 파동이다.

혈액 순환

- 상대정맥, 하대정맥, 관상정맥동으로 들어온 산소가 부족한 정맥 혈액이 우심방으로 들어간다.
- 혈액이 삼첨판을 통하여 우심방에서 우심실로 흐른다.
- 혈액이 폐동맥 판막을 통하여 폐동맥으로 분출되고, 폐로 들어가 산소화 된다.
- 산소화된 혈액은 폐정맥을 통하여 좌심방으로 돌아온다.
- 승모판을 통하여 혈액이 좌심실로 흐른다.
- 혈액은 대동맥 판막을 통하여 대동맥으로 분출되어 전신으로 운반된다.

건강력

- 과거와 현재에 흉통, 심계 항진, 호흡곤란, 말초 피부와 사지 변화를 포함한 문제가 있는지 물어본다.
- 환자의 흉통 정도를 0~10점 척도로 파악한다. 이때 0은 통증이 없다는 것을 의미하고, 10은 상상할 수 없는 최악의 고통을 의미한다.
- 심혈관 질환, 당뇨, 폐나 신장의 만성질환에 대한 개인과 가족 병력을 질문한다.

신장 사정

- 환자의 일반적 외모, 피부색, 피부 온도, 탄력성, 피부결을 시진한다.
- 흉부를 시진하고 심첨 맥박 위치에 주목한다.
- 심첨 맥박을 찾기 위하여 전흉부(precordium)에서 촉진한다.
- 흉쇄골, 대동맥판, 폐동맥판, 삼첨판, 상복부에서 비정상 박동이 있는지 촉진한다.
- 심장 경계를 찾기 위해 흉벽을 타진한다.
- 침상 머리를 30~45° 올리고 바로 누운 자세, 앉은 자세, 왼쪽으로 누운 자세에서 심음을 청진 한다.
- 환자를 앞으로 수그리게하여 앉히거나 왼쪽으로 눕혀 심잡음을 청진한다.
- 환자를 똑바로 앉혀서 앞으로 수그리게 하고 숨을 내쉬도록 하여 심낭 마찰음(pericardial friction rub)을 청진한다.

심음

- S_1: 심첨부에서 가장 잘 들을 수 있다; 승모판과 삼첨판의 폐쇄와 일치한다.
- S_2: 심장 기저부에서 가장 잘 들을 수 있다; 폐동맥판과 대동맥판이 닫힐 때와 일치한다.
- S_3: 심박출량이 많거나 심부전이 있는 환자들에서 흔히 들을 수 있다(심실성 분마음(Ventricular gallop)이라 한다); 어린이와 젊은 성인에서는 정상이다.
- S_4: 심방성분마음(atrial gallop)은 비정상음으로 노인 또는 고혈압 환자, 대동맥판막 협착증 또는 심근경색증이 있는 환자에서 들을 수 있다.

혈관계 사정

- 환자의 전반적 외모, 피부, 손톱, 발톱을 시진한다.
- 경동맥과 경정맥 박동을 체크한다.
- 환자의 상체와 하지의 피부온도, 피부결, 탄력성 등 피부를 촉진한다.
- 말초혈관 재충혈 시간(capillary refill time)을 측정한다(3초 이하여야 한다).
- 머리부터 시작하여 발끝으로 이동하며 양쪽의 동맥맥박을 촉진한다(측두동맥, 경동맥, 상완동맥, 요골동맥, 대퇴동맥, 슬와동맥, 후경골동맥, 족배동맥)
- 위와 같은 순서로 정맥 혈관 잡음(hums) 또는 동맥내 혈관잡음(bruit)이 있는지 청진한다.

비정상적인 결과

- 흉통: 원인에 따라 증상과 강도가 다양하게 나타나는 감각
- 심계 항진: 심장박동에 대한 의식적인 자각
- 피로: 심한 피곤함, 에너지 부족, 휴식 및 수면에 대한 강력한 욕구와 동반되는 소진 느낌
- 신선(thrill): 판막 기능 이상을 나타내는 촉진성 진동
- 히브(heave): 촉진시 흉벽이 올라가는 듯한 느낌; 심실 비대(흉골경계부에서 느껴질 때) 또는 심실 동맥류(좌심실에서 느껴질 때)를 나타냄
- 심잡음(murmurs): 거친 혈류에 의한 소리; 강도의 증가(점강성(cresendo)) 또는 감소(점약성(decrescendo)) 를 보임
- 혈관잡음(bruit): 혈관에서 들리는 심잡음과 비슷한 소리

CHAPTER 11

유방과 겨드랑이

- 구조와 기능
- 건강력
- 신체검진
- 비정상적인 결과

유방암이 뉴스에 많이 등장하게 되면서, 많은 여성들이 유방암의 위험과 치료법, 진단방법 등에 대해 잘 알 수 있게 되었다. 유방에 대한 정보를 가지고, 정기적으로 유방자가검진을 함으로써 여성들은 스스로 건강을 지키고 유방에 어떤 변화가 발생했을 때 의료서비스를 찾을 수 있다.

유방검진 동안 아무리 많은 정보를 제공하고, 또 아무 문제가 없다는 것을 알더라도 여성들은 상당히 불안할 수 있다. 이는 여성의 유방은 생물학적 기능 이상으로 중대한 사회적, 심리적 의미를 가지기 때문이다. 신체사정을 하는 동안 유방이 신체구조물 이상의 섬세한 주제라는 것을 항상 명심하여 조심스럽고 전문적으로 검진을 진행해야만 대상자를 편안하게 해줄 수 있다.

1. 구조와 기능

유방 혹은 유선(mammary glands)은 전흉벽에 위치한다. 여성의 유방은 수직으로 2~3번째 늑골부터 6~7번째 늑골사이에서 대흉근 위에 2/3와 전거근 위에 1/3 정도 걸쳐 있으며, 수평으로는 흉골 경계선과 중앙 액와선 사이에 위치한다.

1) 유방의 구조

각 유방의 외부는 중앙에 색이 짙은 유두(젖꼭지, nipple)와 유두를 둘러싸고 있는 주변조직 보다 짙게 착색된 유륜(젖꽃판, areola)이 있다. 유륜의 표면 모공에 따라 몽고메리선(Montgomery's tubercles)이라고 불리는 피지선이 산발적으로 분포되어 있다(그림 11-1).

> 유두와 유륜의 색은 인종에 따라 다르며, 피부색이 진할수록 진해진다.
> 백인들은 보통 분홍 또는 밝은 베이지 색의 밝은색 유두와 유륜이며, 더 어두운 색의 피부를 지닌 흑인과 아시아인들은 갈색에서 검은색에 가까운 색을 띠고 있다.

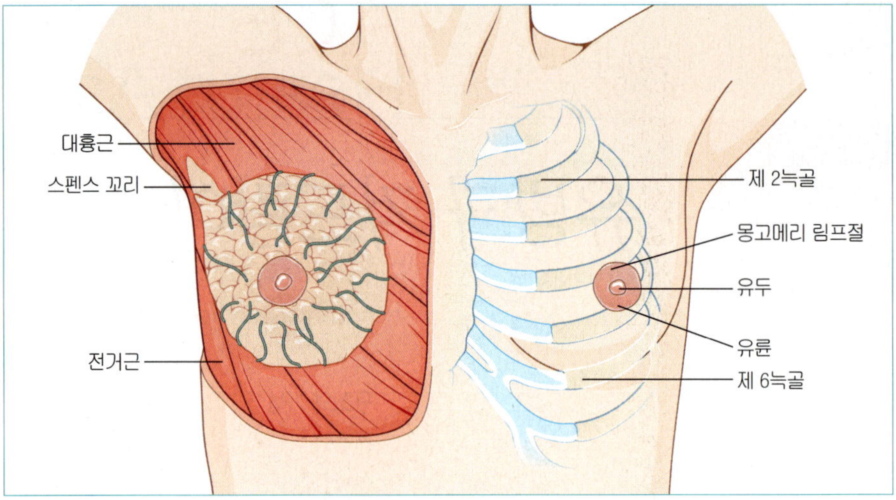

그림 11-1. 유방의 구조

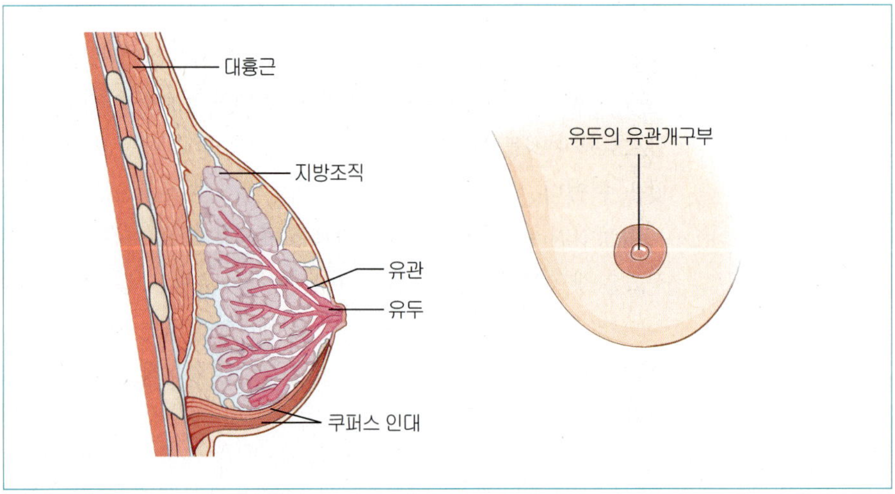

그림 11-2. 유방의 구조

(1) 지지 구조

피부 아래의 유방조직은 선조직, 섬유조직 그리고 지방의 3가지 조직으로 구성되며, 그 구성비율은 연령, 체중, 성 그리고 임신 등 여러 요인에 따라 다양하다. 스펜스 꼬리(tail of spence)라는 유방조직이 작은 삼각형을 그리며 겨드랑이까지 뻗어 있다. 흉벽의 근육과 각 유방은 쿠퍼스인대(Cooper's ligaments)로 연결되고 지지된다(그림 11-2).

(2) 유엽과 유관

여성의 경우, 유즙을 분비하는 유선조직은 12~25개의 엽으로 구성되어 있으며, 방사형으로 모여 유관을 통해 유두로 개구되어 있다. 남성들의 유방은 유두, 유륜 그리고 흉벽의 대부분은 편평 조직으로 되어있다.

(3) 유방의 림프절

유방은 각기 다른 영역을 담당하는 여러 개의 림프절 고리들을 가지고 있다. 앞쪽 흉벽과 유방의 림프액은 대부분 대흉근림프절(pectoral lymph nodes)을 통해 배액 된다. 팔의 대부분은 상완림프절(brachial lymph nodes)을 통해 배액되고, 팔의 일부분과 흉벽 뒤쪽의 림프액은 빗장뼈밑림프절(subscapular lymph nodes)을 통해 배액된다. 중앙 겨드랑이 림프절(midaxillary lymph nodes)은 겨드랑이 상부에 늑골과 앞톱니근(serratus anterior muscle) 가까이 있으며 대흉근, 상완, 빗장뼈밑 림프절들을 배액하는 중심림프배액로이다(그림 11-3).

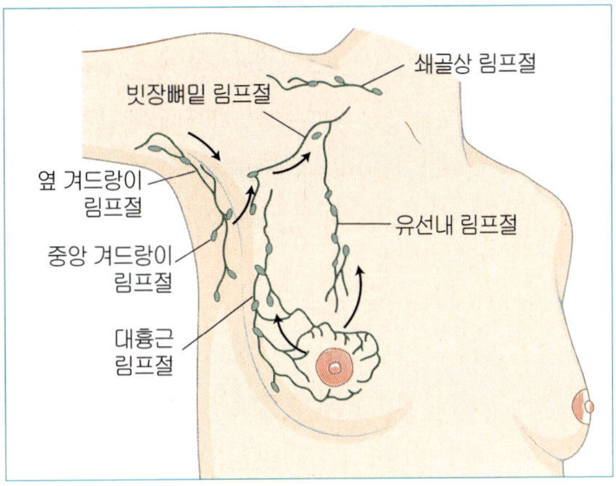

그림 11-3. 림프액의 흐름

여성의 경우, 유선내림프절(internal mammary node)들은 유선엽으로 배액하고, 표면의 림프관들은 피부로 배액한다. 여성과 남성 모두에게 림프계는 유방 암세포가 가장 흔하게 전이되는 경로이다.

2) 연령별 유방의 변화

여성의 유방은 생의 주기 동안 많은 변화들을 갖는다. 사춘기부터 모양이 변하기 시작하여 생식기, 임신 그리고 갱년기 동안 지속적으로 변화한다(그림 11-4).

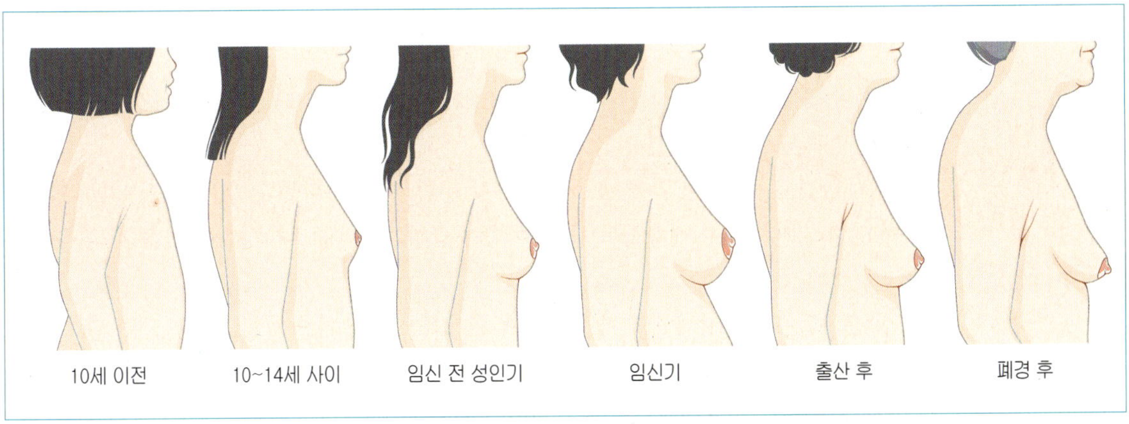

그림 11-4. 생의주기별 유방의 변화

(1) 사춘기

보통 8~13세 사이에 유방의 발육이 시작되는데, 이는 여아에서 사춘기의 신호탄이다. 초경은 대게 2년 정도 뒤에 일어난다. 7세 이하의 여아에서 유방조직의 발육은 비정상일 수 있으므로 의사에게 진찰을 받게 해야 한다.

유방발달은 보통 유방과 유두가 하나로 돋아 나오면서 시작되어 서서히 성인여성의 유방 모양이 형성된다. 사춘기 동안에는 유방발육이 일측성이거나 비대칭인 경우도 흔하다.

(2) 생식기

생식기 동안 여성들의 유방은 월경주기 동안에는 호르몬 변화에 의해 무겁거나 압통이 있을 수 있다.

임신과 수유기 동안 유방의 변화는 황체, 태반, 뇌하수체에서 분비되는 호르몬들에 의해서 일어난다. 유륜은 진하게 착색되고 직경이 넓어지며, 유두도 더 진해지고 돌기가 생긴다. 유선과 유관의 증식과 확대로 인해 유방이 커진다. 정맥도 울혈되며 정맥의 흐름이 눈에 띨 수도 있다. 또 피부가 늘어나면서 선(striae)이 나타나기도 하고, 몽고메리선이 돌출되기도 한다. 임신 4개월 후부터는 출산 후의 초유와는 약간 성분이 다른 지방성분이 없는 초유가 나올 수도 있다.

(3) 폐경기 이후

폐경기 후의 에스트로겐과 프로제스테론의 수치가 감소함으로써 유선조직이 위축되고 지방 침착물로 대체된다. 유방은 폐경기 이전보다 덜 단단해지고 작아진다. 인대가 이완되며 유방이 처진다. 유두는 납작해지고 발기성을 잃기 시작하며, 유두 주위의 유관들은 단단한 끈처럼 느껴질 수도 있다(그림 11-4).

2. 건강력

건강력 수집은 병원을 찾게 된 이유를 물어보면서 시작한다. 그리고 현재 건강상태, 가족과 본인의 병력에 관해 질문한다.

흔히 발견되는 유방에 관한 호소에는 유방 통증, 유두 분비물과 발진, 부종, 멍울, 덩어리 그리고 여러 가지 다른 변화들이 있다. 여성과 남성 모두 이 같은 증상이 있을 시 심층 조사가 필요하다.

이 문제들을 조사하기 위해서는 증상의 시작시점, 지속기간 그리고 심각성을 묻는다. 월경주기의 어느 시점에서 징후와 증상들이 나타났는지, 무엇이 이들의 문제들을 악화시키거나 완화시키는지 등에 대해서도 물어보아야 한다.

유방에서 발견된 멍울 평가

만약 유방 종괴가 발견된다면, 아래에 있는 특징들을 살펴보자. 모든 유방종괴는 유방촬영(mammograpy), 초음파, 생검 등을 통해 정밀검사를 해야 한다.

특징	양성	악성
외향	유방의 외향에 변화가 없음	유방 보조개, 각질화, 함몰, 오렌지껍질피부, 혈관이 두드러짐
밀도	종괴가 단단하거나 부드러움	종괴가 단단하거나 딱딱함
경계	종괴의 경계가 뚜렷함	종괴의 경계가 불분명함
유동성	종괴가 쉽게 움직여짐	종괴가 유방조직에 고정되어 있음
압통	대게 압통이 없으나 월경 전 압통이 있을 수 있음	유방은 암의 진행정도에 따라 압통이 있을 수도 있고 없을 수도 있음
유두 변화	유두에 변화없음	유두가 함몰되거나, 퇴축되거나 또는 혈액성이나 노랗거나 녹색 또는 맑은색의 분비물이 동반된 가려움증을 보일 수 있음
수	한쪽 혹은 양쪽 유방에 단발 혹은 다발성일 수 있음	일반적으로 단발성임
위치	특정 위치 없음	어디라도 생길 수 있으나 외상방에 흔함

남성의 유방사정

남성들도 유방검진이 필요하고, 남성의 유방암 발병율이 증가하고 있다는 사실을 유의해야 한다. 유방의 이상을 가진 남성들은 자신의 상태가 남자답지 못하다는 생각에 불편해하고, 부끄러움을 느낄 수 있다. 따라서 남성에서도 여성에서 만큼 섬세하고 전문적인 태도로 검진을 해야 한다.

남성 유방암과 여성형 유방(gynecomastia)

전체 신체사정을 하는 동안 남성의 유방을 자세히 살펴본다. 여성과 마찬가지로 유두와 유륜도 빼먹지 않고 촉진한다. 남성 유방암은 대게 유륜주변에서 발생한다. 여성화 유방은 남성 유방의 비정상적인 발육으로서 양성 소견일 수도 있지만, 약물이나 간경화, 영양실조, 불법약물(호르몬제) 복용, 알코올 섭취 또는 호르몬 불균형 때문에 생길 수도 있다.

연령에 따른 남성의 유방변화

남자아이들의 변화로서는 남성과 여성들에게서 동시에 생성되는 에스트로젠 호르몬에 의해서 유방조직이 일시적으로 발달될 수 있다. 남아들의 유방 발육은 보통 남성 성 호르몬인 테스토스테론이 충분히 생성되면서 멈춘다. 노인은 노화에 따른 호르몬 변화나 특정 약물 부작용으로 여성형 유방을 경험할 수 있다.

1) 과거 건강력

대상자에게 유방 멍울, 생검, 확대 또는 축소를 포함한 수술을 받은 경험, 유방의 외상, 유방 질환 등의 경험이 있는지 물어본다. 만약, 유방암이나 섬유선종 또는 섬유 낭종을 앓은 경험이 있다면, 더 자세한 정보를 수집해야 하며, 월경 주기와 기간 및 마지막 생리 날짜를 알아봐야 한다.

만약 대상자가 임신한 경험이 있다면, 임신 횟수와 출산 횟수, 임신시의 나이, 임신 합병증의 유무, 모유수유 여부를 조사한다. 또 가족 중 유방암과 같은 유방질환을 가진 사람이 있는지 물어보고, 다른 종류의 암 발생이 있었는지도 물어본다. 가까운 가족 중 유방암이 있으면

유방검진 일정표

미국암학회는 정기적 유방검진을 권고하고 있으나 필요에 따라 의사가 일정을 변경할 수는 있다. 가족 중 유방암이 발생한 경우, 혹은 본인이 암진단을 받은 경우에는 보다 자주 검진을 수행해야 한다. 또한, 유방암 고위험 여성도 매년 MRI(magnetic resonance imaging) 스캔을 받아야 한다.

연령	유방자가검진(선택)	유방촬영술(mammography)	임상적 유방검진
20~39세	매달, 월경시작 7~10일 후	권장되지 않음	매 3년마다
40세 이상	매달, 월경시작 7~10일 후	매년	매년

BMI(body mass index)와 유방암의 위험

과체중은 여러 가지 점에서 건강에 해롭다. BMI가 30 이상인 여성은 유방암 발생율이 높은데, 특히 폐경 이후에는 더욱 높아진다. 혈중 에스트로젠 수치가 높으면 유방암 발생율이 높은데, 지방조직은 소량의 에스트로젠을 생산하기 때문이다. BMI가 40 이상인 여성은 정상체중보다 유방암 발생율이 3배 이상 높은 편이다.

대상자의 유방암 발생위험도 증가한다. 정기적인 유방촬영과 유방암자가검진 수행의 중요성과 방법을 교육한다.

2) 현재 건강력

유방 변화의 일부는 나이가 들면서 자연스럽게 일어나므로, 대상자의 나이를 확인해야 한다. 만약 변화가 생겼다면 어디가 언제부터 변했는지, 통증, 압통, 분비물 그리고 발적 등이 있는지, 이 문제가 생겼다 없어졌다 하는지 혹은 지속적으로 그러한지 등을 자세히 물어 본다.

정기적으로 복용하는 약이 있는지, 특히 에스트로젠을 포함한 피임약 사용에 관해 물어본다. 호르몬 조절방식의 피임은 유방 부종이나 압통의 원인이 될 수 있다. 또한 식생활, 특히 카페인의 섭취량을 물어봐야 하는데, 카페인은 유방의 섬유 낭종성 질환과 관련이 있기 때문이다. 비만에 지방음식의 과다 섭취는 유방암의 위험요인이다. 대상자에게 체중조절에 관해 교육한다. 또 대상자가 과도한 스트레스를 받는지, 흡연이나 음주를 하는 지 물어보고, 이들 요인도 유방암 발생과 관련있음을 교육한다.

3. 신체검진

유방검진을 받는 대상자는 긴장할 수 있으므로, 대상자의 불안을 줄여주기 위해 최대한 편안한 환경을 조성하고 프라이버시를 제공한다. 또한, 어떻게 검진할 것인지에 대해 충분히 설명한다. 가능하다면 폐경 전의 여성은 월경시작 7~9일 째에 검진한다.

1) 유방검진

유방검진 전에 진찰실을 밝게 준비하고, 대상자에게 상의를 허리선까지 내리고 팔을 옆으로 내린 후에 양쪽 유방을 동시에 관찰하여 차이점을 조사한다.

(1) 시진

시진은 양팔을 옆에 둔 상태에서 시작한다. 유방의 피부 상태는 부드럽고, 함몰 부위가 없으며 피부색이 다른 부위와 같다. 발적, 부종 및 궤양이 있는지 살핀다. 부종은 림프 폐색을 수반 할 수 있고, 암의 초기 징후일 수 있다. 유방의 크기와 대칭성을 살핀다.

일부 성인들에게는 유방 비대칭이 정상일 수 있고, 대개 왼쪽 유방이 크다. 유두의 크기와 모양을 살핀다. 만약 유두가 함몰되었거나 주름져 있으면, 언제부터 그랬는지 물어본다. 원래부터 그랬다면 정상일 수 있지만, 최근의 갑작스런 변화라면 보다 정밀한 검사가 필요하다.

대상자의 자세를 양팔을 위로 올린 상태, 골반에 손을 얹고 앞으로 약간 구부린 상태로 바꾸며 시진한다(그림 11-5). 자세를 바꾸면 전에 관찰하지 못했던 피부의 변화나 유두의 함몰이 나타날 수도 있다.

유방이 크고 방추형이면, 대상자를 일어서게 하고, 의자의 등받이를 짚게 하고 앞으로 약간 기대게 한다. 이 자세는 미세한 유방의 변화나 유두의 비대칭을 드러나게 한다.

(2) 촉진

유방을 촉진하기 위해서는 대상자를 반듯하게 눕히고, 검진할 쪽의 어깨아래 아래에 작은 베개를 받쳐 검진할 쪽의 유방을 앞으로 약간 돌출시킨다. 대상자에게 검진 동안 팔을 머리 뒤로 올리게 하면 멍울을 촉진하기 쉽다. 유방이 작다면 그냥 팔을 옆에 둬도 된다.

촉진을 할 때는 유방에 손가락들을 납작하게 대고 흉벽을 미는 듯이 유두에서부터 밖

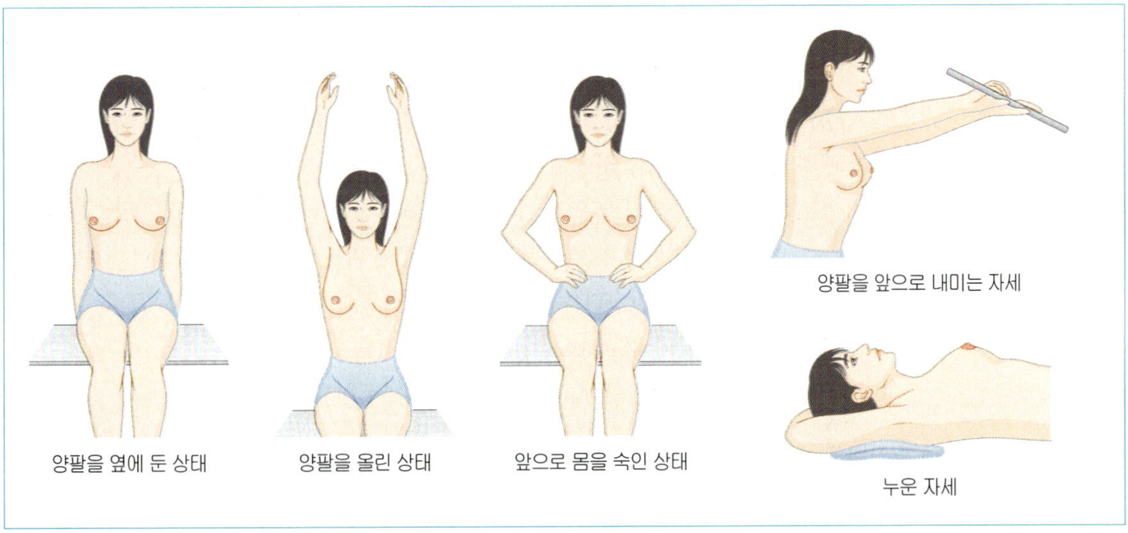

그림 11-5. 유방 시진 자세

유방 촉진

검진자는 세손가락을 사용하여 전 유방조직을 체계적으로 촉진해야 한다. 손가락을 흉벽을 밀 듯이 살짝 누르고 동심원을 그리듯 부드럽게 돌려가며 촉진한다. 검진시 스펜스 꼬리 부분과 유륜 아랫부분도 잊지 않고 촉진한다.

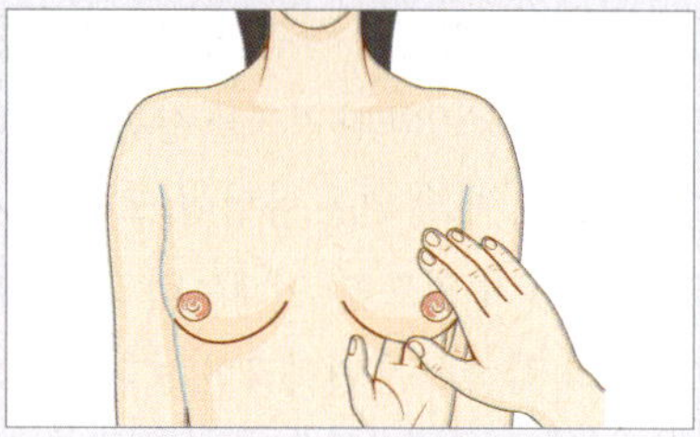

유두검진

만약 유방에서 종괴가 발견되었다면, 유두에서 분비물이 있는지 검사한다. 엄지와 검지로 부드럽게 유두를 짜면서 분비물의 색깔, 양 그리고 밀도를 관찰한다.

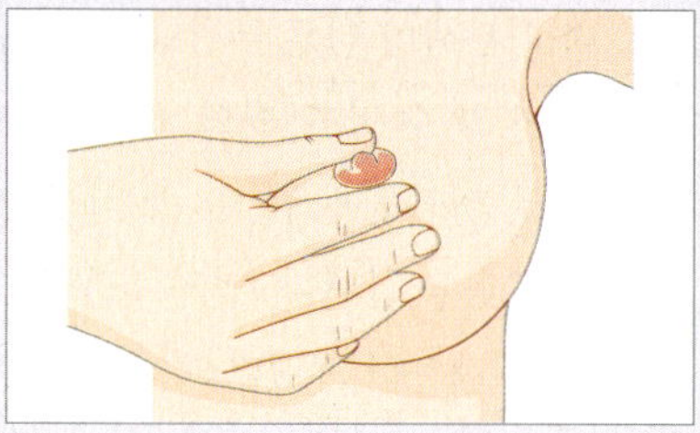

으로 살짝 누르며 원을 그리며 유륜, 유방, 주변 조직, 스펜스 꼬리 등으로 촉진해 간다. 촉진하는 패턴은 순환법(circular technique), 쐐기법(wedge technique) 그리고 수직연속법(vertical strip technique)중 선택하여 사용한다(그림 11-6). 미국 암학회에서는 수직연속법이 유방조직 전체를 촉진하는데 가장 효과적인 것으로 권장하고 있다. 어떤 방법을 사용하든지 중요한 것은 유륜과 주변조직 그리고 스펜스 꼬리부분까지 포함하여 모든 유방조직을 촉진하는 것이다.

촉진을 하면서 유방조직의 단단함의 정도에 유의해야한다. 정상경도는 지방과 유선조직의 비율에 따라 다양하다. 멍울이나 비정상적 압통이 있는지 살핀다. 압통은 낭종, 정상 호르몬 변화, 감염, 또는 드물지만 암과 관계가 있을 수도 있다. 그러나 멍울들이 울퉁불퉁하게 만져지거나, 약간의 압통, 묵직한 느낌은 월경전 증후군일 수 있으므로 대상자의 월경 주기상의 시점을 확인해야 한다.

유방조직과 다른 느낌의 멍울과 덩어리는 병리학적인 변화일 수 있으니 의사에 의한 자세한 진료가 요구된다. 비정상적이라고 생각되는 것이 있으면 다른 쪽 유방도 조사한다. 유방 아래쪽의 유방하돌기대(inframammary ridge)가 단단해서 보통 종괴로 혼동될 수 있음에 유의한다.

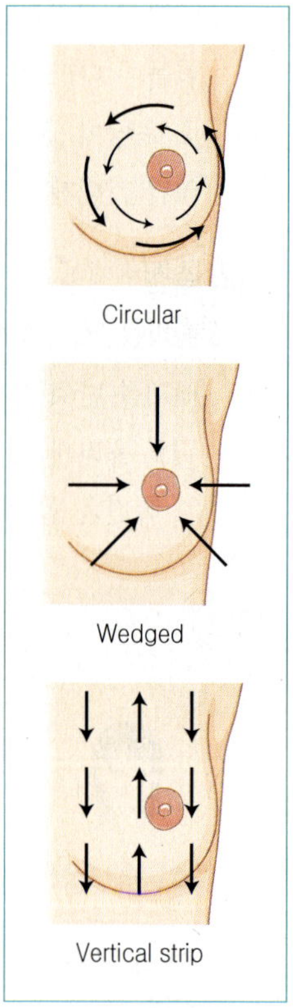

그림 11-6. 유방 촉진 패턴

(3) 유방종괴의 기록

만약 종괴(mass)가 촉진되면 다음과 같은 특징을 기록한다.

- 종괴의 수
- 크기 - cm으로 기록

- 모양 - 둥글고, 원반형이고, 윤곽이 규칙적이고, 불규칙하다.
- 경도 - 부드럽고, 단단하고, 딱딱하다.
- 이동성 - 잘 움직이고, 약간 움직이고, 안 움직인다.
- 가장자리 - 가장자리가 명확하고, 불분명하다.
- 압통의 정도
- 위치 - 4분위법 또는 시계방법을 사용(**유방병변의 위치 표시법** 참조)한다.

(4) 유방분비물의 도말

만약 대상자가 임신이나 수유 중이 아닌데 자연적으로 유두에서 분비물이 나온다고 하거나 병력청취나 신체검진 중 비정상 소견이 있었다면 유두도 철저히 검진한다. 유두와 유륜을 눌러서 분비물이 있는지를 조사한다. 만약 분비물이 있다면 분비물의 색, 밀도, 양을 사정하고 가능하면 세포도말검사를 위해 검사물을 채취한다(그림 11-7).

도말검사는 장갑을 끼고 유두를 슬라이드에 대고 분비물을 슬라이드에 도말을 한다. 도말 후 세포염착제를 뿌린 후 대상자의 이름, 검사 일을 표기하고 각 기관의 내규에 따라 검사실로 보낸다.

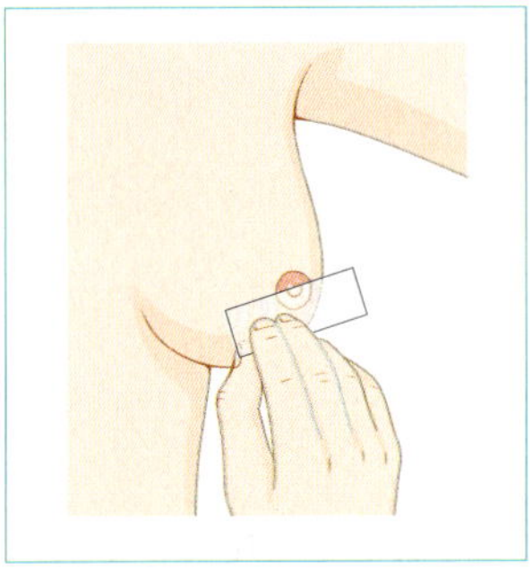

그림 11-7. 유두분비물 도말

유두 검사를 할 때는 DISC를 기억하자!
- **D**ischarge(분비물)
- **I**nversion(함몰)
- **S**kin change(피부변화)
- **C**ompare with other side(반대쪽과 비교)

유방 병변의 위치 표시법

그림처럼 머릿속으로 유방을 유두를 중심으로 4분위로 나누고 스펜스 꼬리부분를 5분위로 생각한다. 발견한 병소를 각각 분위에서 표시하거나 유방을 시계처럼 생각하며 시간(예: 12시 방향)으로 표시한다. 유두로부터의 거리는 cm로 위치를 확실히 한다.

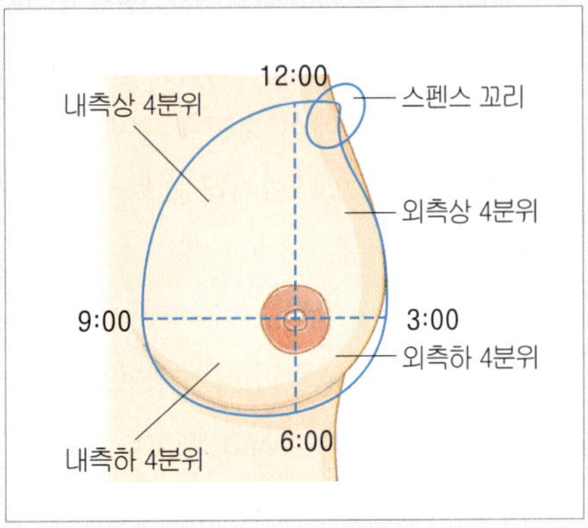

겨드랑이 촉진

겨드랑이를 촉진할 때 환자는 앉거나 누워있을 수도 있다. 만약 피부병소가 있거나 분비물이 있다면 보호용 장갑을 착용한다. 촉진은 주로 사용하는 쪽 손을 사용하고 반대편 손으로는 대상자의 팔을 지지한다. 겨드랑이 촉진 시 다소 불편한 것은 정상임을 설명한다.

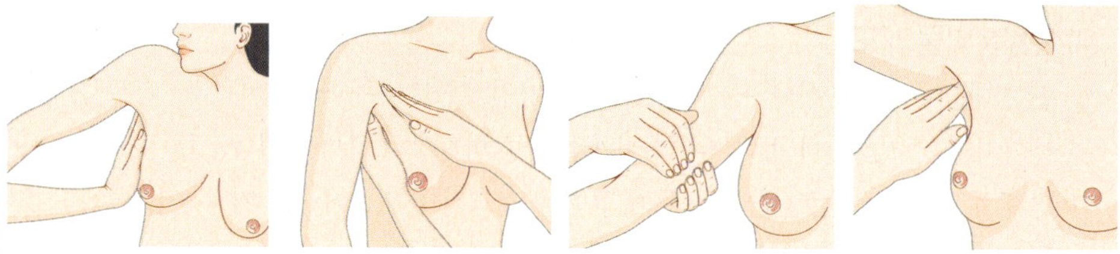

중앙 겨드랑이 림프절 / 앞 겨드랑이 림프절 / 옆 겨드랑이 림프절 / 뒤 겨드랑이 림프절

그림 11-8. 겨드랑이 림프절 촉진

2) 겨드랑이 검진

겨드랑이 검진에는 시진과 촉진을 사용한다. 대상자를 선 자세나 앉은 자세로 한 뒤, 겨드랑이 피부의 발적, 감염 혹은 비정상적인 피부의 착색 유무를 시진한다. 촉진하기 전에 대상자에게 검진하는 쪽의 팔에 힘을 빼라고 한다. 검진자의 한 손으로 대상자의 검사하는 팔꿈치를 손으로 받치며, 검진자의 다른 손의 손가락을 컵처럼 오므리면서 겨드랑이 첨부 내로 높이 밀어 넣는다. 손가락들을 흉근 바로 뒤에 대고 중앙 쇄골을 향하여 움직인다(그림 11-8).

(1) 겨드랑이 림프절 검진

먼저, 세 손가락들을 겨드랑이 중앙에 높게 자리한 후 약간 오므려서 흉벽의 안쪽을 향해 누르는 듯하며 아래로 내려가며 중앙 겨드랑이 림프절들을 촉진한다. 하나 또는 그 이상의 림프절이 촉진될 수 있다. 그 림프절들은 부드럽고 작고 압통이 없어야 한다. 만약 딱딱하거나, 크거나 또는 민감한 부위가 느껴지면. 다른 림프절들을 촉진하여 비교해 본다.

앞겨드랑이림프절(anterior axillary lymph nodes)을 촉진하기 위해서는, 엄지와 다른 손가락들로 겨드랑이 앞 주름을 잡고 흉근 경계선을 따라서 안쪽에서 촉진한다. 옆겨드랑이림프절(lateral axillary lymph nodes)들은 윗팔의 안쪽을 손가락으로 누르면서 촉진한다. 견갑하림프절(subscapular lymph nodes) 또는 뒤겨드랑이림프절(posterior lymph nodes)들은 대상자 뒤에 서서 뒤쪽 겨드랑이주름의 안쪽에 손가락을 넣어 촉진한다.

(2) 경부림프절 검진

겨드랑이 림프절에 이상이 있다면 쇄골(빗장뼈)부위의 림프절들을 사정한다. 이를 위해서 머리를 앞으로 살짝 숙이도록 해서 대상자의 목 근육에 힘을 뺄 수 있게 한다. 대상자를 마주보며 서서 손가락을 갈고리 모양으로 만들어 흉쇄 유돌근 옆의 쇄골 위에서 감싸듯이 놓는다. 손가락을 쇄골 아랫부분으로 깊이 누르면서 돌려가며 빗장뼈 위림프절(supraclavicular lymph nodes)들을 촉진한다.

4. 비정상적인 결과

월경주기, 일부 처방 약, 임신 그리고 그 외 여러 요인들이 유방에 변화를 가져올 수 있다. 그래서 비정상 변화와 정상적인 변화를 구분하는데 어려움을 겪을 수도 있다. 다음은 흔하게 발견되는 비정상 변화이다(그림 11-9).

1) 유방결절

유방결절(nodule) 또는 덩어리(lump)는 겨드랑이를 포함해 유방의 어떤 부위에서도 발견될 수 있다. 유방결절은 섬유낭종성 질환과 같은 양성 종괴에서부터 악성인 유방암까지 그 임상적 의미는 다양하다.

2) 유방피부 함몰

유방피부 함몰은 보조개 모양으로 유방의 피부가 뒤로 당겨진 것을 일컫는다. 이는 피부 아래 조직의 비정상적인 부착물이 있음을 의미하며, 피부표면 아래 조직의 염증이나 악성 종양을 시사한다. 또 유방암의 후기 징후로 나타나기도 한다(그림 11-10).

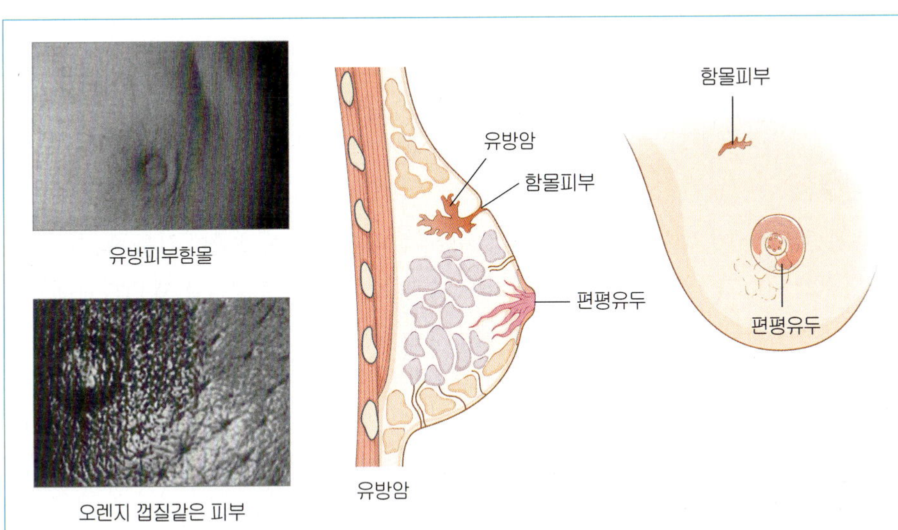

그림 11-9. 유방의 악성 종양

3) 오렌지 껍질형 피부(peau d' orange)

또 다른 유방암 말기 징후인 오렌지껍질 같은 피부는 유방피부가 부종으로 두꺼워지고 씨뿌린 듯이 변하는 현상이다. 이 징후는 그레이브스병(Graves' s disease)에서 유방이나 겨드랑이의 림프절에 염증이 생겼을 때에도 나타난다. 이러한 피부모양은 림프부종으로 인해 모낭이 깊어져서 생긴다(그림 11-11).

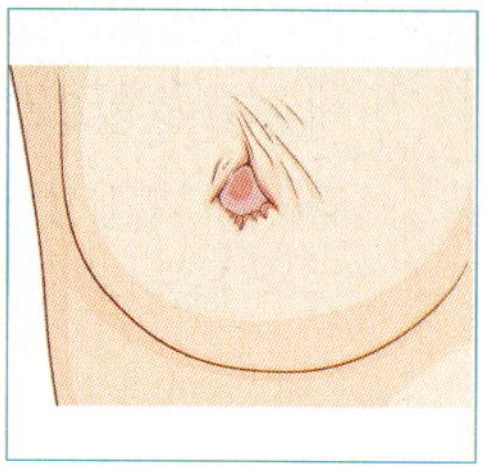

그림 11-10. 유방피부함몰

4) 유두 뒤당김(retraction)과 내번(inversion)

유두 뒤당김, 유두가 주변의 유방조직 보다 안쪽으로 들어가는 것은 유방의 염증성 병변이나 악성종양을 시사한다. 이는 큰 유선이나 병변에 상처조직이 형성되어 생긴다. 상처 조직은 탄력이 없어 짧아지면서 연접한 조직을 안쪽으로 당기게 되어 유두가 변위되고 편편해지고 결국 안쪽으로 당겨지게 된다.

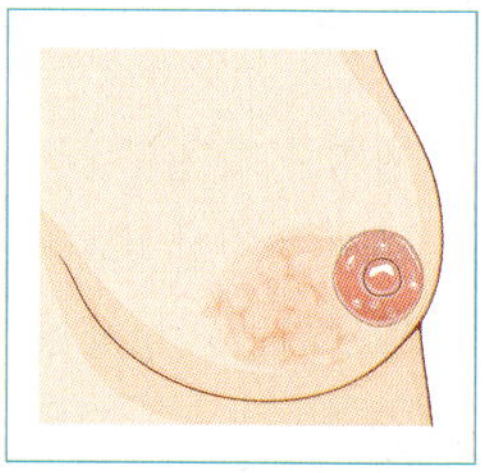

그림 11-11. 오렌지 껍질형 피부

유두 내번은 유두의 돌출정도가 부족함을 말한다. 특징적으로 사춘기에 나타나며, 성인여성에서는 수유를 방해할 수 있다. 또한 유방염이나 농양 형성의 전조증상일 수 있다(그림 11-12).

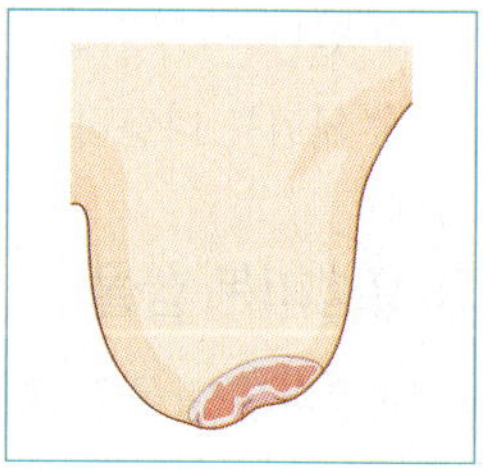

그림 11-12. 유두 뒤당김

5) 유두분비물

유두분비물은 자연적으로 일어나거나 유두 자극에 의해 생길 수 있다. 유두 분비물은 간헐적인지 지속적인지, 양측성인지 일측성인지 그리고 색깔, 밀도, 구성물에 의해 특징지워진다. 유두분비물 자체는 정상일 수 있다. 그러나 특히 다른 유방증상과 동반될 때 심각한 기저질환의 신호일 수 있다. 심각한 원인질환으로는 내분비장애, 암, 특정 약물 그리고 유관폐쇄 등이 있다.

6) 유방통증

유방통증은 흔히 유방암이나 섬유낭종성 유방질환과 같은 양성 질환이 있을 때 나타난다. 또한 휴식할 때나 움직일 때 발생하기도 하며, 촉진하거나 손으로 조작할 때 악화된다. 유방압통은 신체적 접촉으로 인해 통증이 유발되는 것을 말한다.

7) 두드러지게 보이는 정맥

한쪽 유방에 두드러지게 보이는 정맥은 일부 환자에서 악성종양을 나타내는 것일 수 있다. 그러나 임신한 여성에서는 유방이 커지면서 나타나는 정상적 변화로 여겨진다.

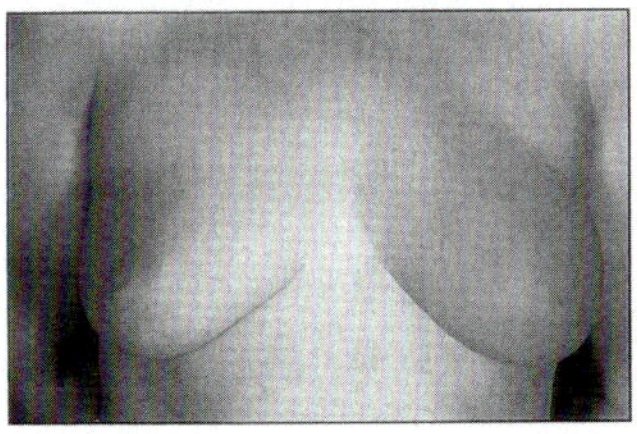

그림 11-13. 유선염

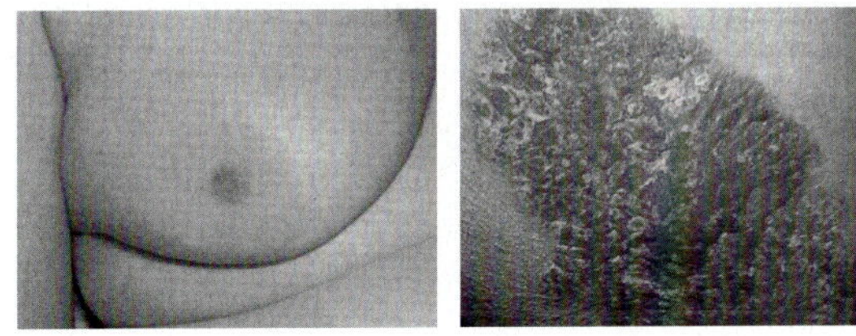

그림 11-14. 파젯씨 질환

가슴 이상

증상 · 징후와 검진소견	일반적 원인
유방 피부 함몰(dimpling)	
• 딱딱하고 가장자리가 불규칙하며 압통이 없는 덩어리 • 유두 뒤당김, 편위, 함몰, 편평해짐 • 겨드랑이 림프절 비대	악성 종양
• 열감 • 발적 • 부종 • 통증과 압통 • 감기증상: 열, 몸살기, 피로, 근육통	유방염
유방 결절(nodule)	
• 가장자리가 분명하고, 둥근 모양의 탄력있고 단단하게 느껴지는 한 개의 결절 • 극도로 쉽게 움직여짐(미끄러지는 듯한 느낌) • 통증이나 압통이 없음 • 크기는 다양해서 점 정도의 크기에서 매우 크기도 함 • 빠르게 자람 • 대게 유두 주위나 바깥쪽 윗부분에 위치함	선섬유종 (adenofibroma)
• 딱딱하고 가장자리가 뚜렷하지 않음 • 피부나 아래 조직에 고정되어 있음. • 유방 표면의 함몰 • 유두 편위 혹은 뒤당김 • 바깥쪽 위쪽에 발생(50%의 경우에서) • 압통없음 • 장액성 또는 혈액성 유두 분비물 • 덩어리 위쪽 피부에 부종 또는 오렌지껍질 피부 • 겨드랑이 림프절병증	유방암
• 유방 지방조직에 손상을 입은 병력(환자가 손상입었던 일을 기억하지 못할 수도 있다) • 압통과 발적 • 멍(bruise) • 딱딱하고 견고하고 가장자리가 불분명하며, 피부위에 놓여있거나 아래 조직에 고정된 듯 한 섬유성 덩어리 • 유두 뒤당김	지방 괴사

증상 · 징후와 검진소견	일반적 원인
• 부드럽고, 둥글며 약간 탄력적인 결절 혹은 일반적으로는 하나의 덩어리로 구분되지 않고 덩어리가 많은 유방 • 월경 직전에 크기와 압통이 증가 • 움직여짐 • 맑고 물같은(혹은 장액성의) 혹은 끈적한 유두 분비물 • 팽창(bloating) • 과민성 • 복부 산통	섬유낭종성유방질환(fibrocystic breast disease)
유방 통증	
• 압통이 있고 촉진되는 림프절 • 발열 • 유두분비물 • 유방통증, 침범된 유방의 비대 • 침범된 유방의 발적과 온감	유방암, 유방농양
• 일측성 유방통증이나 압통 • 장액성 혹은 혈액성 유두 분비물, 일반적으로 한쪽에서만 나옴 • 유륜 아래의 유선에 작고 부드럽고 경계가 불분명한 덩어리	관내유두종 (intraductal papilloma)
• 작고 경계가 분명한 결절 • 국소화된 발적 • 경화(induration)	피지낭 (sebaceous cyst)
유두 뒤당김(nipple retraction)	
• 일측성 유두 뒤당김과 내번 • 딱딱하고 고정되어 있는 압통 없는 유방결절 • 유두 가려움증, 화끈거림, 미란(erosion) • 물같은 혹은 혈액성의 유두 분비물(특징적으로 한쪽 유두에서만 발생) • 유방 윤곽의 변화 • 피부함몰 혹은 오렌지 껍질 같은 표면 • 압통, 발적, 그리고 온감	유방암
• 일측성으로 유두의 뒤당김, 편위, 갈라짐, 편평해짐 • 단단하고, 발적과 압통이 있는 부어오른 부위 • 피로, 발열, 오한, 그리고 그 외 감기 증상이 동반될 수 있음	유방염 (mastitis)

CHAPTER 12

복부

- 구조와 기능
- 건강력
- 신체검진
- 비정상적인 결과

위장관계의 중요한 세가지 기능은 음식물의 소화와 흡수, 부산물의 배설이다. 이 기능에 문제가 발생하면 대상자는 식욕부진부터 산염기 불균형까지 여러 가지 건강상 어려움을 경험하게 된다. 위장관계는 크게 두가지 부분인 위장관과 부속기관으로 나뉜다(그림 12-1).

1. 구조와 기능

1) 위장관계

위장관은 구강에서 시작하여 항문까지 비어있는 관이다. 약 7.5cm인 위장관은 혈관과 신경조직이 있는 평활근으로 되어있다. 환상, 종단섬유가 수축하는 연동운동을 통해 음식물이 위장관에서 아래로 움직인다. 위장관은 구강, 인두, 식도, 위, 소장, 대장, 직장, 항문으로 구성되어 있다.

(1) 구강

소화과정은 구강에서 저작, 타액의 분비, 연하로 시작된다. 혀는 미각을 제공한다. 타액은 이하선, 악하선, 설하선 등 3개의 선에서 생산된다. 치아는 구강의 기능중 저작을 담당하는 중요한 기관이다.

(2) 인두

인두 또는 목은 구강에서 식도까지 음식물을 통과시킨다. 인두는 연하를 돕고 소화에 도움되는 점액을 분비한다. 얇고 나뭇잎 같이 생긴 섬유연골인 후두개는 혀의 끝부분 바로 뒤에 있다. 음식물이 삼켜질 때 후두개는 후두 위에 닫히고 연구개는 비강을 막기위해 상승된다. 이러한 것은 음식과 수분을 기도로 흡인되는 것을 방지하고 식도로 음식물이 들어가는 것을 돕는다.

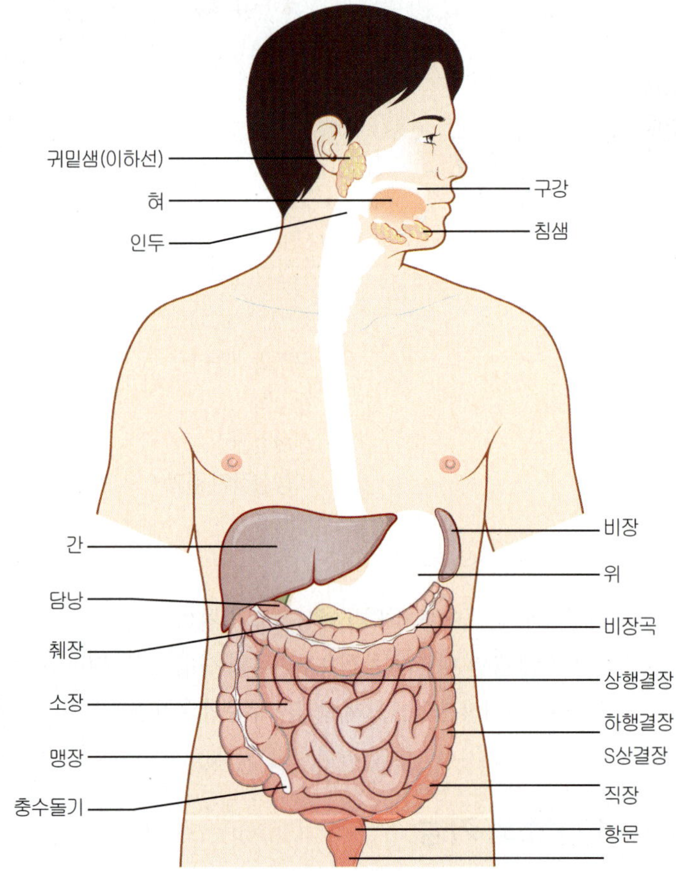

그림 12-1. 위장관계

(3) 식도

식도는 약 25cm 정도의 근육으로 된 빈 관이며 음식을 인두에서 위로 움직이게 한다. 음식물이 삼켜지면 식도상부의 괄약근이 이완되고 음식물은 식도로 들어온다. 연동운동으로 음식물을 위로 보낸다. 식도하부에 있는 위식도 괄약근은 정상적으로 위 내용물이 역류되는 것을 방지한다. 이 괄약근은 연하, 트림, 구토 때에 열린다.

(4) 위

음식물의 보관소인 위는 늘어진 주머니 형태의 기관으로 식도와 횡격막 아래 좌측 사분원에 비스듬이 위치한다. 위는 위의 입구부분에 있는 분문괄약근, 출구부분에 있는 유문괄약근 등 2개의 중요한 괄약근이 있다. 위의 3가지 중요한 기능은 다음과 같다.

- 음식의 저장
- 위액(hydrochloric acid)과 음식물의 혼합
- 소장에서 소화와 흡수가 잘 되도록 유미즙(부분적으로 소화된 음식물과 소화액의 묽은 혼합물)을 통과시킴

음식이 위에 머무는 평균 시간은 3~4시간이다. 위의 내부에 아코디언처럼생긴 위점막주름(rugae)은 대량의 음식물과 수분이 섭취될 때 팽창된다.

(5) 소장

소장은 약 6m이며, 길이가 아니라 직경으로 구분되어 십이지장, 공장, 회장으로 나뉜다. 음식물이 소장으로 들어오면 소화의 최종 산물이 얇은 점막을 통해 혈관으로 흡수된다. 탄수화물, 지방, 단백질은 소장에서 분해된다. 췌장에서 나온 효소와 간에서 나온 담즙, 소장의 선에서 나온 호르몬들은 모두 소화를 돕기 위한 것이다. 이러한 분비물은 음식물과 혼합되어 연동운동을 통하여 소장을 통과한다.

(6) 대장

대장은 약 1.5m의 길이로 다음의 기능을 한다.

- 물과 전해질의 흡수
- 음식 잔유물을 저장
- 대변의 형태로 부산물을 배설

대장은 맹장, 상행결장, 횡행결장, 하행결장, S상결장, 직장, 항문의 순서로 되어있다. 손가락같이 튀어나온 충수돌기는 맹장에 붙어있다. 결장의 박테리아는 가스와 방구를 만든다.

2) 부속기관

위장관계의 부속기관은 간, 췌장, 담낭, 담관이다. 복부 대동맥과 위, 비장 정맥은 위장관계의 기능을 돕는다.

(1) 간

간은 횡격막아래 우측 상 사분원 안에 위치하고 있다. 간은 간겸상간막(falciform ligament) 인대로 2개의 엽으로 구성되어 있다. 간은 인체에서 가장 무거운 장기로 성인에 있어서 1.5kg 정도 된다. 간의 주요한 기능은 다음과 같다.

- 탄수화물, 지방, 단백질의 대사
- 혈액의 제독작용
- 배설을 위해 암모니아를 요소로 전환
- 혈장 단백, 비필수 아미노산 및 필수 영양소인 철분, 비타민 A, D, K, B_{12}를 합성

간은 지방을 소화하고 지방산, 콜레스테롤, 다른 지질을 흡수하는데 도움이 되는 녹색 담즙을 분비한다.

(2) 담낭

담낭은 약 10cm 정도 되는 작은 배 모양의 기관으로 간의 우측엽 아래에 위치한다. 담낭의 주 기능은 담즙이 십이지장으로 비워질 때까지 간으로부터 나온 담즙을 저장한다. 이러한 과정은 담낭을 수축시키는 화학적 자극이 소장에서 시작될 때 나타난다.

(3) 췌장

췌장은 약 15~20cm 정도이며 위의 후부 복부에 수평으로 위치한다. 췌장은 두부, 미부, 체로 구분된다. 췌장의 두부는 우측 상사분원에 위치하고 있으며 십이지장에 맞닿아 있다. 미부는 좌측 상사분원에 있으며 췌장의 미부는 비장과 닿아있다. 췌장에서는 혈액 내로 인슐린과 글루카곤을 방출한다. 그리고 소화를 위해 십이지장으로 방출되는 췌장효소를 생산한다.

(4) 담관

담관은 간에서 소장으로 흐르는 담즙의 통로이다. 2개의 간관(hepatic duct)이 간에서 연결되고 담낭관(cystic duct)은 담낭으로 연결된다. 이러한 관들은 총담관으로 연결이 된다. 그리고 십이지장으로 담즙이 비워지게 된다.

(5) 혈관분포

복부대동맥은 위장관에 혈액을 공급한다. 이것은 복부로 들어와서 총 장골동맥으로 분지된다. 그리고 그 가지들은 위장관계에 많은 동맥으로 나뉘어진다. 위 혹은 비정맥은 흡수한 영양소를 간의 문정맥으로 보낸다. 간으로 들어간 뒤에 정맥혈은 순환하여 간정맥을 통해 간에 머무른 후 하대정맥으로 비워진다.

2. 건강력

위장관 문제를 가진 대상자는 통증, 가슴앓이, 오심, 구토, 대변배설의 변화등을 호소하게 된다. 이러한 증상과 징후를 사정하기 위하여 대상자에게 발병시기, 기간, 정도 등을 물어야한다. 대상자의 증상을 촉진시키거나 완화시키는 요인을 알게되면 보다 정확한 신체사정을 할 수 있고 간호계획을 잘 세울 수 있다.

(1) 과거력

대상자의 문제가 새로운 것인지 오래된 것인지 판단하기 위하여 궤양, 담낭질환, 염증성 장질환, 장출혈등과 같은 과거의 위장관 질환을 질문한다. 과거에 복부수술과 손상이 있었는지 묻는다.

(2) 현재력

식욕, 연하곤란, 복부통증, 오심, 구토, 설사, 변비등이 있는지 묻는다. 대상자가 약을 복용하고 있는지 묻는다. 아스피린, sulfonamides, 비스테로이드성 소염진통제, 항고혈압제등과 같은 약물은 오심, 구토, 설사, 변비, 다른 위장관계 증상과 징후의 원인이 된다. 변비완화제를 사용하는가 묻는다. 습관적인 사용은 변비를 일으킨다. 음식이나 약물에 알레르기가 있는지 묻는다. 그러한 알레르기들은 위장관 증상을 흔히 일으킨다.

또한 식욕의 변화, 저작의 곤란함, 배설의 변화를 묻는다. 대변의 성상과 색, 양의 변화를 주목한다. 대변에 혈액이 나오는지 묻는다. 설사를 한다면 최근 해외를 여행했는지 묻는다. 설사, 간염, 기생충 감염 등은 오염된 음식과 물을 먹었을 때 나타난다.

(3) 가족력

위장관 질환은 가족적인 경향이 있을 수 있기 때문에 대상자에게 위장관 질환이 가족 중에 있는지 묻는다. 가족적 경향이 있는 질환은 궤양성 대장염, 대장암, 위궤양, Crohn' s 질환 등이 있다.

(4) 사회심리적 건강력

대상자의 직업, 가정생활, 경제상태, 스트레스 정도, 최근 생활 변화 등을 묻는다. 알코올, 카페인, 담배, 기호식품, 운동습관, 구강간호 등을 묻는다. 필요하면 수면시간, 수면빈도 등 수면양상을 묻는다.

3. 신체검진

위장관계의 신체사정은 구강, 복부, 직장의 자세한 검사를 포함한다. 복부사정은 시진, 청진, 타진, 촉진의 순서로 수행한다. 청진 전에 촉진과 타진을 하면 장음의 특성을 변화시킬 수 있으므로 부적절한 사정이 된다. 사정을 하기 전에 대상자에게 사용할 기술과 사정과정이 불편할 수도 있다는 것을 알려준다. 검사는 개인적이고 조용하고 따뜻하고 불빛이 환한 상태에서 수행한다.

1) 구강검진

시진과 촉진을 통하여 구강사정을 한다. 우선 입을 크게 벌리게 하고 대상자의 구강과 턱의 비대칭 유무, 부종이 있는지 시진한다. 치아를 악물게 하고 부정교합이 있는지 본다. 내외측 입술과 치아, 치은을 펜 라이트로 검사한다. 출혈, 치은궤양, 치아결손, 부러진 치아를 주목한다. 치은에 압통이 있는지 촉진한다.

혀의 백태, 진전, 부종, 궤양을 사정한다. 비정상적인 호흡냄새도 사정한다. 마지막으로 인두를 검사하고 구개수의 변화, 편도선의 이상, 병소, 삼출액 등을 사정한다.

2) 복부검진

복부검진은 시진, 청진, 타진, 촉진을 통해 수행한다. 정확한 사정을 위하여 검진전에 다음을 지시한다.

- 대상자에게 소변을 보게하여, 방광을 비운다.
- 여성대상자는 유방과 생식기를 잘 덮어준다.
- 복부근육을 이완시키기 위하여 대상자의 무릎밑에 작은 베게를 놓는다.
- 방을 따뜻하게 한다. 오한은 복부근육을 단단하게 할 수 있다.
- 손과 청진기를 따뜻하게 한다.
- 부드럽게 말하고, 대상자에게 불편한 과정동안 심상법이나 호흡운동을 하도록 권한다.
- 긴장되지 않도록 하면서 통증있는 부위를 사정한다.

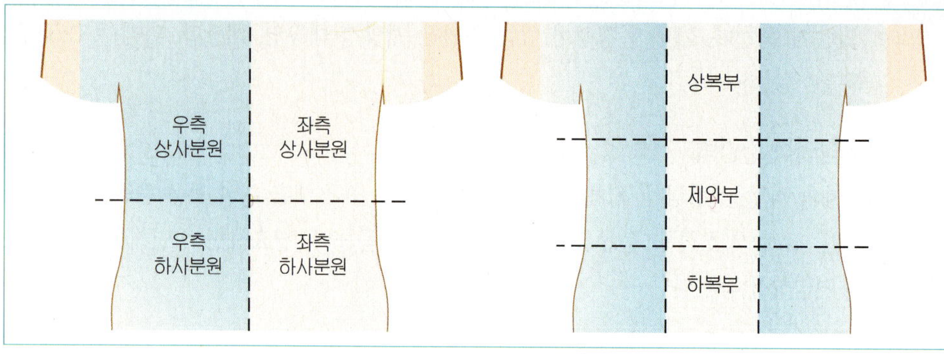

그림 12-2. 복부의 4분원, 복부의 9개 구역

우측 상사분원	좌측 상사분원
간과 담낭 유문괄약근 십이지장 췌장의 두부 우측 신장 일부 상행결장 일부 횡행결장 일부	강의 좌측 엽 이자 위 췌장의 체부 좌측 신장의 일부 횡행결장 일부 하행결장 일부
우측 하사분원	**좌측 하사분원**
우측 신장 아래부분 맹장과 충수돌기 상행결장 일부 난소와 난관 우측정삭 우측 요관	좌측 신장 아래부분 S상결장 하행결장일부 난소와 난관 좌측정삭 좌측 요관

우측 하늑부	상복부	좌측 하늑부
간의 우측엽 담낭 십이지장 일부 대장의 간굴곡 우측 부신	유문괄약근 십이지장 췌장 간의 일부 대동맥	위 이자 췌장의 미부 대장의 이자굴곡 좌측 신장의 상부
우측 요부	**제와부**	**좌측 요부**
상행결장 우측신장의 하부 십이지장과 공장의 일부	십이지장, 공장, 회장의 일부	하행결장 우측신장의 하부 공장과 회장의 일부
우측 서혜부	**하복부**	**좌측 서혜부**
맹장 충수돌기 회장의 끝부분 우측 요관 우측 정삭 우측 난소와 요관	회장 방광 자궁	S상결장 좌측 요관 좌측 정삭 좌측 난소와 요관

그림 12-3. 복부 4분원과 9분원의 기관들

(1) 시진

복부를 사분원 혹은 9개 구역으로 나누어 그 안에 위치한 장기들을 생각해본다(그림 12-2).

- 상복부 - 늑골연 사이에서 배꼽 윗부분까지
- 제와부 - 배꼽부위
- 하복부 - 치골 윗부분

① 복부윤곽

복부의 대칭, 덩어리, 팽창된 부분을 시진한다. 대상자의 복부보다 검사자의 머리가 약간 높은 위치에 있어야 한다. 대상자의 복부형태와 윤곽을 본다. 복부는 평균체중인 경우 편평하거나 둥글다. 비만, 임신, 복수, 복부팽만시에 복부가 튀어나온다. 마른 사람은 약간 복부가 들어가 있다. 복부가 튀어나와 있으면 방광팽만이나 탈장을 의심해 볼 수 있다.

② 제와부

제와부는 복부의 중앙에 위치하고 있다. 배꼽이 안으로 들어가 있는지 관찰한다. 임신, 복수, 복부의 덩어리는 배꼽을 튀어나오게 한다. 대상자에게 머리와 어깨를 들게한다. 만일 배꼽이 튀어나와 있으면 제와탈장(umbilical harnia)을 의심한다.

③ 피부

복부의 피부는 부드럽고 색이 일정해야 한다. 선이나 피부가 튼 자국은 임신, 과체중, 복수일 때 나타난다. 새로운 선은 분홍 혹은 핑크색이고 오래된 선은 은색이다(대상자의 피부가 어두운 색이면 선은 어두운 갈색이다). 정맥이 늘어나있는지 관찰한다. 복부에 있는 모든 수술자국은 길이를 기록한다.

④ 연동운동과 박동

복부 움직임과 대동맥 박동을 관찰한다. 보통 연동운동파는 볼 수 없으나 만일 보인다면 작은 파도같은 움직임이 있다. 몸이 마른 대상자의 대동맥박동은 상복부에서 볼 수있다. 뚜렷한 맥박은 고혈압, 대동맥부전, 맥압이 넓어지는 질환일 때 나타난다.

(2) 청진

우측 하복부 즉, 제와부위의 우측과 그 아래에 청진기를 댄다. 사분원 각각에 적어도 2분간을 시계방향으로 청진한다. 각 사분원의 장음의 특성과 질을 기록한다. 장음이 없다고 단정하기 전에 각 사분원을 충분한 시간(약 5분 가량)동안 들어야 한다. 비위관을 가진 대상자나 흡인기와 다른 복부관을 가진 대상자의 복부를 청진하기 전에 잠시 관을 막거나 흡인을 멈춘다. 흡인소리는 장음청취를 어렵게한다.

① 장음

정상장음은 고장음이고, 그렁대는 잡음은 연동운동 동안 수분이 공기와 혼합하여서 생긴다.잡음들은 빈도, 소리의 높음, 강도가 다양하고 분당 5~30회로 불규칙적으로 발생한다. 식사전에 가장 크게 소리가 들리고 복명(borborygmus) 또는 위의 그렁대는 소리는 크고, 가스가 대장을 통과하는동안에는 출렁대는 소리를 들을 수 있다. 장음은 정상, 고활동성, 저활동으로 구분된다. 고활동성은 크고, 고음이며 설사, 변비, 완화제등 때문에 생길 수 있다. 저활동성 장음은 듣기가 어려운데 장폐색이나 복막염때 나타난다. 마비성 장폐색, 장의 꼬임, 마약의 복용과 같은 약물사용시에 연동운동이 감소된다.

② 혈관음

청진기의 종형으로 혈관음을 청진한다. 단단히 누르고 대동맥, 신동맥, 장골동맥, 서혜동맥의 혈관잡음, 정맥잡음, 마찰음을 듣는다.

표 12-1 비정상적인 장음

소리와 설명	부위	가능한 원인
비정상적 장음		
고활동성 장음(배고픔과 관련없는)	사분원	설사, 설사제 사용, 초기 장폐색
저활동성 장음 그리고 소리없음	사분원	마비성 장폐색, 복막염
고음으로 꾸룩거림	사분원	이완된 장의 장액과 공기
복통과 고음으로 출렁거림	사분원	장폐색
수축기 잡음		
심잡음과 유사한 혈관음	복부대동맥부위	부분적 동맥폐색, 혈액의 거친흐름
신동맥부위	신동맥협착증	
장골동맥부위	간비대	
정맥 잡음		
간과 같이 혈관 분포가 많은 기관에서 혈액흐름 때문에 나는 지속적이고 중간높이의 소리	상복부와 제와부위	간경화증과 같이 문맥과 정맥관계 사이의 증가된 측로 순환
마찰음		
사포 2개를 마찰시키는것처럼 거칠고 삐걱거리는 소리	간과 비장 부위	

(3) 타진

직접, 간접적으로 타진하는 것은 복부장기의 크기와 위치를 사정하는데 사용된다. 복부, 위, 장관에 있는 물이나 공기를 알 수 있다. 직접타진을 할 때 검진자는 손이나 손가락으로 복부를 두드린다. 간접적 타진은 우세한 손의 중지를 사용하여 대상자의 복부에 다른손을 대고 햄머처럼 두드린다. 우측 하 사분원부터 타진을 시작하고 시계방향으로 진행하여 모든 사분원을 다 한다. 대동맥류가 있거나 복부장기 이식을 받은 대상자의 복부는 타진하지 않는다. 타진을 하게되면 파열이나 이식거부가 나타날 수 있다(그림 12-4).

① 공명음과 탁음

복부타진으로는 공명음과 탁음, 두가지 소리를 들을 수 있다. 위나 장같이 비어있는 기관을 타진할 때에는 북을 치듯이 명확하고 울리는 소리를 들을 수 있다. 이 공명음은 위나 장에 공기가 있을 때 들을 수 있다. 공명음의 정도는 위나 장에 공기의 양과 위장 이완등에 따라 달라진다. 신장, 대변이 가득찬 장과 같이 단단한 기관을 타진할 때 소리는 둔탁하게 변화된다.

혈관음

종형청진기로 그림과 같은 부위의 혈관음을 청진한다.

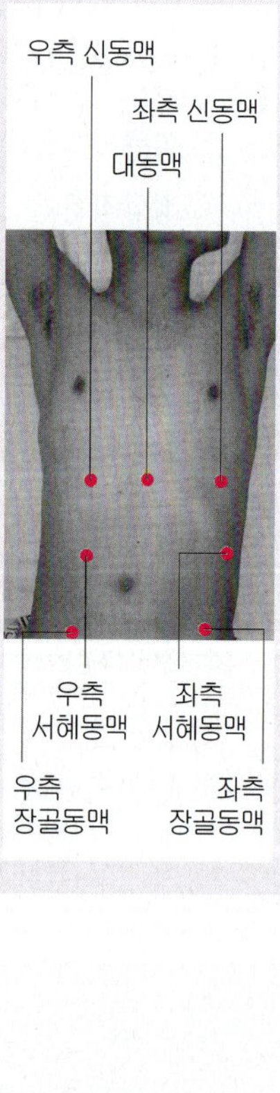

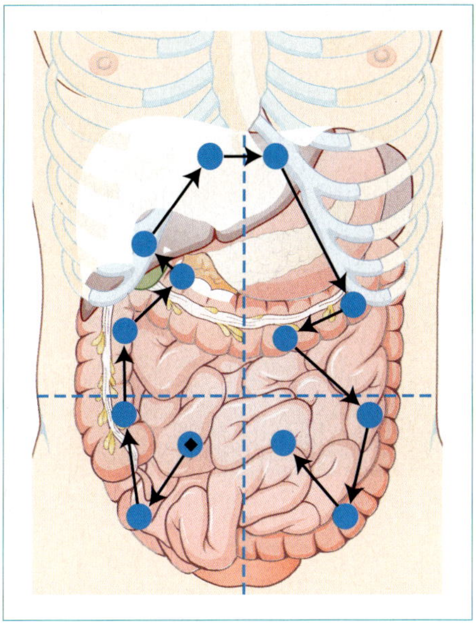

그림 12-4. 복부타진

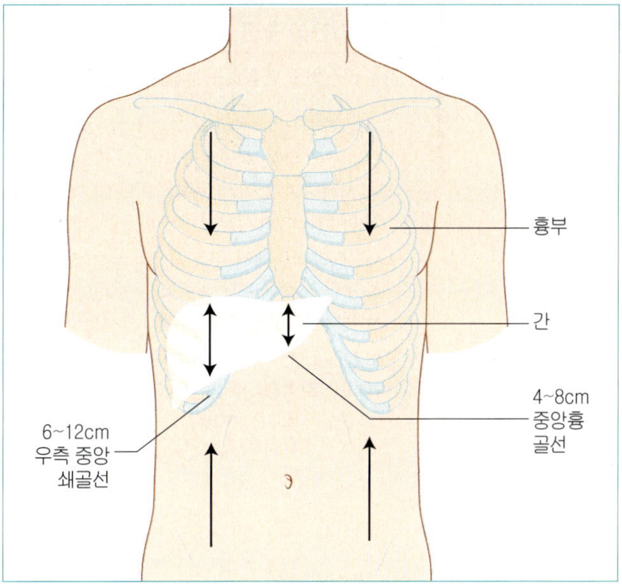

그림 12-5. 간타진

② 간의 크기

간을 타진하여 크기를 사정할 수 있다. 타진시 둔탁음이 우측쇄골중앙선상에서 6~12cm, 중앙흉골선상에서 4~8cm이면 간의 크기는 정상이라고 사정할 수 있다. 간장비대는 간질환이나 간염과 동반된 복수가 있을 때 흔하다(그림 12-5).

③ 비장의 둔탁음

비장은 좌측 액와 중앙선의 10번째 늑골위치에 있다. 타진시 비장은 성인의 경우 약 18cm 정도이며 둔탁음이 난다. 그러나 비장은 보통 대장의 공명음이 비장의 둔탁음을 가리므로 타진하지 않는다. 단핵구증(mononucleosis), 손상, 겸상 적혈구(sickle cell) 빈혈과 같은 적혈구파괴 질환, 암에서 나타난다. 비장 비대를 사정하기 위하여 깊게 숨을 쉬게 하고 좌측 9번째에서 11번째 늑골 사이를 타진하면 공명음이 둔탁음으로 변화되는 것을 알 수 있다. 둔탁음이 나는 부위를 측정한다.

공명음과 둔탁음의 부위

다음 부위에서 공명음과 둔탁음을 청진해본다.

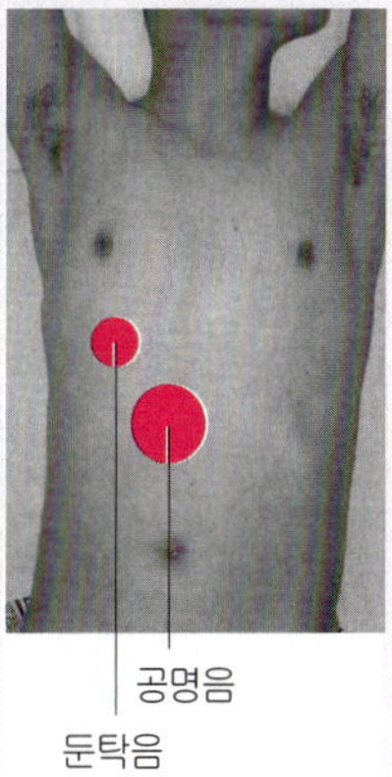

(4) 촉진

복부 촉진은 주요복부장기의 크기, 모양, 위치, 압통을 사정하고 덩어리나 수분축적을 발견하기 위하여 가벼운 촉진과 심부 촉진을 하게 된다. 사분원 모두를 촉진하고 통증이나 압통이 있다면 가장 나중에 촉진한다.

간의 타진과 촉진

간을 타진하고 측정하는 방법은 다음과 같은 단계를 밟는다.

- 간의 둔탁음의 상연을 규명한다. 폐 공명음 부위에서 우측 중앙쇄골선에서 시작한다. 펜을 사용하여 소리가 둔탁음으로 바뀌는 지점에 한 점으로 표시한다.
- 제와아래부위에서 우측 중앙쇄골선에서 시작하여 간의 윗쪽에서 위로 타진한다. 공명음에서 둔탁음으로 변하는 지점에 표시를 한다.
- 보기와 같이 두 지점사이를 종적으로 자를 이용하여 측정한다. 성인에 있어서 정상 간의 크기는 약 6~12cm이다.

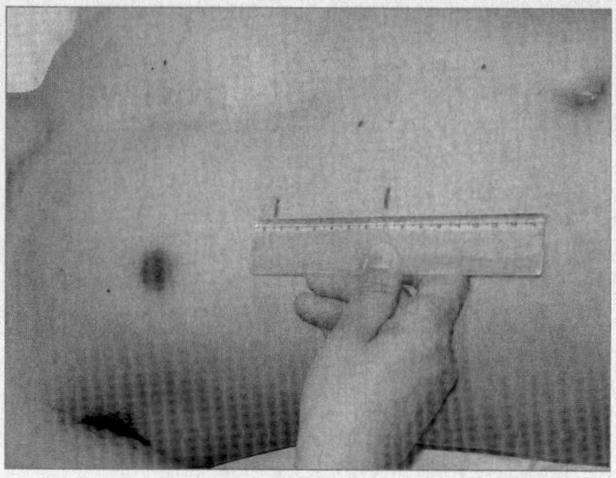

① 가벼운 촉진

가벼운 촉진은 표재성 기관의 위치뿐 아니라 근육저항, 압통을 규명한다. 촉진할 때 손가락을 가지런히 대고 피부를 약 1.3cm 가량 손가락 끝으로 부드럽게 굴리는 움직임으로 누른다.

복부는 부드럽고 압통이 없다. 사분원을 촉진하면서 각 장기, 덩어리, 압통, 증가된 저항 등을 주목한다. 저항이 춥거나 긴장하거나 간지러워서 생긴 것인지, 불수의적으로 보호하기 위한 것인지, 근육긴장으로 인한 경직이나 복막 감염때문인지 사정한다.

간지러워하는 대상자는 검진자의 손위에 대상자 자신의 손을 대도록 한다. 복부 압통을 호소하면 복부에 가볍게 청진기를 놓고 촉진한다.

② 심부 촉진

심부 촉진을 할 때 복부를 약 5~7.5cm 정도 누른다. 비만한 대상자에 있어 한 손위에 다른 손을 대고 누른다. 시계방향으로 복부 전체를 촉진한다. 압통, 맥박동, 장기비대, 덩어리를 확인한다. 대상자가 비만하거나 저항이 있으면 촉진하지 않는다. 복막염이 있을 수 있으며 촉진은 통증을 야기시키거나 염증이 있는 기관을 파열시킬 수도 있다.

③ 간과 비장의 촉진

대상자의 간이 커져있는지, 압통이 있는지 확인하기 위하여 촉진한다. 비장이 커져있지 않으면 비장은 만져지지 않는다. 만일 비장이 촉진되면 압력으로 인해 비장이 파열될 수 있으므로 즉시 촉진을 중단한다.

간 촉진

이 사진은 간을 촉진하는 2가지 방법의 올바른 손의 모습을 보여준다.

간 촉진하기

- 앙와위로 대상자를 눕힌다. 대상자의 우측에 서서 간호사의 좌측 손을 간이 있는 부위쯤의 등쪽 허리에다 놓는다.
- 간의 상연에 이전에 표시한 지점아래에 우측 손을 올려놓는다. 우측 손을 우측 늑골아래에 놓고 대상자의 두부를 향해 손가락으로 찌르듯이 누른다.
- 대상자가 깊이 숨을 들이쉬면 복부 위에 손을 놓고 대상자가 숨을 내쉴 때 간호사의 우측 손 아래 간이 만져질 때까지 부드럽게 누른다.

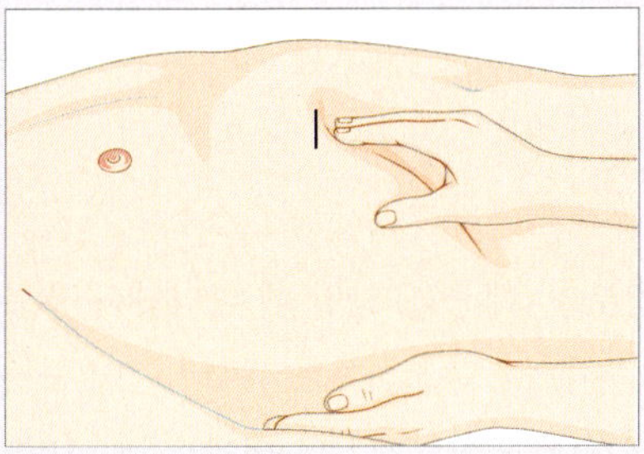

갈고리모양으로 간 촉진하기

- 갈고리모양으로 잡는 것은 간을 촉진하는 또 다른 방법이다. 간을 잡아보기 위해 대상자의 우측 어깨 쪽에 서서 발쪽을 쳐다본다. 손을 나란히 놓고 손가락끝을 우측 늑골연위에 놓고 둔탁음의 표시아래에 놓는다.
- 대상자에게 깊은 호흡을 간호사의 손가락 끝이 안으로 깊이 파고들어 내쉴 때 촉진하면 복부아래 간의 가장자리를 느낄수 있다.

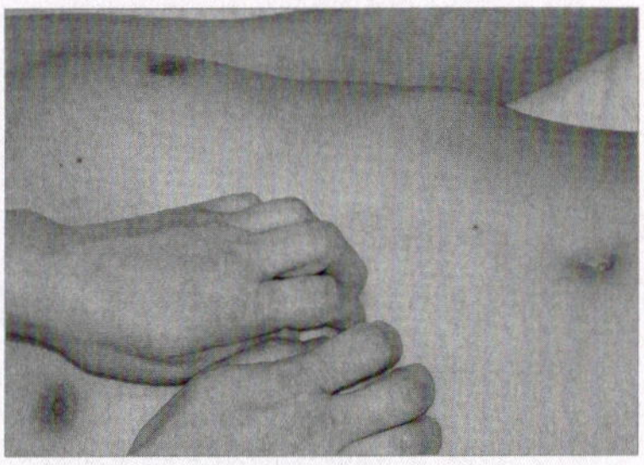

비장 촉진

이 사진은 간을 촉진하는 2가지 방법의 올바른 손의 모습을 보여준다.

정상 비장은 촉진되지 않으며 비장 비대가 있을 때 촉진될수 있다. 비장을 촉진하려면 대상자의 우측에 서서 왼손을 좌측 늑골하부를 지지하고 대상자에게 큰 숨을 쉬라고 한다. 그리고 나서 우측 손으로 복부를 누르며 비장을 향해 깊숙이 촉진한다.

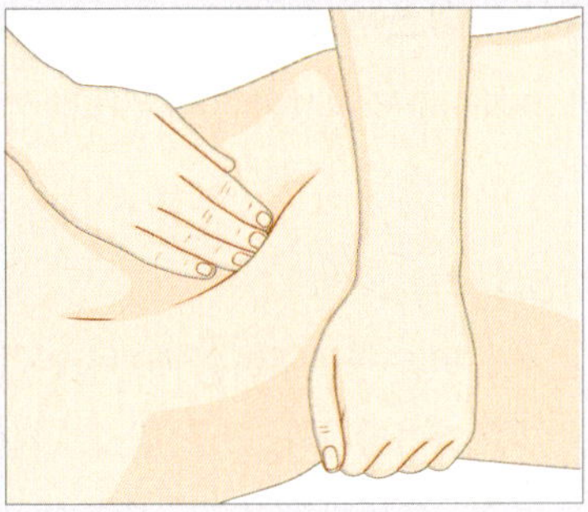

(5) 특수 검진법

복부감염이나 복수를 체크하기 위해 아래의 방법을 이용한다.

① 반동압통

복부감염이 의심될 때 반동압통을 검사한다. 검사 마지막에 반동압통을 검사한다. 통증이 있는 부분이 아닌 부위를 선택하여 복부에 90° 각도로 손을 댄다. 천천히 깊이 누르다가 손을 재빨리 뗀다. 빨리 뗄 때 갑자기 하부장기가 움직여 염증부위에 날카롭고

복수 사정하기

복수를 사정하기 위하여 대상자에게 복부 중간에 그림처럼 손바닥에 힘을 주어 새끼손가락이 밑으로 가도록 세로로 놓도록 요청한다. 그리고 나서 검진자의 우측 손바닥을 대상자의 좌측 허리에 놓는다. 그림처럼 대상자의 우측 복부를 검진자의 좌측 손으로 단단히 치면 복수가 있을 때 복부를 가로질러 출렁대는 수액파(fluid wave)를 느낄 수 있을 것이다.

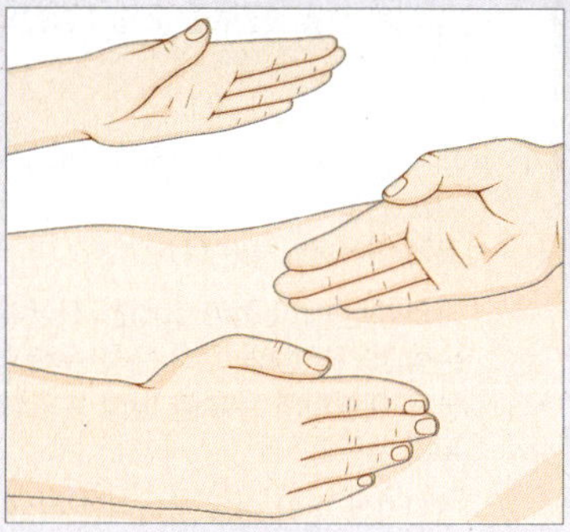

찌르는 통증이 있게 된다. 염증이 있는 충수돌기가 파열될 수 있으므로 이 방법을 반복하지 않는다.

② 복수사정법

수액과다를 복수로 진행된 간질환, 심장부전, 췌장염, 암일 때 나타난다. 복수가 있다면 복부 전 부분을 줄자로 측정한다. 지속적으로 측정하도록 지워지지 않는 잉크로 대상자의 복부에 표시를 해놓는다. 복부천자나 수분을 제거할 때에는 표시하는 것이 더욱 중요하다. 복수를 사정하는 방법은 위에 설명한 fluid wave test(액체파동 검사)와 대상자를 앙와위에서 한 첫번째 타진과 측위로 한 두번째 타진에서 고장음과 탁음의 변화를 측정하는 shifting dullness test(탁음이동 검사)가 있다.

3) 직장과 항문의 검진

대상자가 40세 이상이면 위장관계 사정의 한 부분으로 직장을 검사한다. 이때 대상자에게 절차를 잘 설명해야 한다.

(1) 항문주위 시진

가장 먼저 항문주변을 시진한다. 그리고 장갑을 낀 다음 항문과 주변 조직이 보이도록 둔부를 잡아당긴다. 열구, 병소, 반흔, 염증, 분비물, 직장탈장, 외치질을 사정한다. 정상적으로 항문주변의 피부는 주변부보다 다소 어두운 색깔이다.

(2) 직장의 촉진

다음은 직장을 촉진한다. 장갑 낀 검지손가락에 수용성 윤활유를 바른다. 대상자에게 힘을 빼라고 하고, 어떤 압력을 느끼게 될 것인지 말해준다. 제와부를 향하여 손가락을 직장내로 삽입한다. 직장벽을 가능한 한 많이 촉진하고 손가락을 시계방향으로 돌린 후 반대의 방향으로 돌린다. 직장벽은 부드럽고 매끄럽고 덩어리나 분변 매복, 압통이 없어야한다.

직장에서 손가락을 빼고 장갑의 대변, 혈액, 점막을 관찰한다. 장갑에 붙어있는 대변찌꺼기에서 guaiac 검사를 사용하여 잠혈을 검사한다.

4. 비정상적인 결과

위장관계 질환은 대상자의 섭취, 소화, 배설에 영향을 미친다. 위장관을 사정하는 동안 발견될수 있는 흔한 비정상 증상과 결과는 다음과 같다.

1) 위장관계 비정상 증상

(1) 오심과 구토

일반적으로 오심과 구토는 심근경색증, 위 혹은 복막자극, 충수돌기염, 장폐색, 담낭염, 급성 췌장염, 신경인성 장애 등과 같은 질환이 있을 때 나타난다.

(2) 연하곤란

연하곤란(dysphasia)은 폐색, 하부식도 접합부의 경련(achalasia), 뇌경색이나 운동능력의 저하 같은 뇌 질환이 있을 때 나타난다. 연하곤란 때문에 흡입이 될 수 있다.

(3) 피부색의 변화

Cullen's 증상은 제와부위가 푸르스름하게 변하는데 이것은 복부내 출혈을 의미한다. 복부의 붉은 색은 염증을 의미한다. 옆구리의 멍 혹은 Turner's 증상은 역복막 출혈을 말한다. 늘어지고, 꼬인 것처럼 보이는 복부정맥은 하대정맥 폐색일수 있다. 표피 혈관종은 간 질환을 의미한다.

(4) 변비

변비는 부동, 좌식 생활, 약물 때문에 나타난다. 과민성 장 증후군이 있는 대상자는 둔통, 가득찬 느낌, 과도장음을 호소할 수 있다. 완전한 장 폐색이 있는 대상자는 가스나 대변을 배설시키지 못하고 장음도 들리지 않는다. 변비는 노인에게 아주 흔하다.

(5) 설사

설사는 독소, 약물, Crohn's 질병같은 위장관계상태에서 나타난다. 심한 통증, 복부압통, 식욕부진, 과도한 장음이 설사에 동반된다. 열이 있으면 설사는 독소 때문에 나타나는 것이다.

(6) 복부팽만

복부팽만은 가스, 종양, 대변이 대장에 가득 차 있을 때 나타나며 절개부 탈장일 때도 나타난다. 이것은 대상자가 머리를 들거나 어깨를 들면 튀어나오게 된다.

(7) 비정상적인 장음

과도한 장음은 증가된 장운동을 말하며, 설사제 사용, 위장관염, 장폐색시 나타난다. 장음이 잘 들리지 않으면 최근의 장 수술, 대장이 차있거나 마비성 장폐색일 때 나타난다.

(8) 마찰음

상복부에 간과 비장에서 일어나는 마찰음은 비장경색 혹은 간암을 말한다. 복부잡음은 대동맥류 혹은 부분적 동맥 폐색일 때 나타난다.

표 12-2 복부통증양상과 흔한 질환

질환	정의	복부통증양상
충수돌기염	충수돌기의 급성 염증	갑자기 통증이 나타남 상복부와 제와부의 통증 RLQ로 통증이 국소화됨
담낭염	담낭의 급성, 만성 염증	갑자기 통증이 나타남 RUQ통증이 우측견갑골로 방사됨
게실염	게실의 염증	LLQ의 쥐어짜는 통증, 등으로 방사되는 통증
소화성궤양	십이지장의 점막이 벗겨짐	상복부의 아프고 쪼는듯한 통증
위염	위점막 염증	상복부통증
위식도역류 (gastroesophagial reflux disorder(GERD))	위산이 식도로 역류됨	속쓰림, 흉통
췌장염	췌장의 염증	상복부와 제와부위의 극심한 통증

(9) 복부통증

복부통증은 위염, 궤양, 장폐색, 충수돌기염, 담낭염, 복막염, 다른 염증이 있을 때 나타난다. 십이지장 궤양은 대상자 식후 2~4시간에 중앙상복부에 쪼는 듯한 복부통증이 있게된다. 통증은 대상자를 깨어있게 하고 제산제나 음식으로 완화된다. 반동 압통은 복막염과 충수돌기염이 있을 때 나타난다. 충수돌기염은 복벽의 저항과 단단함이 동반된다. 모든 대상자들이 우측 하복부의 통증이 있는 것은 아니다. 충수돌기염이 있는 노인은 젊은이보다 복부의 강직을 덜 느낄 수 있다.

2) 위장관계 질환

흔히 나타나는 위장관계의 질환은 다음과 같다.

(1) 충수돌기염

충수돌기염(appendicitis)은 충수돌기에 염증이 있는 것을 말하며, 가장 흔한 응급수술 대상이다. 충수돌기의 팽만과 수축은 우측 상복부의 통증을 유발시킨다. 다른 증상으로는 식욕부진, 오심, 구토, 낮은 열등이 나타난다. 파열된 증상과 징후는 복부통증이 잠시 중단된 후 통증, 압통, 경련이 나타나는 것이다.

(2) 담낭염

담낭염(cholecystitis)은 담낭의 염증을 말하며, 통증있는 담낭팽만을 일으키는 담석이 담낭관에 있게 된다. 급성 담낭염의 증상과 징후는 등과 어깨사이, 흉부 전면에 방사되는 우측 상복부에 극심한 복부통증이 있게된다. 이러한 증상과 징후는 지방이 많은 음식을 먹은 후 나타난다. 대상자들은 트림, 복부가스, 소화불량, 오심, 구토, 오한, 낮은 열, 가벼운 두통을 경험하게된다.

(3) 소화성궤양

소화성궤양(peptic ulcer)은 점막에 생긴다. 소화성궤양은 하부식도, 위, 십이지장, 공장에서 발생한다. 소화성 궤양의 약 80% 정도가 십이지장 궤양(duodenal ulcer)이며, 대개 20~50세에서 발생하며 위궤양은 중년과 노년에서 흔히 나타나며 위 점막에 영향을 미친다. 위궤양이 있는 대상자는 최근의 체중감소, 식욕감소, 통증, 가슴앓이, 소화불량, 복부의 그득함, 팽만감, 음식을 섭취할 때나 혹은 음식섭취 후 악화되는 통증을 호소한다.

(4) 바이러스성 간염

바이러스성 간염(viral hepatitis)은 흔한 간의 염증이다. 대부분의 대상자에서 손상된 간세포는 영구적이지않고 결국은 재생된다. 그러나 고령이나 심한 질환에서는 더 흔히 합병증이 생긴다. 전구기에서 대상자들은 피로, 식욕부진, 경한 체중 감소, 전신쇠약, 우울, 두통, 허약함, 관절통, 근육통, 수명, 구토를 호소한다.

요점정리

복부의 사정

방법	정상	비정상	관련된 상황
시진			
복부	매끄럽고 부드러움	반짝이고 긴장된 피부	복수
	배모양이 둥글거나 편평하거나 약간 들어감	팽창	복수, 장폐색
	복부 좌 · 우 대칭	연동운동 보임	장폐색
	은회색의 줄 또는 수술상처	복부 중앙에서 박동 관찰됨	대동맥류
	상처없는 피부	비대칭으로 제와, 서혜부 또는	종양
	심호흡 후에 대칭적이고 부드러운 복부 움직임	상 서혜부의 돌출이 있음	
	머리와 어깨를 올렸을 때 복부에 돌출이나	자주빛 줄	Cushing disease
	덩어리 없음	반점 혹은 피부손상	알레르기: 피부장애
		심호흡 후 돌출이나 덩어리 보임	간이나 장의 확대
		머리와 어깨를 올렸을 때 돌출이나	복직근의 분리
		덩어리 있음	탈장
청진			
복부	장음 들림	장음이 없거나 감소됨	수술 후 마비성 장폐색, 전해질 불균형, 또는 후기 장폐색으로 인한 장운동 감소
		장음 증가	하제 복용, 위장염
	동맥잡음이 없음	대동맥 부위의 잡음	동맥류
		신동맥이나 장골동맥부위의 잡음	신동맥이나 장골동맥협착
	정맥잡음이 없음	제대 주위의 중간 정도의 잡음	문맥순환 폐색
		복막마찰음	비장간염, 농양, 간질환간의 전이, 간농양
타진			
복부			
	타진시 고음, 방광이 찬 경우 둔탁음	국소적 둔탁음	액체 또는 고체 덩어리
간	우측 중앙 쇄골선에서 6~12cm, 중앙흉골선에서 4~8cm에서 탁음	중앙 쇄골선에서 12cm 이상 초과, 정중선에서 8cm 이상 초과	간비대
		중앙 쇄골선과 정중선의 길이가 같음	간경변
		위쪽으로 이동	임신, 복수
		아래쪽으로 이동	폐부종
비장	좌측 중앙 액와선의 6번째와 10번째 늑골 사이의 7cm에서 탁음	7cm 이상의 탁음	단핵구증
Shifting dullness test		첫 번째 타진과 두 번째 타진에서 고장음과 탁음의 변화	복수
주먹타진	간이나 신장 압통 무	간압통	간염, 담낭염
		신장 압통	신장염증

요점정리

복부의 사정

방법	정상	비정상	관련된 상황
촉진			
가벼운 촉진	압통 무, 부드러우면서 일정한 느낌이 있는 이완된 복부 국소적으로 증가된 긴장	압통과 과민성 표재성 덩어리	
심부촉진	검상돌기, 맹장 및 결장부위의 압통	국소적 또는 전신적 압통, 고정된 또는 움직이는 덩어리	
간	촉진되지 않을 수도 있으며, 경계선이 매끄러움	비대되어 있으나 매끄럽고 압통 매끄러우나 압통, 결절, 딱딱함	문맥폐쇄와 간경변, 간울혈 급성간염, 전이암
비장	촉진되지 않음	촉진됨	비대(염증이나 덩어리), 암
신장	잘 촉진되지 않음	양쪽 또는 한쪽 신장이 만져짐	
방광	촉진되지 않음	매끄러우나 둥글고 긴장된 덩어리의 촉진	

CHAPTER 13

여성 생식기계

- 구조와 기능
- 건강력
- 신체검진
- 비정상적인 결과

여성 생식기계는 여성 호르몬이 분비되어 생식에 관련된 변화를 하는 부분으로부터 생식능력이 없어졌으나 노화에 따른 생식기의 변화등과 관련한 부분이 간호의 초점이 된다. 여성생식기계는 복잡하고 그 기능은 심리사회적으로 연관되어 있어 생식기계의 문제를 사정하는 것은 쉽지 않다.

1. 구조와 기능

여성 생식기계는 외·내생식기로 구성되어 있다.

1) 외생식기

음부(vulva)로 불리우는 외생식기는 치구(mons pubis), 대음순(labia majora), 소음순(labia minora), 음핵(clitoris), 전정(vestibule), 질입구(vaginal orifice), 요도구(urethral meatus), 스킨선(Skene's gland), 바톨린선(Bartholin's gland), 회음(perineum)으로 구성되어 있다(그림 13-1).

(1) 치구

치구는 치골결합을 덮고 있는 구릉형태의 단단한 지방조직 덩어리로 성인의 경우 치모로 덮여져 있다. 치모는 대략 $10\frac{1}{2}$세에 처음 나기 시작하며, 폐경이후에는 호르몬 변화 때문에 적어진다.

(2) 대음순, 소음순

대음순은 지방조직으로 이루어진 두 개의 둥근 주름으로 치구에서 회음까지 뻗어있다. 대음순 안쪽의 2개의 작은 음문(vulval lips)은 소음순이라고 한다. 소음순은 앞쪽 중앙에서 음핵 위쪽에서 결합되어 포피(prepuce)를 형성하고 피부주름인 음핵소

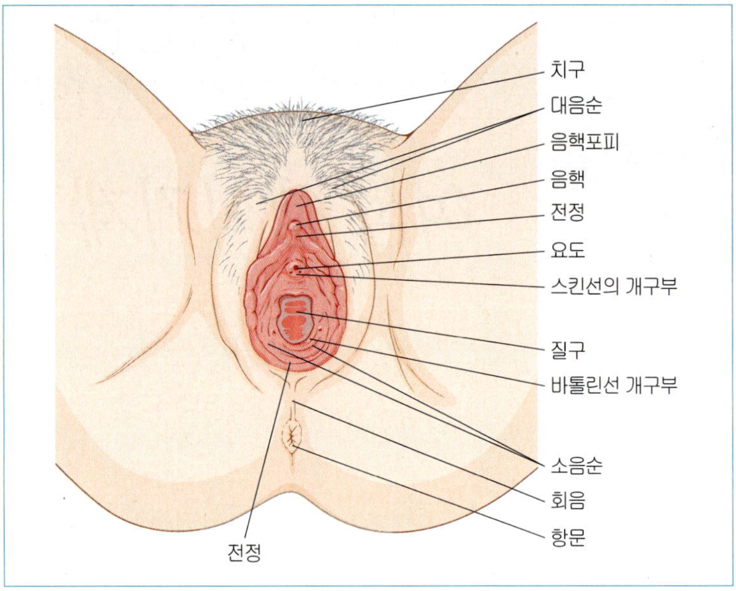

그림 13-1. 외생식기

대(frenulum)와 연결된다. 음순에 의해 둘러쌓인 보트모양의 공간을 전정(vestibule)이라고 한다.

(3) 음핵, 요도구, 질입구와 회음

음핵은 발기조직으로 요도와 질구가 있는 전정 위쪽으로 소음순 사이에 있다. 요도개구부는 음핵 아래쪽에 있다. 질 입구는 구멍이 있어 월결혈이 나오게 되어있다. introitus라고도 하며 요도개구부 뒤쪽에 있다. 질입구는 . 회음은 음순에서부터 항문에 의해 경계를 이루는 부분을 말한다.

(4) 스킨선, 바톨린선

음부에는 2개의 개구부가 있다. 스킨선은 요도구 바로 아래에 2개가 개구되어있다. 바톨린선은 질입구 뒤쪽에서 발견되며 이 선은 둘다 잘 보이지 않지만 커지면 촉진된다. 스킨선과 바톨린선은 성교시 점액을 분비한다. 가끔 성적으로 접촉되는 질환의 원인으로 알려진 균에 감염되기도 한다.

2) 내생식기

내생식기는 질(vagina), 자궁(uterus), 난소(ovary), 난관(fallopian tue)이 포함된다(그림 13-2).

(1) 질

질은 요도와 직장사이에 위치하는 분홍빛의 빈 관으로 음부에서부터 자궁까지 뻗어있다. 질은 월경혈을 밖으로 배출시키는 통로이며 분만시 산도의 역할을 한다. 길이는 대략 9cm가량이며 뒤쪽으로는 직장을, 앞쪽으로는 요도와 방광을 두고 있다. 질통로의 끝부분에는 자궁경부(cervix)가 돌출되어있고 자궁경부의 앞쪽을 전질원개(anterior fornix), 뒤

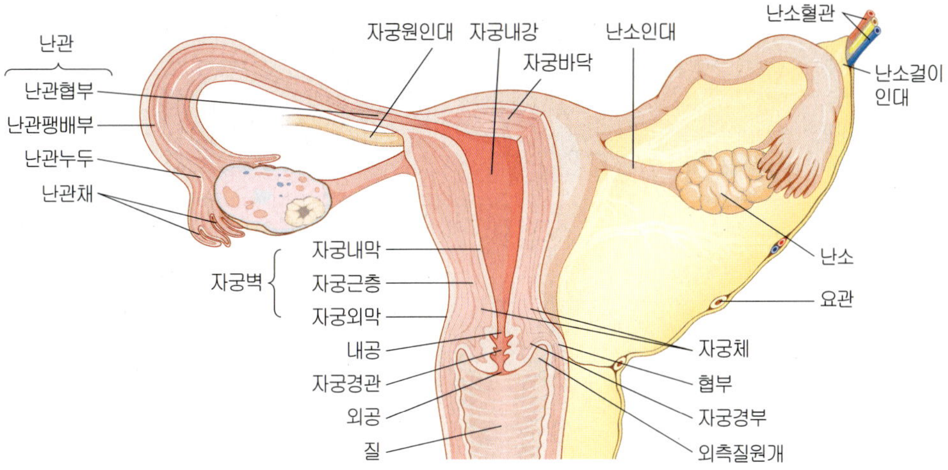

그림 13-2. 내생식기 I

쪽을 후질원개(posterior fornix)라고 한다.

(2) 자궁

자궁은 방광과 직장사이에 있는 서양배 모양의 근육기관이다. 자궁은 자궁 저부(fundus)와 질에 돌출되어 있는 자궁경부의 두 부분으로 나뉜다. 경부는 병원균으로부터 자궁을 보호하고 재생산을 돕는 점액을 분배하는 선을 포함한다. 자궁의 기능은 태아를 양육한 후 태아를 자궁밖으로 밀어내는 기능을 한다. 자궁은 길이 5.5~8cm, 넓이 3.5~4cm, 두께 2~2.5cm이며 골반강내에서 자궁은 앞쪽으로 구부러져 있다.

(3) 난소, 난관

한 쌍의 난소는 자궁의 양 옆에 위치하며 대략 3cm이며, 난자를 생산하고 에스트로겐, 프로게스테론 호르몬을 분비한다. 난소는 사춘기에 최고로 발달했다가 폐경이 지나면 쇠퇴된다. 약 10cm 길이인 좌, 우 양측의 난관은 난소에서 자궁 위쪽으로 뻗어있다. 깔대기 모양의 끝은 난소쪽으로 구부러지고 배란동안 난소로부터 배출된 난자가 자궁으로 수송하는 하는 역할을 한다. 난관은 또한 난자와 정자가 만나 수정작용이 이루어지는 곳이다(그림 13-3).

2. 건강력

여성 생식기 사정에 있어서 중요한 건강력 조사는 월경력, 산과력, 성생활, 폐경, 과거력, 현재력에 관해 초점을 맞춘다. 생식기계의 가장 흔한 호소는 통증, 질 분비물, 비정상적 자궁 출혈, 소양증, 불임 등이다. 보다 효과적으로 정보수집을 위해 대상자의 현재 주호소를 얻고 나서 생식기, 성적-사회적 문제와 가족력을 조사한다. 자유롭게 말하도록 격려하고 대상자 스

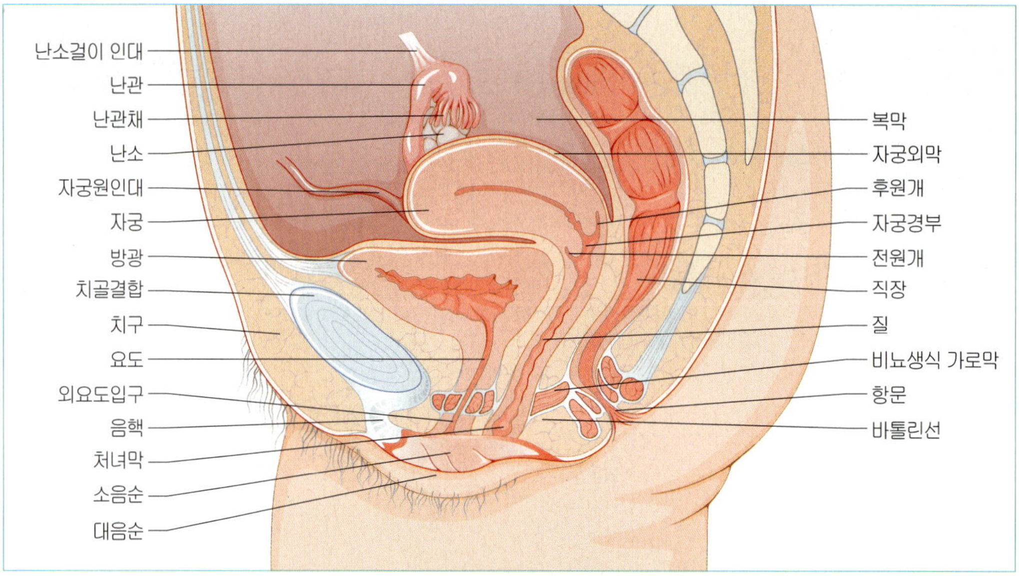

그림 13-3. 내생식기 II

스로 증상을 묘사하도록 한다. 대부분의 대상자들은 성적 건강이나 생식기계에 대해 대화하는 것을 불편해한다. 라포를 형성하기 위해 일반적인 질문으로 시작한다.

(1) 월경력

월경주기, 초경 연령, 월경 기간, 월경 간격, 마지막 30월경일(LMP)을 묻는다. 정상적인 월경주기는 21~38일이며, 월경기간은 보통 2~8일이다. 통증과 불편감, 혈성 질배설물(spotting) 유무, 월경량을 묻는다. 월경 사이에 혈성질배설물 또는 부정자궁출혈(metrorrhagia)은 피임약이나 프로게스테론을 복용하는 대상자에서는 정상일 수 있으나 그렇지 않은 대상자의 혈성질배설물은 감염이나 암을 의심할 수 있다. 월경은 대개 12~15세에 시작한다. 만약 이차성징이 나타나지 않는다면 의사에게 진찰받아야 한다.

(2) 산과력

임신한 경험유무와 임신횟수, 출산횟수를 묻는다. 출산방법(자연분만, 제왕절개), 피임방법을 묻고 유산경험, 임신시 합병증유무, 신생아의 성별, 출생시체중이나 건강상태를 묻는다.

(3) 성생활

성생활에 대해서 만족한지, 횟수, 불편감이 있는지 묻는다. 정상적인 결혼생활을 하고있지 않으면 최근에 성접촉을 한 파트너의 수, 성관계중 통증이 있는지, 성병을 앓은 적이 있는지, 성생활에 대해 묻는다. 마지막으로 대상자가 궁금한 것 혹은 걱정스러운 것이 있는지 물어본다.

(4) 폐경

두통, 심계항진, 심한 발한, 감정의 기복, 질건조증 등과 관련된 폐경관련 증상이 있는지 묻는다. 대상자가 월경이 끝났다면 최종 월경날짜를 묻고 호르몬 대체요법을 하는지 묻는다.

(5) 과거력

과거에 발생되었던 생식기 질환과 증상의 치료방법과 최근 발현이 있는지 묻는다. 임신 중에 어떤 건강상 문제가 있었는지 과거에 성병을 앓은 적이 있는지 묻고 치료방법을 묻는다.

(6) 현재력

질분비물이 있는지, 통증, 가려움증, 발적이있는지, 성교통이 있는지, 복용하는 약물은 어떤 것이 있는지, 질세척을 하는지, 환기가 잘 안되는 속옷이나 팬티 스타킹착용을 하는지, 피임제를 사용하고 있는지, 임신계획이 있는지, 규칙적인 자궁경부도말검사(pap smear)를 하는지, 했다면 그 결과를 묻는다.

3. 신체검진

생식기계를 검진하기 전에 불편감을 피하고 정확한 촉진을 위해 방광을 비우도록 이야기한다. 옷을 벗고 검사용 가운을 입도록 한다. 절석위(dorsal lithotomy position)를 취하도록 하고 검진하지 않는 모든 부위는 홑이불이나 덮개로 가려주고 반드시 절차를 설명해준다. 우선 외생식기를 검진하고 나서 내생식기를 검진한다.

1) 외생식기 검진

(1) 외생식기 시진

성적 성숙도를 사정하기 위해 외생식기 치모를 관찰한다. 사춘기 이전에는 음부가 체모로만 덮여 있다가 사춘기가 되면 치모가 자라기 시작하여 성인기에 치골 결합과 대퇴 안쪽까지 덮으며 노인이 되면 많이 빠지게 된다.

시진을 위해 소독 장갑을 끼고 대음순과 소음순을 부드럽게 벌리고 관찰한다. 음순은 축축하고 병변이 없으며 배란 전 맑기와 끈기가 좀 다양한, 배란 후 하얗고 불투명한 분비물을 관찰되는 것이 정상이다. 분비물은 냄새가 없고 점막에 자극이 없다. 회음부 전체를 볼 때 피부색에 특이한 변화가 있는지 본다. 항문은 진한 색소침착이 있다. 전정 특히 바톨린선과 스킨선 주위를 관찰한다. 부종, 발적, 병변, 분비물, 이상한 냄새가 나지 않는지 확인하고 처녀막이 손상되었는지 아닌지 질구를 시진한다.

검지와 중지를 이용하여 질입구를 벌리고 대상자에게 아래쪽으로 힘을 주라고 한 뒤 질벽이 튀어나오는지 관찰한다. 질벽이 튀어나오는 것은 방광류나 직장류일 가능성이 있다.

(2) 외생식기 촉진

장갑을 끼고 한손으로 음순을 벌리고 다른 손으로 촉진한다. 정상적으로 음순은 부드러워야 하며 종창, 단단함, 압통이 있다면 보고한다. 덩어리나 병소가 있다면 촉진하여 크기, 모양, 경도를 확인한다. 스킨선을 촉진하기위해 장갑낀 채로 질에 검지손가락을 따듯한 물에 담갔다가 질에 약 3cm 가량을 삽입하고 부드럽게 안에서부터 밖으로 누른다. 촉지하면서 질입구쪽으로 손가락을 내린다. 분비물이 있으면 배양한다. 질에 종창이나 압통이 있다면 바톨린선을 조사한다. 이는 정상적으로는 촉지되지 않는다. 엄지손가락을 종창되거나 압통이 있는 음순 측면 가장자리에 놓고 손가락을 조심스럽게 질 후측방향을 촉진한다. 분비물이 있으면 배양한다.

2) 내생식기 검진

대상자가 익숙하지 않은 한 내생식기 검사를 정기적으로 하지 않는다. 그러나 내생식기 검사를 하도록 이야기해도 좋다. 내생식기검사를 위해 대상자에게 적절한 질경을 선택해야한다(그림 13-4).

질경은 모양과 크기가 다양한데 Graves 질경이 대부분의 성인 여성에게 많이 사용된다. 처녀막이 손상되지 않은 경우(성경험이 없는 여성), 질을 통해 아이를 출산한 경험이 없는 여성, 폐경후의 여성의 경우는 Pederson 질경을 사용한다.

(1) 질경 삽입

따뜻한 흐르는 물로 질경을 덥히고 매끄럽게 한다. 윤활제는 정균(bacteriostatic) 작용이 있어 세포를 변화시키므로 Pap 검사 등의 세포검사 결과를 변화시키므로 사용하지 않는다. 검사대 아래쪽에 앉거나 서서 대상자에게 질경을 삽입하고 열 때 잠시 불편감이 있을 수 있으며 압박이 가해지는 느낌이 들 수 있다는 것을 알려준다.

우세한 손의 검지와 중지손가락으로 질경의 날을 잡는다. 이는 삽입시 날이 열려 통증

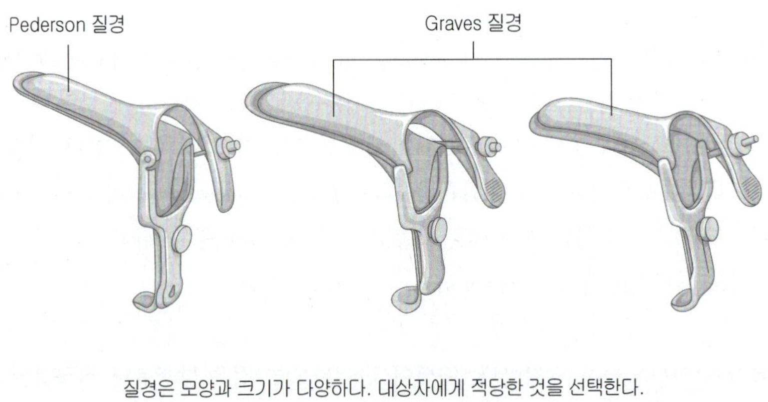

질경은 모양과 크기가 다양하다. 대상자에게 적당한 것을 선택한다.

그림 13-4. 질경의 종류

질경 삽입

삽입 시작

왼손 검지와 중지를 질내로 2.5cm가량 넣고 후 질 후측쪽으로 압력을 가하면서 손가락을 벌린다. 오른손으로 질경을 잡고 손가락사이를 지나 아래로 날을 삽입한다.

더 깊게 삽입

회음근을 이완하고 질구를 벌어지도록 아래로 힘을 주도록 한다. 질경을 약간 아래쪽으로 향하게 하면서(사선으로 45° 기울여서) 손가락이 질경의 아래(base)부분에 닿을때까지 날을 질내로 삽입한다.

회전한 후 열기

질경을 질의 경사와 일치하도록 돌리고 손가락을 뺀다. 필요한 만큼 날을 열고 나사를 조인다. 경관을 완전히 볼 수 있다.

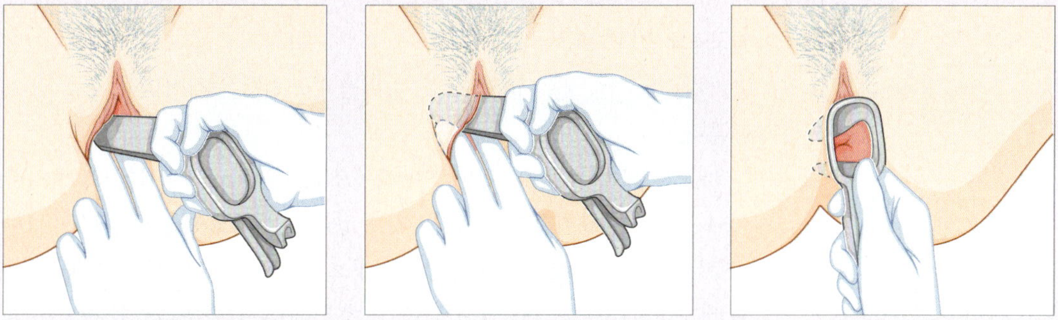

이 생기는 것을 방지한다. 삽입하는 동안 복부근육이 이완되도록 천천히 심호흡을 하도록 격려한다(**질경 삽입** 참조).

(2) 내부 시진

질경을 삽입하고 질의 색, 조직, 분비물 등을 관찰한다. 질벽은 정상적으로 붉고 하얗고 냄새없는 분비물이 있다. 질경을 잡은 손의 엄지손가락으로 질경날의 아래쪽 레버를 눌러 질경을 연 후 엄지 나사(thumb screw)를 조여 고정시킨다.

자궁경부의 색, 위치, 크기, 모양, 점막 표면, 분비물을 관찰한다. 자궁경부는 둥글고 매끈해야 한다. 미산부(자연분만을 하지 않은 여성)의 자궁경부 입구는 둥글며 자연분만을 한 여성의 자궁경부 입구는 수평으로 갈라져있다. 또한 배란동안에는 맑고 계란 흰자 같은 점액이 월경 직전에는 피빛의 분비물을 볼 수 있다 질경을 이용하여 Pap 검사를 위한 검사물을 채취한다. 마지막으로 나사를 풀고 질경날을 닫은 후 질경을 빼낸다(그림 13-5).

다음 그림은 출산해보지 않은 출산한 경산부의 차이를 보여준다.

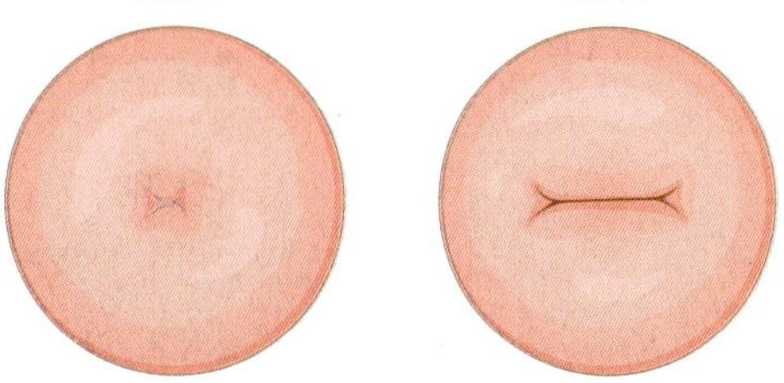

그림 13-5. 정상 자궁경부

(3) 내생식기 촉진

장갑을 끼고 검지와 중지손가락에 윤활제를 묻힌다. 검사대 아래쪽으로 서서 엄지, 검지, 중지손가락을 외전시키고 4, 5번째 손가락을 손바닥 쪽으로 구부린다. 다른쪽 손(보통 왼쪽)의 엄지와 검지로 대음순을 벌린다. 윤활제를 바른 두 손가락을 질내로 삽입하고 전벽과 요도가 자극되지 않도록 뒤쪽으로 누른다.

① 질벽, 요도 검사

손가락을 완전히 삽입하고 질벽의 결절이나 압통 여부를 조사한다. 질벽의 지지 정도를 사정하기 위해 아래로 힘을 주도록 한다. 질벽의 돌출은 방광류, 직장류 등을 의미한다.

② 자궁경부 검사

손가락으로 자궁경부 양쪽과 입구주위를 부드럽게 움직이면서 자궁경부를 촉진해본다.

자궁경부는 부드럽고 단단하며 질쪽으로 0.5~3cm 정도 돌출되어 있다. 결절이나 표면의 불규칙함이 느껴진다면 종양이나 다른 병변을 의심할 수 있다. 자궁경부 깊숙한 곳으로 손가락을 넣고 사방으로 움직여본다. 검사 중 통증을 호소한다면 자궁이나 부속기관(난소, 난관, 자궁 인대)의 염증을 의심한다.

③ 양손으로 촉진

양손 검사법으로 자궁과 난소를 촉진할 수 있다. 숙련된 간호사만이 양손 검사법을 한다(**양손 검진** 참조).

④ 직장-질 검진

생식기 검진의 마지막 단계인 직장-질(rectovaginal) 촉진은 자궁 후부와 골반 강을 검진한다. 검사 과정 중 불쾌감이 들 수 있다고 말해준다. 새 장갑을 끼고 오른손의 검지와 중지에 수용성 윤활제를 바른다. 대상자에게 질과 직장 근육 아래로 힘을 주라고 하면서 검지는 질내에 중지손가락은 직장에 삽입한다.

⑤ 직장 촉진

중지손가락으로 직장근육과 괄약근의 탄력을 사정한다. 손가락을 직장 안쪽으로 깊숙이 집어넣고 중지로 직장벽을 촉지한다. 손가락을 움직여 덩어리나 결절이 있는지 사정한다. 직장 전벽을 통해 자궁의 후측벽을 촉지하여 자궁의 크기, 모양, 압통, 덩어리를 사정한다. 직장과 질 사이 벽인 직장-질 중격은 부드럽고 탄력이 있다.

⑥ 자궁촉진

나머지 한손(보통 왼손)을 치골결합 쪽 복부에 두고 질 내의 검지손가락으로 자궁경부의 후부 가장자리와 자궁의 후측 하부벽을 철저히 촉지한다. 검사가 끝나면 장갑을 벗고 손을 씻는다.

양손 검진

양손검진시 안쪽과 바깥쪽으로 동시에 자궁과 난소를 촉진한다. 아래 그림은 양손 검진하는 법을 보여준다.

1. 적절한 위치

장갑을 끼고 오른손 검지와 중지를 대상자의 질에 놓고 자궁경부쪽으로 움직인다. 왼손은 대상자의 배꼽과 치골결합사이 복부에 둔다. 질내에 있는 손가락을 위쪽으로 들어 올리고 복부쪽의 손은 아래쪽으로 누르면서 자궁경부와 자궁을 검진한다.

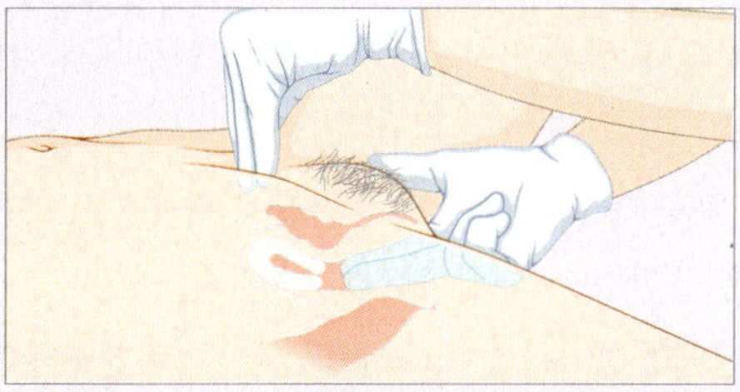

2. 위치

다음 손가락을 후측 원개(posterior fornix)쪽으로 옮기고 전상방으로 힘을 주어 자궁벽을 왼손쪽으로 들어 올려지도록 한다. 오른손으로 자궁벽의 하부를 촉진하여 자궁의 위치를 확인한다.

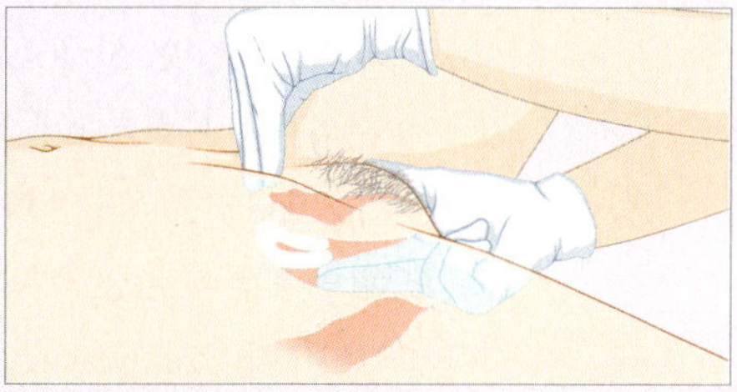

3. 벽 촉진

손가락을 자궁과 자궁경부 사이의 공간인 질원개의 전면부쪽으로 넣으면 자궁 후측벽의 일부를 촉지하게 되며 왼손 손가락끝으로는 자궁 전측면을 촉지하게 된다. 크기, 모양, 표면 특성, 경도, 자궁의 운동성을 확인한다.

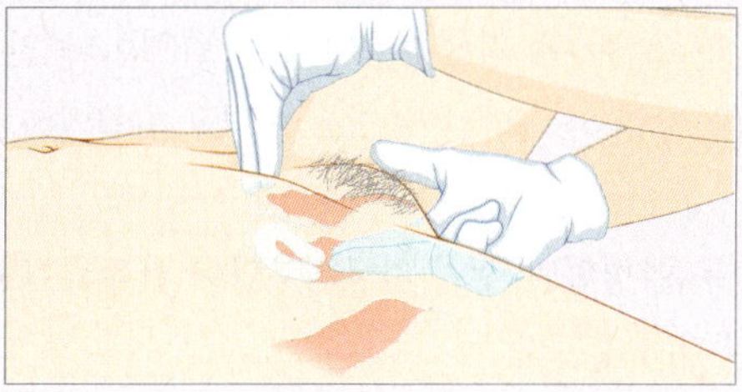

4. 난소 촉진

자궁 전, 후측벽을 촉진한 후 왼손을 우하복부쪽으로 움직인다. 오른손 손가락을 우측 질원개쪽으로 밀어넣고 우측 난소를 촉지한다. 난소의 크기, 모양, 윤곽을 확인한다. 폐경후 여성에서는 촉지되지 않는다. 복부에 있는 속과 질내에 삽입한 손가락을 빼고 장갑을 벗는다.

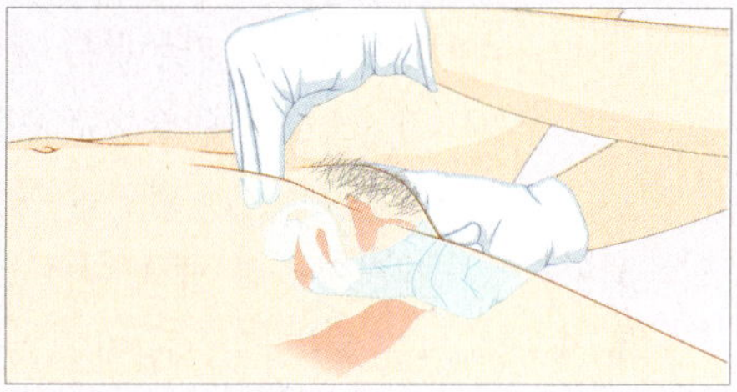

4. 비정상적인 결과

여성 생식기계의 흔한 비정상적인 결과는 생식기 병변, 질감염, 분비물, 자궁경부 병변, 용종(폴립), 질·자궁 탈출, 직장류 등이 있다.

(1) 생식기 병변

- 바톨린선의 종창은 국소통증이 있고 피부의 발적과 음순 뒤쪽이 부어있다.
- 매독하감(syphilitic chancre)은 초기에 무통성이며 가장자리는 단단하며 올라와있다. 이 병소는 보통 질안쪽으로 나타나지만 외생식기에도 나타날 수 있다.
- 인간 유두종 바이러스(human papillomavirus, condylomata acuminata)에 의해 매개되는 성병인 음부 사마귀(genital wart)는 음순, 질, 자궁경부에 무통의 사마귀를 일으킨다. 사마귀는 처음에 빨갛거나 분홍색의 종창으로 시작되어 컬리플라워(양배추 꽃)모양의 다발성 종창이 나타난다.

- 음부포진(genital herpes)은 작은 다발성의 수포, 병변, 가피가 외음부, 둔부, 대퇴부, 질 안쪽에 생긴다. 배뇨곤란, 통증, 부종, 발열 등이 나타날 수 있다.

(2) 질 감염과 분비물

- 위축성질염은 폐경후 질소양증, 건조증, 쓰라림, 성교통, 점액성 분비물이 나오며 만성 에스트로겐 결핍과 관련이 있다.
- 세균성 질염은 보통 유기체의 과성장에서 기인된다. 분비물에서 생선냄새가 나며 회색 혹은 백색의 엷은 분비물이 있다.
- 칸디다는 소양증, 진하고 하얀 응고물같은 분비물이 자궁경부와 질벽 일부에서 나타나며 분비물은 이스트냄새가 난다.
- 트리코모나스는 녹황색의 거품이 이는 또는 물같은 악취의 분비물이 다량으로 나온다. 또한 발적 외에 자궁경부와 질벽에 붉은 구진(papule)을 발견할 수 있다.
- 클라미디아(chlamydia trachomatis)는 점액농성(mucopurulent)의 자궁경부 분비물과 방광염을 일으킨다. 경부를 움직일때 압통이 있다. 임질과 비슷하나 치료제가 달라 치료가 되지않은 클라미디아 감염은 골반염이 발생되고 불임이 되기 쉽다.
- 임질(gonorrhea)은 보통 증상이 없지만 화농성의 황녹색의 분비물과 방광염을 일으키기도 한다. 치료가 잘 되지 않으면 난관염, 골반염이 되기 쉽고 불임의 원인이 된다.

(3) 자궁경부 병변과 폴립

- 질경검사시, 자궁경부 청색증(cervical cyanosis)은 자궁경부내 정맥 울혈이나 전신성 저산소증일 때 발생할 수 있다. 또한 임신시 흔히 나타날 수 있으며 경구 피임약을 복용하는 여성에서 관찰될 수 있다.
- 질경으로 볼 때 단단하고 과립모양의 무른 병변인 후기 자궁경부암이 관찰되기도 한다. 초기에는 정상적인 자궁경부와 구분되지 않는다.
- 자궁경부 폴립은 밝은 적색으로 부드러우며 보통 양성이지만 출혈될 수도 있다. 보통 경관 내강에서 발생한다.

(4) 질, 직장, 자궁 탈출증

- 방광류(cystocele)는 대상자가 아래로 힘을 줄 때 방광 때문에 질 전벽이 튀어나온 것처럼 보이게 된다.
- 직장류(rectocele)는 아래로 힘을 줄 때 질 후벽이 주머니나 팽윤(bulging)된 것처럼 보인다.
- 자궁탈출(uterine prolapse)은 질내로 자궁이 돌출될 수 있으며 질입구 밖으로 나올 수도 있다.

요점정리

여성의 생식기계 사정

구조	정상	비정상	관련된 상황
외부 생식기		발적, 통증, 사마귀같이 자라나옴	바톨린선 염증 인간 유두종 바이러스감염
치모	양과 분포가 정상	치모의 양이 적다	노화
대음순과 소음순	정상이고 병변, 상처, 균열, 종창, 홍반이 없음	요도 분비물 전정에 염증	요도염
질	질벽이 완전하고 정상 근육긴장도 점막은 분홍색이고 분비물 없음	질벽 탈출, 점막에 염증, 질분비물	방광류, 직장류, 자궁탈출, 질염, 악성종양
자궁 경부	매끈하고 움직이며 압통 없음 직경이 2~3cm, 미산부의 경부입구는 둥글거나 난원형, 경산부의 경부입구는 동전 모양의 삽입구	결절, 압통 열상, 미란, 덩어리, 분비물, 낭종, 용종	자궁 경부암 만성 경부암 경부암
자궁	주먹 크기, 잘 움직임 앞쪽에 위치하며 단단함, 부드러운 표면	움직이지 않고 통증	악성 종양
난소	약간의 압통, 4cm 이하, 매끈하며 움직임 가능	급성 불편감 결절성 표면, 고정됨	감염
질 후벽	매끈하고 얇고 손상되기 쉬움, 자궁 후벽은 매끈함	돌출되고 염증 결절성 표면, 요도 분비물이 없음	스킨선과 대전정선에 압통이나 염증이 없음

CHAPTER 14

남성 생식기계

- 구조와 기능
- 건강력
- 신체검진
- 비정상적인 결과

남성 생식기계의 문제는 그 자체의 문제뿐만 아니라 생식과 관련된 문제를 일으킬 수 있다. 또한 대상자의 삶의 질이나 자존감, 안녕감에 영향을 줄 수 있다. 그러나 많은 남성들은 간호사와 자신의 문제를 상의하기를 꺼려하며 신체검진도 좋아하지 않는다. 이때 간호사는 기술적이고 민감하게 사정을 수행하는데 성에 대한 스스로의 감정을 알 필요가 있으며 만약 간호사가 대상자의 문제를 편안하게 의논한다면 대상자들도 역시 마음을 터놓고 이야기할 것이다.

1. 구조와 기능

남성의 생식기계는 외생식기와 내생식기로 구성되어있다. 외생식기 주변 치모의 분포는 보통 삼각형이며 사춘기부터 시작된다.

1) 외생식기

남성의 외생식기는 음경(penis), 음낭(scrotum)으로 구성되어 있다(그림 14-1).

(1) 음경

음경은 체부와 귀두, 요도구와 귀두관(corona), 포피(forskin, prepuce)로 구성되어 있다. 음경의 피부는 털이 없고 신체 다른 부위의 피부색 보다 진하다. 체부는 3개의 원주형 발기조직으로 되어있고 귀두는 음경의 끝 부분에 위치하고 있다. 요도구는 일자형으로 열려 있으며 귀두의 끝부분이 복면에 위치한다. 귀두관은 귀두와 체부의 연결에 의해 형성된다. 포피는 귀두를 덮고 있는 성긴 피부로 되어있으며, 포경수술에 의해 제거되기도 한다. 음경조직에 혈액이 충만되었을 때 발기된 음경은 정자를 배출할 수 있다. 성행위 중 정자와 정액은 요도구를 통하여 방출된다.

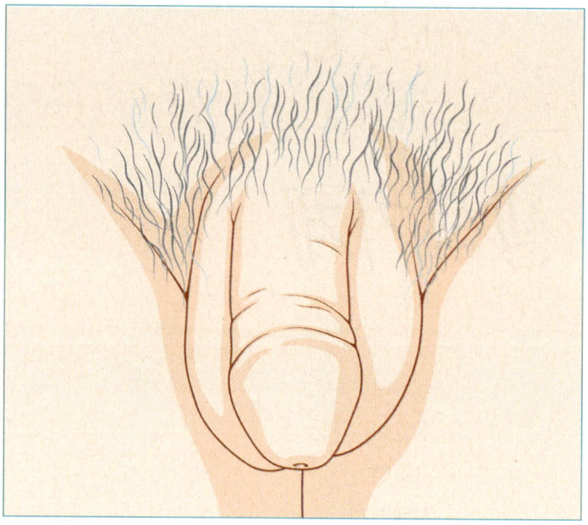

그림 14-1. 남성 외생식기

(2) 음낭

음낭은 주름이 많은 피부로 이루어진 색깔이 진한 주머니로 구성되어 있으며 음경의 기저부에 위치한다. 음낭벽은 주름지고 얇은 피부로 덮여있고 그 아래 고환거근(cremaster muscle)이 위치하고 있다. 음낭내부는 두 부분으로 나누어지는데 한쌍의 고환과 부고환과 정삭의 일부분이 들어 있다. 일반적으로 왼쪽 고환이 오른쪽 고환보다 낮게 위치하는데 이는 왼쪽 정삭이 더 길기 때문이다.

2) 내생식기

남성의 내생식기는 고환(testis), 부고환(epididymis), 정관(vas deferens), 정삭(spermatic cord), 사정관(ejaculatory duct), 정낭(seminal vesicles), 전립선(prostate gland)으로 구성되어 있다(그림 14-2).

(1) 고환

고환은 성인의 경우 길이가 4~5cm, 넓이가 3cm 정도인 계란형의 탄력성있는 구조로 음낭 안에 위치한다. 고환은 테스토르테론과 정자를 생성한다. 테스토르테론은 사춘기동안의 변화를 자극하는데 음경과 고환의 크기가 커지고 음모는 자라고 수염, 체모, 근육발달, 변성 등의 2차 성징이 나타나게 된다.

(2) 부고환

부고환은 고환의 위쪽을 덮고 있으며 성숙한 정자를 보관한다. 부고환은 각각의 고환의 후외측 표면에 위치하며 표면에 눈에 띄는 팽창을 형성한다. 일부의 남성에서는 부고환이 앞쪽에 위치하기도 한다.

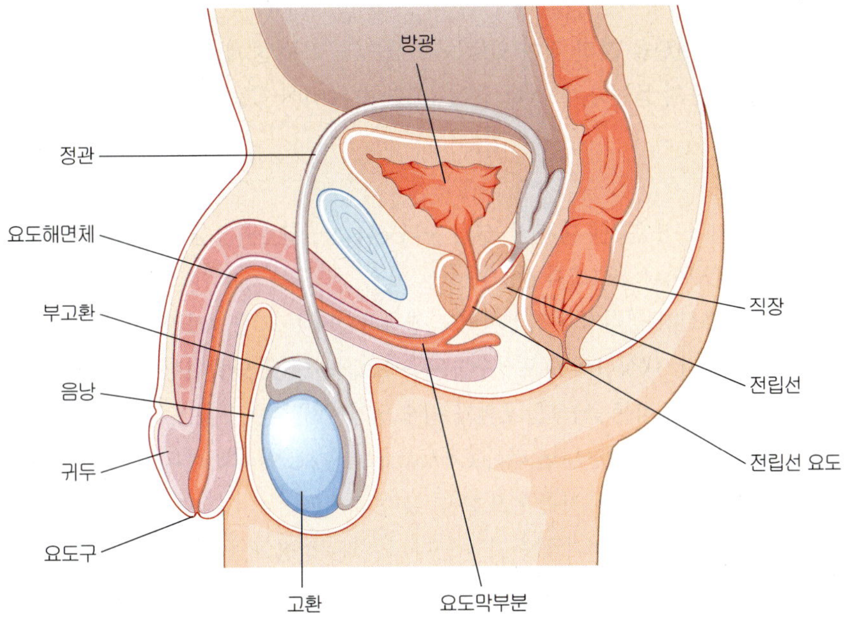

그림 14-2. 남성 내생식기

(3) 정관

정관은 정자가 지나가는 통로이다. 부고환 하부 끝에서 시작되어 정삭으로 되어 서혜관을 지나 방광저부의 복강에서 정관과 정낭이 합쳐지는 사정관을 형성하고 이 끝은 요도와 연결이 된다.

(4) 정낭

두 개의 주머니 모양의 선으로 직장앞, 하 후부의 방광표면에서 정낭을 발견할 수 있다. 정낭에서 나오는 분비물은 사정액의 형태로 만든다.

(5) 전립선

약 6cm가량의 방광아래 후부 요도를 전립선이 싸고있다. 이곳에서 우유같은 알칼리성인 액체를 만드는데, 사정동안 정액과 혼합되어 요도로 나오게된다. 정자의 움직임이 산성환경(acidic environment)에서는 감소되는데 이 분비물은 정자의 활동을 증가시키는데 정액의 1/3이 전립선액이다.

2. 건강력

생식기계에 대한 흔한 주 호소는 음경분비물, 불임, 발기부전, 음낭과 서혜부의 덩어리, 통증, 압통이다. 건강력을 수집할 때, 생식기계 문제는 쉽게 말하기 어려운 부분임을 이해한다.

1) 과거력, 가족력

과거에 생식기계 질환을 가진 적이 있었는지 묻는다. 가족 중에 생식기계 질환이나 성병을 가진사람이 있었는지 묻는다. 과거에 성적학대를 받은 적이 있는지 묻는다.

2) 현재력

대상자의 성욕이나 성생활에 대해 묻는다. 자녀수와 성생활만족도를 확인한다. 피임유무, 피임기구의 사용방법이나 선호도를 묻는다.

대상자에게 자신의 생식기가 정상이라고 생각하는지 묻고 문제가 있다면 어떤 문제를 가지고 있는지 묻는다. 대상자에게 포경수술유무와 포경수술을 안했다면 쉽게 포피를 뒤로 당겼다가 제자리로 오는지를 묻는다. 포피가 쉽게 당겨지지 않는 것을 포경이라고 하며 포피가 다시 제자리로 돌아오지 않는다면 감돈포경(paraphymosis)이라고 한다. 치료하지 않으면 국소순환을 저하시켜 부종과 괴저를 일으킬 수 있다.

음경에 통증, 궤양, 덩어리가 있는지 묻는다. 이것은 성병의 증상들이다. 음낭이 부워있는지 묻는다. 이것은 서혜부 탈장, 혈액음낭종(hematocele), 부고환염, 고환암일수 있다. 특히 음경의 분비물이나 출혈이 있는지 묻는다. 고환암을 검진하기 위해 고환을 검진하는 방법을 알고있는지 묻는다.

또한, 성적 건강을 위협하는 행위에 대해 사정한다. 성파트너가 몇 명인지, 성병을 앓은적이 있는지, 성병을 예방하기 위한 주의는 무엇인지, 에이즈가 있는지, 출산조절은 어떻게 하고있는지 묻는다. 하의는 어떤 종류를 입는지 묻는다. 꽉 조이는 속옷이나 운동복은 음낭의 온도를 높혀서 일시적으로 정자수를 감소시킬수 있기 때문이다. 운동을 할 때 어떻게 음부의 손상을 예방하는지 묻는다.

3. 신체검진

남성 생식기계의 신체사정을 수행하기 위해 시진, 촉진의 기술이 필요하다. 대상자에게 검진 전에 장과 방광을 비우게 한다. 대상자에게 남성생식기를 관찰하고 촉진할것임을 알려주며 이 검사들이 불편감을 주지는 않는다고 알려준다. 검진하는 동안 대상자를 편하게 하려는 방법은 다음과 같다.

- 검진과정이 중단되지 않도록 전용 검진실을 마련한다.
- 대상자의 대답은 법적으로 비밀이 보장된다는 점을 말해준다.
- 덜 민감한 부분부터 시작하고 성기능과 같은 예민한 부분은 나중에 한다.
- 대상자가 당황한다고 해서 중요한 사실을 생략하거나 서두르지 않도록 한다.
- 많은 남성들은 남성다움의 감소로서 성적문제를 본다는 것을 명심해야 한다.
- 대상자의 교육적, 문화적 배경을 고려한다. 만일 대상자가 성기관이나 기능에 대한 은어를 사용하면 검진자도 같은 말을 써야 한다.

1) 생식기계 검진

생식기계를 조사하기전에 장갑을 착용한다. 검진자는 앉는다. 가능한한 대상자를 편안하게 하고 모든 과정마다 설명을 해준다. 대상자를 검진자의 앞에 서게 한다음 시진과 촉진을 한다.

(1) 시진

치모, 음경, 음낭, 고환을 서혜부와 대퇴부와 함께 시진한다.

① 치모

치모는 사춘기에 시작이 되어 치구에 마름모형이나 삼각형으로 분포되어있다.

② 음경

음경의 크기는 대상자의 연령이나 발달단계에 따라 다르다. 음경의 피부는 약간 주름져 있고 백인에 있어서는 분홍색에서 밝은 갈색이며 흑인에 있어서는 밝은 갈색에서 어두운 갈색이다. 음경과 귀두의 모양, 병소, 소결절, 감염이나 부종을 관찰하고 포피사이에 구지나 치즈형태의 분비물역시 체크한다.

요도를 열기위해 부드럽게 맨 윗부분을 압박한다. 요도는 귀두의 중심에 위치해야 하며 분홍색이고 부드러워야 한다. 부종이나 분비물, 병소, 감염, 특히 사마귀등을 시진한다. 분비물을 보고하려면 배양할 가검물을 수집해야 한다.

신생아일 경우 요도가 음경에 끝부분에 있지않고 음경아래쪽에 있는 요도하열(hypospadias), 음경의 위쪽에 위치하는 요도상열(epispadias)등이 있는지 음경을 살펴볼 필요가 있다.

③ 음낭과 고환

대상자에게 자신의 음경을 약간 위로 잡고 있게 하고 음낭의 크기와 외양을 관찰할수 있다. 음낭의 색은 다른 신체부위보다 어둡다. 음낭의 피부를 펼치고 피부의 부종이나 작은 결절, 홍반, 궤양, 혈관의 팽창등을 관찰한다. 음낭에는 피지낭(딱딱하고 흰색에서 노란색이며 압박감이 없는 부위)이 정상적으로 관찰될수 있다. 음모를 펴서 피부나 병소, 기생충을 관찰한다. 음낭 안에 2개의 고환이 있는지 확인한다. 때때로 신생아게서 잠복고환이 발견되기도 한다.

④ 서혜부와 대퇴부

대상자를 서있게 한다. 그리고 대상자에게 숨을 참게하고 복부에 힘을 주어 서혜부와 대퇴부의 팽창이나 탈장을 관찰한다. 서혜부 탈장은 근육벽을 따라 장의 굴곡이 나오는 것이다.

(2) 촉진

음경과 고환, 부고환, 정색, 서혜부와 대퇴부, 전립선을 촉진한다.

① 음경

엄지손가락과 집게 손가락을 이용하여 전체적인 음경을 촉진한다. 음경은 다소 단단할 수 있고 피부는 부드럽고 이동성이 있어야 한다. 부종이나 결절, 경결 등을 기록한다.

고환 자가검진

대상자 문진중 대상자에게 한 달에 한 번씩 고환 자가검진을 하는지 물어본다. 만약에 하지 않는다면 고환암에 대해서 설명한다. 고환암은 20~35세 남자에서 가장 흔한 종양으로 조기발견시 성공적으로 치료될수 있다.

검진방법의 교육

검진하기 위하여 대상자는 엄지손가락과 두 번째, 세 번째 손가락 사이에 고환을 감싸야 한다. 정상적 고환은 덩어리가 없어야 하고 음낭 주머니 안에서 자유롭게 움직여야 하며 단단하고 부드럽고 탄력성이 있어야 한다. 좌측 고환은 우측보다 낮게 위치하는데, 이는 좌측 정삭이 더 길기 때문이다.

② 고환

양쪽 고환을 엄지손가락과 두 번째, 세 번째 손가락을 이용하여 부드럽게 촉진한다. 크기, 모양, 압력에 대한 반응등을 관찰한다. 고환은 크기가 4~5cm 이며 2~2.5cm 정도의 넓이인 올리브모양이다. 고환은 음낭속에서 자연스럽게 움직여야 하며 단단하면서도 부드럽고 탄력있게 느껴져야 한다.

만약 단단하고 불규칙한 부위나 덩어리가 관찰되면 어두운 방에서 펜라이트를 이용하여 빛을 투과시켜보아야 한다. 고환과 덩어리나 종괴, 사마귀 또는 혈액이 차있는 부위는 불투명한 그림자를 보인다. 다른쪽 고환의 투영과 관찰 사항을 비교한다. 이때 매달 행해지는 고환 자가검진의 방법과 중요성을 교육시키는 좋은 시기이다(**고환 자가검진** 참조).

③ 부고환

다음으로 부고환을 촉진한다. 일반적으로 부고환은 고환의 후외측에 위치한다. 부고환은 부드럽고 분리되어 있으며 압통이 없으며 부종이나 경결이 없어야 한다.

④ 정관

정관을 촉진한다. 정관은 각 고환 위쪽에 위치한다. 부고환의 기저부에서부터 서혜관까지 촉진한다. 정관은 정삭 안에 있는 부드럽고 유동성의 관이다. 부어있거나 불규칙하거나 결절을 감지하면 문제 있는 부위를 위에서 언급한대로 투영한다. 장액성의 액체가 있는 경우 선명하게 투영되지 않는다.

⑤ 서혜부

직접 서혜부 탈장을 사정하기 위해서는 두 개의 손가락을 각각의 외서혜관환에 댄 후 대상자에게 복부에 힘을 주어 배를 내려오게 하게 한다. 탈장이 있는 경우 팽창하는 것을 느낄수 있다. 간접적으로 서혜부 탈장을 평가하기 위해서는 대상자가 서 있을 때 검사하고 다음에 대상자가 누워서 검사하고자 하는 쪽의 슬관절을 굴곡시킨후 검사한다.

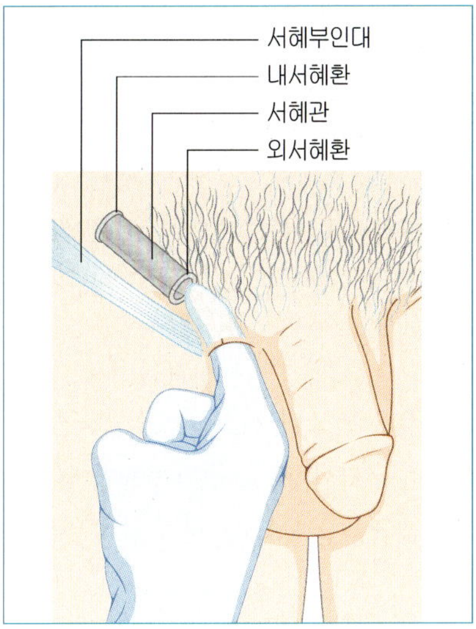

그림 14-3. 서혜관 탈장의 촉진법

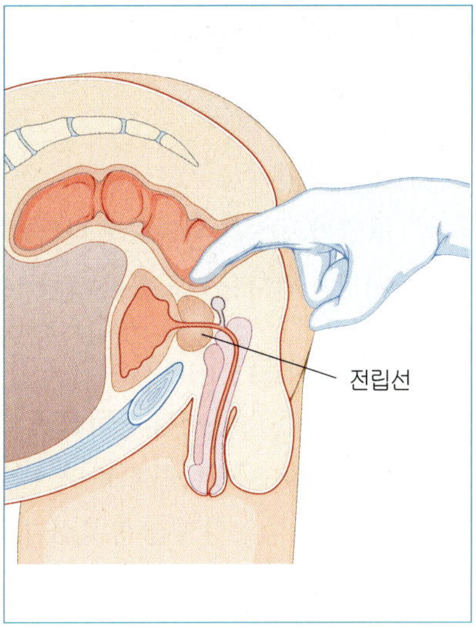

그림 14-4. 전립선 촉진

서혜부 탈장을 촉진하기 위해서는 장갑낀 둘째손가락을 음낭의 경부에 댄 후 서혜관 쪽으로 부드럽게 밀어 넣은 후 배 아래쪽으로 힘을 주게 하거나 기침하게 한다. 탈장은 손가락으로 밀면 들어간다(그림 14-3). 그리고 나서 대상자에게 배 아래쪽으로 힘을 주게 한다. 대상자가 서혜부 탈장이 있는 경우 손가락 끝으로 부드러운 종괴를 촉지할수 있다.

⑥ 회음부, 항문, 음낭의 피부와 전립선

대상자를 세운 후 검사대에 기대게 한다. 대상자가 할 수 없는 경우 왼쪽으로 눕게 한 후 오른쪽 무릎과 고관절을 굴곡시키거나 양쪽 무릎을 굴곡하여 가슴에 대게 한다. 대상자에게 이 검사시 약간의 압박감이나 긴급뇨를 느낄 수 있다고 알려준다. 회음부, 항문과 음낭후부의 피부를 관찰한다. 부드럽고 벗겨진 곳이 없고 돌출된 종괴가 없어야 한다. 검사자의 우세한 손에 장갑을 착용한 후 시지에 윤활제를 바른 후 직장에 삽입한다. 대상자에게 긴장을 풀라고 하여 항문 괄약근을 통하여 손가락이 쉽게 들어가게 한다. 손가락의 부드러운 부위로 항문직장환을 바로 지나 안쪽 직장 벽위에 위치한 전립선을 촉지한다. 전립선은 부드럽고 미끄러운 호두 정도의 크기이다. 전립선이 직장 내강 안으로 돌출되어 있으면 이것은 커져 있는 것이다. 커진 전립선은 1단계(직장내강안에 1cm 이하로 돌출)에서 4단계(직장내강안에 3.2cm 돌출)로 구분한다. 또한 압통과 결절이 있는지 관찰한다(그림 14-4).

4. 비정상적인 결과

1) 생식기계 비정상

(1) 음경병변

음경의 병변은 다양하게 나타난다. 특히 귀두나 포피 안쪽에 단단한 비 압통성 결절은 음경암을 의미할수도 있다(그림 14-5).

(2) 음경분비물

양이 많은 누런색의 분비물은 임질성 요도염을 의미한다. 빈뇨나 긴박뇨 또는 화끈거림의 증상이 나타나기도 한다. 치료를 안 할 경우 전립선, 부고환, 요도 주위선들에 염증이 생긴다. 많은 양의 농성 분비가 있을 경우 클라미디아 감염을 의미한다. 혈성 분비물은 비뇨기계 또는 생식기계의 염증이나 종양을 의미한다.

(3) 감돈포경(paraphimosis)

감돈포경시 포피가 매우 꽉 끼어 있어 뒤로 당겼을 때 귀두의 뒤에 걸려 있어 재 위치로 가지 않는다. 부종이 발생할 수 있다. 포경 수술을 하지 않는 경우 포피를 뒤로 당겨 귀두를 깨끗이 한 후 다시 앞쪽으로 위치하게 지시한다. 잦은 당김과 포피의 세척은 포피의 과도한 압박을 방지하여 귀두를 압박하거나 요도구 폐색을 일으키는 것을 방지한다.

(4) 요도구의 위치이상

요도구가 음경의 아래쪽에 위치하는 경우를 요도하열(hypospadias)이라고 한다. 요도구가 음경의 위쪽에 위치한 경우를 요도상열(epispadias)이라고 한다. 이 두 가지는 다 선천성인 문제들이다.

여러 종류의 병변이 남성 성기에 발생할수 있다. 흔한 종류는 다음과 같다.

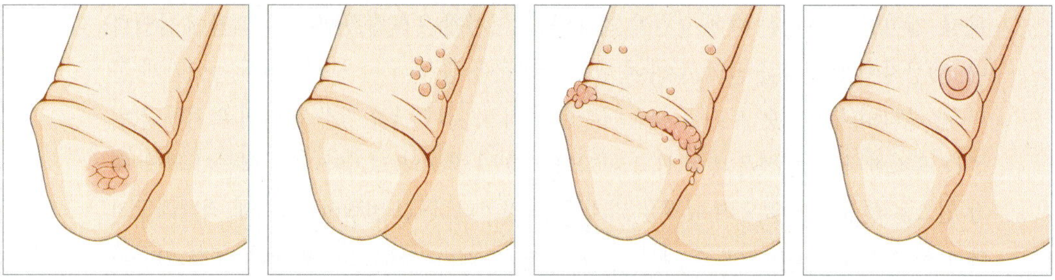

음경암은 귀두나 피부에 무통성의 궤양성 병변을 일으키며 분비물을 동반할 수 있다.

성기 herpes는 귀두나 체부, 피부에 통증이 있는 붉은 색의 작은 물집의 집단으로 나타날 수 있다. 이 병변은 없어지나 재발을 잘 한다.

음부 사마귀는 양배추 모양의 무리로 살색깔의 유두형 성장으로 나타난다. 발견하기 힘들 정도의 크기에서 수 cm까지 될 수 있다.

매독은 음경에 단단하고 둥근 구진을 형성한다. 촉지되는 경우 매독성 하감은 단추처럼 느껴진다. 결국 구진은 궤양이 된다. 서혜부에서 임파절 종창을 촉지할수 있다.

그림 14-5. 남성 성기병변

(5) 고환암

무통성의 고환 결절인데 투영되지 않는 것은 고환암을 의미한다. 이 질환은 일반적으로 20세에서 35세 사이의 남성에서 발생한다. 종양이 커져서 고환이 비대해진다.

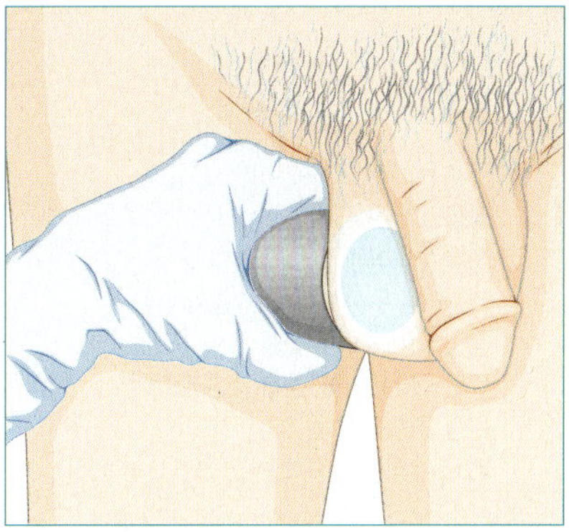

그림 14-6. 고환 투영

(6) 음낭수종

비대한 음낭은 음낭 수종이거나 고환의 수분축적으로 인해 생길 수 있다. 음낭수종은 수분 재흡수에 이상이 있는 간경화, 심부전, 고환암과 연관되어 나타날 수 있다. 2세전의 소년에게서 음낭비대가 있으면 서혜부 탈장이 음낭까지 퍼지거나 음낭수종, 두가지 모두의 경우를 의심한다. 음낭수종은 투영된다(그림 14-6).

(7) 탈장

탈장은 근육벽에 비정상적인 개구부를 통하여 장기가 튀어나오는 것이다. 직접 서혜부 탈장은 외서혜환의 뒤에서부터 나와 외서혜환을 통해 나오는 것이다. 이 종류의 탈장에서는 음낭까지 내려오는 경우는 드물며 주로 40세 이후의 남성에서 생긴다. 간접 서혜부 탈장은 가장 흔한 탈장으로서 모든 연령대의 남성에서 발생 가능하다. 내서혜관안에서 촉지될수 있고 음낭까지 내려올 수 있다.

대퇴부 탈장은 대퇴부의 서혜 인대 아래쪽에서 부드러운 종괴처럼 인지된다. 임파절과 감별이 어려우며 남성에서는 흔하지 않다.

(8) 전립선 비대증

부드럽고 단단하며 대칭적 전립선 비대는 양성 전립선 비대증을 의미하고 주로 50세 이후에 발생한다. 흔히 야뇨, 지연뇨, 빈뇨와 재발적인 요도감염을 동반한다.

(9) 전립선 암

단단하고 불규칙적이고 고정된 비대칭적 전립선의 병변은 전립선 암을 의미한다. 촉진시 아플 수 있다. 비뇨기계 이상을 일으키기도 한다. 요통과 하지통은 진행된 단계의 골성 전이에 의하여 발생할 수 있다. 전립선암이 의심되는 소견을 기억하기 위하여 PAINS(Prostate cancer, Asymmetric, Irregular, Nodule, Stony(hard) and fixed)이라는 단어를 기억한다.

(10) 급성 전립선염

급성 전립선염이 있을 때 전립선은 단단하고 열감이 있고 극도로 압통이 있으며 부어 있다. 주로 세균감염에 의해 생기므로 대상자는 열이 있다.

요점정리

남성의 생식기계

구조	정상	비정상	관련된 상황
치모	보통 삼각형	치모의 양이 적음	
음경	정상크기 포피가 움직임 압통이나 두꺼워짐 혹은 결절 없음. 음경 끝에 요도구 있음 요도구에 분비물, 음경의 종창, 궤양, 결절, 염증이 없음 배뇨 시 통증 없고 소변 정상	아주 크거나 작음 포피가 움직이지 않음 압통이나 두꺼워짐 혹은 결절 있음. 요도구가 음경 위나 아래에 있음. 요도구에 분비물, 음경의 종창, 궤양, 결절, 염증이 있음 배뇨 시 통증, 소변줄기가 약하거나 최근 변화가 있음	포경 요도상열, 요도하열 임질, 요도염
음낭	정상, 피부 염증이 없음	궤양, 종창, 상처, 결절	종양
고환	고환은 탄력성이 있고 매끄러우며 결절이나 덩어리가 없음, 크기가 2×4cm 정도	고환이 커져 있고 불규칙한 표면을 갖고 있음 광선투시상 고환에 종창	음낭수종
부고환	누르면 압통 있고 정관보다 단단함		
서혜부 및 대퇴부	종창이나 돌출이 없음	종창이나 돌출	서혜부 탈장, 대퇴부 탈장
전립선	크기가 직경 4cm 정도 단단하며 탄력성이 있고 매끈하며 움직이고 경계선이 분명함	커져 있고 움직이지 않으며 결절성 표면, 압통 있음	전립선 비대, 전립선 염, 전립선암

남성의 생식기계 사정방법

구조	검사방법
치모	서있는 대상자의 생식기부분의 치모분포와 치모에 염증이나 기생충이 있는지 시진한다. 필요시 치모사이를 손으로 헤쳐보기도 한다.
음경	크기가 정상인지 시진한다. 포피가 움직이는지 촉진한다. 음경 끝에 요도구가 있는지 시진하고 분비물이 나오는지 짜본다.
음낭과 고환	음경을 들고 음낭을 관찰하고 펜라이트로 고환을 비추어 본다. 음낭을 만져보고 고환을 촉진하여본다.
부고환	촉진하여본다.
서혜부 및 대퇴부	시진과 촉진을 하여 본다.
전립선	항문에 장갑긴 손을 넣어 촉진한다.

CHAPTER 15

근골격계

- 구조와 기능
- 건강력
- 신체검진
- 비정상적인 결과

근골격계를 사정하는 동안 대상자의 근육, 뼈, 관절, 건과 인대의 건강 상태를 결정하기 위해 시각, 청각, 촉각을 사용한다. 이들 구조물은 인체의 형태를 형성하고, 움직일 수 있게 한다. 정확한 사정기술은 근골격계의 이상을 밝혀내고, 대상자의 일상 활동 수행 능력 평가에 도움이 유용하다.

1. 구조와 기능

근골격 계의 주요한 세 부분은 뼈, 관절 그리고 근육이다.

1) 뼈

골격을 이루는 206개의 뼈대는 인체의 틀을 형성하고 장기와 조직을 지지하고 보호한다. 뼈는 또한 무기질의 저장고이며 골수는 혈구를 생산한다(그림 15-1).

2) 관절

두개 이상의 뼈의 접합 점을 관절이라고 부른다. 관절은 뼈를 고정시키고 특정 움직임을 가능하게 한다. 관절의 유형으로는 비활막관절(nonsynovial joint)과 활막관절(synovial joint)이 있다(그림 15-2).

(1) 비활막관절

비활막관절에서 뼈는 섬유조직이나 연골로 연결되어 있다. 움직이지 않는 머리뼈나 약간 움직이는 척추처럼 뼈는 부동결합되어 있다.

골격계의 206개 뼈 중 80개는 축골격(머리뼈, 얼굴뼈, 척추, 갈비뼈, 복장뼈, 목뿔뼈)를 구성하고 126개는 부속골격(팔, 다리, 어깨, 골반)을 구성한다.

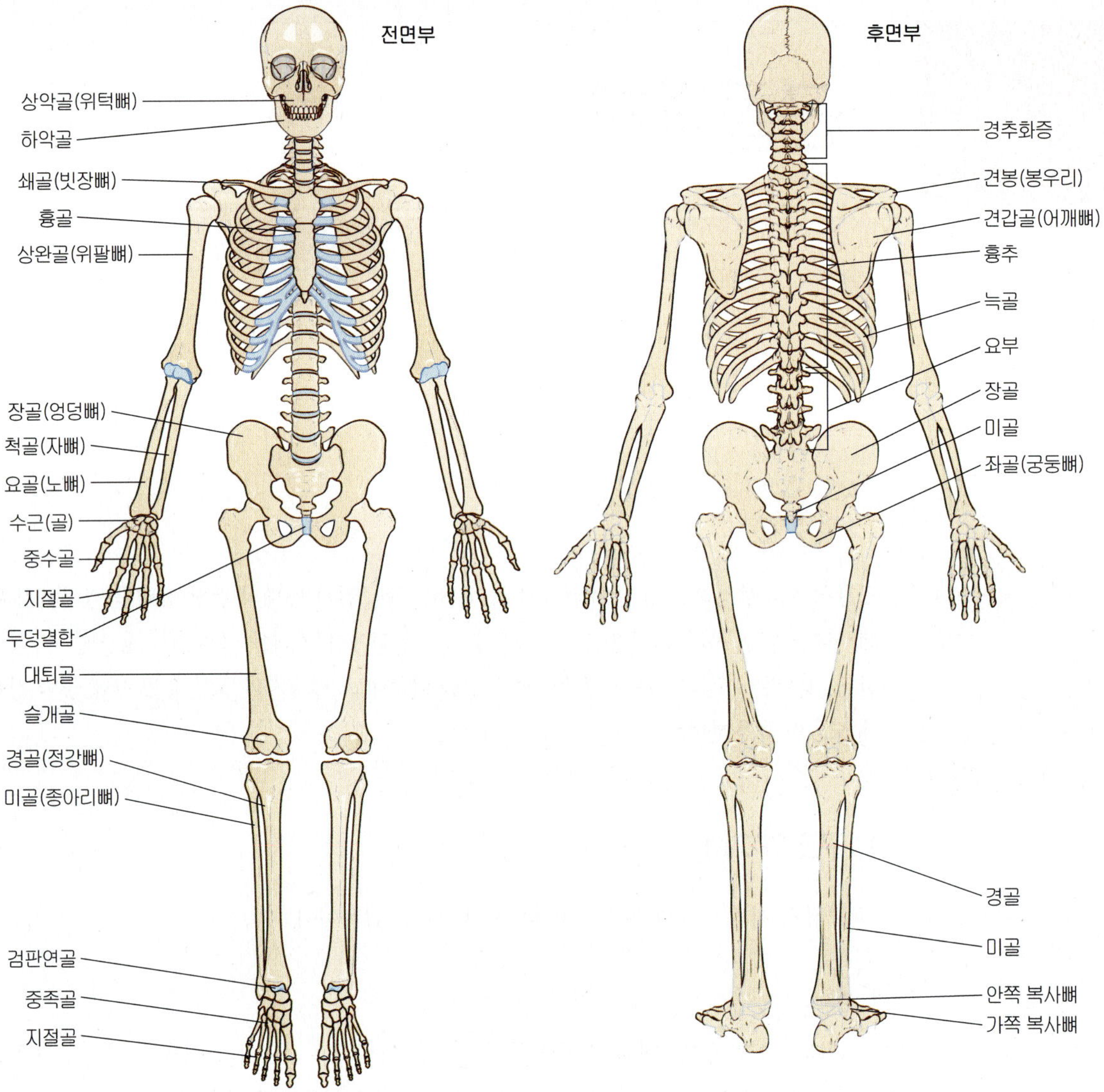

그림 15-1. 골격근

(2) 활막관절

활막관절은 자유롭게 움직인다: 뼈는 각기 분리되어 있고 활액을 분비하는 활막이 싸고 있어 윤활제 역할을 한다. 활막관절을 이루는 양 뼈의 단면은 뼈를 충격에서 완충하고 표면을 부드럽게 하는 탄력성이 있는 연골층이 덮고 있어 관절의 움직임을 가능하게 한다. 이들 관절은 섬유성 용기에 싸여 있어서 관절구조가 안정적으로 유지된다. 이 용기는 또한 뼈와 뼈를 연결하는 질긴 섬유질의 인대(ligament)로 둘러싸여 있다.

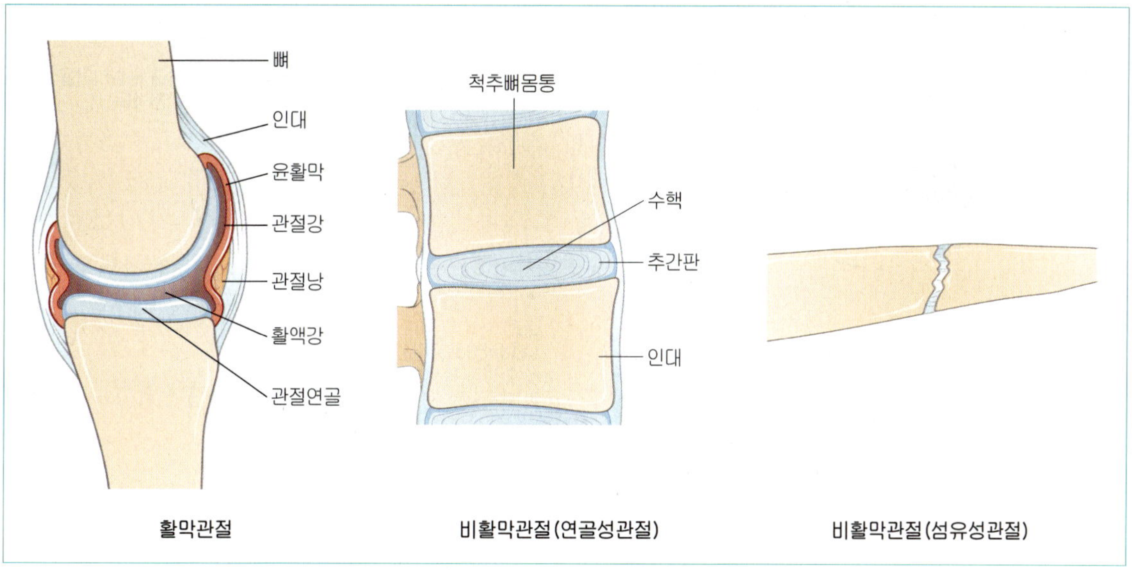

그림 15-2. 관절의 종류

활막관절들은 절구(ball-and-socket) 관절과 경첩(hinge) 관절을 포함하는 몇 가지 유형이 있다. 절구 관절에 속하는 관절은 어깨관절과 엉덩관절로 굴곡, 신전, 내전과 외전을 한다. 또한, 자체의 소켓 내에서 회전도 하며, 내·외회전의 각도에 의하여 평가한다. 경첩 관절에는 무릎관절, 팔꿈관절 등이 속하며 일반적으로 굴곡과 신전 운동만 한다(그림 15-3, 15-4).

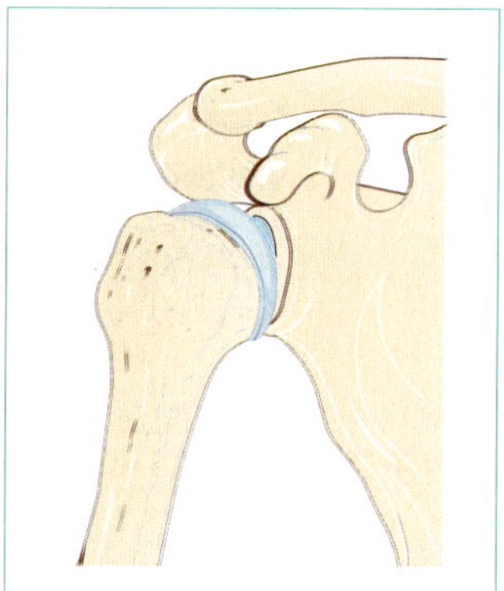

그림 15-3. 절구 관절(공-소켓)

3) 근육

골격 근육은 수축성 세포들 또는 섬유들의 집합체로 장기와 신체부위의 움직임에 영향을 미친다. 이 장에서는 중추신경계로부터 자극을 받아 골격의 움직임을 유도하는 골격근에 대해 논하고자 한다. 중추신경은 섬유들이 수축하고, 골격의 움직임을 가능하게 하는데, 불수의근과 수의근의 모든 기능에 관여한다.

건(tendon)들은 뼈에 근육을 부착시켜주는 질긴 섬유질 부분으로 수축하면 뼈를 잡아당겨 움직임이 생긴다. 윤활낭(bursae)는 마찰 감소용 활액으로 찬 주머니이고, 무릎과 같은 큰 관절의 마찰이 많이 생기는 부위에 위치한다. 윤활낭은 움직이는 동안에 인접 근육 간에 또는 근육과 건 사이가 매끄럽게 미끄러질 수 있도록 해준다.

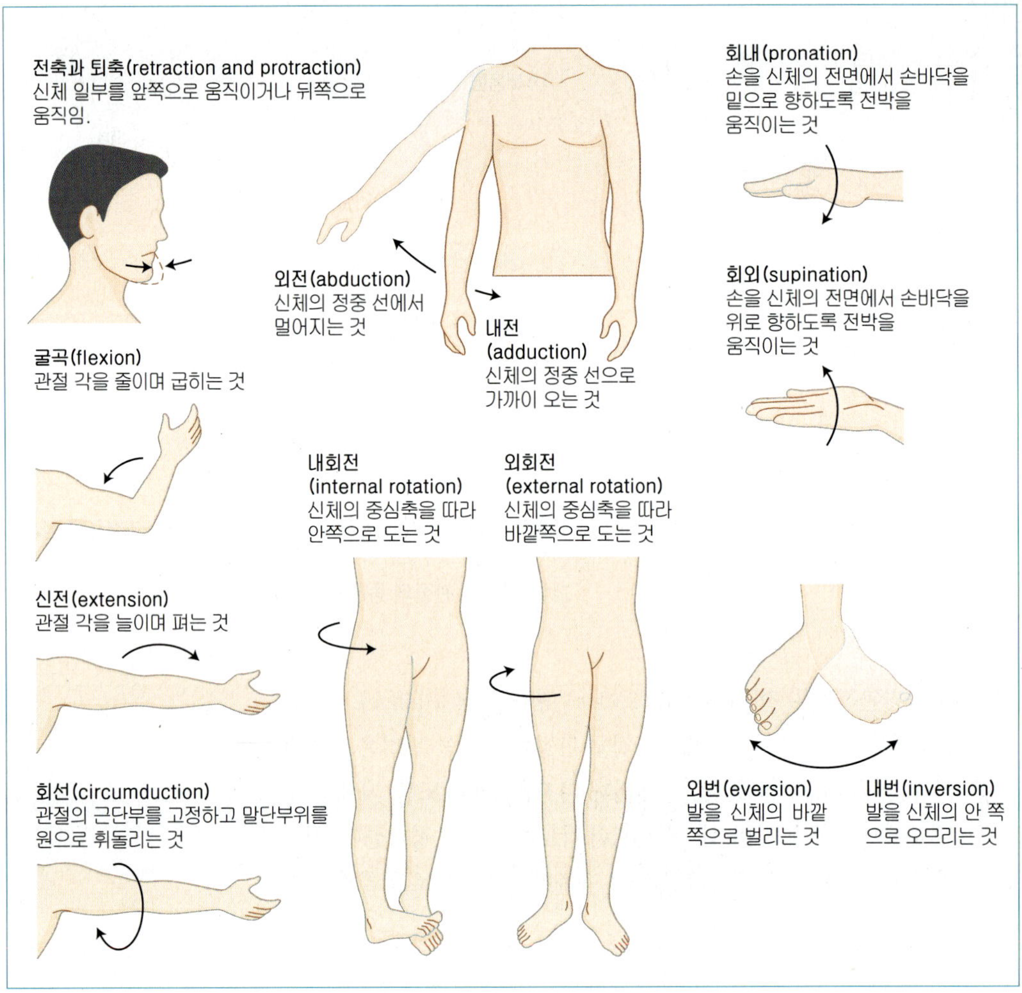

그림 15-4. 관절움직임의 종류

2. 건강력

대상자가 병원을 찾은 이유에서 검진의 초점을 정한다. 관절 부상을 입은 환자는 주로 통증, 부종, 뻣뻣함을 호소하며, 눈에 띄는 변형을 가지고 있다. 이런 변형은 종종 골절 시에도 발생하며 환부를 움직이면 심한 통증을 유발한다.

근육 부상은 보통 통증, 부종, 뻣뻣함, 쇠약감을 수반한다. 많은 근골격계 부상들이 응급상황이기 때문에 충분한 사정을 할 시간이 부족할 수도 있다. 이런 경우에는 PQRSTU 방법을 사용하는 것이 도움이 된다(1장 참조).

1) 현재 건강력

대상자의 과거와 현재 건강상태를 물어본다. 일상생활의 수행이 영향을 받고 있는지, 신체의 특정 부분을 움직일 때 염발음이 들리는지, 얼음찜질이나, 온찜질 그 외에 사용한 치료법이 있는지를 물어본다.

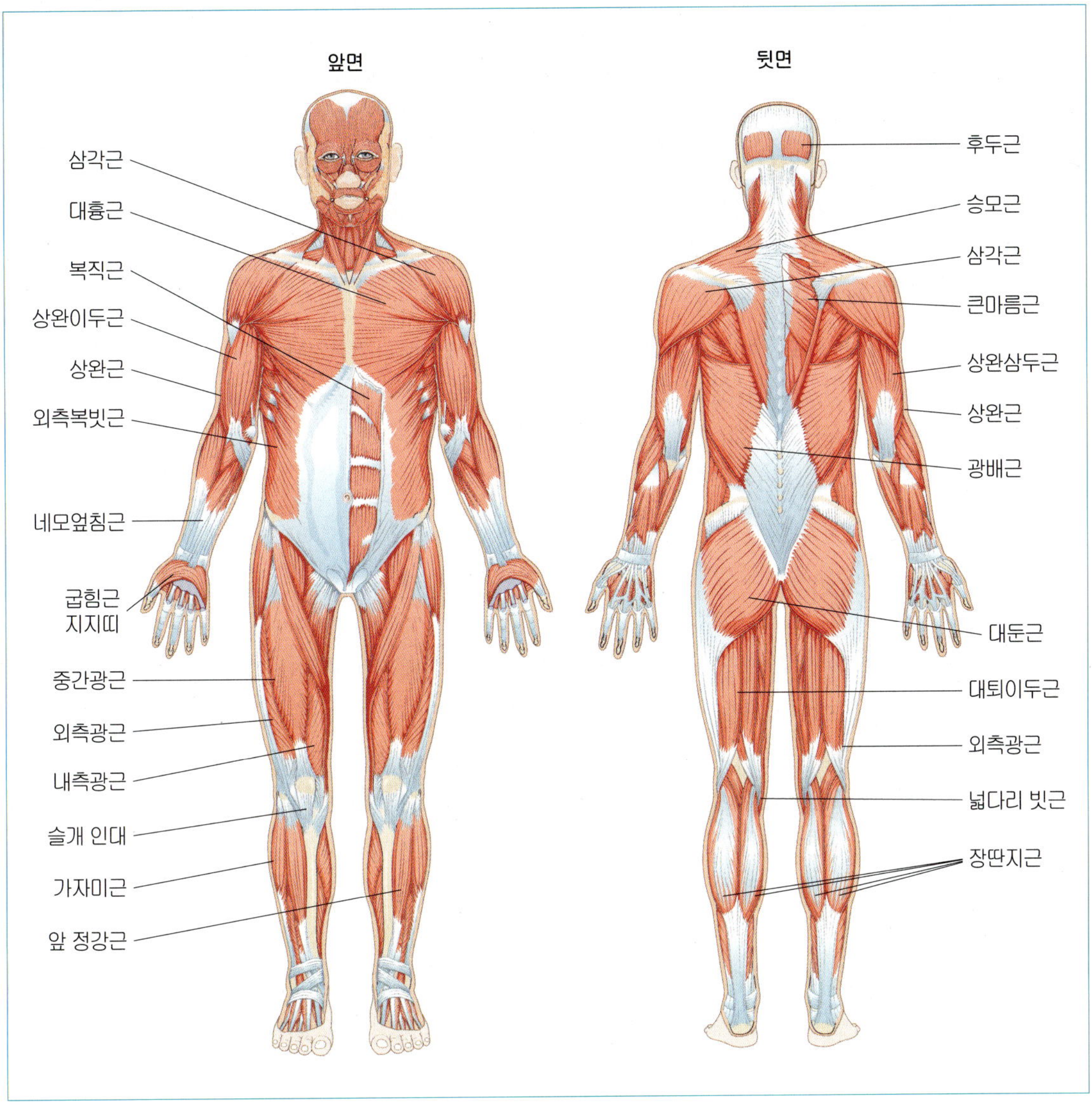

그림 15-5. 근육계

2) 과거 건강력

대상자에게 통풍, 관절염, 결핵, 또는 뼈 전이를 일으킬 수 있는 암 등을 앓은 경험이 있는지, 골다공증 진단을 받은 적이 있는 지 물어본다. 최근에 근육, 관절, 뼈에 부딪히거나 관통한 외상경험 혹은 수술 경험이 있는지 물어본다. 만약 있다면, 언제 였는지 왜 수술 받았는지를 물어본다. 예를 들어, 교통사고 후 무릎과 엉덩이 손상으로 고통받았는지 혹은 골절로 수술 받은 적이 있는지 물어본다. 이런 정보들은 신체사정의 방향을 정하고 숨겨진 외상을 예측하는데 유용하다. 또한, 대상자가 지팡이(cane), 보행기(walker), 보조기(brace) 같은 보행보조 기구들을 사용하는지 물어보고 사용한다면 움직임을 평가하기 위해 보조기구 사용 모습을 관찰한다.

3) 투약력

대상자가 정기적으로 복용하는 약물에 대해 질문한다. 많은 약물들이 근골격에 영향을 줄 수 있다. 예를 들어 스테로이드제재는 근육 약화, 근질환, 골다공증, 병리적 골절 그리고 대퇴골과 상완골의 골단에 무혈관성 괴사(avascular necrosis)를 유발할 수 있다. 칼륨박탈성 이뇨제 또한 근육경련과 쇠약감을 일으킬 수 있고, 고지혈증치료제는 전신근육통을 일으킬 수 있다.

4) 생활 습관 조사

대상자의 직업, 취미, 개인적 습관에 대해 질문한다. 뜨개질이나, 축구, 테니스, 컴퓨터 작업을 한다거나 건설작업을 하는 것 등은 모두 반복적 긴장형 부상의 원인이 될 수도 있으며, 다른 형태의 근 골격계 외상을 유발할 수 있다. 심지어 무거운 침낭이나 가방을 메고 다니는 것도 외상을 일으키거나 근육의 비대를 초래할 수 있다.

3. 신체검진

근골격계는 중추신경계와 밀접하게 연결되어 있기 때문에 이 둘을 함께 평가해야 한다. 근 골격계의 주요 뼈, 관절 그리고 근육을 사정할 때 시진과 촉진기술이 사용된다. 만약 대상자가 여러 부위의 관절이 쑤시는 것과 같은 전신 증상을 가지고 있다면, 전신사정을 실시한다. 그러나 발목처럼 신체의 일부분에만 통증을 호소한다면 약식사정을 실시한다. 말초 혈액순환, 운동성, 감각과 관절운동범위는 항상 좌우 대칭으로 사정한다.

1) 사정방법

(1) 머리에서 발끝까지

사정을 시작하기 전에 대상자에게 겉옷을 벗고 검진복을 입게 한다. 가능하다면 검진실을 따뜻하게 한다. 각각의 검진 수행 과정을 대상자에게 설명해준다. 필요한 도구는 줄자와 반사망치이다. 대상자의 전신 관찰을 먼저하고 그리고 머리에서 발끝까지, 몸의 정중선에서 가까운 부위에서 먼 부위의 순서로 체계적으로 살펴본다. 근육과 관절은 상호의존적이기 때문에 검진결과는 이를 함께 고려해서 해석한다.

다음의 일반적인 규칙을 따르며 검사자의 고유 방식을 개발하여 사정을 하는 것이 좋다

- 관절, 팔, 다리, 신체 각 부위의 크기와 모양을 조사한다.
- 관절, 팔, 다리, 신체 각 주변의 피부와 조직을 시진하고 촉진한다.
- 대상자에게 능동적 관절운동(active ROM)을 시행해 보게 한다.
  능동적 관절운동은 도움없이 스스로 관절운동을 하는 것이다.
- 만약 대상자가 스스로 하지 못하면, 수동적 관절운동(passive ROM)을 실시한다.
  수동적 관절운동은 환자의 노력이 필요하지 않다.
- 수동적 관절운동 중에는, 한 쪽 관절 면에 견고하게 관절을 지지한 상태에서,
  통증이나 경련이 일어나지 않도록 부드럽게 움직인다. 힘주어 억지로 하지 않는다.

Gower's sign

아이를 눕혀놓고 일어서도록 한다. Gower' s sign이 양성일 때 환아는 바로 일어서지 못하고 손을 바닥에 짚고, 다시 다리를 짚으며 천천히 일어난다. 이는 골반과 척추근의 위축을 의미한다.

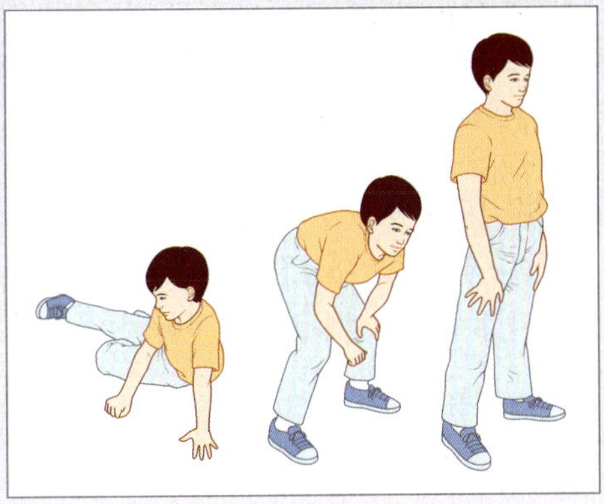

(2) 보행검사

가능하면 대상자가 어떻게 서서 움직이는지 관찰한다. 병실로 걸어오는 모습을 관찰하거나 이미 병실 내에 있다면, 일어나서 문 쪽으로 걸어갔다 오도록 요구한다. 곧은 자세로 상체가 살짝만 흔들리며, 규칙적이고 적당한 보폭으로 양팔이 자연스럽게 옆에서 움직이며 걸어야 한다. 걸을 때, 대상자의 각 발은 평평하게 펴져서 체중을 완전하게 지탱해 주고, 다른 쪽 발은 발가락이 굴곡 되며 발뒤꿈치가 들린 후 발이 표면에서 떨어지면서 다른 다리를 지나치며 앞으로 나간다.

만약 소아가 뒤뚱거리며 오리처럼 걷는다면 근위축의 중요한 징후일 수 있으므로 골반 근육 위축을 의미하는 가우어스 징후(Gower' s sign)가 양성인지 확인해 보아야 한다.

2) 뼈와 관절

먼저 시진과 촉진을 이용하여 뼈, 근육 그리고 관절의 전체 평가를 시행한 후. 관절이 건강여부를 판단하기 위해 관절운동을 실시한다. 강제로 움직이지 않도록 한다. 만약 아프면 검진자에게 이야기 하도록 하고 통증이나 불편감이 있는 표정인지 살핀다.

관절각도계(goniometer)의 사용방법

관절운동범위의 측정을 위해 관절각도계는 관절을 최대한 신전시킨 상태에서 시작하여 관절이 최대로 굴곡되었을 때 그 각도를 측정하고 이를 최대 굴곡 각도로 기록한다.

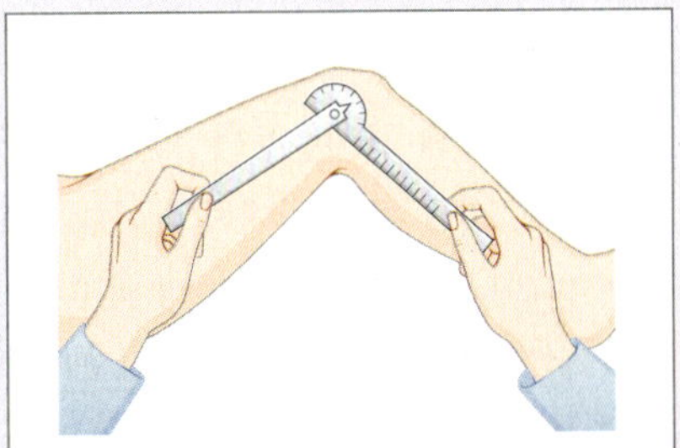

즉, 시진, 촉진, 관절운동(ROM)의 순서이다. 관절운동을 시행할 때 관절 운동범위의 제한, 염발음(crepitus)이나 통증이 수반되는지를 조사하고, 움직임의 문제가 있는 관절에서 관절각도계로 관절의 움직임을 사정해본다. 각각의 관절 운동시에 관절 운동범위의 제한이나 통증이 수반되는지를 알아본다.

(1) 머리, 턱, 경부

얼굴부터 부종, 대칭정도, 외상의 흔적을 살펴본다. 하악골은 중심선에 위치하여 오른쪽이나 왼쪽으로 치우치지 않아야 한다.

① 턱관절

턱관절(TMJ, temporomandibular joint)의 관절운동을 평가한다. 양쪽 귀 구슬 앞에 두세 개의 손가락 끝을 대고 대상자에게 입을 벌렸다 닫았다 하도록 한다. 촉지된 턱관절 위에 들어간 부분에 손가락을 대고 아래턱뼈의 움직임을 조사한다. 통증이나 압통없이 쉽게 턱을 열고 닫아야 하며, 아래턱뼈를 내밀고(protract)고 당기는(retact) 움직임이 자유로워야 한다. 대상자가 입을 열 때 딸깍하는 소리가 들리면 턱관절의 부적합 정렬상태 일 가능성이 크다. 또 턱관절의 기능 장애는 관절부위에 부종, 염발음 또는 통증을 초래할 수 있다(그림 15-6).

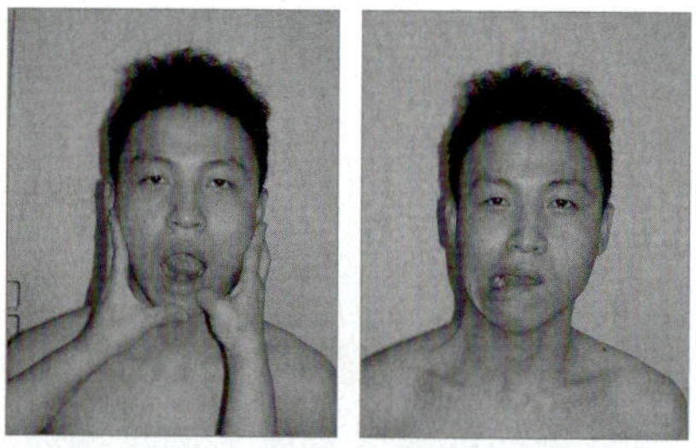

그림 15-6. 측두 하악관절운동의 평가

② 목

대상자의 목을 전·후, 좌·우로 시진하고, 근육의 비대칭 혹는 덩어리가 있는지 살핀다. 경추의 극상돌기(spinous process)와 쇄골상와(supraclavicular fossa)에 압통, 부종, 또는 결절이 있는지 촉진한다. 목 촉진 시에는 대상자 앞에 서서 양손을 대상자의 목 양쪽에 가볍게 올려놓은 후, 머리를 양옆으로 돌리고, 앞으로 숙이고, 뒤로 젖혀보라고 한다. 멍울이나 압통이 느껴지는 부위가 있는지를 확인한다.

대상자가 목을 움직일 때, 염발음(crepitus)이 있는지 들으며 촉진한다. 염발음은 비정상적 마찰음이다. 이 소리는 간헐적으로 관절에서 날 수 있는 딸깍 대는 소리와는 다르다.

③ 머리돌리기와 턱 올리기

이제 목의 관절운동범위를 검사한다. 대상자에게 오른쪽 귀를 오른쪽 어깨에 그리고 왼쪽 귀를 왼쪽 어깨에 닿아 보라고 한다. 양쪽의 정상 관절운동범위 각도는 40° 이다. 다음으로 턱을 가슴에 대 보고, 턱을 천장을 향하게 들어보라고 한다. 목은 앞으로는 45° 굴곡하고 뒤로는 55° 신전한다(그림 15-7).

몸을 움직이지 않은 채 머리를 양쪽으로 돌려보라고 한다. 턱이 어깨와 평행으로 돌아야 된다. 마지막으로 머리를 원으로 돌려보라고 한다. 정상 회전은 70° 이다.

(2) 척추

척추를 관찰하기 위해서는 검진복의 뒤를 노출시키고 척추를 관찰한다. 우선 서있는 자세에서 옆에서 척추의 만곡을 확인한다. 측면에서 척추는 뒤집어진 S자를 그린다. 다음에는 척추를 후면에서 관찰한다. 척추는 어느 한 쪽으로 굽지 않고 중심선에 위치하고 있어야 한다. 옆으로 편위되어 있다면 척추측만증(scoliosis)을 시사한다. 대상자에게 허리를 구부리도록 하고 뒤에서 관찰한다. 이 자세에서는 척추기형을 관찰하기가 용이하다. 이때 쪽 어깨가 다른 쪽 보다 낮다면 척추측만증일 가능성이 있다. 정상에서 척추는 몸통의 중심선에 위치한다(그림 15-8, 그림 15-9).

다음으로 척추의 움직임을 사정한다. 환자에게 똑바로 서도록 하고 대상자에게 양 옆으로 차례로 굽혀보라고 한다. 정상 관절운동범위는 35° 이다(그림 15-10-1). 앞 · 뒤로 굽혀보라고 한다. 굴곡은 75~90° 이고 과신전은 30° 이다(그림 15-10-2). 어깨를 양쪽으로 차례로 돌려보라고 한다. 척추의 회전은 각각 30° 이다(그림 15-10-3).

다음 척추 움직임의 범위를 사정한다. 대상자에게 허리를 쭉 펴고 서게 하고, 줄자를 사용해서 목의 돌출부에서부터 허리까지의 거리를 잰다. 줄자는 계속 목의 돌출부에 댄 채로 대상자에게 허리를 굽히라고 한다 척추가 늘어나면서 늘어난 거리를 맞춰 조절할 수 있도록 허리부위의 줄자에 손가락을 살짝 얹는다. 허리를 앞으로 숙일 때 목에서 허리까

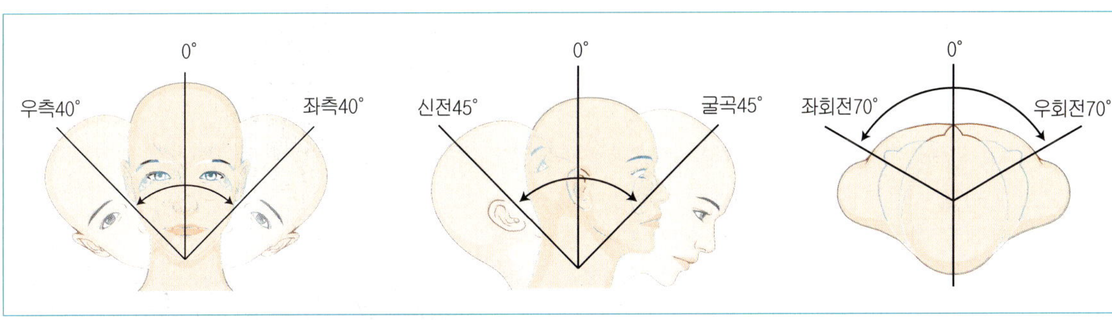

그림 15-7. 목의 관절운동 범위

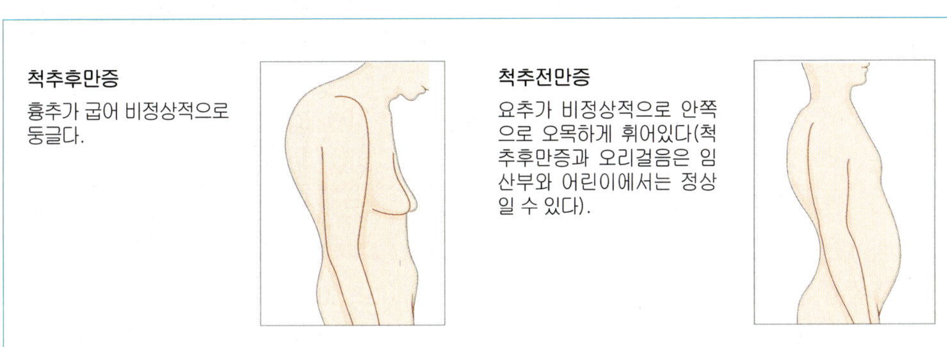

그림 15-8. 척추후만증(kyphosis)과 척추전만증(lordosis)

척추측만증 검사를 위해서는 대상자에게 등을 노출하고 가능한 곧게 선 자세를 취하게 하고 다음의 징후를 확인한다.

- 양쪽 어깨 높이가 다름. 한쪽 어깨뼈가 두드러져 보임
- 팔의 길이가 다름
- 허리선 비대칭
- 엉덩이 높이가 비대칭
- 한쪽으로 기움

대상자에게 허리를 굽혀 몸을 숙이도록 한후 다음의 징후를 확인한다.

- 한쪽 갈비뼈가 두드러지고 흉추가 비대칭임
- 허리선의 비대칭

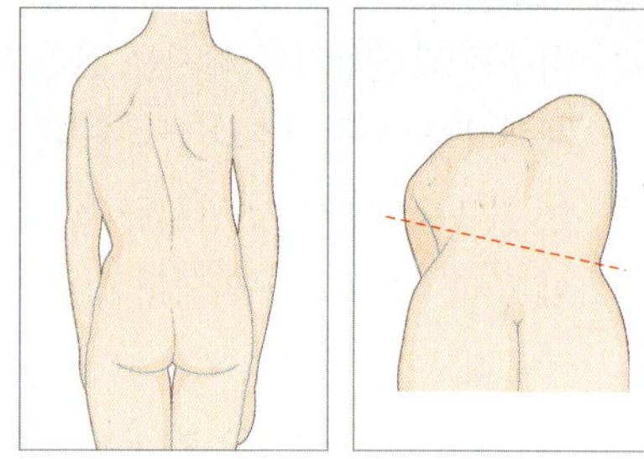

그림 15-9. 척추측만증(scoliosis) 검사

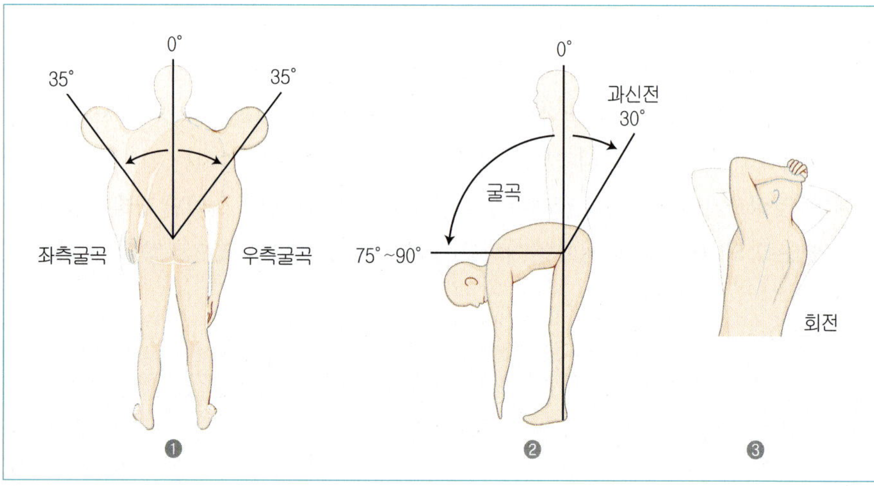

그림 15-10. 척추의 관절운동 범위

지의 척추의 거리는 적어도 5cm는 늘어난다. 만약 그보다 작다면, 대상자의 기동성이 손상된 것이므로, 더 상세한 평가가 필요하다(그림 15-11).

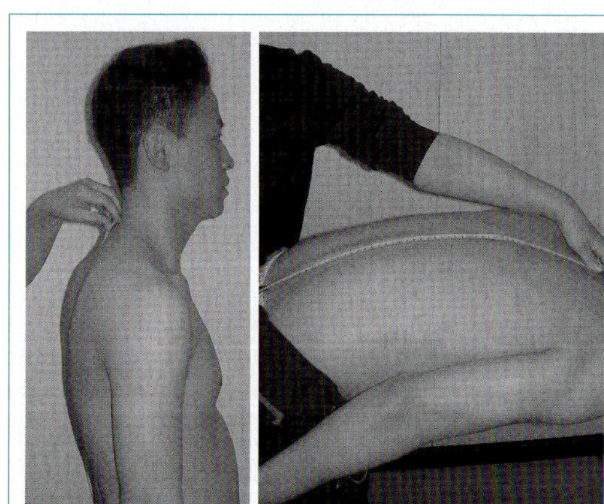

그림 15-11. 척추의 움직임의 측정

마지막으로 척추의 돌기와 척추의 측면 부위를 촉진한다. 대상자에게 허리를 숙여 양팔을 아래로 떨어뜨린 자세를 취하게 하고 검진자는 손끝으로 척추를 촉진한다. 척추의 옆부분은 손의 측면을 사용하여 가볍게 치듯이 촉진을 반복하면서 압통, 부종 또는 경련이 있는지 확인한다.

(3) 어깨와 팔꿈치

어깨의 대칭성, 근위축 또는 기형의 여부를 관찰하면서 시작한다. 어깨 부종이나 둥근 윤곽이 망가져 있다면 하나 이상의 뼈가 탈골되었거나 정상 정렬상태가 아니라는 것을 의미할 수 있다. 대상자가 어깨 통증으로 병원을 찾았다고 하더라도, 문제가 어깨가 아닌 다른 곳에서 시작한 것일 수도 있음을 기억해야 한다. 어깨 통증은 담낭이나 췌장의 문제로 유발된 연관통일 수도 있고, 심장마비 또는 파열된 자궁 외 임신에서 온 것일 수도 있다.

손가락의 바닥 면을 사용하여 어깨를 촉진하며 뼈들의 위치를 파악하고, 염발음 또는 압통이 있는지 사정한다. 손바닥으로 사용하여 어깨 근육의 단단한 정도와 근육의 크기의 대칭성을 촉진한다. 또 팔꿈치와 척골에서 류마치스성 관절염에서 생길 수 있는 피하지방 결절의 유무를 촉진한다.

대상자의 어깨가 탈골된 것처럼 보이지 않는다면 어깨 회전을 사정한다. 똑바로 선 자세에서 팔을 어깨 높이로 벌려 들게 한 다음 팔꿈치를 굽혀 전박이 상완과 90° 를 이루게 한다. 팔을 바닥과 평행되게 하고, 손가락을 펴고 손바닥이 아래를 향하게 한다. 외회전(external rotation)을 사정하기 위해 팔을 어깨위치까지 올린다음 팔꿈치는 고정하고 아래팔만 손가락이 천장을 향할 때까지 올리게 한다. 내회전(internal rotation)을 사정하기 팔을 올린자세에서 아래팔 만 손가락이 바닥을 향할 때까지 내리게 한다. 정상 근관절운동범위는 각 방향으로 90° 정도이다.

굴곡(flexion)과 신전(extension)검사는 팔을 옆으로 내리고 시작한다. 굴곡 검사는 앞쪽으로 팔을 들어 하늘을 향해 손을 뻗듯이 머리 위까지 움직이게 한다. 완전한 굴곡은 180° 이다. 신전검사는 중립 자세에서부터 팔을 최대한 뒤로 들도록 한다. 정상 신전은 50~60° 정도이다.

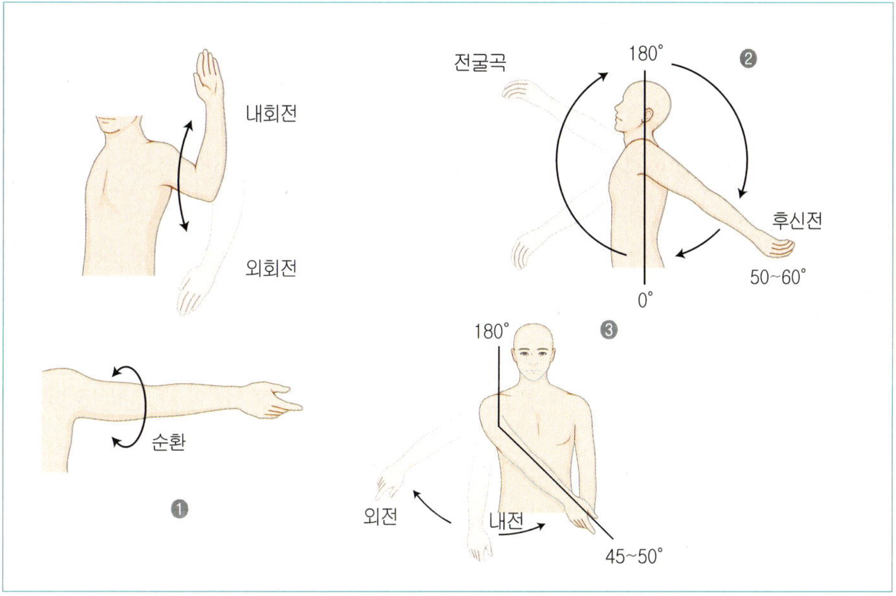

그림 15-12. 어깨의 관절운동 범위

손목굴 증후군(carpal tunnel syndrome) 검사

손목굴증후군을 확인하는 두 가지 방법이 있다.

1. **티넬 징후**(Tinel's sign)

   손바닥이 위를 보도록 놓고 손목관절의 정중신경(medial nerve)이 지나가는 길 위를 가볍게 타진하여 만약 정중신경분포부위가 쑤기고 저리면 양성이다.

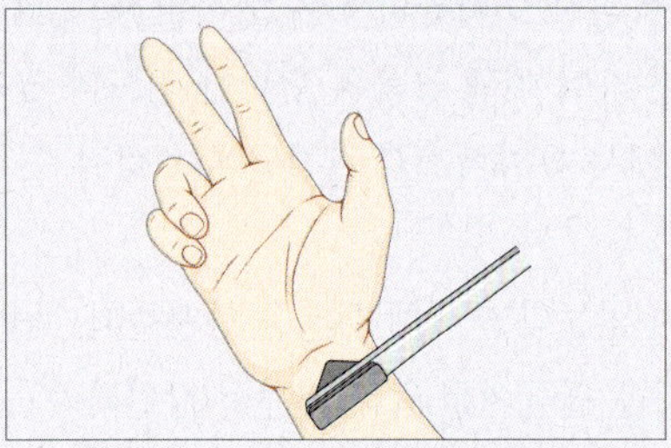

2. **팔렌 징후**(Phalen's sign)

   30초 가량 대상자의 손목을 굽혀 닿게하여 정중신경의 압박을 가한다. 심한 손목굴증후군에서는 쑤시고 저린 반응이 보다 빠르게 나타난다.

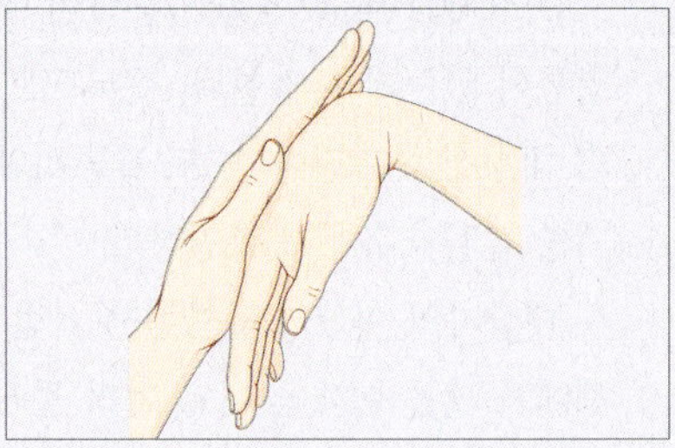

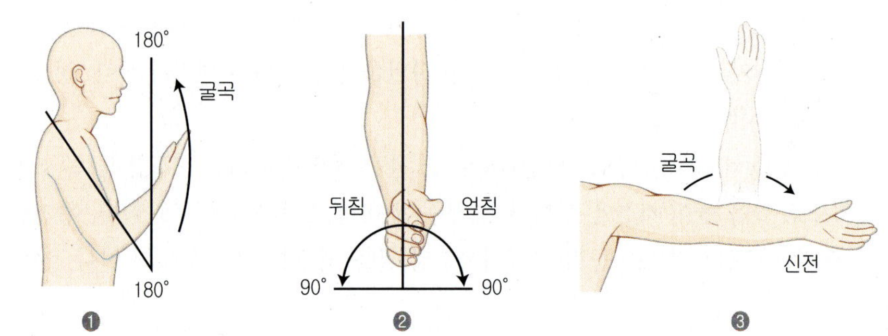

그림 15-13. 팔꿈치의 관절운동 범위

외전(abduction)을 사정하려면 대상자에게 팔을 옆에 놓은 자세로부터 옆으로 가능한 멀리 움직여 보라고 한다. 정상 외전은 180° 이다. 내전(adduction)을 사정하려면, 대상자에게 팔을 신체 앞쪽을 지나 안쪽으로 가능한 한 멀리 뻗어 보도록 한다. 정상 내전 각도는 40~50° 이다(그림 15-12).

어깨 사정이 끝난 후 팔꿈치의 굴곡과 신전을 사정한다. 자세는 팔을 편안하게 몸의 옆에 둔다. 팔꿈치를 구부리고 펴라고 한다. 팔꿈치의 뒤침(supination)과 엎침(pronation)을 검사하기 위해 평평한 면에 손을 세워 놓고 엄지가 위를 향하게 한 상태에서 손바닥을 위로 그리고 아래로 돌리도록 한다. 정상 운동각도는 각 방향으로 90° 이다(그림 15-13).

(4) 손목과 손

손목과 손의 윤곽을 시진하고, 대칭성을 비교한다. 동시에 결절, 발적, 부종, 변형, 압통, 부종, 또는 경련이 있는지 확인한다. 그리고 손가락이 서로 붙어 있는지 않은지 손가락 사이도 살펴본다. 엄지와 검지를 사용해서 두 손목과 각 손가락 관절을 촉진하면서 압통, 결절, 해면질 유무를 살핀다. 통증을 야기하지 않도록 노인과 관절염환자는 특히 부드럽게

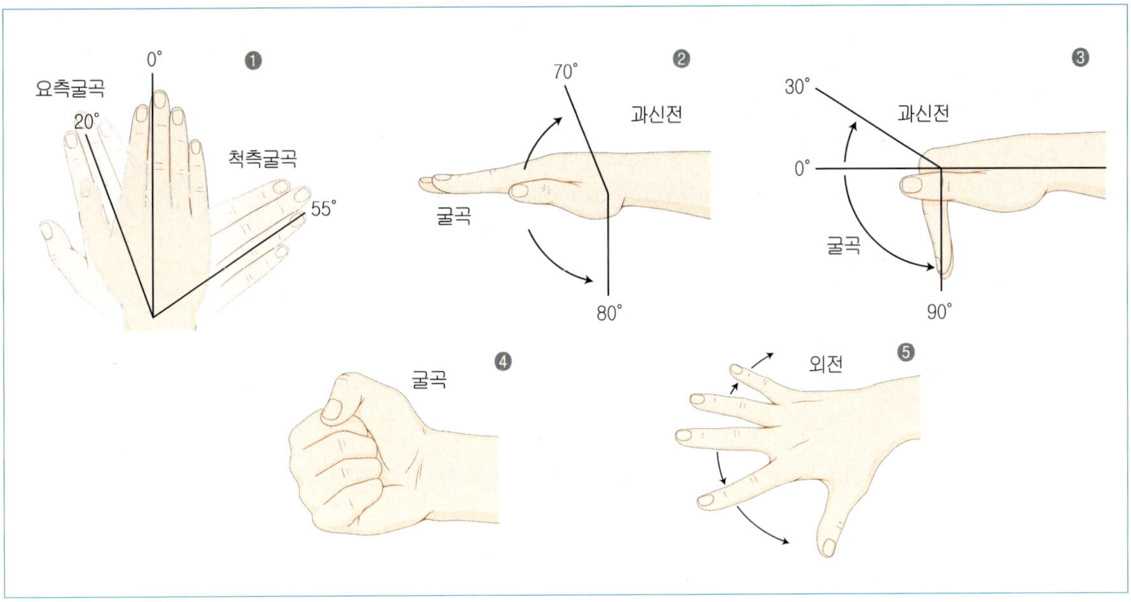

그림 15-14. 손목, 손과 손가락의 관절운동 범위

촉진해야 한다.

손목의 관절운동을 사정한다. 대상자에게 유리창을 닦을 때처럼 먼저 밖으로, 다음 안쪽으로 손 전체를 움직여서 팔목을 회전하게 한다. 정상 안쪽 굴곡각도는 20° 이고 바깥쪽 굴곡각도는 55° 이다(그림 15-14).

대상자에게 손가락을 천장을 향해 올리게 하고 바닥을 향해 내려오게 하면서 손목을 관찰한다. 정상 손목의 신전각은 70° 정도이며, 굴곡은 90° 이다. 이런 동작 시에 아프거나, 저리면 손목굴증후군(carpal tunnel syndrome) 일 수 있다.

손허리뼈 관절(metacarpophalangeal joint)의 굴곡과 신전을 사정하려면, 손목을 고정하고 손가락만 천장으로 향하게 하고 다음 바닥을 향해 움직이라고 한다. 정상 신전각은 30° , 정상 굴곡각은 90° 이다.

다음 대상자에게 엄지로 같은 손의 약지를 만지라고 한다. 무리 없이 서로 닿을 수 있어야 한다. 모든 손가락들의 굴곡을 사정하려면 대상자에게 주먹을 쥐라고 한 후, 손가락을 모두 벌려서 외전하고 다시 원 위치로 함께 붙여서 내전한다.

팔의 길이의 비교한다. 만약 한쪽 팔이 길다고 의심이 되면 줄자로 재본다. 줄자를 팔꿈치 바깥으로 걸치며 줄자의 한쪽 끝을 어깨의 견봉돌기(acrominal process)에 대고, 다른 쪽 끝을 가운데 손가락의 끝까지 잰다. 왼쪽과 오른쪽 끝의 차이는 1cm 이상 나지 않는다.

(5) 엉덩이과 무릎

엉덩이 부분의 윤곽선과 대칭을 시진한다. 무릎의 자세를 검사하면서, 대상자의 무릎이 내반슬(O자 형다리) 인지 외반 슬(X자형 다리) 인지 살펴본다(그림 15-15). 그 다음에 걸음걸이를 관찰한다. 양쪽 엉덩뼈능선(iliac crest)과 돌기부분(trochanteric area)을 촉진하여 압통이나 불안정한 곳이 있는지 살핀다. 양쪽 무릎을 촉진한다. 부드러운 느낌이 나야 하고, 조직은 단단해야 한다(그림 15-16).

골반의 관절운동들은 일반적으로 반듯이 누운 자세에서 수행한다. 고관절 굴곡(flexion)을 사정하기 위해, 검진자의 손을 대상자의 허리아래에 넣고 대상자에게 무릎을 굽힌 상태로 최대한 무릎을 배와 가슴으로 당기도록 한다. 정상에서는 대퇴부의 전방이 가슴에 닿는다. 이 때 정상 척추 앞굽음이 편평해 지는 것을 손에 느낄 수 있다. 무릎을 가슴으로 당기는 동안 반대쪽 다리의 대퇴와 고관절은 펴서 바닥에 고정한 상태를 유지한다. 반대쪽에도 반복한다.

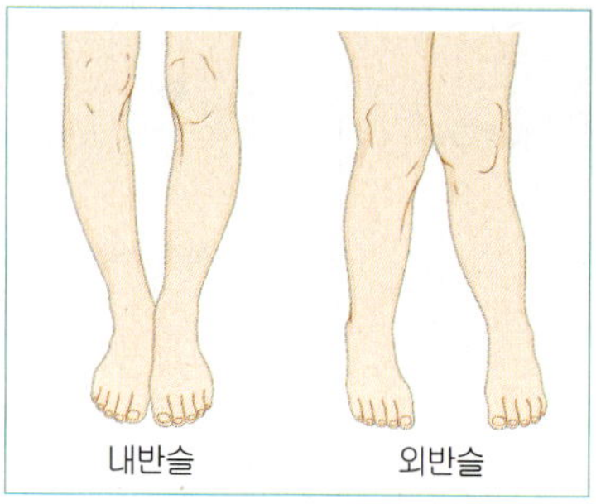

그림 15-15. 무릎의 기형

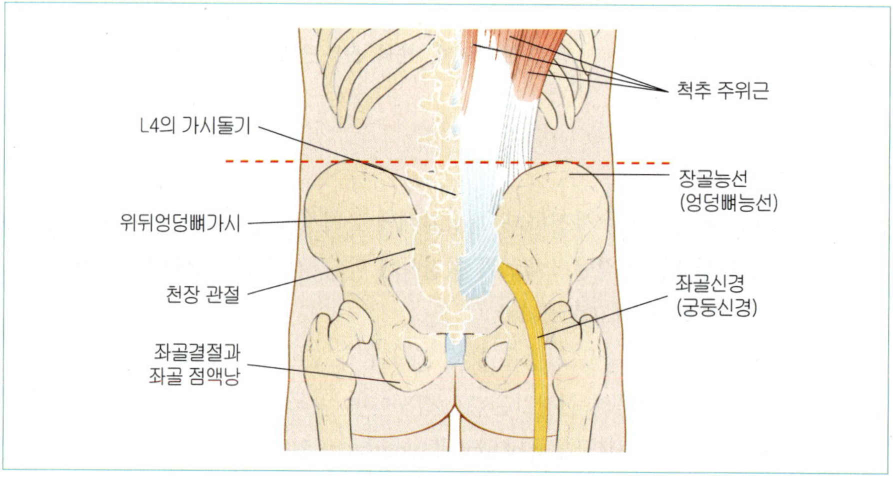

그림 15-16. 골반 구조

팽윤 징후(bulge sign)

팽윤징후는 관절 내에 과도한 액체가 있음을 의미한다. 검사를 위해 대상자를 무릎을 펴고 눕게 한 후에 왼손을 무릎위에 놓고 무릎위주머니에 압력을 가한 후 과다한 액체를 움직이도록 무릎의 중간부분의 안쪽을 2번에서 4번 힘있게 밀어낸다. 이때 무릎의 안쪽의 액체파동을 확인하기 위해 무릎의 외측 무릎을 두드린다. 파동이 있다면 관절 내 과도한 액체가 존재함을 의미한다.

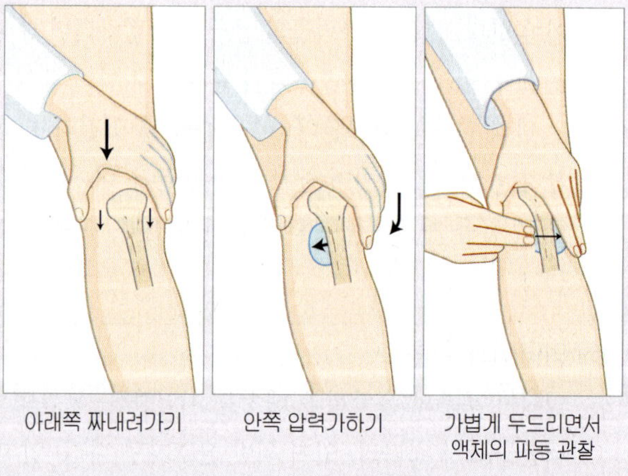

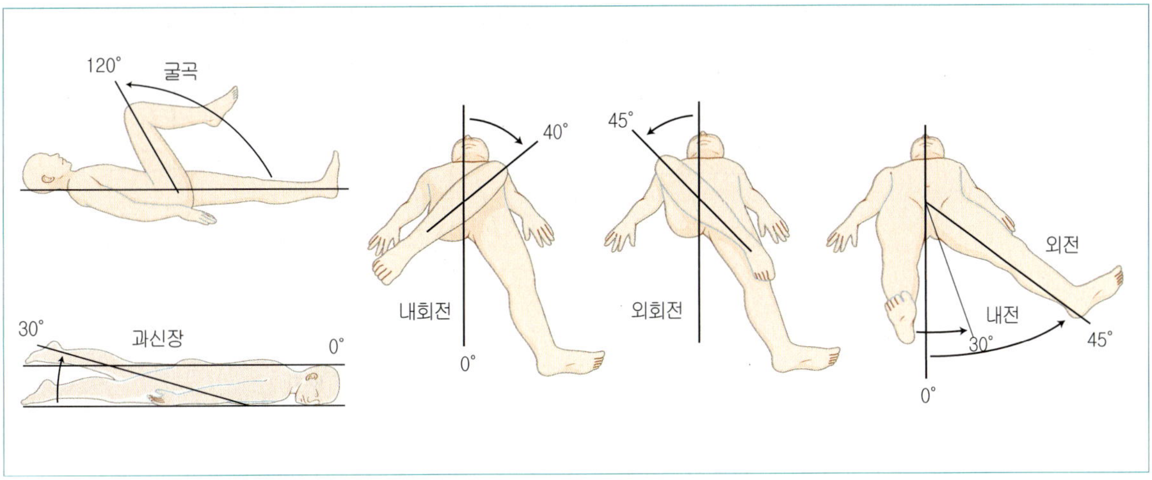

그림 15-17. 고관절의 관절운동 범위

검진자의 한손으로 반대편 위엉덩뼈가시(superior iliac spine)를 누르면서 골반을 고정시킨 뒤 다른 손으로 엉덩뼈가시가 움직이는 것을 느낄 때까지 발목을 잡고 다리를 편 채 옆으로 벌려 외전(abduction)을 검사한다. 엉덩뼈가시가 움직이는 것은 고관절 외전한계를 의미하는 것이다. 다음에는 골반을 고정한 상태로 발목을 잡고 다리를 쭉 편 상태로 정중선 안쪽으로 다른 쪽 다리를 넘겨서 내전(adduction)을 사정한다. 외전각은 약 45° 이고 내전은 30° 이다. 고관절 신전검사를 위해 환자를 엎드려 눕게 하고 하지를 쭉 편 채로 뒤쪽으로 들어 올리게 한다. 반대쪽에도 반복한다.

골반의 내회전과 외회전을 사정하기 위해, 대상자에게 무릎을 세운 상태로 다리를 들어 다리와 발을 몸의 중심선 방향으로(외회전) 또 바깥쪽으로(외회전) 돌리게 한다. 정상 내회전각은 40° 이고 외회전각은 45° 이다(그림 15-17).

다음 무릎의 관절운동범위를 사정한다. 만약 대상자가 서 있다면 무릎을 구부려서 뒤꿈치가 둔부에 닿게 해보라고 한다. 정상적으로 무릎굴곡은 120~130° 이다. 누워 있다면 무릎을 굴곡 시켜 가슴까지 올리라고 한다. 종아리가 허벅지에 닿아야 정상이다.

무릎신전은 무릎을 중립 자세의 0° 로 펴는 것이나 일부의 경우 무릎들이 원래 15° 정도 과신전 되어 있을 수도 있다. 만약 대상자가 다리를 완전히 펴지 못하거나, 무릎에서 뚝소리가 들릴 정도로 소리가 나거나 아프다면 이상이 있는 것으로 생각한다. 염발음을 초래할 수 있는 다른 변형으로는 무릎에 퇴행성 질환의 시작이거나, 갑작스럽게 인대 부상으로 관절들이 죄이는 소리일 수 있다(그림 15-18).

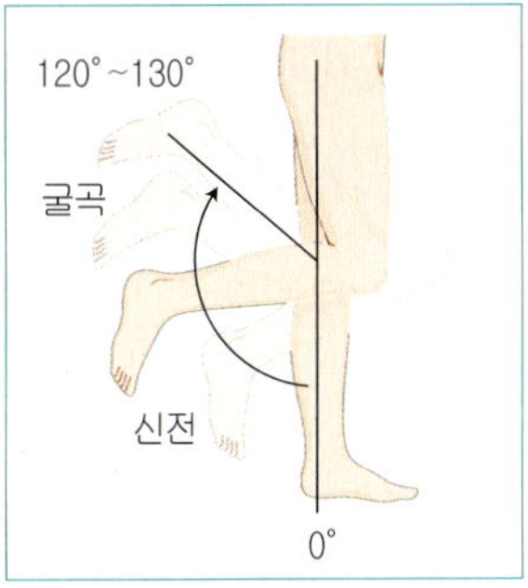

그림 15-18. 무릎의 관절운동 범위

(6) 발목과 발

발목과 발에 부종, 발적, 결절이나 다른 변형이 있는지 시진한다. 족궁을 살피고, 발가락들

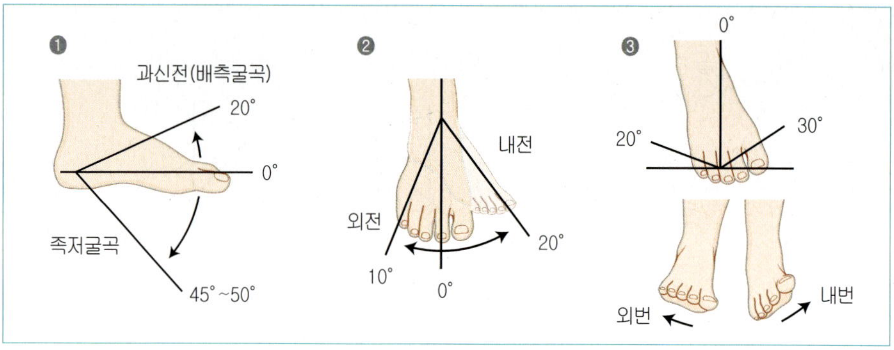

그림 15-19. 발목의 관절운동 범위

의 변형, 부종, 못, 티눈, 안쪽으로 파고드는 발톱, 표피 궤양, 탈모 또는 비정상적인 착색 등을 살펴본다. 손가락 끝을 사용하여 발목과 발가락의 골격구조와 근육 구조를 촉진한다. 엄지와 손가락들로 각 발가락 관절을 누르며 촉진한다.

발목의 관절운동범위를 조사하기 위해서 대상자를 의자나 침대 가장자리에 앉게 한다. 족저 굴곡(plantar flexion)은 발가락들을 아래로 향하도록 하고 배측굴곡(dorsiflexion)은 발가락을 위로 올리게 하여 검사한다. 정상적으로 족저굴곡각은 대략 45° 이며 배측굴곡각은 20° 이다.

다음 대상자에게 발을 안 쪽으로 돌리게 하는 내번(inversion)과 바깥쪽으로 돌리게 하는 외번(eversion)을 시행한다. 정상 관절운동범위는 내번각은 30° 이고 외번각은 30° 이다.

발허리발가락관절(metatarsophalangeal joint)을 사정하기 위해 대상자에게 발가락을 구부린 다음 쭉 펴게 한다(그림 15-19).

(7) 다리길이

만약 한쪽 다리가 다른 쪽보다 길다고 의심이 되면, 줄자로 재본다. 줄자의 한쪽 끝을 발목의 내측 복사뼈에 다른 쪽 끝은 앞엉덩뼈가시(anterior illiac spine)에 댄다. 줄자가 무릎의 안쪽을 지나도록 한다. 차이가 1cm 이상이면 비정상이다(그림 15-20).

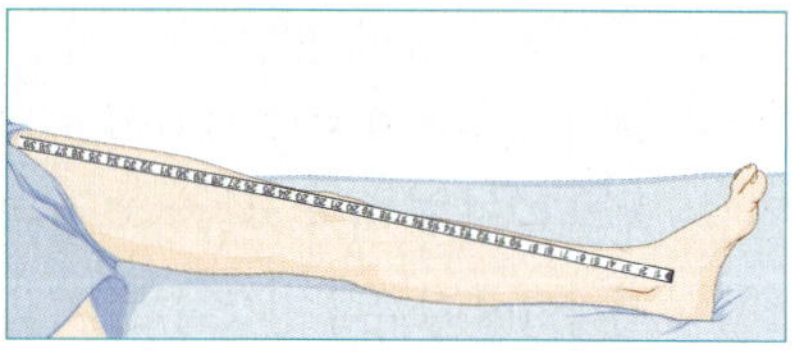

그림 15-20. 다리길이 측정

2) 근육의 사정

근육의 사정은 모든 주요 근육군의 긴도, 강도(힘), 비대칭성 그리고 다른 비정상적인 문제들의 시진으로 시작한다. 만약 근육이 위축(atrophy) 또는 비대(hypertrophy)해 보이면 줄자를 이용하여 신체 양쪽의 근육에서 가장 둘레가 큰 부위를 측정하여 두 크기를 비교한다. 또 근육 외형상의 비정상적인 문제들은 연축(spasm), 경련, 안면 경련(tics), 떨림(tremor), 근섬유다발수축(fasciculation, twitches) 등의 비정상적 움직임이 포함된다.

(1) 근긴장도

근긴장도(muscle tone)는 수동적 당김에 대한 근육의 저항을 나타낸다. 대상자의 팔 근육 긴장도를 시험하려면 어깨의 수동적 관절운동을 해본다. 힘을 뺀 상태에서 정상근긴도는 미약한 저항을 느낄 정도이고, 다음에 팔을 올렸다 놓으면 옆으로 쉽게 떨어져야 한다.

다리 근육의 긴장도는 대상자의 고관절을 수동적 관절운동범위를 시행하여 저항정도를 사정하고 그 다리를 침대나 검사 테이블로 들었다 떨어뜨린다. 팔에서처럼 쉽게 떨어져야 정상이다. 비정상 소견들로서 근육의 경직(rigidity) 이나 이완(flaccidity)이 있다.

근육 경직은 뇌졸중 같은 상위 운동 신경원(upper moter neuron) 장애로 근육 긴장도가 증가하고, 이완은 하위 운동 신경원(lower moter neuron)의 장애 때문에 온다.

(2) 근력

대상자의 보행이나 움직임을 관찰하면 전신의 근력(muscle strength)에 대한 개념을 얻을 수 있다. 근육의 강도를 움직임이 전혀 없는 0점부터 가장 힘이 좋은 5점 상태까지 숫자화

드라워(drawer) 검사

십자인대 평가. 대상자를 앙와위로 눕히고 무릎을 굽히게 한다. 검진자가 대상자의 발위에 앉아서 발을 고정시킨다. 굴곡된 다리에 힘을 빼라고 한 후 양손으로 정강뼈를 앞 뒤로 당겨본다.
움직임이 없으면 정상이나 대퇴골 아래에서 앞으로 당겨지면 십자인대의 앞쪽의 손상이 의심되고, 뒤로 물러나면 십자인대의 뒤쪽의 손상이 이심된다.

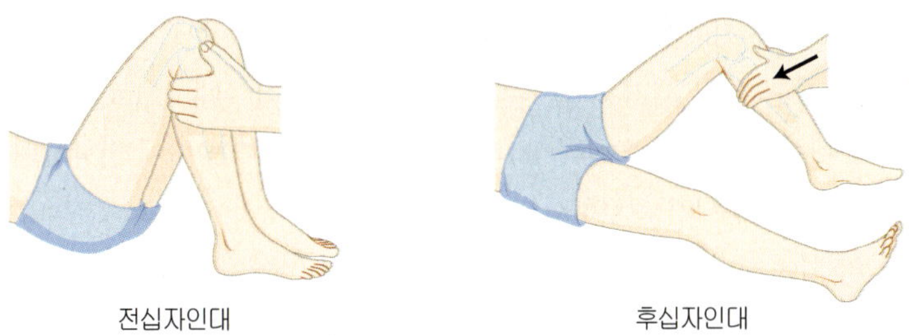

근력척도

근력은 0~5등급으로 구분한다.

척도	특성
0/5	없음(zero): 근육수축이 전혀 없음
1/5	극히 미약함(trace): 근육의 수축력이 약하게 촉진되나 관절운동 없음
2/5	부족함(poor): 중력없는 상태에서 관절운동 가능(수동적 관절운동)
3/5	상당함(fair): 중력에 대항한 관절운동 가능
4/5	좋음(good): 중력과 중간정도의 저항에 대항한 관절운동 가능
5/5	정상(normal): 중력과 충분한 저항에 대항한 관절운동 가능

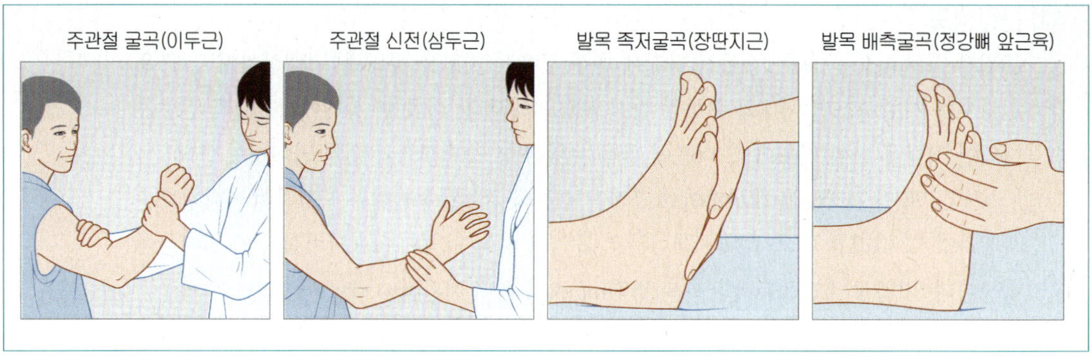

그림 15-21. 근력검사

한다. 대상자의 근력을 최고 강도인 5로 나누어, 분수나 백분율로 기록한다. 특정 근육군을 검사하려면 그 근육에 저항에 대항하여 움직여 보도록 함으로써 측정하고 동시에 좌우를 측정하여 다른 쪽의 동일한 근육군과 저항정도를 비교한다.

어깨, 팔, 손목, 손의 근력

대상자에게 손바닥을 위로하고 팔을 뻗은 자세로 30초간 그 자세를 유지하게 하여 어깨의 강도를 조사한다. 자세유지를 못하거나, 한쪽 팔이 처지면 아마 처진 쪽의 어깨가 약한 것이다. 자세 유지를 잘 하면, 두 번째 단계로 검사자의 양손을 대상자의 팔에 얹고 아래로 힘을 가하며 저항의 정도를 측정한다.

팔꿈치를 굽히게 하고 앞에서 대상자의 팔을 잡는다. 이두근(biceps muscle) 근력은 검진자가 신전을 시키듯 아래팔을 잡아당기고, 대상자가 이에 저항하여 굴곡 상태를 유지하기 위해 주는 힘의 세기로 검사한다. 같은 자세에서 삼두근(triceps muscle)의 근력은 검진자가 대상자의 전박을 굴곡시키려 시도하고, 대상자는 이에 저항하여 신전을 유지하기 위해 주는 힘의 세기로 검사한다.

손목의 힘은 손목이 굴곡된 상태에서 검진자의 저항에 대항해 신전하도록 한다. 곧게 편 손목을 아래로 밀어 굴곡시키려고 해 본다. 손가락의 외전, 엄지손가락 저항, 악력검사를 할 때는 대상자를 대면한 상태에서 검사자의 양 검지를 대상자에게 양손으로 힘껏 쥐어 보라고 한다. 힘의 세기와 대칭성을 비교한다.

다리의 근력

대상자를 검사대에 앙와위로 눕게 하고 동시에 두 다리를 올리게 한다. 이때 두 다리 동시에, 같은 높이만큼 올리는 가를 본다. 사두근(quadriceps muscle)의 힘을 검사하기 위해 다리를 내리게 한 뒤 검진자가 대상자의 넓적다리를 앞에서 누르며 다시 다리를 올리게 한다.

> **수악력 검사(handgrip strength test)**
>
> 손의 악력을 검사할 때는 대상자와 얼굴을 대면하고 각 손의 2째, 3째 손가락을 펴고, 대상자에게 양손으로 힘껏 쥐어 보라고 한다(반지를 낀 손가락은 아플 수 있으므로 피한다).

대상자에게 무릎을 굽혀 발을 검사대에 평평하게 놓게 한 후 아래 다리의 강도를 사정하기 위해서 대상자가 다리에 힘을 주고 있는 동안 검진자는 대상자의 아래 다리를 앞으로 끌어 당겨보고, 다시 반대로 밀어본다.

마지막으로 대상자의 발바닥에 검진자의 손을 대고, 힘을 가하며 대상자에게 아래로 밀어보라고 한다. 또 검사자가 대상자의 발을 잡고 아래로 당기고 있는 동안 대상자가 위로 당기게 하여 발목의 힘의 세기를 본다.

4. 비정상적인 결과

근골격계의 이상은 여러 이유로 인하여 발생한다. 몇 가지의 일반적 이상 징후는 이미 논의되었고, 일부 비정상 상태들을 추가한다.

1) 팔통증

손부터 어깨까지 중 어느 부위든 팔에 통증은 대개 근골격계 장애에 기인한다. 그러나 신경혈관계나 심혈관계 장애 때문에 생길 수도 있다. 일부의 경우에는 가슴, 목 또는 복부와 같이 다른 부위로 부터 시작된 연관통으로 발생하기도 한다.

2) 염발음

염발음은 거칠어진 관절 표면을 움직일 때 관절에서 느껴지거나 들리는 오드득 거리며 가는 듯한 귀에 거슬리는 비정상 소견이다. 이는 류마티스 관절염, 골관절염 환자나 부러진 뼈가 함께 부딪힐 때 발생한다.

3) 발처짐

발처짐(footdrop)은 발과 발목의 뒤로 굽힘근의 쇠약으로 발과 발가락이 발바닥쪽굴곡(plantar flexion)되는 것은 말한다. 운동신경장애나 특정 말초신경장애의 중요한 징후인 발처짐은 장기간 부동환자에서 부적절한 지지와 잘못된 자세 또는 수동적 관절운동을 자주 수행하지 않아서 아킬레스건이 짧아졌을 때에도 생긴다.

허버덴(Heberden)과 보차드(Bouchard) 결절

이 결절들은 전형적으로 골관절염 환자들에게 볼 수 있다.

허버덴 결절

원위부손가락사이관절에 생기는 골화된 연골의 비대로 생기는 결절로 단단하고 통증이 없다. 이 결절들은 전형적으로 중.노년층의 골관절염 환자들에게 발생한다.

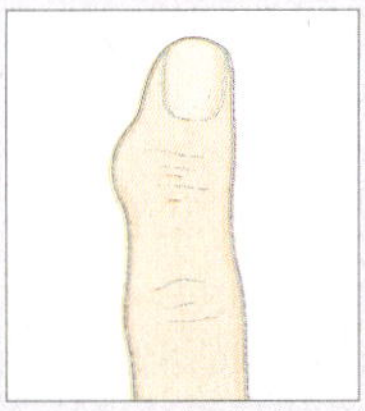

보차드 결절

보차드 결절은 허버덴 결절과 유사하지만 보다 드물며, 근위부손가락사이관절에 나타난다.

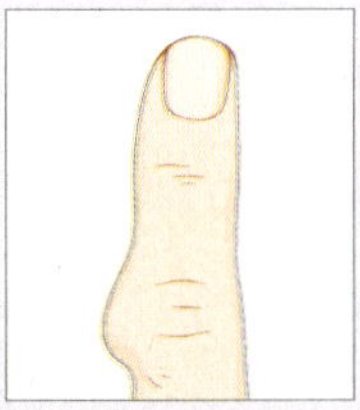

근골격계 비정상 소견

환자를 사정한 뒤 일부 결과는 특정 질환을 의심케 할 수 있다. 아래의 표는 흔히 관찰되는 근골격계 증상과 징후와 가능한 원인을 보여준다.

증상과 징후	가능한 원인
팔 통증	
통증이 팔 전체에 방사됨 움직일 때 통증이 악화됨 염발음이 느껴지거나 들림 변형(만약 뼈가 어긋났다면) 국소적 부종과 반상출혈 (ecchymosis) 감각이상(paresthesia)	골절
왼쪽 팔의 통증 심부의 짓누르는 흉통 쇠약감 창백 호흡곤란 발한(diaphoresis) 불안	심근경색
수동적 근육 신전 시 심한 팔의 통증 말초순환 부전 근 쇠약감 건반사 감소 감각이상(paresthesia) 부종 마비	구획증후군 (compartment syndrome)
다리통증	
갑작스럽고 심한 다리통증으로 움직일 때 악화됨 반상출혈과 부종 다리로 몸무게를 견디지 못함 손상 부위로부터 말단부위는 신경혈관 상태가 기능 못함 변형, 염발음, 근 연축	골절
다리로 방사되는 쑤시고 저린 통증 활동하면 악화되고 쉬면 호전되는 통증 절뚝거림 앉아 있다가 서기 어려움	좌골신경통(sciatica)
종아리의 압통에서 심한 통증까지 광범위한 불편감 침범된 다리에 무거운 느낌과 부종 온감 발열, 오한, 근육통, 근육경련 양성 Homan's 징후	혈전정맥염 (thrombophlebitis)
근연축(muscle spasm)	
연축과 간헐적 파행증 (intermittent claudication) 말초맥박의 소실 창백 또는 청색증 감각저하 털 소실 건조하고 각질성 피부 부종 궤양	동맥 폐쇄성 질환
국소적 연축과 통증 부종 움직임 제한 뼈가 부딪히는 소리 (bony crepitation)	골절
테타니(tetany, 근육 경련과 단일수축, 저칼슘혈증 손발과 얼굴근육 연축, 발작) 양성 Chvostek's 징후와 Trousseau's 징후 입술, 손가락, 발가락의 감각이상 무도병과 유사한 움직임 과활동성 심부근반사 피로 심계항진 심장 부정맥	
근육 쇠약	
얼굴, 혀, 팔, 다리에 일측성 또는 양측성 쇠약감 구음장애(dysarthria) 실어증(aphasia) 감각이상 혹은 감각상실 시각 장애 대소변 배설 기능부전	뇌졸중
근육쇠약, 불용, 잠재적 위축 성격변화 엉덩이, 다리, 발로 방사되기도 하는 극심한 요통(대부분 일측성) 반사감소 감각변화	추간판탈출증
하나 이상의 사지에 위축, 강직, 구축(contracture)를 일으킬 수 있는 근쇠약 복시(diplopia), 흐릿한 시야, 또는 시력상실 과활동성 심부건반사 감각이상 또는 감각상실 조화운동불능증(incoordination) 활동떨림(intension tremor)	다발성경화증 (multiple sclerosis)

4) 관절염: 허버덴과 보차드 결절

허버덴(Heberden)과 보차드(Bouchard) 결절은 골관절염 환자의 손가락관절 원위부와 근위부에 발생하는 단단한 결절이다. 골관절염을 가진 환자는 또한 관절 부종, 통증, 염발음, 운동제한 그리고 오그라듦도 경험한다. 만약 무릎과 고관절이 손상되었다면 걸음걸이도 영향을 받는다.

5) 다리통증

다리통증은 대게 근골격계 질환이지만, 심각한 혈관질환이나 신경계 질환으로 생길수도 있다. 통증은 갑자기 올수도 있고 점진적으로 생길 수도 있으며 국소적일 수도 있고 다리 전체에 영향을 미칠 수도 있다. 지속적으로 또는 간헐적으로 나타나며 그 양상이 둔하거나, 타는 듯하거나 날카롭거나 화끈거리거나 또는 저린감으로 느껴지기도 한다.

6) 근위축

근위축(muscle atrophy) 또는 근소실은 장기적으로 근육을 사용하지 않거나 탈신경(denervation)으로 부터 온다. 정기적인 운동이 박탈되면 근섬유의 부피와 길이가 소실되고, 손상된 근육의 크기, 윤곽, 모양이 수척해지거나 기형이 눈에 띄게 된다. 일반적으로 신경근질환이나 손상에 의해 생기지만 대사성질환, 내분비질환 그리고 부동에 기인할 수도 있다. 노화도 일부 근위축을 일으킨다.

7) 근연축

근연축(muscle spasm) 또는 경련은 강하고 고통스러운 근육수축이다. 사실상 어떤 근육에서도 생길 수 있지만 가장 흔히 발생하는 곳은 종아리와 발이다. 근연축은 일반적으로 운동 후나 임신 중에 단순한 근육 피로로 부터 발생한다. 그러나 전해질불균형이나 신경근질환이나 특정 약물 때문에 일어날 수도 있다.

8) 근쇠약

환자가 근쇠약(muscle weakness)을 보고한다면 개별 근육 또는 근육 그룹의 강도를 특정하고 관찰해야 한다. 대뇌반구, 뇌간, 척수, 신경뿌리, 말초신경 또는 근신경 연접부와 근육 그 자체의 기능부전의 결과로 나타날 수 있다.

9) 외상

대부분의 근골격계 응급상황은 외상에서 온다. 외상성 손상에는 골절, 탈구, 절단, 으스러진 손상 그리고 심한 열상 등이 있다. 환자는 대게 의식이 명료하여 손상과정을 설명할 수 있다. 만약 환자의 의식수준이 악화된다면, 쇼크나 약물·알코올 섭취를 의심하고 추가 사정이 필요하다. 기억할 것은 환자가 약물이나 알코올을 섭취했다 하더라도, 쇼크일 가능성도 배제해서는 안된다는 것이다.

스트레치 테스트(stretch test)

대상자를 앙와위로 눕히고 (a) 다리를 쭉 편 자세로 한다리씩 올리게 한다. (b) 만약 다리를 드는데 문제가 있으면 추간판 탈출 일 수 있다. 그 자세에서 발을 족저굴곡(dorsiflexion)을 하게 하여 통증이 증가하는 가를 본다(브라가드검사(bragard' s test). 그 자세에서 무릎을 굽혀 보라고 한다. (d) 통증이 증가 되면 L4 이하의 추간판 탈출이 의심된다(Lasegue' s test).

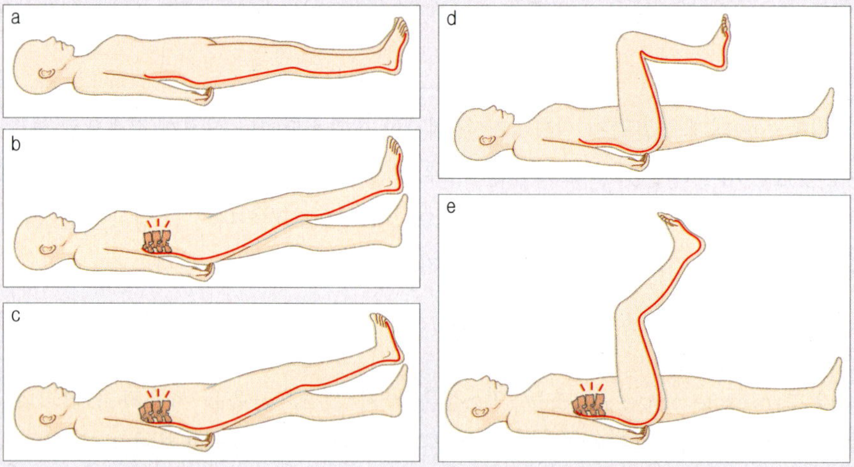

근골격계 손상의 5Ps

근 골격계의 상해를 신속히 사정하기 위해 5P를 기억한다. pain(통증), paresthesia(감각장애), paralysis(마비), paller(창백), pulse(맥박).

- pain(통증)-통증유무를 물어 본다. 만약 있다면, 통증의 발생부위, 정도, 양상 등을 물어본다.
- paresthesia(감각장애)-안전핀의 끝으로 손상된 부위를 건들여 본다.
  감각의 소실이나 비정상 감각은 신경·혈관계의 문제를 시사한다.
- paralysis(마비)-손상된 부위를 움직일 수 있는지를 본다.
  움직이지 못하면 신경이나 건의 손상을 시사한다.
- paller(창백)-손상된 부위가 창백하고,색의 변화가 있고, 차갑다면 신경·혈관계 손상이다.
- pulse(맥박)-손상된 부위 말단에서 맥박을 잰다. 만약 맥박이 약하거나 없다면
  그 부위에 혈액공급이 감소된 것이다.

CHAPTER 16

신경계

- 구조와 기능
- 건강력
- 신체검진
- 비정상적인 결과

신경계는 신체기능을 조절하고 다른 모든 신체기관과 연관되어 있다. 다른 신체의 질병으로 고생하는 대상자에서도 신경계 장애가 발생할 가능성이 있다. 이러한 예로는 심장 수술 후 뇌혈관장애가 발생하는 경우를 들 수 있다.

신경계는 매우 복잡하기 때문에, 처음에 이를 사정하는 것이 어려울 수 있다. 신경계 상태를 평가하는 것은 광범위하지만, 기본적이고 간단할 수 있다. 실제로 매일의 간호활동에 신경계 사정이 포함되어 있다.

대상자의 지남력, 의식수준, 언어구사 능력을 사정하기 위해 말을 하도록 돕는 것도 도움이 될 수 있다. 운동능력을 평가하기 위해 걷게 하는 간단한 방법을 시행할 수도 있다. 신경계 장애, 생리학에 관한 지식 그리고 사정기법을 통해 대상자에 대한 간호를 한층 강화시키며 비가역적인 신경계 장애로부터 대상자를 구할 수도 있다.

신경계는 중추신경계, 말초신경계, 자율신경계로 나눌 수 있다. 이러한 세 시스템은 복합적이고 조화된 상호작용을 통해서 신체, 지식, 감정과 관련된 모든 활동을 통합한다. 각 부분이 어떻게 기능하는지 이해하는 것이 정확한 신경계 사정에 필수적이다.

1. 구조와 기능

1) 중추신경계

중추신경계(central nervous system)는 뇌와 척수로 구성된다. 이 2가지 구조는 감각기관을 통해서 정보를 수집하고 해석하여 수의적 및 불수의적 운동을 조절한다(그림 16-1).

(1) 뇌

뇌는 두개골로 싸여 있으며, 수막이라고 불리는 3층의 막으로 싸여 있다. 이 막 사이에 혈액이나 수액이 축적되면 두개골내부에 압력이 가해져 뇌기능에 장애를 줄 수 있다.

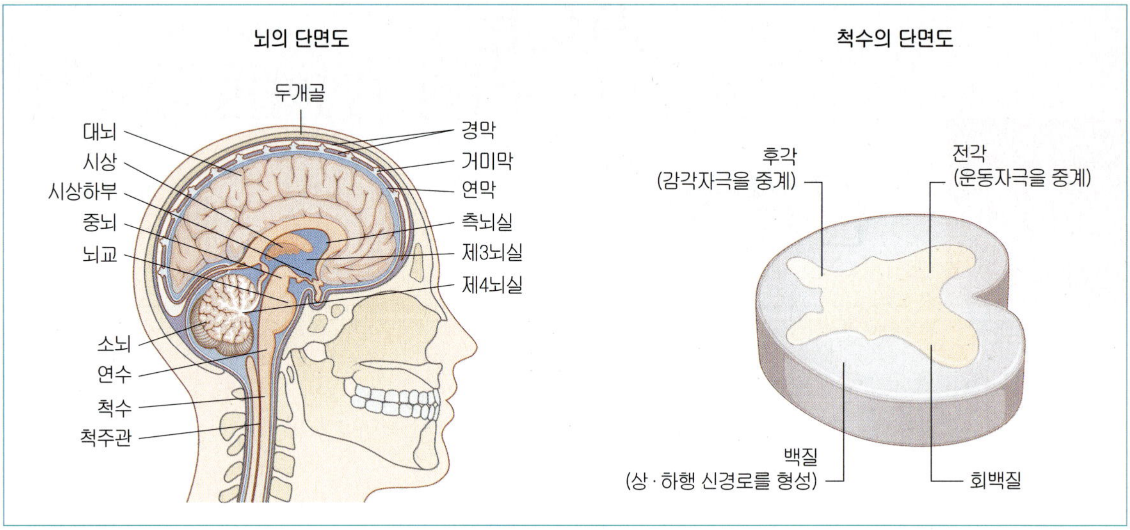

그림 16-1. 중추신경계의 구조

뇌는 대뇌, 간뇌, 중뇌, 뇌간, 소뇌로 구성되어 있다. 뇌는 모든 자극을 수집, 통합, 해석하며 수의적, 불수의적 운동기능을 수행하고 지속한다.

① 대뇌

대뇌는 두 개의 반구와 4개의 엽으로 구성되어 있다. 우반구는 신체의 왼쪽부분을 좌반구는 신체의 오른쪽 부분을 조절한다. 대뇌의 4개의 엽은 전두엽, 두정엽, 측두엽, 후두엽으로 되어있으며 각각의 기능은 그림 16-2를 참조한다.

② 간뇌

간뇌는 시상과 시상하부로 이루어져 있다. 시상은 감각자극의 연결 장소의 역할을 한다. 시상하부는 체온조절, 뇌하수체호르몬 생산, 수분조절을 포함한 다양한 조절기능을 수행한다.

③ 뇌간

뇌간은 간뇌 아래 위치하며 중뇌, 뇌교, 연수로 구성된다. 연수는 3~12번 뇌신경이나 뇌신경핵을 포함하여 대뇌피질까지를 연결하는 주요 감각 및 운동로가 통과한다. 연수는 심장박동, 호흡, 연하, 기침 등의 자율신경기능을 조절하기도 한다.

④ 소뇌

소뇌는 가장 후두부에 위치하며, 운동·감각신경로를 포함한다. 근육을 부드럽고 조화롭게 움직이도록 촉진하며, 평형상태를 유지하도록 돕는다.

(2) 척수

척수는 신체의 말초부에서 뇌까지 메시지를 전달하는 일차경로이다. 또한 척수는 반사궁에서 감각·운동전달 경로의 조정역할을 한다. 반사궁은 척수수준과 같은 수준에서 들어가고 나오기 때문에, 반사경로는 다른 자극처럼 위와 아래로 전달하지는 않는다. 척수는 1

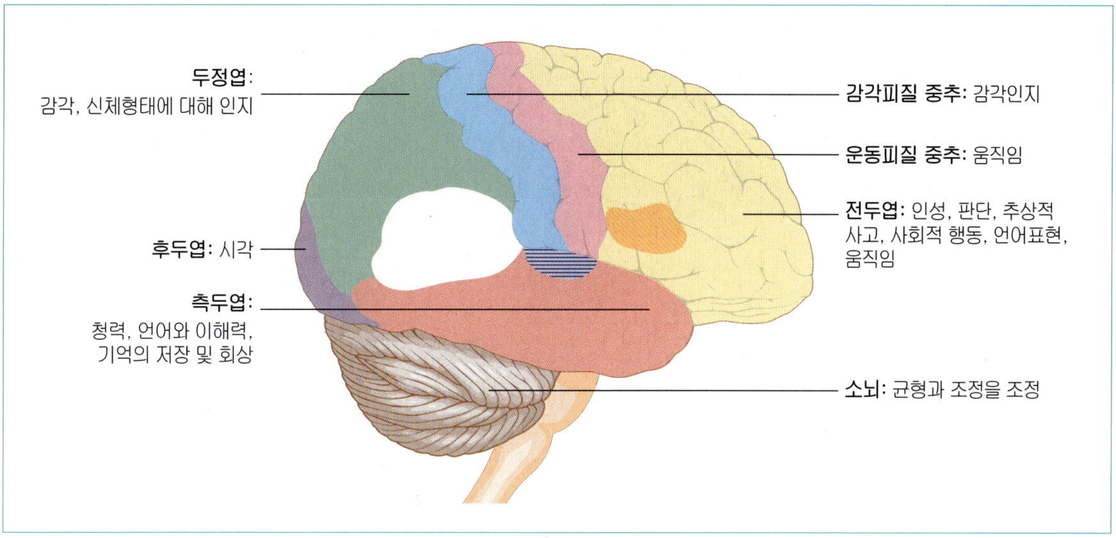

그림 16-2. 대뇌의 구조와 기능

번 경추에서 2번 요추까지 뻗어져 있다. 척수는 뇌와 동일한 막 구조로 싸여 있으며, 척추의 보호를 받는다(그림 16-3).

후부백질은 자극을 척수에서 고위감각중추로 전달하는 상행감각로가 있으며, 전부 백질에 상위운동중추에서 척수로 운동자극을 전달하는 하행운동로가 있다.

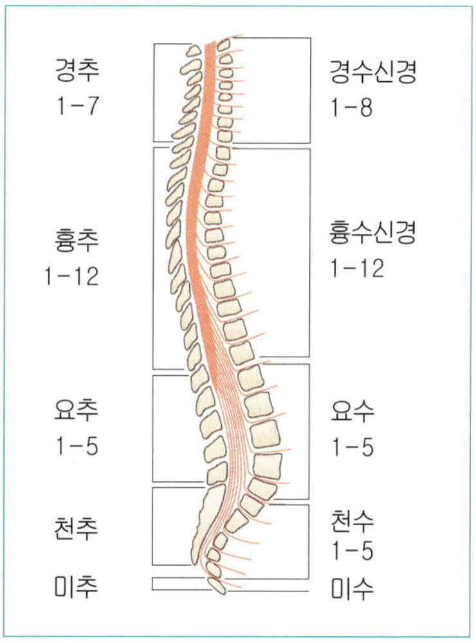

그림 16-3. 척추와 척수신경

(3) 반사궁(reflex arc)

척수신경은 감각과 운동이 혼합된 신경으로, 심부건과 표재성 반사를 조절한다. 단순반사궁에는 감각(구심성)신경원과 운동(원심성)신경원이 있어야 한다.

첫째, 해머로 두드리면 충격은 슬개건에 전달되고, 이렇게 생성된 기계적 자극은 감각수용기에 의해 탐지된다. 그리고 감각신경원은 자극을 척수신경을 경유하여 후근까지 전달하여 척추로 가면 척수의 전각에서 척수신경을 따라 근육까지 축색돌기를 따라 자극을 전달한다. 이 자극이 근육을 수축시키고 다리를 신전시킨다(그림 16-4).

(4) 피부분절

감각기능을 평가하기 위해서는 신체를 피부분절(dermatome)로 나누어야 한다. 각 피부분절은 경추, 흉추, 요추, 천추의 척수근에서 공급되는 감각 신경섬유를 나타낸다. 이러한 신체지도는 감각 기능 장애로 인해 병변을 평가하는데 이용된다(그림 16-5).

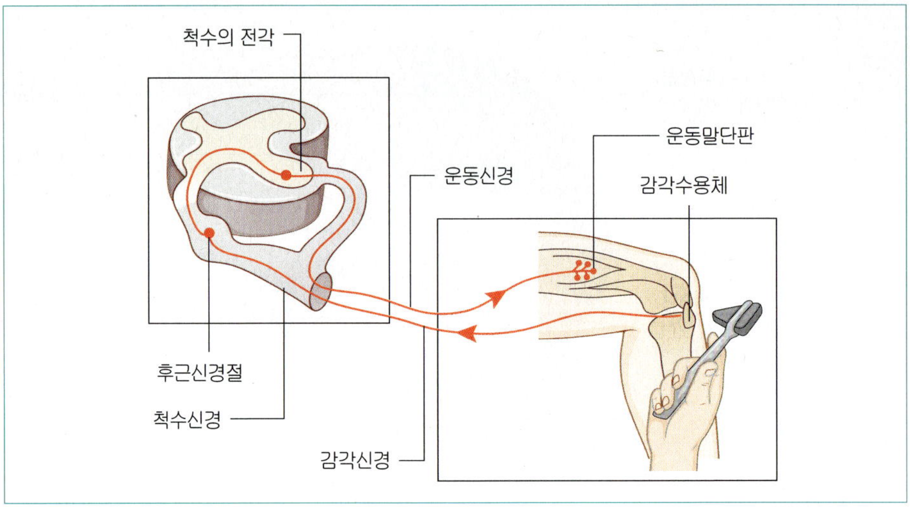

그림 16-4. 슬개골 반사궁

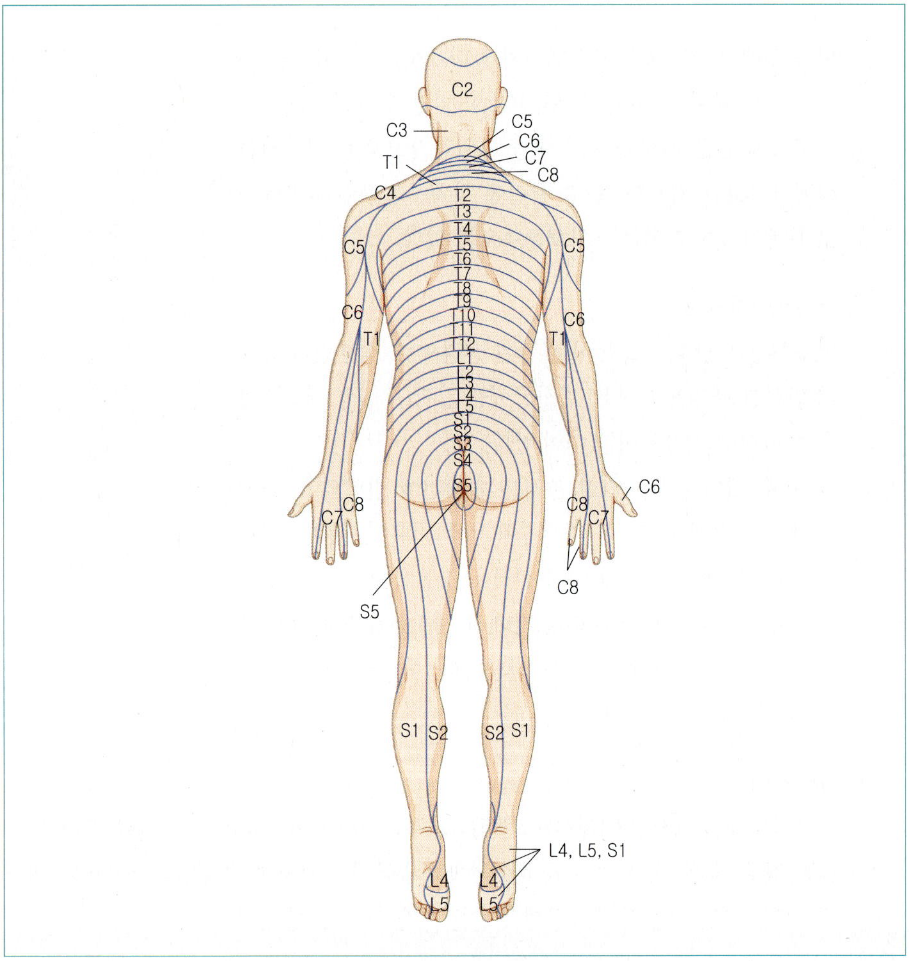

그림 16-5. 피부분절

2) 말초신경계

말초신경계(peripheral nervous system)에는 말초신경과 뇌신경이 포함된다. 말초감각신경은 피부, 근육, 감각기관, 내장에 위치한 감각수용기로부터 척수의 배근으로 자극을 전달한다. 뇌에 있는 상위운동신경원과 척수의 전각에 위치한 하위운동신경원은 움직임에 영향을 주는 자극을 전달한다.

뇌신경은 12쌍으로 눈, 머리, 목의 운동과 감각을 담당한다(그림 16-6). 뇌신경은 감각 또는 운동기능을 포함하고 있다. 뇌신경은 로마문자로 CN I , CN II, CNIII…으로 표기한다. 다음 그림은 각 뇌신경의 기능을 나타낸다.

3) 자율신경계

자율신경계(autonomic nervous system)에는 내장기관의 활동을 조절하고 평활근, 심장근과 내분비선에 영향을 주는 운동신경원이 있다. 자율신경계는 투쟁·회피반응을 조절하는 교감신경과 신체기능의 항상성을 유지하는 부교감신경으로 구성되어 있다.

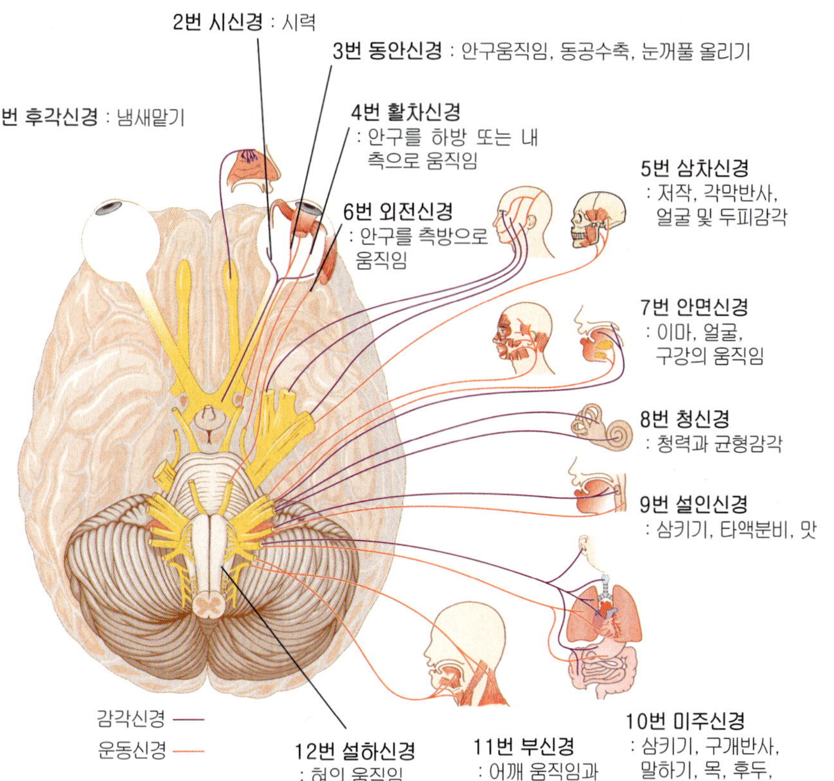

그림 16-6. 뇌신경

2. 건강력

일반적으로 호소하는 신경계 증상은 두통, 어지러움, 실신, 혼돈, 정신장애, 균형 및 보행장애, 의식수준의 변화를 들 수 있다. 치료가 필요한 이유를 기록할 때는 대상자의 말을 그대로 이용하여 정보를 기록한다.

대상자가 치료를 원할 때 문제의 발생 시기, 빈도, 유발요인, 경감요인에 대해 질문한다. 대상자의 문제와 동반된 다른 증상이나 치료의 부작용이 있는지 질문한다.

대상자의 현재 건강상태, 과거력 그리고 가족력에 대해 질문한다. 아래와 같은 적절한 질문을 통해서 대상자가 문제를 기술하도록 돕는다.

1) 현재 건강력

현재 건강상태로 대상자에게 두통 여부를 묻는다. 두통이 있다면 얼마나 자주, 어떤 때 생기는지, 두통이 있을 때 시야장애가 발생하는지, 두통과 동반되는 증상은 무엇인지 질문한다.

대상자가 어지러움, 무감각, 저림, 경련, 쇠약감, 마비, 보행 장애, 균형 장애, 연하장애, 소변볼 때 감각 이상이 있는지 질문한다.

기억력과 집중력이 어느 정도인지 확인하고, 언어장애나 다른 사람을 이해하는데 어려움을 겪은 적이 있는지 질문한다. 만약 이러한 문제가 발생하면 일상 활동에 얼마나 지장을 주는지 알아본다. 반사활동, 청력, 시력 감소와 같은 신경계 변화는 정상적인 노화과정임을 명심한다.

2) 과거 건강력

많은 만성질환이 신경계에 영향을 미칠 수 있으므로, 대상자의 과거력을 알아본다. 주요한 질환, 재발되는 부수적인 질환, 사고, 손상, 수술, 알레르기 유무를 조사한다. 대부분의 약품이 신경계에 영향을 미치므로 현재 투약상태를 꼭 확인한다.

노화와 신경계

신경원은 다양한 퇴행성변화를 겪기 때문에 노화로 인해서 다음과 같은 변화가 나타나게 된다.

- 반사기능의 저하
- 청각, 시각, 미각, 후각 저하
- 반응시간 지연
- 기민함 감소
- 진동각 감소
- 근육경련

나이를 초월하기

노인에게 일어나는 모든 신경계 변화가 노화 때문은 아니다. 약물로 인해서 초래될 수도 있다. 변화가 비대칭적이면 병리적인 상태임을 나타내고, 다른 비정상상태가 발생한다면 추후검사가 필요하다.

3) 가족력

완벽한 신경계 사정은 많은 시간이 소요되고 세밀한 부분이 많으므로 한 번에 전체를 사정하기에는 어려울 수 있다. 그러나 초기 검사에서 신경계 문제가 의심되면 정밀검사를 시행해야 한다.

3. 신체검진

대상자의 신경계 사정은 순서에 따라 이루어져야 한다. 먼저 신경계 기능의 가장 상위수준부터 시작해서 가장 낮은 수준으로 시행해야 하며, 다음의 5가지 영역을 포함한다.

- 정신상태
- 뇌신경기능
- 감각기능
- 운동기능
- 소뇌기능
- 반사활동

1) 정신상태

정신 상태를 사정하는 것은 대상자의 건강력을 조사할 때 시작된다. 대상자가 질문에 어떻게 반응하는가는 대상자의 지남력과 기억력에 대한 단서를 제공하고 신체사정시 안내지침이 된다.

단순히 "예", "아니오" 식의 대답보다 더 많은 정보를 얻을 수 있도록 질문해야 한다. 그렇지 않으면, 혼돈이나 지남력 장애가 확연히 드러나지 않을 수 있다. 대상자의 정신 상태에 대해 의문이 생긴다면 자세하게 검사한다.

대상자의 과거력이나 치료기관을 찾은 이유가 신체 사정시 또 다른 안내지침이 될 수 있다. 예를 들면, 혼돈이나 기억력에 관한 문제를 호소한다면, 검사 시 정신상태부분에 중점을 두고 검사를 할 수 있게 된다.

정신상태사정에는 의식수준, 외양, 행동, 언어능력, 인지기능, 해석기능에 대한 확인이 포함된다.

(1) 의식수준

대상자의 의식수준의 변화는 신경계 상태변화를 가장 초기에 민감하게 나타내는 지표이다.

의식수준을 표현하는 많은 용어가 있으나, 그 정의가 각 전문가에 따라 약간씩 차이가 있다. 혼돈을 피하기 위해서 다음의 안내지침을 이용하여 다양한 자극을 주었을 때 대상자의 반응을 명확히 기술해야 한다.

- 명료 - 지시에 따르며 자극에 완전 하고 적절하게 반응한다.
- 무기력 - 나른하거나 졸리고, 언어자극에 느리게 반응하며, 검사하는 동안에도 졸음을 참지 못한다.

정신상태의 빠른 사정

지남력장애가 있는 대상자의 정신상태를 신속하게 파악하기 위해서는 다음의 내용을 질문한다. 질문에 대해 적절히 대답하지 못하면, 완전한 정신상태검사가 필요하다. 질문을 하기 전에 간호사는 정답을 숙지하고 있어야 한다.

질문	선별해야 할 기능
이름이 무엇입니까?	사람에 대한 지남력
어머니의 이름은 무엇입니까?	다른 사람에 대한 지남력
올해가 몇 년입니까?	시간에 대한 지남력
당신은 지금 어디에 있습니까?	장소에 대한 지남력
어디에서 태어났습니까?	장기 기억
아침식사로 무엇을 먹었습니까?	최근 기억
대통령의 이름은 무엇입니까?	일반지식
20에서 1까지 거꾸로 말할 수 있습니까?	집중력과 계산능력

- 혼미(stupor) - 강한 자극을 주어야 반응한다.
- 혼수(coma) - 언어자극이나 통증자극에 반응이 적절하지 못하며 지시를 따르지 못하고 언어적 의사소통이 불가능하다.

사정하는 동안 대상자의 의식수준을 관찰하면서 의식이 명료한지, 졸려하는지를 관찰한다. 집중할 수 있고, 집중상태를 유지할 수 있는지 또는 쉽게 산만해지는지 확인한다. 목소리보다 강한 자극을 사용하고 싶다면, 대상자에게 반응을 얻을 수 있는 강도의 목소리가 어느 정도인지 녹음해둔다. Glasgow 혼수척도를 이용하면 대상자의 의식수준을 보다 객관적으로 사정할 수 있다(**글래스고 혼수척도** 참조).

(2) 외양과 행동 및 감정

대상자의 행동, 옷차림, 몸치장상태를 관찰한다. 외양이나 행동이 부적절한지, 개인 위생상태가 불결한지 확인한다. 미묘한 행동의 변화라도 만성질환이나 전두엽을 침범한 급성 변화를 나타내는 신호일 수 있다.

면담동안, 대상자의 감정 상태를 사정한다. 대상자의 기분상태, 감정 장애나 안정성, 감정반응에 대한 적절성을 파악한다. 자신과 자신의 미래에 대해 어떻게 느끼는지 질문하면서 기분상태를 사정한다. 노인의 경우, 기능이 감소하거나 초조행동이 증가하는 것과 같은 우울증상은 일상적인 슬픔보다는 비전형적 증상임을 기억해야 한다.

(3) 언어능력

대상자가 자신을 얼마나 잘 표현하는지를 들어본다. 말이 단절되는가 또는 유창한가? 언어의 속도, 용량, 명료도 그리고 자발성을 평가한다. 구음장애나 언어능력을 사정하기 위하여 대상자에게 구를 반복할 것을 요청한다. 예를 들면, '그렇다면 아니야, 그리고, 그러나' 등에 대해서 말을 연결하는 지를 물어본다. 이해도는 대상자가 검사자의 지시에 따르는 능력과 검사에 협조하는 정도를 보고 평가한다.

(4) 인지기능

인지기능 사정에는 지남력, 기억력, 주의집중, 계산능력, 사고내용, 추상적인 사고과정, 판단, 식견, 감정 상태를 검사하는 것이 포함된다.

① 지남력, 기억력, 주의집중 및 계산능력

지남력, 기억력, 주의집중 및 정신 상태를 짧은 시간에 평가하기 위한 검사는 이전에 언급하였다. 대개 정신 상태에 문제 있게 되면 처음에 시간에 대한 지남력이 파괴되고 사람에 대한 지남력은 가장 나중까지 보존된다.

지남력을 사정할 때는 대상자의 환경과 신체 상태를 고려해야 한다. 예를 들면, 입원한 노인, 특히 침대 밖으로 나오기 힘든 상태의 노인인 경우, 시간에 대한 지남력을 상실하기 쉽다. 또한 기관 내 삽관 상태의 대상자는 말을 할 수 없기 때문에 "병원에 입원한 것을 알고 있습니까?" 또는 "이곳이 서울입니까?" 라는 질문에 고개를 끄덕이는 것으로 대답할 수밖에 없다.

단기기억능력이 정상인 대상자는 일반적으로 연속되지 않는 5~7개의 숫자를 바로 따라할 수 있고 10분 후에 반복해서 말할 수 있다. 단기기억능력은 신경계질병이 있으면 가장 먼저 영향을 받을 수 있음을 기억해야 한다.

주의집중과 계산능력을 검사할 때, 수리능력이 떨어지는 경우나 불안한 경우, 대상자의 수행결과에 영향을 미칠 수 있다. 수리계산능력이 떨어지는 경우에는 "산토끼"와 같은 단어를 거꾸로 말해보라고 하는 것으로 대치할 수 있다. 이러한 기능을 수행하고 있을 때 대상자의 능력에 주의를 기울여야 한다.

② 사고과정

사고내용을 사정하는 것은 대상자 사고의 명료성과 일관성을 평가하는 것이다. 사고와 사고 사이에 논리적 전환으로 유연하게 대화로 연결되는지? 적절한 자극부족으로 인한 감각인지에 대한 환각이나 현실에 의해 지지되지 않는 신념과 같은 망상이 있는지? 비조직적인 사고양상은 섬망 또는 정신병이 있음을 나타내기도 한다.

③ 추상력 - 사고력

추상력과 사고력은 예를 들면, "제때의 바늘 한 땀이 아홉 바늘땀 수고를 던다" 와 같은 속담을 해석하도록 하여 평가한다. 치매인 경우 이러한 속담을 문자 그대로 해석하기도 한다. 대상자의 모국어가 한국어가 아닌 경우 이런 속담을 해석하는 것은 어려울 수도 있다. 모국어가 한국어가 아닌 대상자의 경우는 가족들의 도움을 얻는다. 가족들이 속담을 대상자의 모국어로 통역해서 설명하도록 한다.

④ 판단력

판단력은 가설적 상황을 제시하고 대상자가 어떻게 반응하는지 질문하여 대상자의 판단능력을 평가한다. 예를 들면, "공공기관에서 화재가 발생하면 어떻게 하겠습니까?" 라고 질문하고 대답의 적절성을 평가한다.

글래스고 혼수척도

Glasgow 혼수척도는 비교적 쉽게 정신상태에 대한 기본자료를 제공하며 변화가 발생하면 이를 감지하고 해석하는데 도움을 준다. Glasgow 혼수척도를 사용하기 위해서는 언어, 운동, 감각자극에 대한 검사가 필요하고, 검사결과에 따라 점수와 등급을 매기게 된다. 의식상태가 명료하며 간단한 지시를 따르고 사람, 장소, 시간에 대한 지남력이 있다면 점수는 총 15점이 된다. 한 개 또는 두 개 이상의 항목에서 점수가 낮아지면 신경학적 위기가 생길 가능성이 높음을 나타낸다. 총 점수가 7점 이하는 심각한 신경학적 손상이 있음을 나타낸다.

검사	점수	환자의 반응
개안반응		
저절로 눈 뜸	4	자발적으로 눈 뜸
말하면 눈 뜸	3	말할 때 눈 뜸
통증에 눈 뜸	2	통증자극을 가할 때만 눈 뜸
반응 없음	1	어떠한 자극에도 눈을 뜨지 않음
운동반응		
지시에 따름	6	손을 들어보도록 하는 명령을 잘 따라 한다.
국소화 된 반응	5	통증자극 부위까지 접근하여 손으로 자극을 제거하려고 한다
위축반응	4	통증자극을 피하려고 움직인다
비정상적인 굴곡	3	제피질경축 자세를 취한다 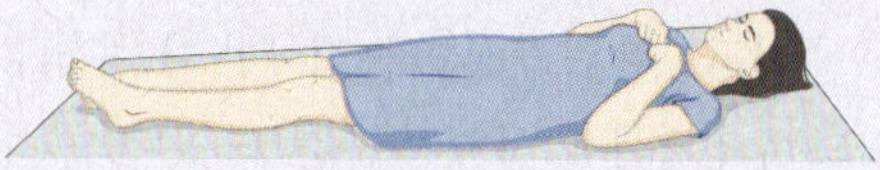
비정상적인 신전	2	제뇌경축 자세를 취한다. 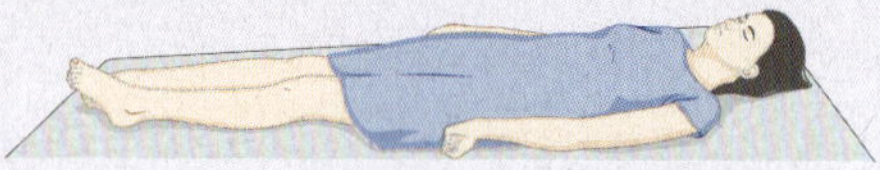
반응 없음	1	이완 마비상태로 반응이 없다(Ominous sign)
언어반응		
지남력 있음	5	오늘 날짜를 말한다
혼돈상태	4	연도나 날짜를 잘못 말한다
부적절한 단어구사	3	잘못된 단어를 무작위로 대답한다
이해할 수 없는 소리	2	신음하거나 소리를 지른다
반응 없음	1	반응이 없고 축 늘어진 상태-가장 나쁜 신호임
총점수	15점	

(5) 구성능력

구성능력은 간단한 일을 수행하거나 다양한 물체를 이용하는 대상자의 능력을 평가하며 장애가 있으면 이를 수행하는데 문제가 있다.

2) 뇌신경 사정

뇌신경은 12쌍이 있다. 뇌신경들은 일차적으로 눈, 머리와 목에 분포되어 있으며, 운동, 감각 또는 운동과 감각 기능을 담당한다.

시야장애

시야장애의 예를 제시하고 있다. 검은 부분은 시야장애를 의미한다.

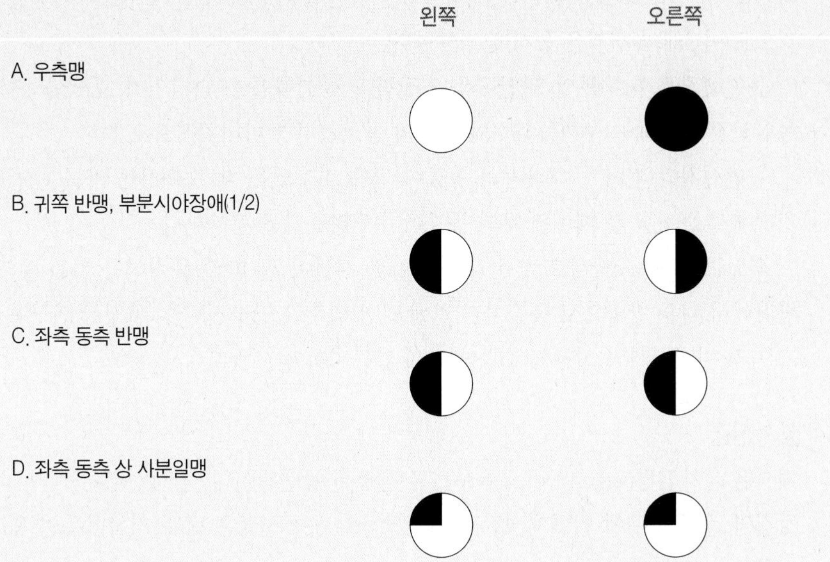

(1) 후신경

제 1번 후신경(olfactory nerve)은 냄새를 담당하는 감각신경이다. 검사방법은 일차로는 대상자의 비공이 정상인지를 확인하고 적어도 2가지 이상의 냄새 즉 커피, 오렌지 또는 초콜릿과 같은 냄새를 식별하는 지 검사한다. 고약하고 자극적인 냄새로 암모니아, 페퍼민트와 같이 후각신경을 자극하는 물질은 삼간다. 대상자에게 눈을 감고서 한쪽에 한 가지씩 냄새를 식별하도록 한다.

(2) 시신경

제 2번 시신경(optic nerve)은 시력을 담당하는 감각신경으로 시력, 시야 그리고 검안경으로 망막을 검사하는 것이다. 시력은 한눈이 얼마나 멀리 보느냐 하는 것으로 근거리시력은 대상자에게 신문을 큰 글자부터 작은 글자로 이동하여 읽도록 한다. 원거리시력은 스넬렌시력표를 사용하여 검사한다.

시야검사는 한눈이 얼마나 넓게 보느냐 하는 것으로 보통 대면법(confrontation)을 이용하여 검사한다. 대면법에 의한 시야검사는 검사자는 대상자 앞에 약 60cm 되는 곳에 눈높이가 같은 곳에 앉거나 선다. 대상자는 한눈을 가리고 검사자도 대상자와 마주보는 눈을 가리고 두 사람사이의 중앙에서 시표를 말초에서 중심으로 움직이면서 시표가 보이는 지점을 말하도록 한다. 8방향에서 검사하고 검사자 자신의 시야와 비교하여 장애부위를 기록지에 기록한다.

검안경검사는 안저(fundus)검사로 6장에서 기술한 바 있다. 시신경유두의 흐릿함(blurring)이 두개내압상승을 의미한다.

(3) 외안근 움직임: 3, 4, 6번 뇌신경

외안근 움직임(extraocular muscle movement: EOM)은 3번 동안신경(oculomotor nerve), 4번 활차신경(trochlear nerve) 그리고 6번 외전신경(abducens nerve)의 기능을 검사하는 것으로 이 3개의 신경은 동시에 검사한다.

동안신경은 대부분의 외안근을 조절하고 눈꺼풀을 상승시키며, 동공을 수축시킨다. 동안신경의 장애는 눈꺼풀하수와 양쪽의 동공크기가 비대칭적으로 된다.

동안신경의 검사는 대상자의 동공이 빛을 비추었을 때 수축하는 가를 관찰하고 여러 거리에서 물체를 볼 때 대상자의 동공이 수렴하는가를 검사한다.

외안근검사는 6방향으로 손가락을 따라 시선이 잘 따라 움직이는 지를 검사한다. 한 방향에서 다른 방향으로 움직이기 전에 잠깐 멈추고 안구진탕증, 비정상 안구움직임 그리고 특정 위치에서 시선을 멈추는 능력이 있는지를 검사한다.

(4) 삼차신경

제 5번 삼차신경(trigeminal nerve)은 감각과 운동신경이다. 감각신경은 각막, 비점막, 구강점막, 얼굴피부에 일반체성감각을 담당하고 운동신경은 턱과 저작근육의 움직임을 담당한다.

감각신경을 검사하기 위하여 얼굴에 가벼운 촉각을 느끼는 지 물어본다. 대상자에게 눈을 감도록 하고 3부분으로 나누어 이마, 볼, 턱을 솜으로 가볍게 접촉한다. 다음은 통각검사로 안전핀을 사용하여 3부분으로 나누어 통증자극을 주고 물어본다. 대상자가 설명하도록 하고 두 감각을 비교한다(그림 16-8, 9).

감각을 비교하는데 있어서 대상자로부터 신뢰감을 높이기 위하여 무딘 감각과 날카로운 감각을 교대로 사용하여 대상자가 날카로운 감각을 식별하는지 물어본다.

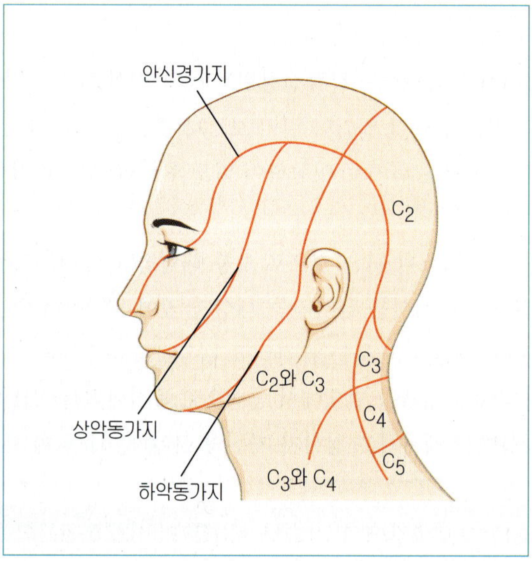

그림 16-8. 삼차신경의 분포

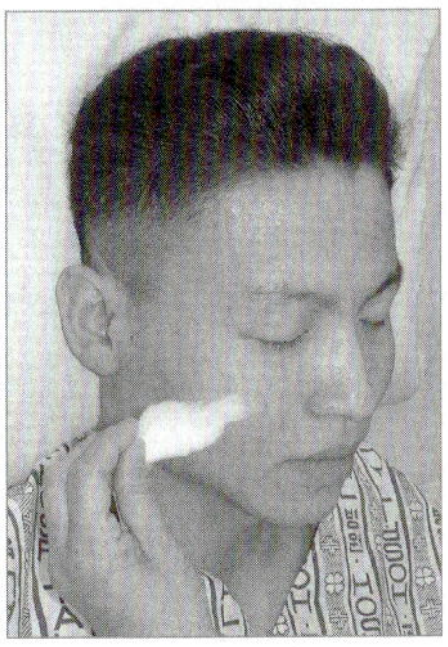

그림 16-9. 삼차신경: 얼굴의 촉각 검사

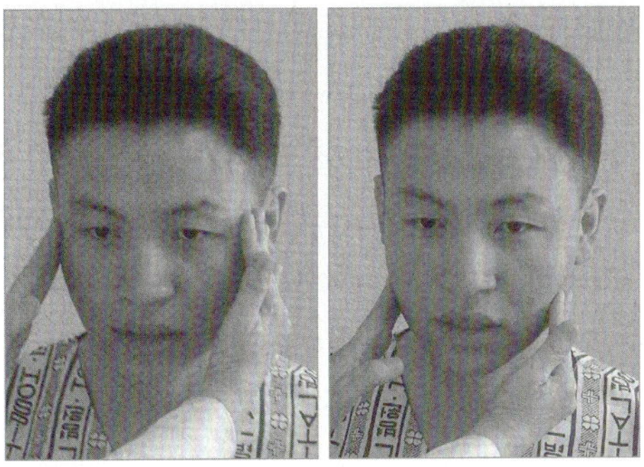

그림 16-10. 삼차신경: 측두근과 저작근 움직임 검사

삼차신경의 운동신경을 사정하기 위하여 검사자가 측두근(temporal muscle)과 저작근(masseta muscle)을 촉진하는 동안 대상자가 이를 악물도록 지시하여 두 근육의 힘의 크기 및 대칭성을 사정한다(그림 16-10).

(5) 안면신경

제 7번 뇌신경인 안면신경(facial nerve)은 감각과 운동부분으로 나누어져 있다. 감각부분은 혀 안쪽 2/3의 맛을 담당하고 있다. 검사자는 단맛, 신맛, 짠맛, 신맛을 사용하여 혀 안쪽의 맛을 담당하는 기능을 검사한다. 한 가지 맛을 검사한 후에 물로 입을 헹군 후 다른 맛을 검사한다(그림 16-11).

운동부분은 안면근육의 움직임을 담당한다. 대상자의 얼굴이 휴식시, 웃을 때, 찡그릴 때, 눈썹을 위로 올릴 때 양쪽이 대칭인지를 검사한다(그림 16-12).

뇌졸중이나 다른 질환으로 대뇌피질이 손상을 받아 쇠약이 나타나는 경우 눈썹을 올릴 수 있고 앞이마에 주름을 만들 수 있다. 만일 안면신경이나 다른 말초신경의 장애로 쇠약이 일어난다면 한쪽 얼굴 전체가 움직이지 않는다.

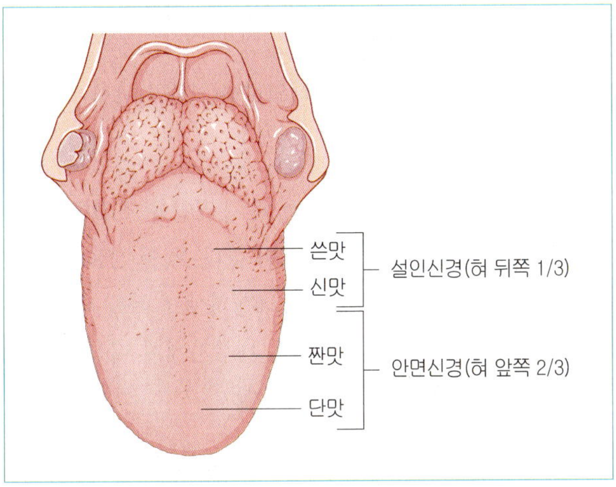

그림 16-11. 안면신경과 설인신경의 미각지배영역

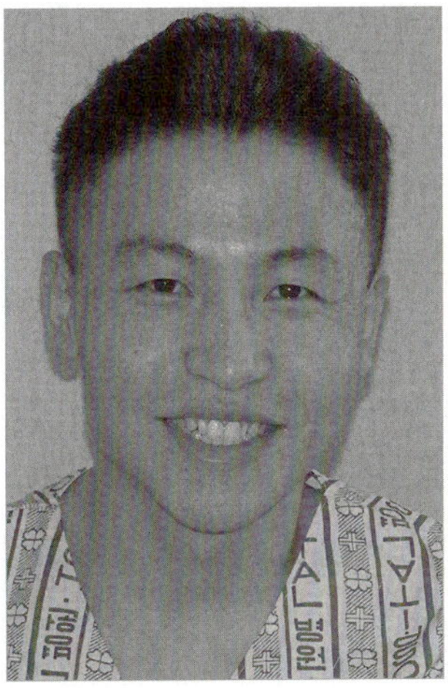

그림 16-12. 안면신경의 움직임 검사

(6) 청신경

제 8번 청신경(acoustic nerve)은 청력과 평형기능을 담당한다. 청력을 검사하기 위하여 대상자의 한쪽 귀를 막고 검사자는 대상자의 반대편에 서서 몇 개의 말을 속삭이다. 대상자에게 검사자가 말한 것을 들은 대로 말하도록 요청한다. 다른 쪽도 같은 방법으로 반복한다.

청력기능을 평가하기 위하여 안구진탕과 평형장애가 있는지를 관찰하고 방이 빙빙 도는지 또는 어지럼증이 있는지를 물어본다.

(7) 설인신경과 미주신경

제 9번 설인신경(glossopharyngeal nerve)과 제 10번 미주신경(vagus nerve)은 인두에서 연접이 중복되기 때문에 동시에 검사한다. 설인신경은 연하, 침분비, 혀후부 1/3에 맛을 담당한다. 미주신경은 연하 및 목소리의 질의 조절을 담당하고 있다.

검사방법은 대상자의 목소리를 듣는 것부터 시작하여 구역반사(gag reflex)를 검사한다. 구역반사검사방법은 설압자로 혀의 후부를 누르면서 오심이나 구역감이 있는지를 검사한다. 대상자에게 입을 크게 벌리고 '아' 라고 발음하도록 하면서 연구개와 구개수의 움직임이 상부로 대칭적으로 움직이는지 그리고 구개수가 중앙에 위치하는지 검사한다.

(8) 부신경

제 11번 부신경(spinal accessory nerve)은 흉쇄유돌근과 승모근 상단의 움직임을 담당한다. 이 신경을 사정하기 위하여 양 근육의 강도를 평가한다. 먼저 대상자의 턱에 검사자의 손바닥을 대고 손바닥의 힘에 대항하여 머리를 돌리도록 요청한다.

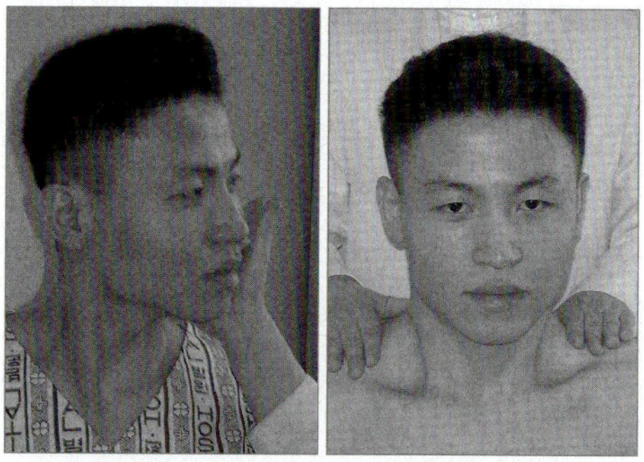

흉쇄유돌근 움직임 승모근 움직임

그림 16-13. 부신경 검사

승모근 검사는 대상자의 어깨 위에 검사자의 손을 놓고 검사자의 손에 대항하여 대상자에게 어깨를 올리도록 요청한다. 반대쪽에도 반복하고 양쪽의 근육강도를 비교한다(그림 16-13).

(9) 설하신경

제 12번 설하신경(hypoglossal nerve)은 연하와 언어를 포함한 혀 움직임을 조절한다. 혀는 떨림이나 근섬유속 연축(fasciculations)이 없이 중앙에 있어야 한다. 혀의 강도를 검사하기 위해서는 검사자의 손을 대상자의 한쪽 볼에 대고 밀면서 대상자에게 혀를 사용하여 이곳을 밀도록 요청하면서 검사한다. 혀의 대칭성을 평가한다. 대상자에게 다음 문장을 반복하도록 하면서 언어를 평가한다. '간장공장 공장장은 강공장장…….'

3) 감각능력사정

감각계 사정은 일반체성감각으로 통각, 가벼운 촉각, 진동각, 위치각 그리고 식별각을 검사하는 것이다.

(1) 통각검사

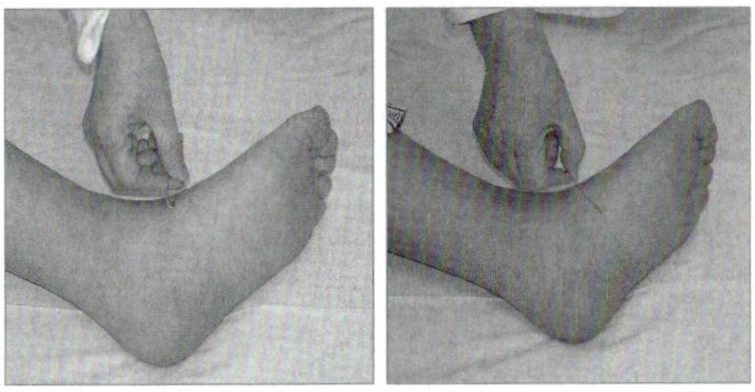

그림 16-14. 통각 검사

통각을 검사하기 위하여 대상자에게 눈을 감도록 하고 모든 피부분절을 접촉한다. 처음에는 안전핀의 날카로운 끝을 사용하고 다음에는 무딘 끝을 이용한다. 손가락, 어깨, 발가락, 대퇴, 몸통의 순서로 진행한다. 날카로운 자극을 받았을 때 통증을 느끼는 지를 물어본다. 만일에 대상자가 주요 결손이 있다면 최소한의 감각이 남아 있는 것에서 시작하여 최대한의 감각이 남아 있는 곳으로 검사를 진행한다. 이것이 결손정도를 구별하는데 도움이 된다(그림 16-14).

(2) 촉각검사

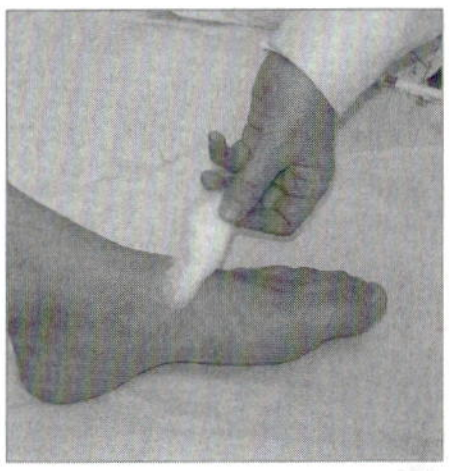

그림 16-15. 가벼운 촉각 검사

가벼운 촉각(light touch)을 검사하기 위하여 통각검사와 같은 방법을 따른다. 안전핀 대신 솜조각을 사용하며 가볍게 피부 위를 접촉하되 쓸거나 문지르지 않도록 한다. 이것은 결손부위를 놓칠 수 있기 때문이다. 말초신경장애가 있는 경우에 통각은 없어졌지만 가벼운 촉각은 남아 있을 수 있다(그림 16-15).

(3) 진동각 검사

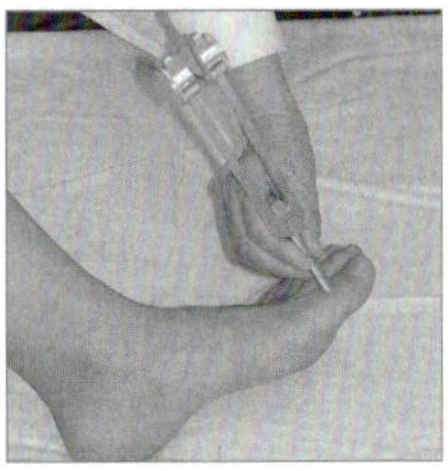

그림 16-16. 진동각 검사

진동각(vibration sense)을 사정하기 위하여 대상자에게 눈을 감도록 하고 뼈 돌출 부위에 음차를 진동시켜 놓는다. 무명지의 원위부의 지절간 관절부터 시작하여 근위부로 이동한다. 검사는 진동각을 느끼는 곳까지만 검사한다. 이것은 진동각을 느끼는 부위 이상에서는 모두 정상이기 때문이다. 진동각이 정상이면 위치각과 같은 신경로를 따르므로 위치각은 검사하지 않아도 된다(그림 16-16).

(4) 위치각검사

위치각(position sense)을 평가하기 위하여 대상자에게 눈을 감도록 한다. 그런 후에 엄지발가락의 양쪽을 잡고 발가락을 위아래로 움직이면서 대상자에게 발가락의 위치를 말하도록 한다. 위치감각을 검사하기 위해서는 전정기능과 소뇌기능이 손상을 받지 않아야 한다. 상지에서 같은 검사를 수행하기 위하여 대상자의 무명지 양쪽 측면을 잡고 앞뒤로 움직인다(그림 16-17).

(5) 식별각 검사

식별각 검사는 대뇌에서 정보를 해석하고 통합하는 능력을 사정하는 것이다. 입체인지(sterognosis)는 물체를 접촉하고 조작함으로써 모양, 크기, 무게, 질 그리고 형태를 사정하는 것이다. 이것을 검사하기 위하여 눈을 감고 손 위에 열쇠와 같은 흔한 물건으로 놓고 물체를 인식하는지를 물어본다(그림 16-18).

만일 대상자가 인식하지 못한다면 다음은 서화감각(graphesthesia)을 검사한다. 대상자에게 눈을 감고 손바닥 위에 크게 숫자를 써서 그 숫자를 인식하는지를 물어본다. 이 2가지 검사는 대뇌피질에서 감각자극을 통합하는 능력을 검사하는 것이다(그림 16-19).

한 지점 국소화를 검사하기 위하여 대상자의 눈을 감고 사지의 한 지점을 접촉한 후 대상자에게 접촉한 지점을 물어본다. 2지점 식별력을 검사하기 위해서는 2개의 대측(contralateral) 즉 교차부위에 2지점을 동시에 접촉하여 2지점을 식별하는지 검사한다. 대상자는 양 접촉을 규명할 수 있어야 한다. 한쪽의 접촉을 인식하는 능력의 장애를 소거(extinction)이라고 한다(그림 16-20).

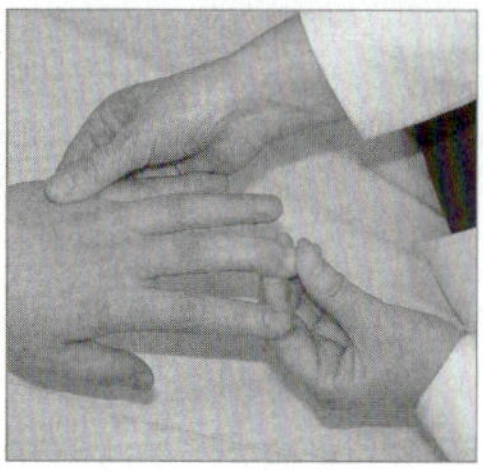

그림 16-17. 위치각 검사

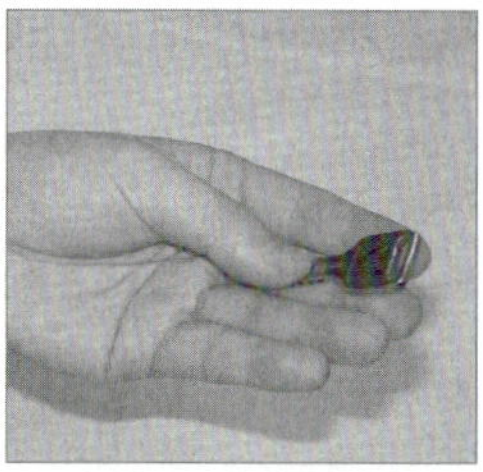

그림 16-18. 입체각 검사

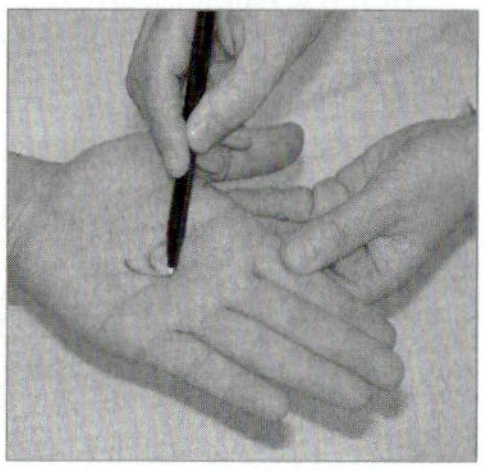

그림 16-19. 서화감각 검사

4) 운동능력 사정

운동능력사정에는 근육의 관찰과 근육긴장도와 근육강도의 검사가 포함된다. 소뇌기능검사도 여기에 포함되는데 그 이유는 소뇌가 평활근 움직임으로 예를 들면 경련(tics), 진전(tremor), 근섬유속 연축(fasciculations)등에 중요한 역할을 하기 때문이다.

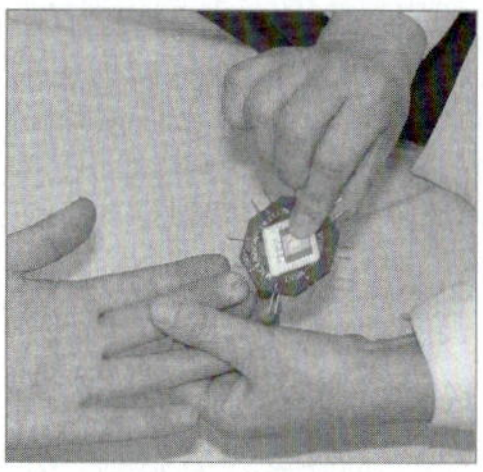

그림 16-20. 식별각 검사

(1) 근 긴장도

근육긴장도는 수동적 신전에 대한 근육의 저항을 나타내는 것이다. 팔 근육의 긴장도를 검사하기 위하여 대상자의 어깨관절을 수동적으로 움직인다. 검사자는 약간의 저항을 느낄 것이다. 그런 후에 대상자의 측면으로 팔을 떨어뜨린다. 팔은 쉽게 떨어진다(그림 16-21).

다리의 근육긴장도를 검사하기 위하여 고관절의 수동적 근관절움직임을 시키고 다리를 침대에 떨어뜨리도록 한다. 만일 다리가 외회전을 하면서 떨어지면 이것은 비정상소견이다.

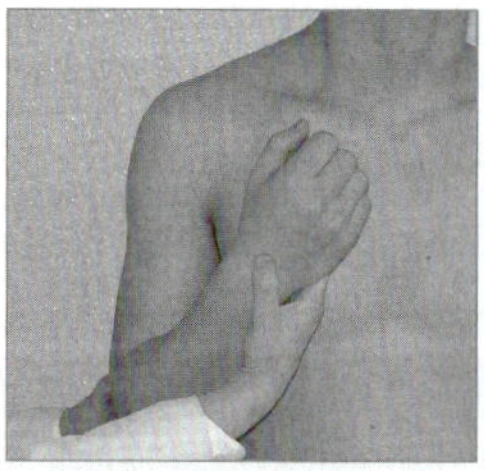

그림 16-21. 근긴장도 검사

(2) 근력

전반적인 근육강도를 검사하기 위해서는 대상자의 걸음걸이와 운동 활동을 검사한다. 근육강도를 평가하기 위하여 대상자에게 저항에 대항하여 주요 근육과 근육군을 움직여보도록 요청한다. 예를 들면, 견대(shoulder girdle)의 강도를 검사하기 위해서는 손바닥을 위로 하여 팔을 신전하도록 하고 30초동안 이 체위를 유지하도록 한다.

만일 대상자가 이 체위를 유지할 수 없다면 팔을 외측으로 더 신전하도록 누르므로 써 검사한다. 만일 동일하게 팔을 든다면 쇠약한 쪽의 손이 회내전(pronation)하는지를 관찰하고 팔이 아래쪽으로 급격히 떨어지는지를 관찰한다.

5) 소뇌기능검사

소뇌검사는 대상자의 조정활동과 전반적인 균형을 관찰하는 것이다. 대상자는 지지 없이 서고 앉을 수 있는가? 만일 지지 없이 서고 걸을 수 있다면 대상자가 방을 가로질러 걷고 돌아서고 뒤로 걸을 수 있는지를 관찰한다. 어떤 불균형이나 비정상이 있는지를 관찰한다.

소뇌기능장애가 있으면 대상자는 발을 넓게 벌리고 걷고 걸음걸이가 불안정하다. 한쪽으로 몸이 쓰러지면 쓰러지는 쪽이 소뇌기능장애가 있는 것이다. 대상자에게 줄을 그어놓고 이 줄을 따라 발뒤꿈치에 발가락을 교대로 대면서 걷도록 하는 일렬보행(tandem gait) 검사로 균형이 있는지를 관찰한다(그림 16-22). 그런 후에 Romberg 검사를 한다(그림 16-23).

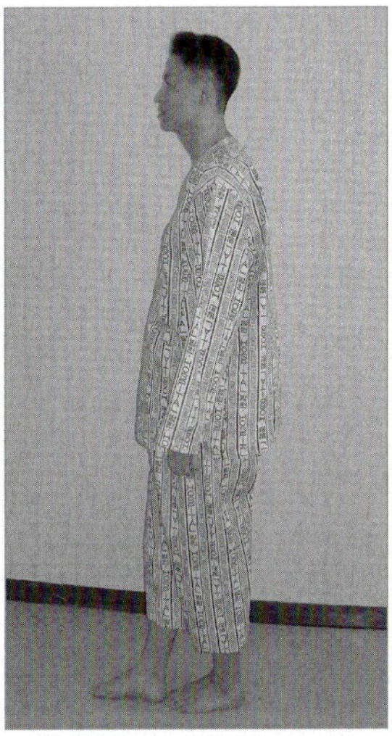

그림 16-22. 일렬보행 검사

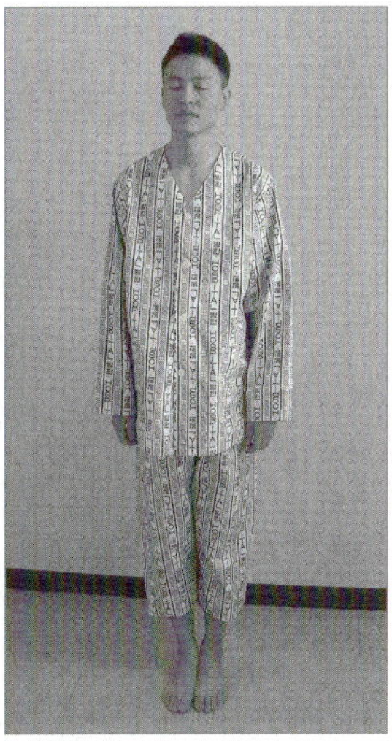

그림 16-23. 롬버그 검사

(1) 코와 손가락 맞추기

코와 손가락 맞추기 검사(nose-to-finger test)는 대상자에게 자신의 코를 만지고 그 다음 검사자의 손이 움직이는 대로 손가락을 맞추는 것으로 상하지 조정검사이다. 점점 속도를 빨리 하도록 한다. 대상자의 움직임이 정확하고 매끄러워야 한다(그림 16-24).

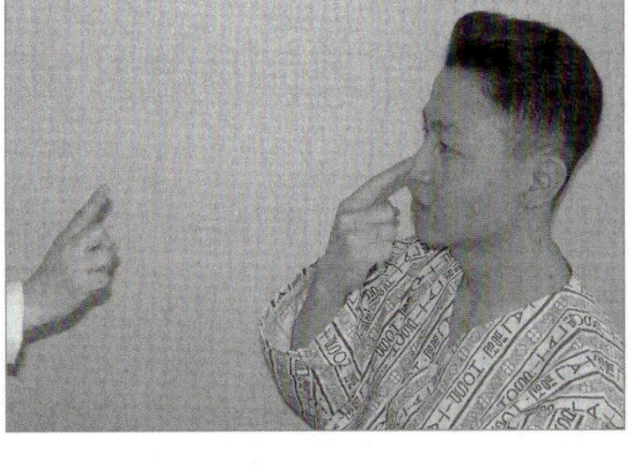

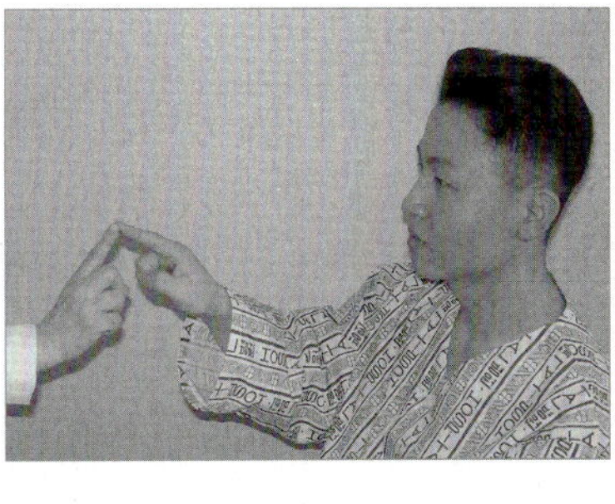

그림 16-24. 코와 손가락 검사

(2) 교대로 손을 빨리 움직이는 검사

소뇌기능검사로 손을 빨리 교대로 움직이는 검사가 있다(rapid alternating movement). 검사 시에 대상자의 움직임은 정확하고 매끄러워야 한다.

(3) 엄지 대립검사

검사 중 하나는 엄지 대립검사(thumb opposition)로 엄지로 다른 손가락 모두를 하나씩 접촉하는 것이다. 움직임이 정확하고 매끄러운지 관찰한다(그림 16-25). 다른 검사는 대퇴 위에 손바닥을 놓고 손바닥을 위, 아래로 움직인다. 점점 속도를 증가시키도록 한다(그림 16-26).

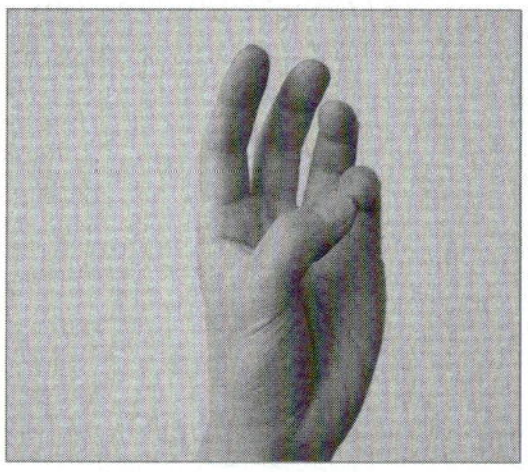

그림 16-25. 엄지대립 검사

(4) 발바닥으로 두드리기(sole tapping)

대상자를 앙와위로 눕힌다. 검사자는 대상자의 침대나 책상의 발치에 서서 검사자의 손바닥에 대상자의 발바닥을 닿도록 놓는다. 대상자에게 우측 발바닥과 좌측 발바닥을 교대로 검사자의 손바닥을 치도록 요청한다. 점점 속도를 증가시키면서 대상자의 조정정도를 평가한다.

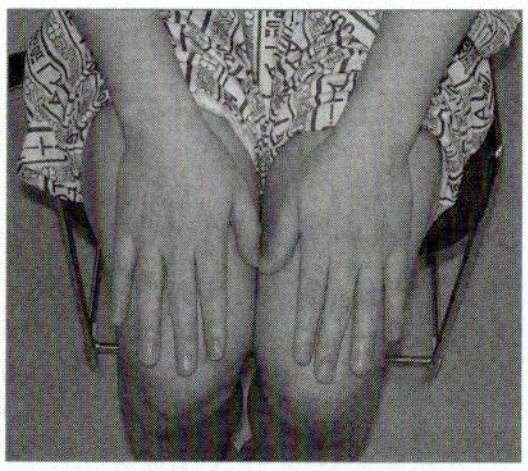

그림 16-26. 손 교대로 움직임 검사

6) 반사활동 사정

반사활동 검사에는 정상반사로 심부건 반사(deep tendon reflex)와 표재성 반사(superficial reflex), 병리적 반사(pathologic reflex)와 원시적 반사검사(primitive reflex)가 포함된다.

(1) 심부건 반사

심부건 반사 검사를 잘 하는 지름길은 대상자가 이완되어야 하고 관절은 적당하게 굴곡되어있어야 한다. 대상자가 다른 곳으로 관심을 돌리고 있어 검사하는 심부건에 집중하지 않도록 한다. 검사는 항상 머리에서 발쪽으로 움직이며 양쪽을 비교한다.

심부건 반사의 기록은 다음과 같다.

0: 반사가 없는 경우

+1: 반사의 감소

+2: 정상

+3: 반사의 증가, 그러나 정상가능성이 높음

+4: 과다반사

0과 +1은 하부운동신경원장애를 의미하며, +3과 +4는 상부운동신경원장애에서 나타난다(그림 16-27).

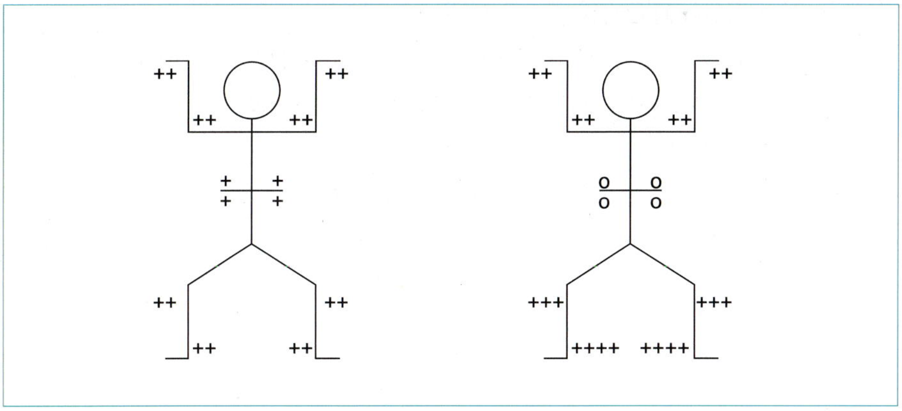

그림 16-27. 반사활동 기록법

① 이두근반사(biceps reflex)

대상자의 팔꿈치를 45° 정도 굴곡시키고 팔은 이완하도록 한다. 대상자의 이두근 건위에 검사자의 엄지나 검지를 놓고 나머지 손가락은 삼두근 위에 가볍게 댄다. 해머 끝으로 손가락 위를 가볍게 두드리고 관찰한다. 정상은 이두근육의 수축과 전박의 굴곡이 나타난다.

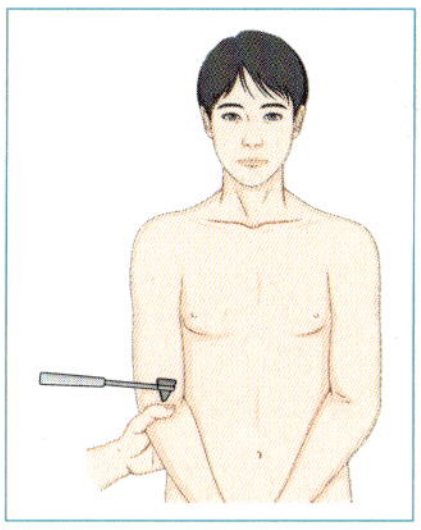

이두근반사

② 삼두근반사(triceps reflex)

대상자의 팔을 내전시켜 전박을 가슴 위에 놓는다. 상박의 신전 표면인 주두돌기(olecranon process) 위 약 2.5cm에 위치한 삼두근 건을 두드린다. 정상은 삼두근의 수축과 전박의 신전이 나타난다.

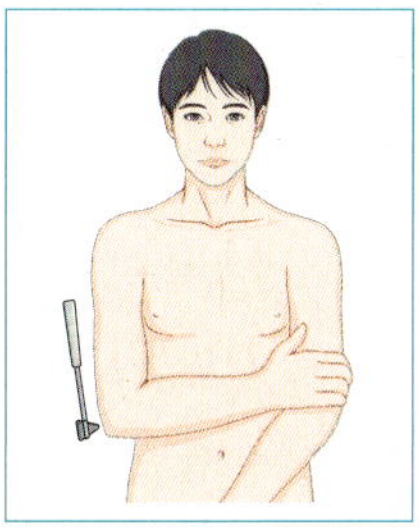

삼두근반사

③ 회요골근반사(brachioradialis reflex)

검사자는 대상자의 팔꿈치를 약간 굴곡 시킨 다음 척골면이 복부에 닿거나 무릎 위에 오도록 놓는다. 요골 위를 두드린다. 정상은 손의 회외전(supination)과 팔꿈치에서 전박의 굴곡이 나타난다.

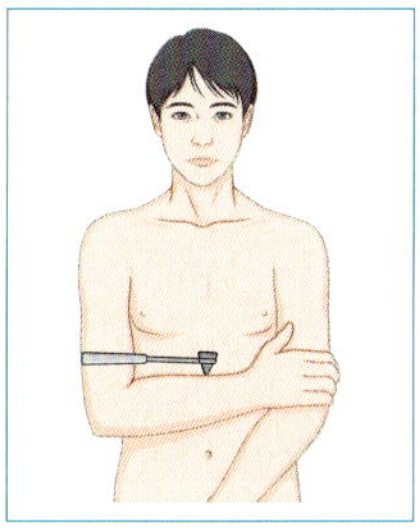

회요골근반사

④ 무릎반사(patella reflex)

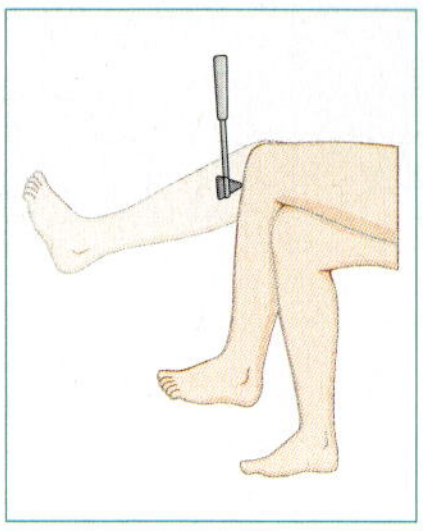

무릎반사

대상자에게 다리가 자유로 움직이도록 침대나 의자에 걸터앉는다. 대상자가 앉을 수 없다면 무릎을 45° 로 굴곡시킨 후 검사자의 비우세손으로 무릎 밑을 지지한다.

무릎 밑에 슬개건(patella tendon)을 두드린다. 정상에서는 다리의 신전이 일어나면서 대퇴사두근의 수축이 나타난다.

⑤ 아킬레스건반사(achilles reflex)

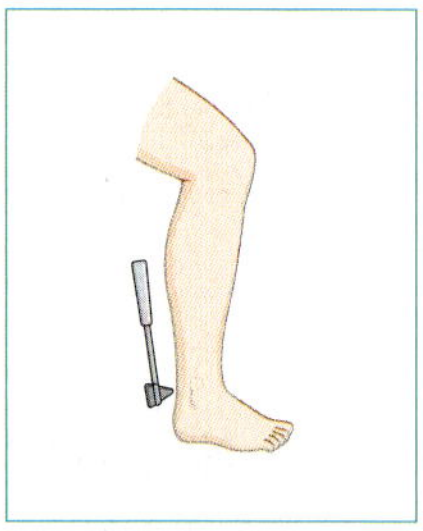

아킬레스건반사

대상자에게 발을 굴곡시키고 검사자는 대상자의 발바닥을 지지한다. 해머로 아킬레스건을 두드린다. 정상은 발목에서 발바닥의 굴곡이 나타난다.

(2) 표재성 반사

피부나 점막을 자극하는 것은 표재성 반사검사이다. 이런 것들은 피부자극이므로 연속해서 자극을 유도하려고 노력하면 할수록 나타나는 반응은 점점 줄어들게 된다. 그러므로 첫 번 자극을 주의해서 관찰해야 한다.

① 거고근반사: 남자만 검사

거고근반사(cremasteric reflex)는 남자에서 대퇴안쪽을 면봉으로 자극한다. 정상반응은 자극 받은 쪽의 거고근의 수축과 고환의 상승이 일어난다(그림 16-28).

② 복부 표재성 반사

앙와위에서 양팔을 몸옆에 놓고 무릎을 약간 굴곡 시킨 다음 복부반사를 검사한다. 제와 위아래 쪽에서 복부 양쪽 측면을 말초에서 중앙선을 향하여 빨리 긁는다. 정상은 자극 받은 쪽을 향하여 제와가 움직인다(그림 16-28).

③ 발바닥 반사

면봉이나 설압자 또는 열쇠로 대상자의 발바닥을 뒤꿈치에서부터 엄지발가락 쪽으로 측면을 따라 천천히 긁는다. 정상성인에서는 발가락의 족저굴곡이 나타난다. 비정상에서는 엄지발가락이 발등 쪽을 향하며 다른 발가락들은 부채처럼 편다. 이런 반사는 병리적 반사 중의 하나로 바빈스키반사(Babinski reflex)라고 부른다(그림 16-29).

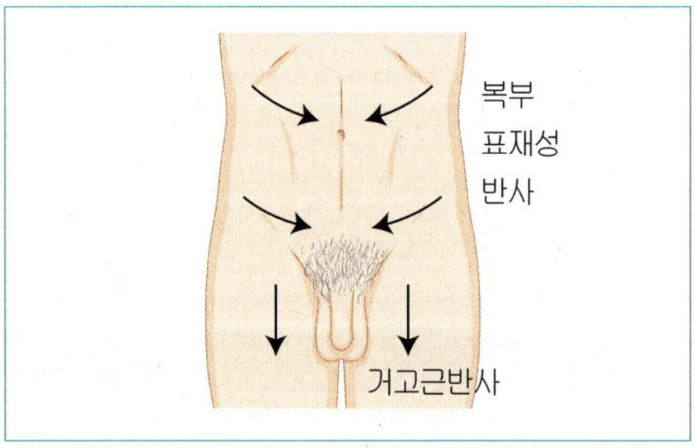

그림 16-28. 복부 표재성 반사와 거고근반사

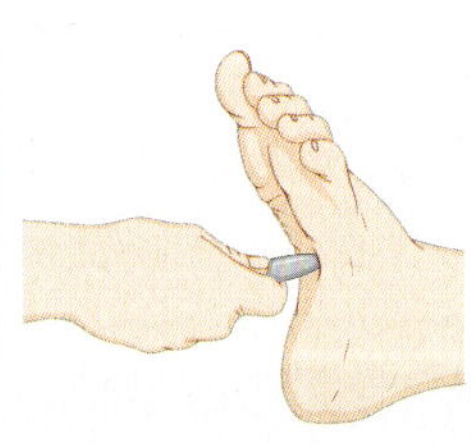

바빈스키반사는 2세까지 영아에서 정상으로 나타난다. 거기에다 정상 영아의 90% 이상에서 발가락의 족저굴곡이 나타난다.

그림 16-29. 영아에서 바빈스키반사

(3) 원시적 반사

원시적 반사(primitive reflex)는 영아기에는 신경계가 미성숙하여 정상이었으나 성인이 되면 비정상이 된다. 신경계가 성숙하면서 이 반사는 없어진다. 원시적 반사에는 파악반사(grasp reflex), 입내밀기반사(snout reflex), 빨기반사(sucking reflex) 그리고 미간반사(glabella reflex)가 있다.

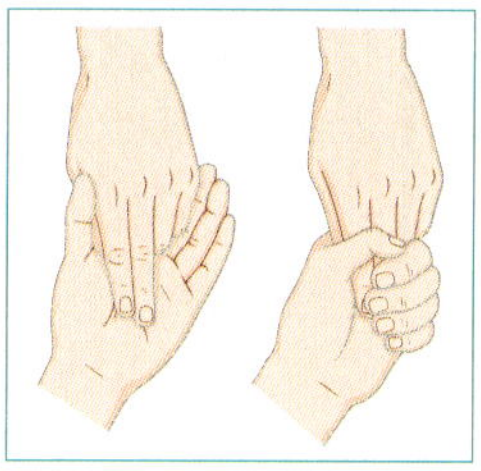

그림 16-30. 파악 반사

파악반사는 검사자의 손가락을 대상자의 손바닥에 부드러운 압력으로 누르면 손가락을 잡으려고 하는지를 검사한다. 대상자의 검지와 엄지로 검사자의 손가락을 잡으면 대뇌피질이나 전운동피질의 손상을 의심해야 한다(그림 16-30).

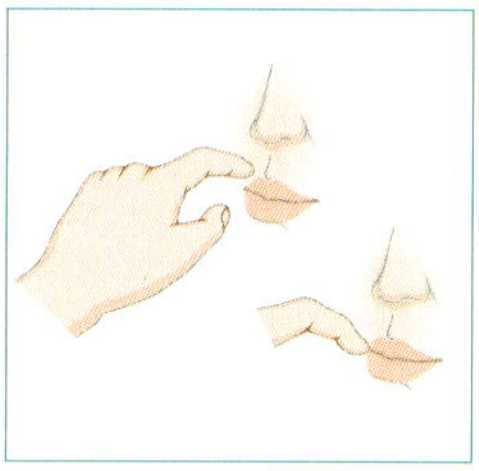

그림 16-31. 입술오므리기 반사

입술오무리기 반사는 대상자의 윗입술을 가볍게 두드려 검사한다. 만일 입술을 오므리면 이것은 전두엽장애를 나타내는 입내밀기반사 양성이다(그림 16-31).

빨기 반사는 대상자가 음식을 섭취하고 있거나 구강 기도를 가지고 있거나 기관내 삽관을 하고 있는 동안 관찰한다. 만일 대상자가 빠는 움직임을 하고 있으면 이것은 대뇌피질 손상을 의미한다. 이 반사는 보통 진행된 치매대상자에서 나타난다(그림 16-32).

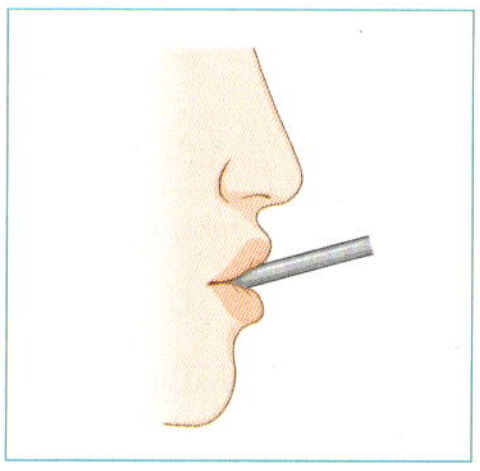

그림 16-32. 빨기 반사

미간반사는 반복적으로 대상자의 콧마루를 두드림으로써 유도된다. 계속적인 눈 깜빡임은 비정상 반응으로 이는 광범위한 피질의 기능부전을 나타낸다.

4. 비정상 결과

사정 동안에 신경계 기능 부전으로 야기되는 공통적인 비정상들로는 의식수준장애, 뇌신경 손상, 비정상적인 근육의 움직임, 비정상적인 보행이 있다.

1) 의식수준장애

의식은 뇌간의 대뇌반구에 영향을 줄 수 있는 장애에 의해 손상을 받는다. 의식수준은 신경학적 기능의 가장 민감한 지표이고 다른 지표들과 밀접한 연관성이 있다. 의식수준을 사정할 때 대상자의 정확한 상태를 얻을 수 있을 만큼 강한 자극을 확실하게 주어야 한다(**두개내압 상승 사정** 참조).

두개내압 상승 사정

두개내압(ICP) 상승의 징후를 조속히 발견할 수록 빠른 중재를 할 수 있어 회복을 촉진할 수 있다. 말기 증상이 나타났을 때는 중재는 이미 늦었다고 할 수 있다.

	초기 증상	말기 증상
의식수준	강한 자극을 요함 약간의 지남력상실 차분하지 못하고 불안해 함 갑작스러운 안정	각성이 없음
동공	손상 받은 쪽의 동공이 변화 동공이 수축하였다 곧 확장, 편측성 hippus현상) 양쪽 동공의 느린 반응 비대칭 동공크기	동공이 고정되고 확장되거나 완전히 열림
운동 반응	갑작스러운 허약 손상 받은 쪽 반대편의 운동 변화 양성 회내전(pronator)반응 : 손바닥은 위를 향하고 손은 회내전	심각한 허약
활력징후	간헐적인 혈압 상승	수축기 혈압상승, 서맥, 비정상 호흡으로 Cushing 증후군이 나타남

뇌신경의 장애로 나타날 수 있는 증상들

- 후각장애 - 냄새를 인지하는 능력의 결핍
- 시각장애 - 시야장애, 동공 변화, 외안근장애, 안면신경 장애
- 청각장애 - 고음을 듣기 어려움, 전체적 청각상실
- 현훈 - 전정기관의 장애로 나타나는 어지럼증
- 연하장애 - 삼키기 장애로 뇌졸중 후에 전형적으로 나타남
- 언어장애 - 언어의 유창성과 표현력의 손상
- 구조적 문제 - 실행증(목적적 활동 수행능력의 결핍), 실인증(흔한 사물을 알아보는 능력의 결핍)이 있음

의식장애를 일으키는 질병들은 독성 뇌증(toxic encephalopathy), 출혈, 광범위한 피질 위축(cortical atrophy)이다. 종양이나 출혈에 의해 뇌간 구조나 망상활성계의 압박은 의식에 영향을 줄 수 있다. 뿐만 아니라 진정제와 마약성 진통제는 의식수준을 억제한다.

2) 뇌신경 장애

뇌신경 손상은 후각, 시각, 청각, 근육 문제 등 많은 비정상적인 문제들을 발생시킨다. 뇌신경 장애로 현훈과 연하곤란도 나타날 수 있다.

(1) 후각 장애

대상자가 외비공을 통해 냄새를 맡을 수 없다면 제 1번 뇌신경의 기능부전이다. 이것은 후각로에 영향을 주는 종양, 출혈, 더 흔하게는 체처럼 작은 구멍이 있는 판(cribriform plate, 뇌의 공동으로부터 코의 상벽(roof)을 분리하는 사상이 있는 부분)을 가로지르는 얼굴뼈의 골절 등으로 인해 올 수 있다.

동공변화의 이해

동공의 변화	가능한 원인
편측성, 확장됨(4mm), 고정됨, 무반응성 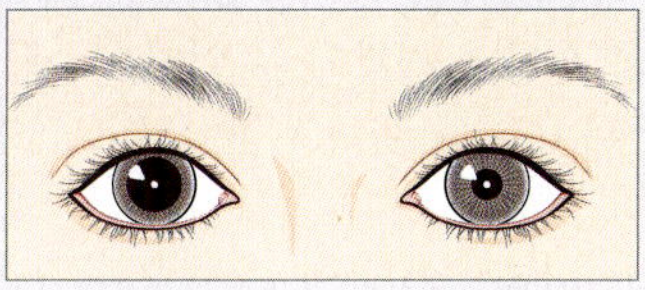	· 동안신경 장애가 있는 구 탈출(uncal herniation) · 뇌간 압박 · 두개 내압상승 · 천막탈출(tentorial herniation) · 두개외상으로 인한 경막하나 경막상 출혈
양측성, 확장됨(4mm), 고정됨, 무반응성 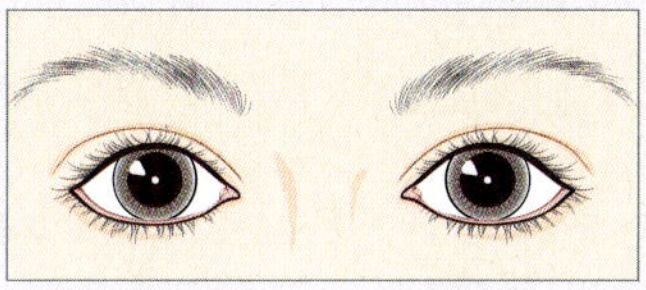	· 중뇌의 심각한 손상 · 심장마비(저산소증) · 항콜린제제 중독 · 일부에서는 정상임
양측성, 중간 크기(2mm), 고정됨, 무반응성 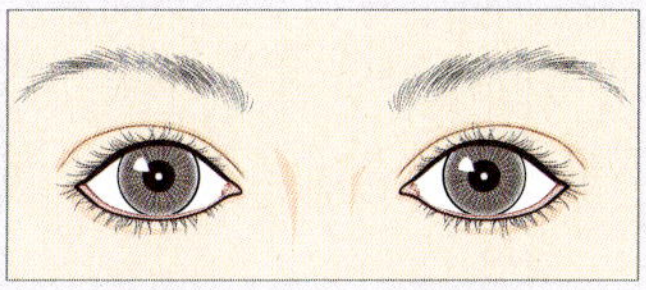	· 부종, 출혈, 감염, 열상, 좌상, 타박상에 의한 중뇌병변
양측성, 핀 크기(<1mm), 보통 무반응성 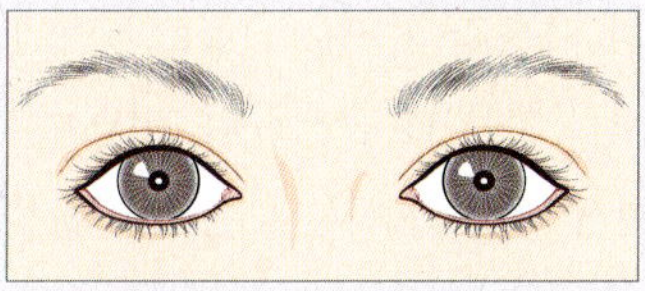	· 뇌교(pons) 병변, 보통 출혈 후
편측성, 작음(1.5mm), 무반응성 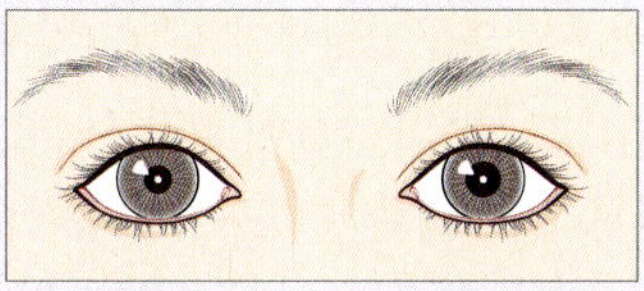	· 제 1흉추이상의 척수손상에 의해 뇌로 가는 손상으로 인함

(2) 시각장애

시각의 문제는 시야 결손, 동공의 변화, 외안근 장애, 안면신경 장애 등이 있다.

① 시야장애

시야장애는 시신경, 시신경 교차, 시삭의 종양이나 경색에 의해 영향을 받는다.

② 동공의 변화

빛에 대한 대상자의 동공반응이 영향을 받으면 시신경과 동안신경 모두 신경손상을 받을 수 있다. 동공은 신경학적 죽음의 민감한 지표이다. 두개내압상승은 손상된 부분에 대해 동측성(ipsilateral) 동공의 확장을 일으킨다. 그러나 치료하지 않으면 동공이 모두 고정되고 확장된다(**동공변화의 이해** 참조).

동공부동증은 약 20%에서 정상이다. 정상 동공부동증에서는 조명의 양에 따라 동공의 크기가 변하지 않는다.

③ 외안근장애

눈의 근육이 약해지고 마비되는 것은 뇌신경의 손상의 결과일 수 있다. 두개 내압상승과 두개 내 병변은 동안신경, 활차신경, 외전신경의 핵에 영향을 줄 수 있다.

④ 안구진탕증

안구진탕증은 뇌간, 소뇌, 미로의 손상에 의해 올 수 있다. 눈이 천천히 한 방향으로 움직이다가 갑자기 다른 쪽으로 움직인다.

⑤ 안검하수증

눈꺼풀이 늘어지는 것은 동안신경의 결함으로부터 올 수 있다. 안검하수증을 정확히 사정하려면 대상자를 똑바로 앉혀야 한다.

⑥ 안면신경장애

대상자가 피부나 각막 자극에 대해 부적절하게 반응한다면 삼차신경도 영향을 받은 것이다. 삼차신경통은 하나 혹은 그 이상의 피부 분절에 날카롭고 찌르는 듯 한 심한 통증을 유발한다.

(3) 청각장애

지각신경성 청각장애는 청신경(acoustic nerve)의 와우관 가지(cochlear branch)의 손상이 있거나 뇌간으로 가는 청신경로의 부분적 장애가 있을 때 발생한다. 이러한 형태의 청각장애는 고음의 소리를 듣는데 문제가 있거나 손상 받은 쪽 귀는 모든 소리를 들을 수 없게 된다.

청신경장애로 또 다른 문제는 현훈이 있다. 현훈은 심한 어지럼증으로 전정중추장애로 일어난다. 만일 말초신경장애로 일어난다면 현훈과 안구진탕증이 대상자가 체위를 변경한지 10~20초 후에 발생하고 증상은 체위변경을 반복하면 증상은 점점 사라진다. 만일 현훈이 중추신경장애에 의하면 잠재적 증상경감도 없고 체위를 바꾸어도 증상이 사라지지 않는다.

(4) 언어장애 및 연하장애

실어증은 대뇌 피질의 손상에 의해 생긴 언어 장애이다. 실어증에는 여러 가지 유형이 존재하는 데, 다음과 같은 것이 있다.

- 표현성 또는 운동실어증 - 언어의 유창성과 단어를 말로 표현하는데 장애가 있으며, 전두엽에 위치한 Broca영역의 손상
- 지각신경성 또는 Wernicke 실어증 - 소리를 듣고 이해하는 능력 장애로 Wernicke 영역의 손상
- 전 실어증(global aphasia) - 표현성과 수용성 언어의 결핍으로 두 언어 영역의 손상

연하장애(dysphasia)는 주로 뇌졸중 후에 발생하지만 뇌신경 9번과 10번에 영향을 주는 종괴효과(mass effect)로 발생하기도 한다. 구인두 연하장애는 목과 입에서 연하장애가 일어나는 것이고 식도 연하장애는 식도에서 연하장애가 발생하는 것이다.

(5) 구성장애

구성장애(constructional impairment)에는 실행증(apraxia)과 실인증(agnosia)의 두 유형이 있다.

① 실행증

실행증은 수의적 동작을 수행하고 물건을 적절하게 사용할 능력이 없는 것이다. 흔히 두정엽의 기능부전과 관련되며 4가지 타입이 있다.

- 관념운동성실행증(ideomotor) - 운동 활동의 영향을 이해하고 단순한 동작을 수행하는 능력이 상실된다. 수행에 대한 인식이 없으며 요구대로 행동을 못한다.
- 관념성 실행증(ideational) - 활동의 수행을 인지는 하나 수행할 능력이 없다.
- 구성 실행증(constructional) - 시계와 같은 디자인을 따라 그리는 능력이 없다.
- 착의 실행증(dressing) - 옷을 입을 때 필요한 일련의 동작이나 다양한 옷의 부분들을 이해하는 능력이 없다.

② 실인증

실인증은 흔한 사물을 인식하는 능력을 상실한 것이다. 감각피질 영역의 병변을 나타내는 지표이다. 실인증의 종류는 다음과 같다.

- 시각실인증 - 흔한 사물을 알아보는 능력의 상실
- 청각실인증 - 흔한 소리를 알아듣는 능력의 상실
- 신체상실인증 - 보거나 만짐으로써 신체의 일부분을 알아내는 능력의 상실, 자극을 국소화하고 신체 반쪽을 인식하는 능력의 상실

3) 비정상 근육 움직임

신경계 이상은 얼굴경련에서 운동 불안정까지 넓은 범위의 비정상적인 근육 움직임을 야기할 수 있다. 비정상적 증상들이 심각한 신경학적 질병을 나타낼 수도 있고 아닐 수도 있다.

(1) 조절되지 않는 경련

갑작스럽고 조절되지 않는 얼굴, 어깨, 사지의 경련(tic)은 비정상적 신경 자극으로부터 발생한다. 경련은 반복적으로 부적절하게 나타나는 정상적인 움직임이다. 눈의 깜빡임(blinking), 어깨의 으쓱거림(shoulder shrugging), 얼굴의 씰룩거림(facial twitching) 등이 있다.

(2) 불수의적 진전

Tic과 같이 진전(tremor)은 보통 손가락, 손목, 눈꺼풀, 혀, 다리에서 보이는 자발적이지 않고 반복적인 움직임이다. 손상 받은 신체의 부분이 휴식상태에 있거나 자발적인 움직임을 가질 때 발생할 수 있다. 예를 들면, 파킨슨병을 가진 대상자가 특징적인 휴식시 환제

제조모양 진전운동(pill-rolling resting tremor)을 가지고 있고, 소뇌질병을 가진 대상자는 물건을 잡으려고 할 때마다 의도적 진전이 있다.

(3) 소근육 섬유속성연축

소근육 다발의 미세한 꼬임 들인 섬유속성연축(fasciculation)은 하부운동신경원장애와 가장 흔하게 관련이 있다.

(4) 비정상 보행

비정상보행에는 소뇌, 척수 후주, 피질척수로, 기저 신경절, 하부 운동 신경원의 이상으로 나타난다. 비정상 보행에는 경직보행, 가위걸음, 추진보행, 발처짐걸음 그리고 편측부전마비걸음이 있다(그림 16-33).

① 경직보행

경직보행(spastic gait)은 때로는 마비보행 또는 쇠약걸음이라고 일컬으며, 편측 다리 근육과다긴장증(hypertonicity)에 의해 일어나는 뻣뻣하고 다리를 질질 끄는 걸음걸이이다. 다리는 정상적으로 둔부나 무릎에서 흔들지(swing) 못하여 환자의 발을 질질 끌게 되어 발가락이 닿아 찰과상을 일어난다. 이 걸음은 피질척수로의 국소적 손상으로 일어나며 일단 발생하면 영구적 손상이 된다.

② 가위걸음

가위걸음(scissors gait)은 양측성 강작성 마비로 인하여 일어나며, 양다리가 모두 영향을 받으나 팔은 영향을 받지 않는다. 환자의 다리는 둔부와 무릎수준에서 약간 굴곡되어서 마치 환자가 웅크린 자세를 취한것처럼 보인다. 걸음시마다 대퇴는 내전되고 무릎은 가위모양움직임으로 치거나 교차한다.

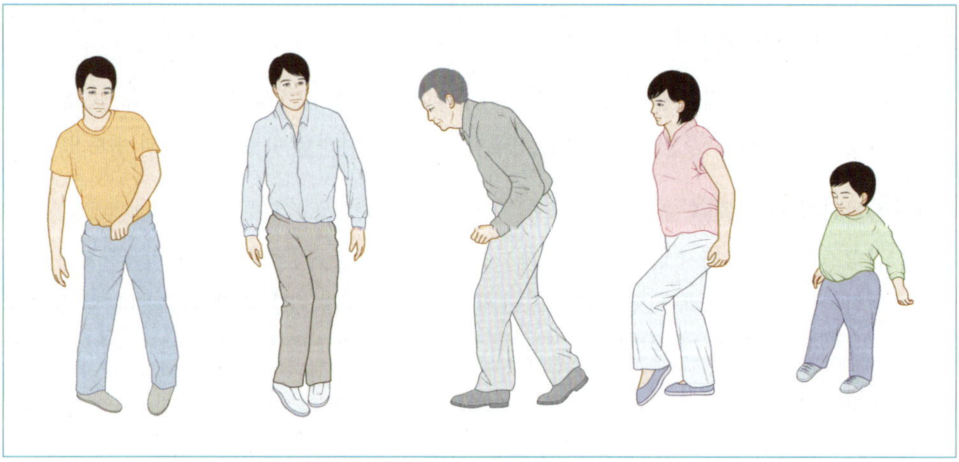

그림 16-33. 비정상 보행

③ 추진보행

추진보행(propulsvie gait)은 웅크리고 경직된 자세가 특징이다. 환자의 머리와 목은 앞으로 구부러지고 굴곡되고 뻣뻣한 팔은 몸통으로부터 붙여져 있고 손가락은 신전되고 무릎과 둔부는 뻣뻣하고 구부러져 있다. 추진걸음은 진행성 파킨슨병의 징후이다.

④ 발처짐걸음

발처짐걸음(steppage gait)은 보통 하부 운동신경원병변으로 전비골과 종아리근육의 쇠약이나 마비로 인하여 족저굴곡이 전형적으로 나타나는 것이다. 족저굴곡은 발을 들고 내려놓을 때 발가락이 땅에 닿으며 보행중에 발가락이 먼저 땅에 닿아 찰과상을 일으킨다. 이것을 보상하기 위하여 땅에서 발을 떼기 위하여 악화된 양상으로 둔부가 외전되고 골반과 무릎은 굴곡된다. 무릎이 앞쪽으로 던져져서 발가락이 먼저 땅에 닿고 땅에 닿을 때 철석하는 소리가 난다.

⑤ 오리걸음

오리걸음(Waddling gait)은 독특한 오리걸음으로 근육위축, 척수성 근육위축, 드물게는 발달성 둔부형성이상(developmental hip dysplasia)의 중요한 증상이다. 이 증상은 어린이가 걸음을 처음 시작할 때 나타나기도 하고 인생 후반기에 나타나기도 한다. 이 걸음은 둔부의 골반대근육(pelvic girdle muscle)의 쇠약으로 인한다.

⑥ 편측부전마비보행

편측부전마비보행(hemiparetic gait)은 상위 운동 신경원의 손상의 정도에 따라 다양하다. 심각한 경우에는 대상자의 마비된 상지가 외전되고 팔꿈치, 손목, 손가락은 굴곡된 채 걸음을 걷는다. 상체는 다소 구부러지고, 손상받은 쪽 반대편으로 약간 기울여진다. 걸을 때 다리는 펴지고 발목에 발이 안쪽으로 향해 있다. 다리는 원모양을 그리며 흔들린다.

요점정리

뇌신경기능 및 사정방법

뇌신경	유형	기능	사정방법
Ⅰ. 후신경	감각신경	후각	눈을 감고 커피, 바닐라, 오렌지, 초콜릿 등의 냄새를 식별하는지 물어 봄
Ⅱ. 시신경	감각신경	시력 및 시야	시력표의 글자를 읽을 수 있는지 물어보고 보고 대면법에 의한 시야를 검사한다. 검안경으로 안저를 검사
Ⅲ.동안신경	운동신경	동공수축과 외안근 움직임	시선의 방향과 동공의 대광반사를 검사
Ⅳ. 활차 신경	운동신경	외안근 움직임중 안구의 하방과 측방운동	안구의 움직임을 평가
Ⅴ. 삼차신경 안신경가지 상악동가지 하악동가지	감각신경	각막, 얼굴과 코점막, 혀와 치아의 감각	대상자가 위를 보는 동안 가볍게 각막에 솜을 대어 눈을 감도록 하고 얼굴, 앞이마 및 코점막에 솜을 갖다 대어 느끼는지 물어봄 통증은 부위를 핀의 날카로운 부분과 무딘 쪽으로 자극하여 통증을 느끼는지 물어 봄
	운동 신경	저작	저작시 측두근과 저작근의 수축이 있는지 평가함 피부감각을 사정 시선의 방향을 평가
Ⅵ. 외전신경	운동신경	외안근움직임중 안구의 측방운동	안구 움직임의 방향을 평가
Ⅶ. 안면신경	운동신경	얼굴 움직임	웃을 수 있는지, 눈썹을 위로 올릴 수 있는지, 볼을 부풀릴 수 있는지, 눈을 꽉 감을 수 있는지 지켜본다.
	감각신경	혀안쪽 2/3의 맛	단맛, 쓴맛, 짠맛을 구분하는지 미각을 검사
Ⅷ. 청신경	감각신경	평형 청력	소뇌기능 검사와 동시에 함 언어와 음차음을 식별하는지 평가
Ⅸ. 설인신경	운동신경 감각신경	구역반사, 후두, 인두 및 성대 움직임, 미각 담당	설압자로 혀후면을 눌러 '아' 하면서 구역 반사를 유도한다. 제 7번뇌신경과 동시에 미각을 검사
Ⅹ. 미주신경	운동 및 감각신경	후두와 인두의 감각, 연하 및 성대 움직임	제 9번 뇌신경과 동시에 사정 쉰 목소리가 나는지 평가
Ⅺ. 부신경	운동 신경	목과 어깨 움직임	검진자의 손을 어깨에 놓고 힘을 주면서 대상자가 어깨를 올릴 수 있는지 해본다. 검진자의 손으로 대상자의 턱을 밀 때 그 쪽으로 머리를 돌릴 수 있는지 해봄
Ⅻ. 설하신경	운동 신경	혀 움직임	혀를 쑥 내밀고 좌 · 우로 움직여보도록 함

요점정리

고유수용기능과 소뇌기능검사

검사명	정상	비정상
전반적 운동능력과 균형검사		
걸음걸이	똑바로 서서 걸을 때 양팔을 교대로 움직이고 보조 없이 균형을 유지하여 걸을 수 있음	걸을 때 자세가 나쁘며, 발을 넓게 벌리고 불안정하며 불규칙하게 비틀거린다. 다리가 구부정하고 경직되며 팔 움직임이 없음
Romberg test	발을 붙이고 똑바로 설 수 있음	발을 붙이고 똑바로 설 수 없으며 균형을 유지하기 위해 발을 벌림
눈감고 한발로 서기 Heel-toe walking	약 5초 정도 똑바로 설 수 있음 줄을 따라 똑바로 Heel-toe walking을 함	약 5초 정도 똑바로 설 수 없음 줄을 따라 걸을 때 몸체를 똑바로 하기 위해 발을 넓게 벌림
Toe or heel walking	발가락이나 발뒤꿈치로 여러 번 걸을 수 있음	발가락이나 발뒤꿈치로 균형을 유지할 수 없음
Hopping in place	한발로 설 때 적절한 근육의 힘이 있음	한발로 서서 균형을 유지하지 못하고 근육의 힘이 없음
Knee bends	무릎을 구부린 후 적절하게 균형을 유지할 근육의 힘이 있음	무릎을 구부린 후 균형을 유지하지 못하고 근육의 힘이 없음

요점정리

운동 통합능력

상지	Finger to nose test	규칙적이고 반복적으로 코를 만짐	코를 만지지 못하거나 반응이 느림
	Rapid alternating arm movement	손바닥을 무릎 위에 놓고 교대로 빠르게 회내와 회외운동을 함	손바닥의 회내, 회외운동을 시행하는데 느리고 서투르며 어려워함
	Finger to nose and to examiner' s finger	목적대로 잘 맞추며 빠름	손가락을 잘 맞추지 못하고 느림
	Finger to finger	위와 같음	손가락을 잘 맞추지 못하며 느림
	Finger to thumb (same hand)	각 손에서 엄지와 손가락을 빠르게 잘 맞춤	잘 맞추지 못하며 느림
하지	Heel down opposite shin	양측이 동일하며 통합을 유지	떨림이 나타나며 발뒤꿈치가 정강이를 벗어남
	Toe or ball or foot examiner' s finger	유연하게 움직이며 통합을 유지	검사자의 손가락을 벗어나며 통합이 안 됨
	Figure eight	잘 수행	잘 수행하지 못함

요점정리

주요 표재성 반사

반사명	관련신경	검사방법
각막반사	뇌신경 5번, 7번	작은 솜조각으로 가볍게 각막을 자극하면 갑자기 눈을 감음
구역반사	뇌신경 9번, 10번	설압자로 인후두를 자극하면 토하려고 하거나 욕지기가 일어남
복부 표재성반사	흉수 8번-10번	설압자를 사용하여 복부상외측에서 제와를 향하여 긁는다. 긁은 쪽을 향하여 제와가 올라감
하복부 표재성반사	흉수 10-12번	설압자를 사용하여 복부하외측에서 제와를 향하여 긁는다. 제와가 긁은 쪽을 향하여 내려감
거고근반사	요수 1번-2번	대퇴의 안쪽이나 하복부를 가볍게 긁으면 같은 쪽 고환의 상승이 일어남
구해면체반사	천수 3번-4번	손가락에 장갑을 끼고 항문안으로 삽입하고 다른 손으로 음경귀두나 음낭을 쥐어짜면 항문에 삽입한 손가락에서 항문수축이 느껴짐 음경을 잡으면 고환이 몸쪽으로 상승
회음부반사	천수 3번-5번	둔한 기구로 항문의 양측 면을 긁으면 항문이 움찔한다. 동시에 직장 안으로 집어넣은 장갑낀 손가락에서 수축이 느껴짐

INDEX

찾아보기